临床妇产科诊疗技术

邓金梅　刘佳妮　钟焰英
李凤侠　任　威　徐　华　主编

天津出版传媒集团
天津科学技术出版社

图书在版编目（CIP）数据

临床妇产科诊疗技术 / 邓金梅等主编. -- 天津：天津科学技术出版社, 2024. 8. -- ISBN 978-7-5742-2460-5

Ⅰ．R71

中国国家版本馆 CIP 数据核字第 2024VM4672 号

临床妇产科诊疗技术

LINCHUANG FU-CHANKE ZHENLIAO JISHU

责任编辑：张　跃

出　版：	天津出版传媒集团 天津科学技术出版社
地　址：	天津市西康路 35 号
邮　编：	300051
电　话：	（022）23332399
网　址：	www.tjkjcbs.com.cn
发　行：	新华书店经销
印　刷：	廊坊市海涛印刷有限公司

开本 787×1092　1/16　印张 29.5　字数 600 000
2024 年 8 月第 1 版　2025 年 1 月第 1 次印刷
定价：180.00 元

编委会名单

主 编

邓金梅（江西省宜春市妇幼保健院）
刘佳妮（南方医科大学顺德医院附属杏坛医院）
钟焰英（南昌大学第二附属医院）
李凤侠（江西省信丰县妇幼保健院）
任　威（中国人民解放军北部战区总医院）
徐　华（陕西省中医医院）

副主编

崔阳阳（晋中婴泰妇产医院）
王　林（深圳市龙华区妇幼保健院）
张　妍（新疆医科大学附属肿瘤医院）
桂　欣［黑龙江省哈尔滨市妇幼保健院
（哈尔滨市妇幼保健计划生育服务中心）］
牛津洋（攀枝花市中心医院）
梁冰华（广东省中山市博爱医院）
贺素娟［山西省儿童医院（山西省妇幼保健院）］
郝艺霖（北京爱育华妇儿医院）
李　萍（陆军军医大学士官学校附属医院）
裴重重（甘肃省中医院）

编 委

吴延静（德阳市人民医院）

前　言

妇产科疾病是长期困扰广大妇女的常见病、多发病，近年来，妇产科疾病的防治问题引起社会广泛重视，医务人员必须具备全面的医学理论知识、熟练的医疗技术操作能力、丰富的临床实践经验、不断更新知识和技术、提高临床诊断治疗水平，才能胜任临床医疗工作，为使临床医务人员能够及时准确地对病情做出分析、判断和处理，为患者提供规范化治疗服务，我们编写了本书。

本书共分为三篇：第一篇为基础妇产科学，主要介绍妇产科常用检查方法及诊断治疗、妇产科常见症状、妊娠生理与诊断、妇产保健等内容；第二篇为妇科疾病诊疗与护理，主要包括外阴疾病、阴道疾病、子宫颈疾病、卵巢疾病、盆腔疾病、妇科内分泌疾病、月经病、妇科肿瘤护理等内容；第三篇为产科诊疗与护理，主要为异常妊娠、妊娠并发症、妊娠期护理、分娩期护理、产褥期护理等内容。本书内容简明扼要、条理清晰，科学性和实用性强，可供相关临床医务工作者参考阅读使用。

由于编写时间有限，且各章节的写作难易程度有所不同，书中如有不妥之处，敬请广大读者批评指正，以便不断完善。

目 录

第一篇 基础妇产科学

第一章 妇产科临床检查 ... 1
- 第一节 产科检查 ... 1
- 第二节 小儿妇科检查 ... 5
- 第三节 阴道分泌物检查 ... 6
- 第四节 子宫颈常用检查 ... 8

第二章 妇产科影像学与内镜检查 ... 13
- 第一节 妇科疾病的X线检查 ... 13
- 第二节 产科疾病的X线检查 ... 18
- 第三节 妇产科内镜检查 ... 20

第三章 妇产科超声诊断 ... 24
- 第一节 经腹部和经阴道超声 ... 24
- 第二节 正常子宫和盆腔 ... 24
- 第三节 子宫内膜和阴道异常 ... 26

第四章 妇产科常见症状 ... 28
- 第一节 异常白带 ... 28
- 第二节 急性下腹疼痛 ... 29

第五章 妇产科常用治疗 ... 31
- 第一节 子宫颈和阴道冲洗 ... 31
- 第二节 子宫颈物理治疗 ... 34

第六章 妇产科手术治疗 ... 41
- 第一节 常用妇科手术 ... 41
- 第二节 常用产科手术 ... 43

第七章 妊娠生理和诊断 ... 47
- 第一节 妊娠生理 ... 47
- 第二节 妊娠诊断 ... 55

第八章 妇产保健 ... 58
- 第一节 围婚期保健 ... 58
- 第二节 妊娠期保健 ... 61
- 第三节 分娩期保健 ... 64
- 第四节 产褥期保健 ... 66
- 第五节 哺乳期保健 ... 68

第二篇 妇科疾病诊疗及护理

第一章 外阴疾病 ... 72
- 第一节 外阴白色病变 ... 72
- 第二节 外阴瘙痒 ... 76

第三节　非特异性外阴炎 ………………………………………………………………… 80
　　第四节　前庭大腺炎 ……………………………………………………………………… 84
　　第五节　前庭大腺囊肿 …………………………………………………………………… 85
　　第六节　前庭大腺脓肿 …………………………………………………………………… 88
　　第七节　外阴良性肿瘤 …………………………………………………………………… 89
　　第八节　外阴恶性肿瘤 …………………………………………………………………… 95
　　第九节　外阴损伤 ……………………………………………………………………… 103
第二章　阴道疾病 …………………………………………………………………………… 105
　　第一节　非特异性阴道炎 ……………………………………………………………… 105
　　第二节　滴虫阴道炎 …………………………………………………………………… 107
　　第三节　念珠菌阴道炎 ………………………………………………………………… 109
　　第四节　老年性阴道炎 ………………………………………………………………… 111
　　第五节　婴幼儿外阴阴道炎 …………………………………………………………… 113
　　第六节　阴道囊肿 ……………………………………………………………………… 115
　　第七节　阴道肉瘤 ……………………………………………………………………… 117
　　第八节　阴道良性肿瘤 ………………………………………………………………… 118
　　第九节　阴道恶性肿瘤 ………………………………………………………………… 119
第三章　子宫颈疾病 ………………………………………………………………………… 129
　　第一节　子宫颈良性肿瘤 ……………………………………………………………… 129
　　第二节　子宫颈恶性肿瘤 ……………………………………………………………… 130
第四章　卵巢疾病 …………………………………………………………………………… 158
　　第一节　卵巢良性肿瘤 ………………………………………………………………… 158
　　第二节　卵巢交界性肿瘤 ……………………………………………………………… 162
　　第三节　卵巢恶性肿瘤 ………………………………………………………………… 163
　　第四节　卵巢瘤样病变 ………………………………………………………………… 172
　　第五节　卵巢血肿 ……………………………………………………………………… 175
　　第六节　卵巢破裂 ……………………………………………………………………… 177
　　第七节　卵巢扭转 ……………………………………………………………………… 179
　　第八节　卵巢早衰 ……………………………………………………………………… 181
第五章　盆腔疾病 …………………………………………………………………………… 183
　　第一节　急性盆腔炎 …………………………………………………………………… 183
　　第二节　慢性盆腔炎 …………………………………………………………………… 185
　　第三节　盆腔静脉瘀血综合征 ………………………………………………………… 189
第六章　子宫内膜异位症和子宫腺肌病 …………………………………………………… 194
　　第一节　子宫内膜异位症 ……………………………………………………………… 194
　　第二节　子宫腺肌病 …………………………………………………………………… 201
第七章　滋养细胞疾病 ……………………………………………………………………… 205
　　第一节　葡萄胎 ………………………………………………………………………… 205
　　第二节　侵蚀性葡萄胎 ………………………………………………………………… 210
第八章　妇科内分泌失调性疾病 …………………………………………………………… 212
　　第一节　高泌乳素血症 ………………………………………………………………… 212

第二节	多囊卵巢综合征	216
第三节	多毛症	229
第四节	肥胖症	231
第五节	女性性早熟	235
第六节	卵巢早衰	238
第七节	功能失调性子宫出血	240

第九章　月经病 …… 244
- 第一节　异常出血性月经病 …… 244
- 第二节　稀少性月经失调 …… 249
- 第三节　闭经 …… 252
- 第四节　痛经 …… 254

第十章　不孕症 …… 259
- 第一节　先天性发育异常 …… 259
- 第二节　内分泌功能失调 …… 262
- 第三节　炎性不孕 …… 264
- 第四节　免疫性不孕 …… 267

第十一章　常见妇科肿瘤护理 …… 271
- 第一节　宫颈癌的护理 …… 271
- 第二节　子宫内膜癌的护理 …… 279
- 第三节　卵巢癌的护理 …… 291
- 第四节　外阴癌的护理 …… 296

第三篇　产科诊疗及护理

第一章　异常妊娠 …… 300
- 第一节　妊娠剧吐 …… 300
- 第二节　异位妊娠 …… 302
- 第三节　过期妊娠 …… 307
- 第四节　前置胎盘 …… 309
- 第五节　胎盘早剥 …… 313
- 第六节　流产 …… 316
- 第七节　早产 …… 320
- 第八节　羊水过多 …… 322
- 第九节　羊水过少 …… 325
- 第十节　多胎妊娠 …… 326

第二章　妊娠并发症 …… 330
- 第一节　妊娠与TORCH …… 330
- 第二节　妊娠合并急性阑尾炎 …… 339
- 第三节　妊娠合并急性肠梗阻 …… 343
- 第四节　妊娠合并急性胰腺炎 …… 346
- 第五节　妊娠合并急性胆囊炎 …… 348
- 第六节　妊娠合并贫血 …… 351
- 第七节　妊娠合并血红蛋白病 …… 355

第八节	妊娠合并血小板减少症	358
第九节	妊娠合并白血病	362
第十节	妊娠合并甲状腺功能亢进	365
第十一节	妊娠合并肺结核	366
第十二节	妊娠合并心脏病	368
第十三节	妊娠期高血压疾病	373
第十四节	妊娠期肝内胆汁淤积症	382
第十五节	妊娠期糖尿病	384

第三章 正常分娩与产程处理 390
- 第一节 分娩动因 390
- 第二节 决定分娩的因素 391

第四章 正常妊娠护理 395
- 第一节 妊娠期变化 395
- 第二节 妊娠期护理管理 398

第五章 妊娠早期出血性疾病护理 405
- 第一节 流产护理 405
- 第二节 异位妊娠护理 407

第六章 妊娠晚期出血性疾病护理 410
- 第一节 前置胎盘护理 410
- 第二节 胎盘早期剥离护理 412
- 第三节 早产护理 415

第七章 妊娠合并症护理 417
- 第一节 妊娠高血压综合征的护理 417
- 第二节 妊娠合并心脏病的护理 421
- 第三节 妊娠合并急性病毒性肝炎的护理 424
- 第四节 妊娠合并糖尿病的护理 427
- 第五节 妊娠合并肺结核的护理 430

第八章 分娩期及异常分娩护理 433
- 第一节 正常分娩护理 433
- 第二节 异常分娩护理 442

第九章 分娩期并发症护理 447
- 第一节 胎膜早破 447
- 第二节 产后出血 448
- 第三节 子宫破裂 449
- 第四节 羊水栓塞 451
- 第五节 胎儿窘迫 452

第十章 产褥期及异常产褥期护理 453
- 第一节 产褥期护理 453
- 第二节 异常产褥期护理 457

参考文献 461

第一篇　基础妇产科学

第一章　妇产科临床检查

第一节　产科检查

一、早期妊娠的诊断

早期妊娠指 12 周以前的妊娠。确诊早期妊娠主要依靠临床症状、体征和辅助检查。

(一) 症状

(1) 停经：健康育龄妇女月经周期正常，一旦月经过期，应首先想到妊娠。

(2) 早孕：反应约于停经 6 周开始出现头晕、乏力、嗜睡、喜酸食、流涎、恶心、晨起呕吐，至妊娠 12 周多能自行消失。

(3) 乳房胀痛：多发生在妊娠 8 周以后，初孕妇明显。

(4) 尿频：妊娠 10 周起，增大的前位子宫压迫膀胱所致。当妊娠 12 周以后，子宫进入腹腔，尿频症状自行消失。

(二) 体征

(1) 乳头及乳晕着色，乳晕周围出现深褐色的蒙氏结节。

(2) 外阴色素沉着，阴道粘膜及宫颈充血，呈紫蓝色且变软。

(3) 双合诊触及子宫峡部极软，宫颈与宫体似不相连，即黑加征。

(4) 双合诊触及子宫体增大变软，开始前后径变宽略饱满，于妊娠 5~6 周子宫体呈球形，至妊娠 8 周时子宫体约为非孕时的两倍。

(三) 辅助检查

1. 超声检查

(1) B 型超声：于妊娠 5 周在增大子宫轮廓中见到圆形光环（妊娠环），其中间为液性暗区（羊水），环内见有节律的胎心搏动，可确诊为早期妊娠、活胎。

(2) 超声多普勒：在子宫区听到有节律、单一高调的胎心音，每分钟 150~160 次，可确诊为早期妊娠、活胎。

2. 妊娠试验

检测受检者尿液中绒毛膜促性腺激素值，采用免疫学方法，近年国内最常应用的是早早孕（停经 42 日以内的妊娠）诊断试验法。

(1) 方法：取受检者尿液置于尿杯中，将试纸标有 MAX 的一端浸入尿液中，注意尿液面不得超过 MAX 线。一日内任何时间均可测试，但以晨尿最佳。经 1~5 分钟即可观察结果，10 分钟后的结果无效。

（2）结果判定：在白色显示区上端仅出现一条红色线，为阴性结果，未妊娠。在白色显示区上端出现两条红色线，为阳性结果，妊娠。若试纸条上端无红线时，表示试纸失效或测试方法失败。上端为对照测试线，下端为诊断反应线，试纸反应线因标本中所含HCG浓度多少可呈现出颜色深浅变化。

（3）协助诊断早期妊娠的准确率高达98%。

3. 宫颈粘液检查

早期妊娠时，宫颈粘液量少，质稠，涂片干燥后光镜下见排列成行的椭圆体。

4. 黄体酮试验

利用孕激素在体内突然消退能引起子宫出血的原理，肌注黄体酮注射液20mg连续3日，停药后7日内未出现阴道流血，早期妊娠的可能性很大。

5. 基础体温测定

双相型体温的妇女，停经后高温相超过18日不下降，早期妊娠的可能性很大。必须指出，若妇女就诊时停经日数尚少，症状、体征及辅助检查结果还不能确诊为早期妊娠时，应嘱一周后复查。

（四）鉴别诊断

容易和早期宫内妊娠相混淆的疾病主要有：

（1）子宫肌瘤：正常妊娠和典型子宫肌瘤不难鉴别。但受精卵着床位置偏于一侧，则该侧子宫角部明显突出，使子宫表面不平及形状不对称，双合诊有可能将早期妊娠的子宫误诊为子宫肌瘤，特别是肌瘤囊性变的病例。借助B型超声和尿妊娠试验极易区分开。

（2）卵巢囊肿：有些早期妊娠的妇女，早孕反应不明显，双合诊因黑加征误将子宫颈部当作整个子宫，将子宫体误诊为卵巢囊肿。有些患者出现停经且伴有盆腔肿块时，易误诊为早期妊娠子宫，若仔细行双合诊，可发现卵巢囊肿多偏向一侧，活动范围较大，甚至可在一侧下腹部触及。

（3）假孕：系因盼子心切所致的幻想妊娠。在精神因素影响下，出现停经、早孕样反应，若仅依据主诉及症状描述极易误诊。双合诊检查子宫正常大，不软，尿妊娠试验阴性，可以排除妊娠。

二、中、晚期妊娠的诊断

中期妊娠是指第13~27周的妊娠。晚期妊娠是指第28周及其后的妊娠。妊娠中期以后，子宫明显增大，摸到胎体，感到胎动，听到胎心，容易确诊。

（一）诊断依据

（1）有早期妊娠的经过，并逐渐感到腹部增大和自觉胎动。

（2）子宫增大，以手测宫底高度和尺测耻上子宫长度，判断与妊娠周数是否相符。

（3）胎动指胎儿在子宫内的活动，是胎儿情况良好的表现。孕妇多数于妊娠18~20周开始自觉胎动，胎动每小时3~5次，妊娠周数越多，胎动越活跃，但至妊娠末期胎动逐渐减少，有时在腹部检查时能看到或触到胎动。

（4）胎心于妊娠18~20周用听诊器经孕妇腹壁能够听到。胎心呈双音，速度较快，每分钟120~160次，需与其他音响相鉴别：子宫杂音、腹主动脉音、胎盘杂音均与孕妇脉搏数相一致；脐带杂音与胎心率一致的吹风样低音响；胎动音及肠鸣音呈杂乱无章音响；听到胎心可确诊妊娠且为活胎。

（5）胎体在妊娠 20 周后经腹壁能够触清，胎头、胎背、胎臀和胎儿肢体在妊娠 24 周后能够区分清楚。胎头圆而硬且有浮球感；胎背宽而平坦；胎臀宽而软，形状略不规则；胎儿肢体小且有不规则活动。

（二）辅助检查

最常用的是 B 型超声，能对腹部检查不能确定的胎儿数目、胎位、有无胎心搏动以及胎盘位置有意义，也能测量胎头双顶径、股骨长度等多条径线，并可观察胎儿有无体表畸形。超声多普勒法则能探出胎心音，胎动音，脐血流音及胎盘血流音。

三、产前检查

（一）定期产前检查的意义

进行定期产前检查（包括全身检查和产科检查）的意义，在于能够全面、系统地了解和掌握孕妇及胎儿在妊娠期间的动态变化，是贯彻预防为主、保障孕妇和胎儿健康、做到安全分娩的必要措施。

（1）产前检查能全面了解孕妇在妊娠期间的健康状况，及早发现妊娠合并症，如妊娠高血压综合征、妊娠合并心脏病等，并予以合理的治疗。

（2）产前检查通过多种途径，能较全面地了解胎儿在母体子宫内的安危和胎儿的成熟程度，提供正确处理的依据，对降低围生儿死亡率和早期发现遗传性疾病、先天缺陷等，均有重要作用。

（3）产前检查能系统地掌握妊娠过程，早期发现妊娠的异常变化（如异常胎位等），及时予以纠正，并能及早决定分娩方式。

（4）产前检查能对孕妇进行必要的孕期卫生指导，使孕妇对妊娠、分娩有正确的认识，消除不必要的疑虑。

（二）产前检查的时间

产前检查应从确诊为早期妊娠时开始，应在妊娠 12 周前进行一次全面检查，填写在孕产妇保健手册（卡）上，经检查未发现异常者，应于妊娠 20 周起进行产前系列检查，于妊娠 20、24、28、32、36、37、38、39、40 周共做产前检查 9 次，若为高危孕妇，应酌情增加产前检查次数。

（三）产前检查时的病史询问

（1）年龄：年龄过大，特别是 35 岁以上的初孕妇，因在妊娠期和分娩期较易发生妊娠高血压综合征、胎儿畸形、产力异常等合并症或并发症。年龄过小易发生难产。

（2）职业：接触有毒物质的孕妇，应定期检测血象及肝功能。从事体力劳动、精神高度紧张工作（如建筑高空作业、汽车司机等）及高温作业孕妇，应在妊娠晚期调换工作。

（3）月经史及孕产史：问清末次月经第一日，计算出预产期，问清胎产次，既往孕产情况，有无流产、早产、死胎、死产、胎儿畸形、妊娠合并症、手术产、产前出血、产后出血、胎盘滞留、产褥感染等病史。问清末次分娩或流产的日期、处理经过及新生儿情况。

（四）产前检查时的全身检查

应注意孕妇的发育、营养及精神状态，心肺情况，肝、脾、甲状腺有无肿大，双肾区有无叩击痛。化验应查血常规、血小板计数、血型、乙型肝炎病毒的两对半检查，尿常规。一年内未作胸透者，在妊娠 20 周以后必要时行胸部透视。此外，还应着重检查：

(1) 身高与步态：身高<140cm 应注意有无骨盆狭窄；步态异常应注意脊柱、骨盆及下肢有无畸形。

(2) 体重：每次产前检查时均应测体重。从妊娠 5 个月起体重增加较快，但每周体重平均增加不应超过 0.5kg，体重增加过快者常有水肿或隐性水肿。

(3) 血压：每次产前检查时均应测血压。血压不应超过 18.7/12kPa（140/90mmHg），或不超过基础血压 4/2kPa（30/15mmHg），超过者应视为病态。在孕中期应行妊娠高血压综合征预测方法的血压检查（如平均动脉压、翻身试验）。

(4) 水肿：每次产前检查时，均应检查孕妇体表有无水肿。

(5) 乳房：检查乳房发育情况，有无肿块及慢性病变。注意乳头大小，有无内陷。若有乳头内陷应在妊娠期间予以纠正。

(五) 胎儿大小的估计

正确估计胎儿大小，对判断胎儿是否成熟以及提高新生儿存活率，具有重要意义。估计胎儿大小的常用方法有：

1. 以子宫增大程度估计胎儿大小

单胎、羊水量正常的胎儿大小，与子宫增大程度通常是一致的，故可以利用子宫增大程度是否与妊娠周数相符来估计胎儿大小，主要方法有：

(1) 手测宫底高度的方法：宫底高度是指以子宫底部与耻骨联合、脐或剑突的距离估计妊娠周数，借以判断胎儿大小。

(2) 尺测耻上子宫长度的方法：以软尺测量耻骨联合上缘至子宫底的弯曲长度估计妊娠周数，借以判断胎儿大小。也可用下述公式计算：子宫长度=妊娠周数×5/6。

2. 外测量法估计胎儿大小

此法较上法更准确些。主要是测量胎儿坐高径。坐高径是指屈曲姿势的胎儿头顶至臀部尖端的距离。足月胎儿的坐高径为 24~25cm，约为胎儿身长的一半。以特殊的骨盆计一端伸入孕妇阴道内达先露部胎头顶端，另一端置于腹壁上子宫底顶点。将实测数值加倍后，再减去腹壁软组织厚度 2cm 即为胎儿身长。胎儿身长除以 5 即为妊娠月份。其公式为：

胎儿身长=胎儿坐高径（cm）×2

妊娠月份=胎儿身长÷5

举例：测得胎儿坐高径值为 20cm，乘以 2 为 40，减去 2 为 38，再除以 5 为 7.6 个月，此胎儿约为妊娠 30 周。

3. B 型超声测量胎头双顶径值估计胎儿大小

是近年最常用的方法，其优点是简便、安全、准确度高。胎头各径线的增长与胎儿体重的增加是一致的，其中以胎头双顶径更有价值。已知胎头双顶径（BPD）值>8.5cm，约有 90% 的胎儿体重>2500g，>8.7cm 时约有 98% 的胎儿体重>2500g，故通常以 BPD 值 8.7cm 作为胎儿成熟的标准。此法另一优点是能够连续测量，于妊娠 28 周以后，每周 BPD 值约增加 2mm，若增加数值<1.7mm 则可判断为低体重儿。B 型超声测得 BPD 值后，按下列公式计算出胎儿体重的近似值。

Thompson 公式：BPD 值（cm）×1060-6675（误差±480g）

Hellman 公式：BPD 值（cm）×722.2-3973（误差±382g）

Kohorn 公式：BPD 值（cm）×623-2569（误差±382g）

Sabbagha 公式：BPD 值（cm）×933.1-5497.8（误差±404g）

中泽忠明公式：BPD 值（cm）×838.3-4411（误差±654g）

简便计算公式Ⅰ：BPD 值（cm）×900-5200
简便计算公式Ⅱ：BPD 值（cm）×370

值得注意的是，上述各法均有误差。随着孕周的增加，绘制出 BPD 值增长曲线，若能和子宫长度曲线、母体体重曲线相对照，更能较准确地推测出胎儿大小。

（六）骨盆内测量

骨盆内测量能较准确地经阴道测知骨盆大小，对估计骨盆类型较骨盆外测量更有价值。适用于骨盆外测量有狭窄者，或临床怀疑有头盆不称者。测量时孕妇取截石仰卧位，外阴部消毒，检查者戴消毒手套，涂润滑油，动作要轻柔，主要测量的径线有：

（1）对角径：测量骶岬上缘中点至耻骨联合下缘中点的距离，正常值为 12.5～13.0cm。此值减去 1.5～2.0cm 即为骨盆入口前后径长度又称真结合径。测量方法：检查者一手示、中指伸入阴道，用中指尖触骶岬上缘中点，示指上缘紧贴耻骨联合下缘，另手示指正确标记此接触点，抽出阴道内的手指，测量中指尖至此接触点的距离即为对角径。若测量时，阴道内的中指尖触不到骶岬上缘，表明对角径>12.5cm。

（2）坐骨棘间径：测量两坐骨棘间的距离，正常值为 10cm 左右。测量方法：以一手食、中指放入阴道内，分别触及两侧坐骨棘，估计其间的距离。准确的方法是用中骨盆测量器。伸入阴道内的左手示、中指稍压阴道后壁，右手将测量器合拢放入，在阴道内手指的引导下张开测量器，将两端分别固定在坐骨棘上，读出的厘米数即坐骨棘间径长度。

（3）坐骨切迹宽度：测量坐骨棘与骶骨下部间的距离，即骶棘韧带长度，代表中骨盆后矢状径。将阴道内示、中指并排放于骶棘韧带上，若能容纳 3 横指（约 5.0～5.5cm）为正常，若小于 2 横指提示中骨盆狭窄。

第二节　小儿妇科检查

一、适应证

（1）8 岁之前有阴道流血，乳房发育。
（2）16 岁尚未月经初潮。
（3）闭经、严重痛经。
（4）月经不规则，量多、量少。
（5）白带多，异常。
（6）外阴生殖器外观异常，男女性别难分。
（7）外阴瘙痒、炎症、溃疡、外伤。
（8）下腹触及肿块或经常下腹部疼痛。
（9）急腹痛。
（10）腹部逐渐膨大

二、小儿妇科检查法

（1）病史询问。
（2）妇科检查方法。①腹部—肛门检查法：幼女、少女及未婚女性。②腹部—阴道检查法：适用已有性生活史女性。③腹部—阴道—肛门检查法：适用已有性生活史女性，少数患者因车祸引起外阴及阴道损伤、大出血等必须行阴道检查。

少数根据病情需要做阴道检查者：①如不取出异物，症状不能消除，疾病不能治愈者；②怀疑有阴道恶性肿瘤者。

（以上均需征得家长和本人同意）。

常需麻醉下检查：常用的体位有改良的截石位、蛙腿位、胸膝卧位和膀胱截石位。具体位置根据不同年龄、不同理解能力而定。

（3）B超。

（4）X线——腹部平片、盆腔充气造影、阴道造影、子宫输卵管造影、颅骨摄片。

（5）细胞学检查。

（6）内分泌检查。

（7）CT，MRI。

（8）阴道探针。

（9）小窥镜。

（10）高倍放大镜。

（11）阴道内镜。

（12）染色体、染色质检查。

（13）手术诊断（病检、腹腔镜、剖腹探查）。

（14）病理检查。

三、儿童与青少年妇科的检查器械

阴道窥器（检查阴道），宫腔镜，耳鼻喉镜，膀胱镜，灭菌玻璃管，塑料管，吸管，探针，细长头部圆钝镊子，棉签。

第三节 阴道分泌物检查

一、阴道 pH 测定

（一）原理

阴道内容物主要为白带，故阴道 pH 取决于白带。白带主要含有阴道上皮脱落细胞、白细胞、阴道正常菌群。阴道上皮脱落细胞随月经周期而改变。在排卵前期，受高水平雌激素的影响，阴道上皮增生、成熟，并含有丰富的糖原，在阴道内乳酸杆菌的作用下酸度较高；排卵后至月经来潮前，因受孕激素的影响，阴道上皮细胞糖原含量减少并脱落，阴道酸度下降，但正常的阴道环境酸性约 pH≤4.5（多在 3.8~4.4）。另外，由于经血的稀释作用，经后阴道 pH 可以接近中性。阴道 pH 是阴道自净作用的重要方面，是人体防御外阴阴道炎症的重要机制之一。乳酸杆菌在正常阴道菌群中占优势，维持阴道菌群中起关键作用。当阴道菌群失调时，阴道 pH 随之改变。

（二）取材方法

患者取膀胱截石位，以窥阴器暴露宫颈，用吸管或棉签取后穹隆处分泌物涂于 pH 试纸上，比照试纸表进行检查。

（三）临床应用及意义

（1）细菌性阴道病：乳杆菌（乳酸杆菌）减少而其他细菌（加德纳菌、厌氧菌）大量繁殖，致 pH 上升大于 4.5（多为 5.0~5.5）。

（2）念珠菌性阴道炎：长期应用抗生素改变了阴道菌群的相互制约作用导致念珠菌类的大量生长，阴道 pH 在 4.0~4.7 左右。

（3）滴虫性阴道炎：滴虫能消耗和吞噬阴道上皮细胞内的糖原，阻碍乳酸生成。滴虫在 pH5.0 以下或 7.5 以上的环境中则不生长，滴虫性阴道炎患者阴道 pH 一般在 5~6.6，多数>6.0。

pH 对 BV 诊断灵敏度可达 90%，但特异性低，为 60%，老年性阴道炎 pH 普遍上升，但上升幅度不大，大多为 4.5~5，宫颈炎、老年性阴道炎，除非有严重菌群失调，否则 pH 无明显改变，VVC 阴道分泌物 pH 一般较低。

二、阴道清洁度检查

（一）原理

当生殖道有炎症或 pH 上升时，阴道内环境即发生改变，出现大量杂菌和白细胞。根据阴道液中阴道杆菌的存在与否，以及杂菌和白细胞的多少，对阴道液的清洁程度进行分度称为阴道清洁度。

（二）取材方法

患者取膀胱截石位，以窥阴器暴露宫颈，用吸管或棉签取后穹隆处分泌物涂于玻片上，即可进行检查。

（三）临床应用及意义

于妇科或计划生育经阴道手术前，阴道清洁度应为常规检查内容之一，如阴道涂片检查属第 3 或 4 清洁度时，应考虑可能有其他病原体存在，必须首先进行病因治疗，待炎症痊愈后方可进行手术。

三、阴道分泌物酶谱检查

念珠菌外阴阴道炎（VVC）、老年性阴道炎（SV）、细菌性阴道病（BV）者阴道分泌物中乳酸脱氢酶（LDH）和过氧化物酶活性下降；滴虫性阴道炎 LDH 和过氧化物酶轻度下降；慢性宫颈炎 LDH 活性明显减低；BV 者阴道分泌物中唾液酸苷酶较正常增加 10~100 倍，脯氨酸氨肽酶也明显增加；SV 脯氨酸氨肽酶明显增加；滴虫性阴道炎，胱氨酰蛋白酶增加。

（一）常用阴道生化标志物检测及意义

有关研究和临床诊断的阴道生化标志物已有 100 余种，主要分为：①阴道微生物评价；②病原微生物进展与增殖水平评价；③阴道宿主细胞反应水平的评价。

（二）阴道分泌物酶活性测定

（1）透明质酸酶：反映阴道粘膜损伤，致病微生物进居的酶，各种阴道炎时此酶活性持续升高。

（2）脯氨酸氨肽酶：对 BV 诊断使用较广泛的一种酶，主要反映阴道微生物进居和繁殖，此酶由加德纳菌、动弯杆菌等合成，在 BV 早期感染此酶即高，急性期可超过正常 1000 倍，对 BV 的诊断特异性、敏感性>80%，SV 诊断灵敏度可达 95%，特异性约 70%，滴虫感染和 VVC 临床价值不确定。

（3）唾液酸苷酶（SNA）：是加德纳菌、厌氧菌、动弯杆菌合成的胞外酶，目前临床使用最普遍的一种（国内有 30 余家厂生产），SNA 测定大多采用靛青反应（BV-Blue），有假（+）。

（4）白细胞酯酶（LE）：检测衣原体和淋球菌敏感度 54%~97%，特异性 36%~95%，LE 显色临界值为 10U/mL，大约相当 15/HP 的细胞破坏。

（5）胱氨酰蛋白酶：为原虫合成分泌的一种胞外酶，对滴虫感染诊断特异性 92%，灵敏度 88%。

（6）门冬酰氨酶（ASP）：是念珠菌合成分泌的一种胞外酶，会造成阴道粘膜损伤，所有阴道念珠菌感染分泌物中均可检测到 ASP，亚急性检出率 80% 左右，与培养的符合率为 84%～96%，对 VVC 有较高诊断价值。

（三）阴道内细菌代谢产物测定及意义

（1）短链脂肪酸：阴道分泌物中短链脂肪酸以乳酸为主，阴道感染时脂肪酸变化为乳酸减少或消失，国外阴道分泌物中乳酸测定十分普遍，乳酸浓度测定可用于阴道微生态评价。

（2）胺类测定：正常阴道分泌物中只能检出少量精胺等胺，阴道感染时分泌物中可检出大量单胺、腐胺、尸胺等，是分泌物产生异味的主因，BV 致病菌产生三甲胺，分泌物有鱼腥味，滴虫致病菌产生腐胺，分泌物有臭味。胺类测定（除三甲胺外）特异性差，国外极少单独使用，但我国许多地方用总胺测定一项指标诊断 BV，实为不合理。

（四）使用阴道生化标志物测定的注意事项

（1）不宜单项生化指标作出有病或无病的诊断。

（2）应采用几种组合方式测定

反映阴道生态菌/反映致病微生物进居、增殖/宿主细胞反应联合测定，欧美生化乳酸/SNA/LE，我国生化 BV-set、pH/三甲胺/LE。

反映阴道生态/多项反映致病微生物进居、增殖联合测定，H_2O_2/SNA/胺，乳酸/脯氨酸氨肽酶/胺。

多项反映阴道生态/多项反映致病微生物进居、增殖联合测定，H_2O_2/SNA/胺，乳酸/脯氨酸氨肽酶/胺。

多项反映阴道生态微生物进居、增殖指标联合测定：①滴虫——蛋白酶/透明质酸酶联合测定试盒。②念珠菌——门冬酰胺蛋白酶/琥珀酸测定试盒。③BV——三甲胺/唾液酸苷酶测定试盒。

我国研制 BV-SET，H_2O_2/白细胞脂酶/唾液酸苷酶联合试盒，可同时测定阴道微生态/病原体进居、增殖/阴道宿主细胞水平，理论上是最佳组合，可有 8 种结果解释。

（五）取材要求

（1）取材前 24 小时内，应无性交，无盆浴，无阴道冲洗，48 小时内未使用阴道润滑剂，阴道"兴奋剂"等。

（2）取材部位准确——阴道后穹隆部，一支棉签取堆积脓液，一支棉签取其他部位，BV 在子宫口取材阳性率 100%，阴道口为 29%。

（3）标本量足够，棉签应大一些，在取材部旋转并停留 20 秒以上，吸取更多标本。

（4）正确保留，及时检查。对酶测定标本在 2~8 摄氏度，保留不宜>2 天。

第四节 子宫颈常用检查

一、子宫颈肿瘤细胞学检查

宫颈细胞学已成为妇科常规检查的内容之一，且为防癌普查首选的初筛工具。我国从 20 世纪50年代初引进，经40余年来的实践，国内对宫颈癌的普查中均广泛使用。癌的细胞学阳性确诊率可达90%以上。

（一）正确的宫颈细胞学检查

正规的子宫细胞检查，宜在非月经期或无明显阴道出血的情况下进行，受检者排空膀胱后，取膀胱截石位，外阴清洁后，放置窥阴器暴露子宫颈，用棉签擦去分泌物和粘液，采用Acellen宫颈双取器或传统小脚板取材。因宫颈异常多发生在宫颈外口附近的鳞柱状上皮交界处或宫颈管内膜，所以常规在宫颈外口鳞柱状上皮交界处取材，绝经前、后的妇女或宫颈局部治疗后，鳞状上皮交界上移，更应重视宫颈管部位的取材，故目前主张二份涂片，即同时取宫颈及颈管涂片，必要时重复涂片，有助提高涂片质量和细胞学阳性率。

用消毒的Acellen子宫颈双取器或传统小脚板，在宫颈上和颈管内口鳞柱状上皮交界处轻刮一周，其用力程度是刮一圈宫颈后，见宫颈表面似有渗血状，已足够，此时刮片上有较多可供镜检的细胞。

刮片即在清洁、编有号码的玻片上涂布，其正确的涂布是刮片与玻片呈45°，由玻片的左边向右方向，用力均匀的、单方向的按次涂布，切勿用刮片在玻片上做来回重复涂布，以免细胞破坏、重叠或卷边，影响镜检。

涂片后立即将玻片放入95%酒精容器内，使细胞固定，染色后即可检查。

对宫颈萎缩（或治疗后宫颈）颈管取材困难时，可改用小戟式刮板、塑料毛刷及一次性使用的宫颈、颈管涂擦器取材。

（二）宫颈细胞诊断报告的方式

我国目前所用的细胞学报告方式主要为1978年制定的以巴氏五级分类为主体的细胞学涂片诊断标准，具体方式：

Ⅰ级：未见异常细胞，基本正常。

Ⅱ级：见有异常细胞，但均为良性。包括：轻度（炎症）：核异质细胞，变形细胞等；重度（癌前）：核异质细胞，属良性，需定期复查。

Ⅲ级：见有可疑恶性细胞，包括：①性质不明的细胞；②细胞形态明显异常，难于肯定良恶性质，需近期复查核实；③未分化的或退化的可疑恶性细胞与恶性裸核。

Ⅳ级：见有待证实的癌细胞（有高度可疑的恶性细胞）。细胞有恶性特征，但不够典型；或典型而数目太少，需要证实。如高度可疑的未分化的癌细胞，或少数低分化的癌细胞。

Ⅴ级：见有癌细胞，细胞恶性特征明显，或低分化的癌细胞。

但有学者认为巴氏分类法虽能够表达对恶性程度的诊断，但已难以适应目前科技发展和国际交流，建议以TBS为基础，对宫颈和阴道细胞学诊断，以描述性方式报告，TBS的诊断描述方式如下：

1. 良性细胞改变

（1）感染：①滴虫性阴道炎。②形态符合念珠菌属。③球杆菌占优势，形态符合阴道变异菌群（阴道嗜血杆菌）。④杆菌形态符合的放线菌属。⑤细胞改变与单纯疱疹病毒有关。⑥其他（核周空穴细胞及不典型核周空穴细胞，细胞改变符合HPV感染，包括在LSIL内）。

（2）反应性改变，与下列因素有关：①炎症（包括不典型修复）。②萎缩性阴道炎。③放射治疗。④IUD。⑤其他。

2. 上皮细胞改变

（1）鳞状上皮细胞：①ASCUS（可能为反应性或可能为新生物）。②LSIL（HPV感染，轻度不典型增生，CIN Ⅰ级）。③HSIL（中度和重度不典型增生，原位癌，CIN Ⅱ级，CIN Ⅲ级）。④鳞状上皮细胞癌。

（2）腺上皮细胞：①子宫内膜细胞（细胞学良性，绝经后）。②AGUS。③宫颈腺癌。④子宫内膜腺癌。⑤子宫外腺癌。

（3）其他恶性新生物：宫颈细胞学检查也可出现假阳性或假阴性，分析造成其原因与取材未按正规要求，制片及染色技术欠佳，细胞学检测人员的主观因素及不良取材时期（如炎症状态）等因素有关，努力克服上述各种因素，是提高诊断正确的关键。

（三）宫颈正常细胞及癌细胞在宫颈涂片中的形态特征

1. 正常上皮细胞的形态特征

宫颈涂片中正常上皮细胞应包括复层鳞状上皮细胞和柱状上皮细胞。

影响柱状上皮的因素有：①年龄因素：老年人涂片中的柱状上皮细胞多拥护成堆，细胞小而深，胞浆量减少。②内分泌因素影响卵泡素可促使颈管细胞呈高柱状。③炎症使粘液细胞矮胖，促使纤毛柱状细胞多核。

2. 良性改变细胞的特征

（1）感染和炎症时宫颈上皮的特征：鳞状上皮细胞现出现核周空晕。胞浆空泡。并可见核碎裂、核皱缩、双核、多核和核溶解。涂片中底层细胞出现增多。核增大、染色质多而粗，核浆比例轻度失常（轻度增生细胞）。而柱状上皮可发生细胞增大、边界模糊、浆内空泡。核增大，双核或多核，核染色质增粗和核仁明显。可见裸核，大小不一致。

（2）化生细胞的特征：在未成熟细胞中可见细胞大小与鳞状上皮外底层细胞相似，多为成片出现，典型排列为铺砖式；细胞边缘可见小突起，胞浆中常见空泡形成；胞核圆或卵圆形，核形规正，核染色质细颗粒状，分布均匀，一般不见核仁。而成熟细胞的特征为，细胞形状不规则，出现胞浆锐角突起，如蜘蛛状、纤维状、梭形等；胞浆蓝染，较透明，可能有空泡；胞核呈圆或卵圆形，染色质细颗粒状。

（四）宫颈上皮内瘤变和鳞状上皮内高、低度病变的细胞形态特点

1. 宫颈上皮内瘤变（CIN）的细胞形态学特征

（1）CIN Ⅰ级：中表层鳞状上皮细胞核增大不超过胞核总面积1/3，染色质细颗粒状并分布均匀，轻度深染。

（2）CIN Ⅱ级：中表层细胞大小不够一致。出现底层细胞。少数细胞可能拉长或变形，胞浆嗜碱性。胞核增大，多为圆或卵圆形，有时拉长或不规则形，核染色质分布均匀，轻到中度深染，核仁不常见。核浆比增加，核占据不到细胞总面积的一半。不典型湿疣的一般性细胞学改变类似CIN Ⅱ级。

（3）CIN Ⅲ级：包括重度不典型增生或原位癌。细胞大小与基底层细胞差不多。胞浆一般较少，可见胞浆的小缘紧紧围绕着核。细胞圆或卵圆形，常常拉长或不规则形。胞核增大至少占据细胞总面积的2/3，核染色质增加并为粗颗粒状，但分布均匀。有时见到嗜伊红核仁，有时出现细胞大小一致和形状不规则，可能发现奇形怪状细胞伴深染的核，使之与浸润癌鉴别诊断困难。

2. 低度病变（SIL）形态特征

低度SIL见CIN Ⅰ级细胞特征。高度SIL见CIN Ⅱ、Ⅲ级描述。

（五）宫颈癌细胞的形态学特征

（1）原位癌的细胞学特征：癌细胞单个散在为多。背景中一般伴有多量重度增生细胞，比

浸润癌大，比增生细胞小，形状圆形或卵圆形，其次多角形，癌细胞浆嗜蓝，细胞核增大明显，呈圆形和卵圆形，核染色质以粗颗粒占优势，核染色质常常聚集核边，核中央似乎淡染，核仁较少见。核浆比例失常或明显倒置，涂片背景特点为，癌性背景少见。炎性细胞和炎性退变细胞可能见到多量，也可能背景明朗干净。陈旧性红细胞较少见。

（2）角化性鳞癌：单个角化癌细胞约出现50%，成团或成片癌细胞占30%，可见癌珠约2%，癌细胞大小相差悬殊。细胞形状多样化，多为扁平形、圆形和多边形。癌细胞的形状取决于肿瘤的成熟度和涂片技术，胞浆比较丰富，细胞核大小不等，常为正常鳞状上皮细胞核的2~10倍，核染色质约一半呈不规则状分布。涂片背景常常出现炎性细胞、红细胞、纤维素、胞浆碎片和嗜酸性颗粒状蛋白沉积。现炎性细胞、红细胞、纤维素、胞浆碎片和嗜酸性颗粒状蛋白沉积。

（3）非角化型鳞癌：涂片中可能出现多量癌细胞，细胞分化差，多单个散在分布，胞浆量多少不等，一般嗜蓝而没有角化倾向，癌细胞呈圆形或不规则形，核染色质呈不规则块状分布。核仁可能大并且明显，其形状和大小以及数目相差很大，涂片背景常见多量退变细胞碎片，红细胞和蛋白沉积物，即癌性背景明显。

（4）小细胞型鳞癌：涂片中可见多量癌细胞，多为散在分布，癌细胞比前两者小，癌细胞为圆或卵圆形，胞浆中可见细小空泡，有些癌细胞难以见到胞浆，胞核不规则或卵圆形。核染色增多，分布不均匀，核仁大小和形态形状悬殊，偶见正常或病理性核分裂象，涂片背景"脏"，癌性背景明显。

二、宫颈活组织检查

子宫颈活组织检查是采取子宫颈的小部分组织作病理学检查，以确定子宫颈病变或可疑病变的重要诊断方法。

正常子宫颈上皮是由宫颈阴道部的鳞状上皮与宫颈管柱状上皮所共同组成的，两者交界部位于宫颈外口，称为原始鳞—柱交界部。此交界部亦称移行带，当体内雌激素水平增高时，交界部外移，体内雌激素水平低时，交界部内移，甚至退缩至颈管上端。交界部因其组织学特点，往往是宫颈癌的好发部位，也是宫颈涂片、活检的重点部位。

（一）适应证

(1) 宫颈刮片细胞学检查发现或可疑癌细胞或典型癌细胞者。
(2) 宫颈糜烂伴有接触性出血及白带异常增多，临床可疑为宫颈癌者。
(3) 确诊宫颈特异性炎症（如结核、阿米巴等）。
(4) 宫颈癌有无早期浸润及湿疣有无恶变等。
(5) 宫颈病变如不典型增生，经治疗后观察疗效者。

（二）方法

根据临床需要，分为钳取法和锥切法。一般在应用宫颈多点活检、阴道镜、宫颈管诊刮等综合诊断手段后，多数宫颈癌均可确诊，而且有报道比较阴道镜下活检和锥切活检在诊断CIN和浸润癌中的作用结果相当，故宫颈锥切已很少采用。但对于有下述情况的患者，仍可选用宫颈锥切法进行活检：

宫颈刮片涂片检查多次找到癌细胞，而宫颈多次活检及分段诊刮均未发现病灶；宫颈鳞—柱状上皮交界处即移行带不能完全暴露；宫颈活检为原位癌或镜下早期浸润癌（ⅠA期）而临床疑有浸润癌（ⅠB）或以上，病变范围较广，或疑有累及宫颈管者，为确定手术范围可先做宫颈锥切活检。

1. 钳取法

(1) 操作步骤：①膀胱截石位，以阴道窥器暴露子宫颈，常规消毒。②先用子宫颈活体组织钳抵住钳取部位，然后再钳取。根据需要作单点或多点钳取。单点钳取：若临床已确定为癌症，为明确病理类型或有否浸润，则可作单点取材；多点钳取：用于病灶不典型，以及宫颈刮片找到癌细胞或可疑癌细胞，须确定病灶性质或程度者，应在多处取材，分别钳取宫颈 3、6、9、12 点处或 2、5、8、11 点处作四点活检。③将取下的组织放入 10%甲醛或 95%酒精中固定，若为多点活检应分别送检。④钳取组织后，宫颈局部伤口以消毒纱布压迫止血。若出血活跃则用止血粉（如云南白药等）或明胶海绵压迫塞紧，24 小时后取出。

(2) 注意事项：①术前应排除阴道炎症，清洁度Ⅰ～Ⅱ度；时间距下次月经来潮不少于 7 天，以月经净后 3~7 天为佳。②选择病变明显处钳取，若病变不明显，可选柱状上皮与鳞状上皮交接部位。③病灶典型者取材应包括病灶及周围组织，取宫颈上皮全层及足够的间质组织。晚期宫颈癌取活检时应避免钳取坏死组织。④病灶不典型的宜在碘染色或阴道镜下进行多点活检。⑤疑有宫颈管内病变或宫颈癌已明确，但不明确宫颈管内是否累及者，应同时作宫颈管刮术。⑥临床或细胞学可疑时应重复活检或采用宫颈锥切法。

2. 子宫颈锥切法

在子宫颈外口周围，包括部分宫颈管组织，将病变处作圆锥形切除，称子宫颈锥形切除术，简称子宫颈锥切。

(1) 操作步骤：①患者体位、消毒铺中同常规外阴阴道手术，但有阴道出血者只洗外阴而不作阴道擦洗。②做阴道检查，确定子宫大小、位置及周围组织情况。③以扩张器扩张阴道，阴道内及宫颈管再以消毒液消毒。④以宫颈钳夹持宫颈前唇并拖出，在宫颈两侧用粗丝线各缝扎一针，深度达宫颈肌层的 2/3，丝线不切断，作牵引用，且因阻断子宫血管的下行支可减少术中出血。此线于手术结束时取出。⑤用宫颈扩张器扩张子宫颈管至 6~8 号。⑥子宫颈表面涂以复方碘溶液，于不着色区外 0.3cm 或阴道镜下的异常区外 0.3cm 处沿宫颈外周作一圆形切口，深约 0.2cm（包括宫颈上皮及少许上皮下组织）再按 30°~50°角向内做宫颈锥切，切除深度至少应 2cm。⑦切除锥形标本，于 12 点处以丝线标明，以便定位。标本用 10%的甲醛固定送病检。⑧残端可以用开放和缝合法。开放法即局部用止血药和纱布压迫止血；缝合法用线缝合切口以止血。

(2) 注意事项：①术前排除阴道炎症、出血性疾病；避免过多的阴道及宫颈的准备，以免破坏宫颈上皮；时间以月经净后 3~7 天为宜。②术前必须做管刮术。③术中不能用电刀只能用冷刀做锥切术，以免组织被破坏。④锥切范围应结合患者的年龄。如育龄妇女因移行带多位于宫颈阴道部，锥切时底部应宽，不必过深；绝经后妇女则相反应底部不宽而深度增加。

(任　威)

第二章 妇产科影像学与内镜检查

随着医学影像学的快速发展，X线诊断学在妇产科领域的应用有了很大的变化，超声波、CT、磁共振已在很大范围内替代了普通的X线检查。但常规X线检查因简单、方便，在某些方面仍有相当的实用价值。如子宫输卵管造影术因其价廉，无需昂贵设备，对观察子宫输卵管结核、输卵管是否通畅、子宫畸形等方便易行，仍不能为其他影像学所取代。因此我们应根据具体情况和条件，合理选用各种影像学检查。

第一节 妇科疾病的X线检查

妇科常用的X线检查方法有腹部平片、子宫输卵管造影、尿路造影、盆腔充气造影、盆腔血管造影和淋巴造影等。

一、盆腔平片

盆腔平片主要用于观察盆腔或生殖器部位有无钙化、骨化、金属异物、异常积气等。另外也可显示较大的软组织块影，在妇科恶性肿瘤发生转移时，如累及盆骨和脊柱则在腹部平片上显示骨破坏征象。

（1）检查方法：摄片前排出粪便，拍片时患者取仰卧位，球管向足倾斜10°，中心线对准脐与耻骨联合的中点。

（2）平片X线表现：盆腔内显示的钙化影如为细带状、蚯蚓状、棒状、串珠状，可能为输卵管结核钙化。若是结节状钙化，则为淋巴结钙化。钙化结节数目不定，如为盆腔结核所致，此时常可合并子宫输卵管结核，如临床需要可作子宫输卵管造影进一步检查。若是蛋壳样钙化或牙齿影、碎骨片，则为卵巢畸胎瘤的特征。卵巢纤维瘤钙化为斑点状、岩石状、条纹状影。成簇的海绵状钙化多为子宫肌瘤。静脉石为边缘光整、密度均匀的圆形致密影，多靠近盆壁。膀胱结石多为同心圆形。

二、子宫输卵管造影

子宫输卵管造影是将造影剂经宫颈注入宫腔及输卵管以显示它们的位置、大小、形态等改变。主要适用于观察输卵管是否通畅，子宫有无畸形或占位性改变。作为治疗，它还可对刮宫后引起的轻度宫腔粘连起分离粘连作用，也有个别患者在造影后使原来阻塞的输卵管变为通畅而解决了不孕问题。由于输卵管较细，CT、B超不易清晰显示，故目前该检查仍相当常用，在许多情况下B超、CT、MRI仍不能取代。

（一）适应证

（1）不孕症：通过造影寻找不孕的原因，如子宫位置或形态的异常，子宫内口过紧、内膜炎症、宫腔肿瘤、结核等。确定输卵管有无阻塞，若有则其阻塞原因、阻塞部位。能否进行输卵管造口手术等。

（2）内生殖器畸形：以明确畸形类型。

（3）阴道不规则流血：疑有粘膜下肌瘤、内膜息肉、内膜增生过长等。

(4) 闭经：疑有刮宫后创伤性宫腔粘连。
(5) 习惯性流产：以观测宫颈内口有无松弛情况。
(6) 对输卵管结扎后欲再通者，观测子宫输卵管情况以确定是否具备再通术的条件。
(7) 确诊宫内节育器异位。

（二）禁忌证

(1) 急性和亚急性生殖器炎症，急性盆腔炎，滴虫性或霉菌性阴道炎等。
(2) 体温在37.5℃以上或严重全身性疾患。
(3) 月经期或子宫出血。
(4) 妊娠时，刮宫后30天内。
(5) 有碘过敏史。

（三）造影方法

子宫输卵管造影术常规在月经干净后3~7天进行，因此时内膜剥落的创面已愈合，子宫内膜尚未增生，既可避免造影剂进入血管，又可观察到子宫腔的真面目。造影前三天内禁止性生活。检查前排空小便，患者取膀胱截石位。常规消毒外阴及阴道宫颈，放置阴道扩张器，暴露子宫颈，然后将充满造影剂的导管插入子宫颈口，以前端的圆锥形橡皮套头或头端气囊堵住宫颈口，以免造影剂外溢。当造影导管放妥后，令患者双腿放平，注射造影剂前先作盆腔透视，或摄盆腔平片以观察盆腔内有无异常阴影，再于透视下缓慢注入造影剂，通常造影剂用量5~7mL，注射造影剂时所用推力不可太大。如遇阻力或患者诉有胀痛，应立即停止注射。透视下注意观察到宫腔和输卵管均充盈时即可摄片。如观察到宫腔充盈缺损，应立即停止注射，即刻拍摄半充盈片一张。然后继续注射，直至宫腔全充盈时再摄片一张。如在透视下看到子宫收缩、角部圆钝，输卵管始终不能显影时，则表示有子宫痉挛的可能。可嘱其全身放松，等待片刻，或在下一次先注射解痉剂后再进行造影。常用造影剂有40%碘化油和多种水溶性造影剂，如60%~70%泛影葡胺、碘海醇、优维显等。碘油吸收慢，在24小时后再摄盆腔复查片；水剂吸收快，在15分钟后即摄复查片，以观察造影剂有否进入盆腔及盆腔内弥散，以了解输卵管通畅情况。

（四）不良反应及并发症

(1) 用金属导管（Rubin头）造影时，需注意插入方向，且不可插入过深，以免造成创伤（穿孔）。
(2) 静脉或淋巴管造影剂回流：由于注射压力过高或子宫内膜有疾患，使造影剂逆流进入静脉或淋巴管，若为碘油可发生油栓，患者即刻产生咳嗽症状，具有一定的危险性。如发生这种情况，立刻停止注射，行吸氧等对症处理。
(3) 碘油吸收很慢，有可能引起腹腔内局部粘连和慢性炎性肉芽肿。

（五）子宫输卵管造影的正常X线表现

正常子宫腔为倒置的等腰三角形，底边在上，为宫底，两侧缘相等，下端与宫颈相连，宫腔边缘光滑整齐，子宫两侧上方为宫角，若此处括约肌收缩，子宫角呈环形狭窄，其远端呈三角形，尖端与输卵管相连，如括约肌痉挛，造影剂不能进入输卵管，造成不通的假象，肌注阿托品，可使输卵管充盈，正常子宫容量5~7mL。子宫位置的正常差异较大，不同位置时，显示的宫腔常呈不同形态。输卵管左右各一与宫角相连，长8~14cm，呈纤细而弯曲的线条影，分为间质部（在子宫角壁内）、峡部、壶腹部、伞部。正常输卵管形态迂曲自然，边缘光滑。

宫颈多呈纺锤状和筒状，少量呈球状，颈管边缘可见平行羽毛状、齿状结构（粘膜皱襞）。

输卵管畅通时，复查片上可见造影剂弥散在盆腔内，呈横行条纹状影或斑片影，分布较均匀。若盆腔有炎症粘连时，造影剂分布不匀或局部聚积。

(六) 子宫输卵管造影的异常 X 线表现

1. 子宫畸形

常见的畸形有鞍形子宫，纵膈子宫，不完全纵膈子宫，单角子宫，双角子宫，双子宫，子宫发育不良（幼稚子宫）等。

2. 慢性输卵管炎

多为两侧性，常经淋巴系统或沿子宫内膜上升的感染所引起，炎症易于造成输卵管腔内粘连，导致输卵管部分阻塞，严重的可造成输卵管闭锁。闭锁的近端输卵管扩张其内积聚炎性渗出物或浓液。感染控制后，浓液吸收，代之以浆液性液体，形成输卵管积水。X 线见部分梗阻时，可见输卵管显影，边缘不规则，仅少量造影剂排入盆腔，且造影剂常堆集于伞端或伞端附近。当输卵管完全阻塞时，造影剂不能经伞端达于盆腔，呈截然中断状，阻塞可发生在输卵管任何部位，有时在阻塞的近端可扩大，特别是壶腹部、伞部，易形成输卵管积水。碘油进入积水囊中往往呈油珠状积聚，复查 X 线片仍可见造影剂呈团状潴留在扩大的积水囊中，盆腔无造影剂分布。

3. 子宫输卵管结核

输卵管结核 90% 为双侧性，早期粘膜改变很少，随着病情进展，粘膜层受侵犯，发生充血、水肿，然后形成干酪样坏死及溃疡，最后纤维性变、粘连，使管腔狭窄、闭塞、管壁僵硬，X 线表现为输卵管狭窄、变细、僵硬、边缘不规则，呈锈铁丝状，管腔可有局限性狭窄与憩室状突出相间成为串珠状、水浸面条状，当输卵管因结核而闭塞时，闭塞端往往成为圆钝杵状，或花蕾状。当整个输卵管壁纤维化时，造影则见输卵管僵硬、强直，如棍棒状，结核侵及子宫时，早期 X 线表现不明显，当内膜结核进展后，可见宫腔边缘不规则，呈锯齿状，病变侵及子宫肌层后则见子宫狭小变形，宫腔粘连，可使腔影呈三叶草状或不规则的盲腔，宫颈管也变僵直，边缘不整。

4. 子宫肌瘤

根据肌瘤在子宫肌壁深浅部位的不同，分为三类，浆膜下肌瘤、壁间肌瘤、粘膜下肌瘤。前二者因对宫腔影响不大，故子宫输卵管造影的诊断意义不大。子宫输卵管造影最适于对粘膜下肌瘤的诊断。此时可见宫腔内有固定的充盈缺损，通常缺损呈圆形。小的肌瘤不影响宫腔的大小，仅在宫腔中央或边缘上有缺损（半充盈时显示清楚，碘油过多易将肌瘤遮盖，造成漏诊）。较大的粘膜下肌瘤除了缺损外，还使宫腔扩大，宫壁张力降低，呈弛缓状。

5. 宫腔粘连

多次刮宫可引起宫腔粘连，X 线见宫腔缩小变形，内腔形态不规则，呈现雕花状、不规则形充盈缺损，且缺损不随造影剂注入的多少而改变，输卵管多显示正常。

6. 子宫内膜增生过长

由卵巢功能失调引起的子宫内膜过度生长，可以呈息肉状，亦可内膜稍厚，X 线表现为子宫内膜增厚，增厚的内膜一般遍及整个宫腔，使子宫凹凸不平，有时部分内膜形成息肉样生长，宫腔内可见各种大小不等的不规则充盈缺损，严重的内膜增厚，可使宫腔呈一朵盛开的"菊花"。较长时间的子宫不规则出血，可使子宫体增大，宫腔也增大。

三、盆腔充气造影

盆腔充气造影是通过人工气腹使盆腔充气以显示子宫输卵管及卵巢等器官外形，它主要用于观察卵巢和子宫与周围结构及盆腔肿块的关系，必要时可同时进行子宫输卵管造影，即双重造影，使其显示得更为清楚。近年来由于医学影像学的快速发展，盆腔充气造影已逐渐被 B 超、CT、MR 等取代。

（一）适应证

（1）盆腔肿块：观察肿块与生殖器的关系，确定肿块的来源，以估计手术的范围。

（2）各种类型的先天性子宫发育畸形，如无阴道者临床疑先天性无子宫或幼稚子宫等。

（3）内分泌失调：了解卵巢情况，观察有无卵巢发育不良、无卵巢、多囊卵巢或卵巢肿瘤等。

（二）禁忌证

（1）急性或亚急性盆腔炎。

（2）盆腔有明显粘连，肿块太大占据大部分盆腔者，因其阻碍气体分布影响造影结果。

（3）严重心血管疾患，全身衰弱者，体温>37.5℃也属禁忌范围。

（三）造影方法

造影前排空大小便（可用开塞露通便，不宜灌肠以免肠管积气），按常规进行人工气腹，即取脐左下或右下 3cm 处为穿刺点刺入皮内，再嘱患者尽量鼓腹，并用力屏住，使腹壁绷紧，将穿刺针向深部穿刺，直至针头刺过筋膜、腹膜的阻力后，有一种脱空感，再稍推进，即已进入腹腔，此时穿刺针接以针筒，作抽吸，如回抽无血且呈负压即可开始缓慢注入气体，一般用氧气或空气，亦能用二氧化碳。注气压力不超过 40mmHg，注气量 1000~1500mL，可视患者腹腔大小而定。注气时患者逐渐感觉腹胀、呼吸稍困难、肩酸。当腹腔圆满充气后，拔出穿刺针，并以无菌敷料覆盖穿刺点。然后嘱患者俯卧，头低脚高位即检查台头端低 30°~35°，使气体向盆腔集中，将中心线对准臀间缝上端摄后前位片。摄片完后嘱患者采取俯卧位休息，过 1~2 天后气体会被吸收，无需特别处理。

（四）不良反应与并发症

一般性不良反应为腹部不适、腹部疼痛、肩痛，多在一天后减轻，数天后消失，无需处理。另外由于气腹操作不当引起如空气栓塞、纵隔气肿、气胸及肠道损伤等反应，如注气时注意回抽有无血液，进针时缓慢，使肠管自行让开，注气后 2 小时内保持平卧，多休息，这类情况是可以避免的。

（五）正常 X 线表现

在盆腔气体对比下，可见子宫位于盆腔中央，正常子宫如一只横放的柠檬，两端尖，中央鼓，长 5~7cm，宽 4~5cm，上弧线比较凸起，下缘较平坦，从子宫两端向盆腔两侧壁延伸的带状致密影为圆韧带，圆韧带上方由粗变细，向外伸展的带状影为输卵管，卵巢多呈卵圆形，位于子宫两侧，靠近盆壁，密度均匀，表面光滑，亦可稍微凹凸不平，大小约 2cm×3cm，一般不超过子宫的 1/4。生育期妇女，卵巢可随月经周期而略有变化。

（六）异常 X 线表现

（1）卵巢发育异常，如卵巢缺如，形态很小，卵巢增大，卵巢肿瘤等，两侧卵巢均匀性增大，子宫相对变小，即为多囊卵巢综合征。

（2）子宫形态异常或先天性缺如、幼稚子宫、浆膜下肌瘤时子宫表面呈结节状突出。

（3）盆腔内肿块，可辨明其与卵巢或子宫的关系。

四、双重造影

双重造影是指子宫输卵管造影盆腔充气造影同时进行，操作顺序是先作腹腔注气，注气完毕后暂不摄片，而行子宫输卵管造影并摄片，然后在保留造影导管下嘱患者俯卧位，按盆腔充气造影的方法摄片，所摄得的即为双重造影 X 线片，摄片完毕后，取出阴道内的造影导管。

双重造影能更清楚地显示肿块与子宫腔的关系及输卵管积水时子宫两侧囊肿阴影中的碘油造影剂聚积。

五、盆腔血管造影

盆腔血管造影不但可用于妇科疾病的诊断，由于介入放射学的发展，还可在血管造影的同时，作药物灌注、栓塞等，对某些疾病进行治疗。

（一）适应证

（1）生殖系统的血管性疾病，如动脉瘤、血管畸形等。

（2）妇科肿瘤，确定盆腔肿块的来源和性质，盆腔内良恶性肿瘤的鉴别诊断。

（3）中晚期肿瘤的介入治疗。

（二）禁忌证

（1）全身极度衰弱，严重的心、肝、肾功能不全者。

（2）碘过敏者。

（三）造影方法

局部常规消毒，经股动脉穿刺后插入造影导管，将导管头端置于腹主动脉分叉处，作经腹主动脉双侧髂总动脉造影，注射造影剂时要压迫双侧股动脉，使造影剂集中进入盆腔动脉。另还可作选择性动脉造影，如单侧髂内动脉造影等。

（四）并发症

主要有穿刺部位的血肿与出血，局部或全身感染，导管意外和造影剂过敏反应等。

六、盆腔淋巴造影

淋巴造影主要用于恶性肿瘤的转移，以了解盆腔及腹膜后淋巴结累及的情况，现用 CT 观察淋巴的转移更为优越，故盆腔淋巴造影已少用。

适应证为对子宫卵巢恶性肿瘤的探索，了解其转移范围和淋巴结累及情况，对碘过敏者及心、肝、肾功能不全者和极度衰竭患者禁用。

（一）检查方法

采用一侧或两侧下肢淋巴管造影，在足背趾蹼间皮内注射亚甲蓝，使足背淋巴管染色，然后局部切开皮肤，分离出淋巴管，用带有塑料管的 4 号针头刺入淋巴管内，以每 5 分钟 1mL 的速度缓慢注入造影剂 12~15mL，注射完后即拍骨盆及腹部平片 1 张，必要时加拍斜位片，24 小时后重复拍片。

（二）X 线表现

注射完后立即摄片，可见下肢淋巴管，腹股沟淋巴结及部分盆腔淋巴结，24 小时后摄片，盆腔淋巴结及腹膜后淋巴结均可显示，淋巴管内造影剂已排空，正常淋巴结内造影剂分布均匀，若有转移则出现充盈缺损或完全不充盈，淋巴管淤积增粗、弯曲，正常淋巴通路以外的淋巴管或淋巴结显影，表示淋巴结阻塞，出现了侧支循环。

七、选择性输卵管造影和再通术

输卵管阻塞是不孕症最常见的原因。目前采用同轴导管配导丝技术在透视下经宫颈管将导管、导丝送至子宫角—输卵管开口部行选择性输卵管开口部输卵管造影和输卵管再通术，以确定输卵管是否真正阻塞，以及阻塞的具体部位，同时对阻塞的输卵管直接进行介入放射学的再通。不同医院的实践证明效果明显，有报道称再通率达75%~76%。

（一）适应证

（1）各段输卵管阻塞均可试行选择性输卵管造影。

（2）间质部至壶腹部、峡部交界处阻塞试行导管再通效果较好。

（二）禁忌证

一般禁忌证同 HSG 检查，另需注意两点：

（1）壶腹以远、伞部阻塞者不宜行再通术原因：①导丝不易达该部。②强行再通易致输卵管穿孔。③导丝穿破伞端有损伤卵巢导致大出血的危险。

（2）子宫角严重闭塞者、输卵管吻合术后又发生阻塞者，以及结核性输卵管阻塞者均不适宜行导丝再通术。因这类阻塞通常伴有输卵管周围粘连或输卵管壁僵硬，顺应性差，不能随导丝行进而相适应改变，极易发生穿孔。

（三）操作方法

术前准备同 HSG，插管在 X 线透视下进行，其基本方法是将一根微细导管内含0.014~0.025in导丝通过辅助外导管送入输卵管内至阻塞部位，再将内导丝推入，当到达阻塞段时可遇到阻力，轻轻给一点压力，轻柔地往返推进，使导管能通过阻塞处，然后再行输卵管造影，如证实该侧输卵管通畅，则经3F导管注入药液（含庆大霉素、糜蛋白酶、地塞米松、生理盐水等）局部冲洗用药，巩固其治疗效果，保持输卵管通畅。根据辅助外导管类型的不同，可有单纯导管导向法、真空同轴导向法、球囊导管导向法。

第二节 产科疾病的 X 线检查

一、腹部平片

主要用于胎儿发育情况、胎产式、胎方位、多胎、死胎、石胎等的检测。一般 X 线观察早孕胎儿须等到胎儿骨骼成分较多时，X 线才能显影。如果孕妇较瘦，一般在妊娠第17周时可显示胎儿阴影，如孕妇较胖，需等到妊娠20周才能在 X 线上观看到胎儿骨骼阴影。

（一）拍片方法

孕妇斜卧，使腹部紧贴检查台，这样腹部与 X 线片距离近，可避开母体背部的软组织影，胎儿影像可较清晰，用短的曝光时间，高千伏摄影技术可避免胎动造成的影像模糊。

（二）正常妊娠 X 线表现

正常胎儿在母体子宫内时，为了适应子宫腔形态，胎儿脊柱与母体脊柱平行，背部向前弯曲，胎头向前并俯屈，颌部靠近前胸，下肢向腹部屈曲上肢在胸部交叉靠拢，头在下为头先露，臀在下为臀先露，如双胎在 X 线片上可见两个胎头和两条脊柱，两胎儿大小相似，如果一胎骨骼较小，应注意观察是否有死胎征象。

（三）异常妊娠 X 线表现

1. 死胎

（1）胎儿颅骨呈瓦样重叠，这是因胎儿死亡后颅内压力降低使颅骨在颅缝处重叠。
（2）胎儿骨骼过分屈曲，脊柱弯度增加，四肢骨骼聚集成堆，卷曲成球状。
（3）胎儿体内积气。
（4）胎儿发育与妊娠月份不符。

2. 胎儿畸形

（1）无脑儿，胎儿无颅顶骨，颅底骨与面骨重叠，形态不规则。
（2）脑积水，胎儿颅缝分离，囟门增大，颅骨菲薄，胎头体积增大，整个头颅呈圆球状。
（3）先天性软骨发育不全，胎儿四肢长骨短而粗，略呈弯曲，干骺端变宽，椎体较扁，头颅大小正常。
（4）成骨不全症，由于骨形成障碍，骨脆易断，骨质疏松，出现肋骨、长骨多发性骨折，颅骨骨化不全、甚薄、出生后短期死亡。

3. 腹腔妊娠

正常情况下，母体，子宫及胎儿的长轴都是平行的。腹腔妊娠时，胎儿不受子宫长轴的限制，胎儿长轴往往与母体长轴不一致，取横位或斜位，胎儿往往偏于母腹的一侧，胎儿肢体分散，不能聚拢，胎儿与母体之充气肠管阴影重叠且位置较高，在胎儿周围看不到子宫轮廓。

二、前置胎盘的 X 线检查

由于 B 型超声对前置胎盘的检查明显优于 X 线检查，故目前已极少再用 X 线检查来诊断前置胎盘。以往常用的 X 线检查有软组织摄影、膀胱造影和直肠造影等。

三、X 线骨盆测量

X 线骨盆测量能够提供一些临床测量不能获得的资料，例如骨盆入口诸径线的测量，观察骨盆的形态，了解胎儿先露情况，为减少 X 线剂量，目前骨盆测量一般只摄骨盆轴、侧位，其适应证主要为外测量骨盆狭窄，胎儿位置异常，骨盆曾有骨折，脊柱畸形，过去有难产史等。

1. 骨盆侧位相

孕妇侧卧于投照床上取正侧位，两腿并齐向后伸展，以充分显示耻骨联合下缘，将侧位相校正尺放在臀沟处，以髂前上棘向后 5cm 再向下 7cm 处为中心，相当于髋关节中心为 X 线中心线通过此点。

侧位片要求：①双侧髋关节相重叠；②耻骨联合显示；③入口、中段、出口、前后据点应显示清楚；④胎头轮廓清晰。

2. 骨盆轴位相

孕妇取半坐位，斜靠于 45°的靠背架上，坐于投照床面中心，调节靠背架角度，使第 4~5 腰椎棘突间距点到台面距离和耻骨联合上缘与台面的距离相等，使骨盆入口平面与台面平行，记录入口平面到台面的距离（以备测量时选用同样高度的校正尺），X 线中心对准两侧坐骨棘连线的中点（即骨盆中心），注意骨盆前缘的耻骨联合及后缘的骶骨均须摄入片中。

轴位片要求：①骨盆入口轮廓清晰；②耻骨联合处呈蝶状阴影；③耻骨支与坐骨支重叠，不能出现闭孔；④两侧坐骨棘及坐骨结节显示清晰。

3. 骨盆径线测量

(1) 入口前后径：在侧位片上取骶骨岬前缘与耻骨联合后缘之连线，正常平均值为 11.6cm。

(2) 中段前后径：取耻骨联合下缘往后 2cm 处和第 4、5 骶椎之间或第 5、6 骶椎之间的连线（主要决定于骶骨节数，前者适合骶骨 5 节者，后者适合骶骨 6 节者）。正常平均值 12.2cm，此径线大小决定于骶骨形态及骶骨节数。如骶骨形态为外展形且骶骨为 6 节，则中段前后径必然增大，如骶骨为内收型，则中段前后径必然短小。

(3) 出口前后径：耻骨联合下缘与骶尾关节的连线，正常平均值为 11.8cm。

(4) 入口横径：连接入口最宽处的两个点即为入口横径，正常平均值为 12.3cm。

(5) 中段横径：又称坐骨棘间径，即取两侧坐骨棘尖端的连线，正常平均值 10.5cm。

(6) 出口横径：又称坐骨结节间径，坐骨结节在轴位相上的投影为半圆形，联结两半圆直径上三分之一点，即为出口横径，正常平均值为 11.8cm。

(7) 中段后矢状径：从两坐骨棘之中间点至骶 4~5 或骶 5~6 之间的距离，其大小决定于骶骨坐骨切迹的宽窄，平均值为 4.4cm。

(8) 出口后矢状径：从两坐骨结节后缘至骶尾关节之间的距离，其平均值为 5.7cm。

(9) 入口倾斜度：即骨盆入口平面与地平线所呈角度。正常平均值为 51°~68°。

(10) 骶骨高度：侧位片上骶骨岬与骶骨末端的连线，一般不大于 11cm。

(11) 骨盆深度：两坐骨结节中点至髂耻线的垂直距离，正常平均值 9cm 左右，骨盆深度与分娩时产程进展快慢关系很大，骨盆越深，则产程越长；骨盆越浅，产程越短。

(12) 耻骨联合高度：从耻骨联合上缘到耻骨弓下缘的高度，平均值为 4.2cm，如大于 5cm 则应考虑耻骨弓低。

骨盆测量中，由于骨盆各平面的径线在 X 线片上有不同程度的放大，因此必须用同等条件放大的校正尺来测量这些径线。骨盆 X 线测量最主要应测量 6 条径线，即各段前后径及横径，两条后矢状径，入口倾斜度共九项指标，此外通过骨盆轴侧位相，还应注意胎头与骨盆的比例问题，即头盆是否相称。

4. 骨盆常见形态

我国是十三亿人口的多民族国家，由于各地营养、气候、生活习惯、地理条件的不同，因此骨盆形态多种多样，按柯氏骨盆分析骨盆入口为十四种类型，中央四种为典型骨盆，周围十种为混合型骨盆，以妇人型骨盆最适宜胎儿分娩。

第三节 妇产科内镜检查

一、宫腔镜检查

宫腔镜是将子宫腔镜经子宫颈管插入子宫腔，主要观察子宫腔内病变、形态、输卵管开口、子宫内膜有无赘生物以及子宫颈管有无病变，必要时可取组织作病理学检查，借以明确诊断，同时也可配以各种不同的特殊器械，在直视下进行各种手术操作，作相应治疗。宫腔镜已成为诊断和治疗某些妇科疾病的重要诊治手段之一。宫腔镜目前有直型和可弯型两种，也可分诊断用宫腔镜和诊断、治疗两种功能均具有的宫腔镜。

(一) 操作步骤

(1) 一般不需麻醉，精神紧张者术前肌注哌替啶 50mg，若行宫腔镜下手术，则需麻醉，常采用硬膜外麻醉或骶麻，也有全身麻醉者。

（2）排空膀胱取膀胱截石位，外阴阴道常规消毒，阴道窥器暴露宫颈，再次消毒用宫颈钳牵持。

（3）以子宫探针探明子宫曲度和深度。

（4）用 Hegar 扩张器扩张宫颈口到 7 号。

（5）将宫腔镜顺宫腔方向送入子宫颈内口，先用生理盐水冲洗宫腔。

（6）宫腔镜接上膨宫液管，注入膨宫液（10%羟甲基纤维素钠中分子右旋糖酐液或5%葡萄糖液），充盈宫腔，顺序观察宫腔，先观察四壁，再观察输卵管开口，最后观察宫颈管内膜，再徐徐将宫腔镜退出颈管。

（7）若宫腔镜下治疗，则选用各种不同器械，可作切、割、摘除、诊刮子宫内膜及电凝等各种操作。

（8）检查或操作后观察 1 小时，酌情应用抗生素预防感染。

（二）注意事项

（1）术前询问病史，全身检查，包括腹部和妇科检查，常规宫颈刮片和阴道分泌物检查。

（2）检查时间宜在月经干净后 5~10 天内进行，特殊情况例外。

（3）注意无菌观察，严格无菌操作，防止上行性感染。

（4）防止并发症发生，如盆腔感染、损伤、出血、宫颈裂伤、子宫穿孔等。

（5）膨宫液个别患者有过敏。

（6）扩张宫颈时注意是否引起迷走神经反射。

（7）宫腔镜下手术，为防止穿孔、损伤等，可在 B 超或腹腔镜监视下进行。

（8）宫颈癌、瘢痕子宫、宫颈裂伤或松弛者不宜行宫腔镜操作。

二、腹腔镜检查

腹腔镜检查是将腹腔镜自腹部插入腹腔（妇科主要为盆腔）内观察病变的形态、部位、必要时取有关组织作病理学检查，借以明确诊断的方法。辅以各种不同的特殊器械，同时可在腹腔镜下进行手术操作，此称腹腔镜手术。

（一）禁忌证

（1）严重心血管疾病，肺功能不全者。

（2）脐疝、膈疝。

（3）腹壁广泛粘连或其他原因所致腹腔粘连者。

（4）腹腔肿块大于妊娠 4 个月或中、晚期妊娠者。

（5）相对禁忌证为肥胖、晚期恶性肿瘤、腹腔手术史等。

（6）年龄大于 60 岁妇女。

（二）方法

（1）术前准备：同一般腹部手术的术前准备。包括病史和有关检查，特别强调心电图、胸部 X 线检查和肝功能检查，术前晚少食，检查前 4 小时禁食，术前晚灌肠，术前排尿或留置导尿管。外阴及阴道消毒、冲洗。

（2）麻醉硬脊膜外麻醉（单次或持续）或全麻为宜。不提倡单用局麻。

（3）膀胱截石位：消毒外阴、阴道，放置阴道窥器，再消毒宫颈和阴道后，置入举宫器或 Rubin 探头，可使子宫随意运动或子亚甲蓝注入等，观察输卵管通畅程度。

(4) 腹部皮肤常规消毒：在脐缘下作一小切口，约 1cm，插入 Veress 针进入腹腔，行人工气腹，注入 CO_2 气体，压力不超过 2.94kPa（$30cmH_2O$），充气总量达 2000~3000mL。

(5) 插入套管针，拔出套管芯，将腹腔镜自套管插入盆腔，接上光源，即可顺序观察盆腔。

(6) 观察时寻找子宫、输卵管、卵巢、直肠子宫陷凹或盆、腹腔内病灶，观察其性状、部位，必要时嘱手术台下助手移动举宫器或注入亚甲蓝液。

(7) 若需操作，则可在脐耻中点下或双侧脐与髂前上棘连线中、外 1/3 交界处穿刺第二套或第三套管针，抽出套芯，置入各种不同器械，可作有关操作。

(8) 操作结束，取出窥镜前，先排出 CO_2 气体，再拔除套管。

(9) 术后 4 小时内严密观察血压、脉搏和呼吸。

(三) 并发症

(1) 腹部气肿，形成假气腹。
(2) 腹部血肿或大网膜血管损伤或盆、腹腔内大血管损伤所致内出血。
(3) 脏器损伤（肠管、子宫、膀胱损伤等）。
(4) 心律不齐，血压下降，心搏骤停。
(5) 气体栓塞。
(6) 腹壁和腹腔感染。

三、羊膜镜检查

羊膜镜检查是在胎膜完整未破前以窥镜插入子宫颈，在强光照射下观察羊水的色泽、量的技术。

(一) 适应证

(1) 妊娠期高血压疾病：因妊娠期高血压疾病的病理变化，使胎盘缺血、梗死，包蜕膜血管壁呈现粥样化及纤维素样坏死，易导致胎盘功能不良，引起胎儿宫内窘迫，甚至胎死宫内。羊膜镜检查时，约 3%~5% 的患者发现羊水内胎粪，或羊水出现黄绿色，尤其是羊水 Ⅱ 度以上污染时，是终止妊娠的指征。

(2) 过期妊娠：过期妊娠时胎盘有各种病理变化，过期儿易呈缺氧状态，故产前羊水粪染率很高，约 20%~40%。而用羊膜镜检测时，胎粪的发现率也可高达 10%~20%。

(3) 临产孕妇足月妊娠入院待产而未破膜者，也宜进行一次羊膜镜检查，以发现虽无高危因素的隐性胎盘宫内不全病例，也能检查前因素中有无脐带，以防破膜后引起脐带脱垂。

(4) 诊断胎膜早破：对有移动流液而 pH 试纸及其他检查不能确定是否破膜者，可作羊膜镜检查。

(5) 羊膜镜下人工破膜：在先露高浮时，破膜前先作羊膜镜检查，然后用细针高位破膜，控制羊水流出，以防脐带脱垂。

(二) 操作步骤

(1) 受检查者排空膀胱，取膀胱截石位，消毒外阴，铺中。
(2) 先行阴道检查，经穹隆触摸先露部位，除外前置胎盘可能，同时检查子宫颈的位置、方向及软硬度，子宫颈开大情况以及先露下降程度，同时也注意前羊水中及羊膜囊中有无脐带。
(3) 根据宫口开大情况及软硬度，分别选不同直径的已消毒的羊膜镜。
(4) 以阴道检查的手指导入羊膜镜，放入子宫颈管内，逐渐深入宫颈内口，通过内口后再进入约 1cm，然后取出探芯，连接冷光源，即可检查。若有宫颈粘液或血性分泌物，则用消毒棉球擦净。正常羊水澄清或半透明，或可见有胎脂在羊水中漂浮，或因胎脂的细小浮浊化呈乳白色。当发现羊水为黄色、褐色或绿色，或胎膜紧贴胎头，看不到羊水，这些均为羊膜镜检查阳性发现，有其临床意义。

（三）注意事项

（1）凡外阴、阴道有炎症，宫颈重度糜烂同时伴有活动性出血，前置胎盘，性传播疾病，子宫颈癌，臀位，子痫发作或未控制和稳定时，均不宜行羊膜镜检查。

（2）检查前、中、后均应注意外阴、阴道消毒，以及羊膜镜的严格消毒和无菌观念，防止感染。

（3）检查动作必须轻柔，防止因羊膜镜检查时硬质金属器械使胎膜破裂或引起出血，动作粗暴也易引起宫缩，甚至引起早产等。

四、胎儿镜检查

胎儿镜是应用内镜技术以了解胎儿生理解剖，可为优生和产前诊断的一种技术。因为是直视，故可弥补影像学方面某些不足，也可直接采取脐血标本，皮肤或肝脏取材作组织学检查，也可识别性别，对某些遗传性疾病的诊断有助，但该检查法有一定创伤性，目前未能普遍应用。

（一）适应证

主要是可直接观察胎儿外形，采集胎儿血样标本和取胎儿皮肤作病理诊断。

（1）直接观察某些出生缺陷（畸形），如：多指（趾）畸形，唇裂、腭裂、神经管畸形，面部和肢体畸形，软骨发育不全，以及少数连体婴儿、内脏外翻、腹壁裂等。

（2）直接采集胎儿血样，用于检测：血液疾病，血型，地中海贫血，镰状细胞贫血，血友病A、血友病B，假血友病，胎儿营养不良症以及胎儿宫内感染等。

（3）直接取胎儿皮肤做病理检查，对某些先天性皮肤病（如：先天性大疱性鳞状红皮病、大疱性表皮松解症等）及早作出诊断。

（4）直接观察胎儿性别，对少数遗传性疾病决定胎儿去留。

（二）主要事项

（1）胎儿镜检查一般最佳时机为20周，过早因胎儿小，胎儿血管过细，观察和采集血样会受影响。某些先天性疾病也要孕18周后才表达，否则易造成误诊。孕26周以后胎儿发育速度快，使羊膜腔相对变小，空间相对小，也不宜操作和诊断。

（2）孕妇体温应正常，无全身和宫腔感染，无出血倾向。

（3）胎死宫内者禁忌作检查。

（4）因属创伤性诊断和操作技术，所以可有一定并发症（如早产、脐血管大出血、胎盘早期剥离、羊膜炎症等），应注意。

五、输卵管镜检查

输卵管镜是检查输卵管腔的显微内镜，是目前唯一对输卵管粘膜病变进行直接评价的方法，准确性较传统技术高。根据输卵管通畅程度、上皮及异型血管的类型、粘连及扩张程度、输卵管腔内异物等一系列参数进行评分，可对输卵管成形术和预测妊娠可能性进行前瞻性评价。

应用输卵管镜的适应证：不孕症妇女行HSG后疑有输卵管内粘连、阻塞，或对造影剂过敏、HSG禁忌者。

（贺素娟）

第三章 妇产科超声诊断

第一节 经腹部和经阴道超声

经腹部（TA）和经阴道（TV）超声是最常用的盆腔超声检查方法。TA 和 TV 扫描方法是互补的，各有其长处和不足。可以先做 TA 或 TV 超声检查。可依据患者临床症状和最初的扫描结果决定是否同时使用这两种扫查方法。因两种检查方法可互补，故常联合使用。临床工作中对从未有过性行为的患者不适合进行经阴道检查。

经腹部超声检查是将探头放置于患者盆腔的下腹部上进行扫查。经腹部超声检查充盈膀胱将充满气体的肠管排开，有助于显示盆腔结构，并为超声扫查提供一个视窗。因体态和肠道气体分布不同，有时不需要完全充盈膀胱即可显示盆腔结构。与经阴道超声检查相比，经腹部超声检查可总体显示盆腔结构，并且有助于分析阴道超声探头无法显示的结构和病变性质。

经阴道超声检查通常需要患者排空膀胱，其探头更接近盆腔器官，故阴道探头频率更高。因此，经阴道超声检查具有更高的分辨率，可更好地显示盆腔结构，可显示经腹部超声检查无法显示的微小病灶。但是，经阴道超声检查的弱点之一是腔内空间限制了探头的移动范围。此外，因阴道探头频率较高故其穿透力较腹部探头差，扫查视野较小。离探头较远的病灶经阴道超声无法显示。

经腹部超声扫查时识别膀胱是很重要的，以免将位于子宫和腹壁间中线处的卵巢囊性肿块误认为是膀胱。膀胱形状有助于进行鉴别诊断。正中矢状切面显示充盈的膀胱通常呈细长或梨形结构，且充盈的膀胱会稍压迫后方的子宫，而卵巢囊性肿块的形状更圆。如果无法分辨盆腔内的囊性结构是否是膀胱，则可让患者排空或充盈膀胱后以助鉴别。

第二节 正常子宫和盆腔

（一）一般概念

ACR-ACOG-AIUM-SPR-SRU 关于女性盆腔超声的操作指南表明，子宫的评估应该包括子宫的大小、形状和方向，以及子宫内膜、子宫肌层和宫颈的评估。子宫分为两大部分：宫颈和子宫体。宫底是子宫体的一部分，是整个子宫的最上面部分，且位于两侧输卵管插入点之间。子宫体最中央部分是子宫内膜，子宫肌层包绕着子宫内膜，最外面是浆膜层。

经腹部超声检查阴道时呈高回声的气线，周围被低回声组织包围。超声显示阴道内卫生棉呈一个厚的、线样、高回声结构，由于其内气体衰减而产生声影。

（二）子宫大小和形状

子宫大小和形状随患者年龄、月经周期和妊娠史而变化。因母体激素作用，新生儿子宫在出生后数周内比较明显。激素作用消退后，子宫体积逐渐缩小。青春期前，子宫颈的大小与子宫体相似或更大，导致子宫呈细长形或管状结构。至生育年龄前，子宫保持体积较小的状态，从大约 8 岁开始，子宫开始慢慢增大，体部和底部体积会比宫颈更大。月经来潮若干年后子宫逐渐达到成年时的大小和形态。

生育期时，子宫体和子宫底比宫颈大得多。子宫长径的测量方法：矢状切面测量子宫底部至宫颈底部（最好是宫颈外口）的距离。子宫前后径的测量方法（AP）：测量长径的同一切面，垂直于长径进行测量。子宫宽径可以在冠状切面或横切面上获得。正常的未产妇子宫长、高、宽分别可达 8cm、4cm、5cm。有妊娠史的患者子宫通常较大，第一次怀孕后增加约 1cm，多产妇其子宫比未产妇大 2cm。

绝经定义为月经停止后 1 年开始。绝经后子宫萎缩，体积逐渐缩小，尤其是绝经后的第一个十年。子宫体比宫颈大的这种不均衡性亦会减少。

（三）子宫方位

盆腔超声的临床操作指南指出，检查时应记录子宫的方位。在放置宫内节育器（IUD）、扩宫和刮宫等手术时，子宫的方位是很重要的。术语前倾、前屈、后倾和后屈通常用于描述子宫的方位。经腹部超声，前倾或前屈子宫的底部指向盆腔的前方（经腹部扫查时图像的上方），而后倾或后屈子宫的底部指向盆腔的后方（经腹部扫查时图像的下方）。

经腹部和经阴道超声扫查时其子宫方位的描述是不同的，因为经阴道超声检查时探头放于阴道而不是腹壁表面。按照习惯，超声图像的上方显示为最靠近探头的部分，因此在经阴道超声检查时，超声显示器上观察到的图像与经从腹部的图像方向旋转大约 90°。以致，前倾或前屈子宫的底部指向图像的左侧，后倾或后屈子宫的底部指向图像的右侧（记住：经阴道超声显示后屈子宫指向右侧）。有时候子宫底在经腹部超声图像上呈水平方向（前后指向不明显），在经阴道超声图像上呈垂直方向（左右指向不明显）。这种方位被称为中位、水平位或中间位置。

后倾描述了宫颈相对于阴道的方向，"屈"描述了子宫体相对于宫颈的方向。一个简单的方法就是"屈"描述子宫颈和子宫体之间屈曲、弯曲或者呈曲线。相反，当子宫后位时子宫向后倾斜，宫颈和子宫体之间没有屈曲、弯曲或者曲线。经腹部超声最容易辨认子宫后屈或后倾，因为经腹部超声检查可显示盆腔的概貌，通常在单一视野内即可显示整个子宫，包括底部和宫颈。当子宫底部指向图像的右侧，子宫体向上折叠（弯曲）贴于子宫颈上方时，经阴道超声即可诊断子宫前屈。相反，若宫颈和子宫体之间没有显著的屈曲、弯曲或者呈曲线，则描述相子宫的方向主要是相对于阴道而非宫颈，此时应用后倾。若无足够的依据区分子宫是后倾或后屈，可将子宫的方向描述为后位。多数情况下，单一术语足以描述子宫的方向，但偶尔使用术语组合可能会更好。

（四）子宫内膜

子宫内膜厚度是子宫前后径的正中矢状切面上垂直于子宫内膜的长轴进行测量的，应测量子宫内膜最厚的部分。若同时进行经腹部和经阴道超声检查，应采用经阴道超声图像进行测量。应注意确保在测量子宫前后径的切面上测量子宫内膜厚度，因为子宫横径上测量子宫内膜会比前后径要厚得多。冠状切面或斜切面测量可能会造成子宫内膜增厚的假象。需描述子宫腔的液体，但测量子宫内膜时不应该将其包括。描述的子宫内膜厚度应包括两层子宫内膜，而不包括子宫腔内的液体。

子宫内膜是子宫的最内层，由月经时每月脱落的中央功能层和外周基底层组成。子宫内膜的超声表现和厚度随月经周期发生变化。月经期子宫腔中显示少量液体是正常现象。月经即将结束时，子宫内膜呈不连续的、薄的、高回声线，厚度约 4mm。月经周期的增殖期，即月经干净后至排卵前，子宫内膜厚度逐渐变厚，其厚度约 8mm，功能层由于雌激素的作用呈低回声。在增生晚期/排卵前期，子宫内膜厚度约 11mm，并呈现多层征：中央一条高回声的线代表宫腔线，是两侧内膜的分界线，其周包绕着低回声的功能层，最外围是高回声，代表着子宫内膜基底层。排卵后即进入分泌期，由于黄体酮的作用，子宫内膜功能层进一步增厚且回声逐渐增高。这导致子宫内膜呈均匀高回声而厚度可达 15~16mm。月经开始时，子宫内膜的功能层开始脱落，子宫内膜变薄，月经周期再次开始循环。

（五）子宫肌层

子宫肌层由三层组成。低回声的中心层围绕着子宫内膜，对应于磁共振成像（MRI）上的子宫内膜和肌层交界区。这一层在超声上是其回声是不同的，测量子宫内膜厚度时不应该将其包括。中间层位于中央交界区和周围弓状血管之间，是子宫肌层最厚的组成部分，在很大程度上决定了子宫的形状。弓状血管位于最薄的外围子宫肌层内，呈放射性分布。弓状动脉钙化常见于老年妇女和糖尿病妇女，与平滑肌瘤的鉴别主要是依靠其分布特征。

第三节 子宫内膜和阴道异常

评估子宫内膜异常时需要考虑的重要特征包括患者的月经周期、病变是弥散性还是局灶性，以及是否累及子宫内膜或位于子宫腔内。

（一）子宫内膜和阴道内积液

阴道内的液体或血液可呈低回声、高回声或不均匀回声导致阴道扩张。术语 colpos 描述阴道内的液体，metros 或 metra 描述子宫内膜腔内的液体。如果液体单纯位于宫颈管内，可使用术语 trachelos。当其内液体是单纯性时，Hydro 优先于这些术语；当液体为血时，hemato 优先于这些术语；当液体为化脓性物质时，pyo 优先于这些术语。例如，血细胞计数描述阴道和子宫内腔内的血性液体，而子宫积脓描述子宫腔内的化脓性液体。

婴儿的阴道积液通常是病理性的，如阴道闭锁、阴道狭窄或阴道中隔。月经期开始前的阴道内积血通常是由处女膜闭锁引起的。其他病因包括阴道发育不全、阴道中隔和宫颈发育不全。处女膜闭锁通常是单纯性的，不合并其他异常。而阴道闭锁和阴道中隔合并与其他异常的风险增加，最常见的是肾。

超声检查时，偶然会发现导尿管放置在阴道而不是膀胱内。加特纳管囊肿是最常见的阴道囊性病变，常位于阴道侧壁或前外侧壁，回声呈单纯性，可以是单个或多个。

月经期子宫内腔内有少量液体是正常现象。生育期，宫颈管内少量液体亦是正常现象。子宫腔内和宫颈管中的大量积液，可能是由于积液、积血或积脓所致。生育期，可能的病因包括妊娠及其并发症、子宫内膜炎、盆腔炎、宫颈狭窄、平滑肌瘤阻塞，以及较少见的宫颈或子宫内膜肿块。绝经后妇女子宫腔内单纯积液最常见的病因是宫颈狭窄；其他病因包括宫颈癌、子宫内膜癌和其他肿块引起阻塞。内液体的回声根据其内容而变化。梗阻引起的子宫内腔内积液可继发感染，导致子宫腔积脓。子宫积脓未治疗可导致败血症或子宫破裂。

（二）子宫内膜增厚与局灶性子宫内膜病变

常见的子宫内膜病变包括子宫内膜息肉、子宫内膜增生、子宫内膜癌和粘膜下平滑肌瘤，所有病变均会导致子宫内膜增厚和出血。活动性出血患者子宫腔内的积血亦会导致子宫内膜增厚，这些病变可发生于生育年龄和绝经后患者。超声检查可有助于确定筛选绝经后出血患者是否应接受进一步评估，因绝经后出血最常见的原因是子宫内膜萎缩。绝经后患者的子宫内膜通常均匀且较薄，测量厚度为 4~5mm。子宫内膜萎缩时偶尔可见囊性改变。如果子宫内膜显示良好，外观和厚度正常，可能不需要额外的评估。如果绝经后出血的妇女子宫内膜厚度超过 5mm，应进一步评估。当子宫内膜显示不清时，不应认为其厚度正常，而应报告为子宫内膜显示不清，需评估引起出血的其他病因。部分接受激素替代治疗的绝经后患者子宫内膜较厚。如果患者正在接受周期性雌激素和孕激素治疗，子宫内膜厚度在周期中会发生变化，最好在停药出血的末期成像，此时子宫内膜应该是最薄的。

无阴道出血的无症状绝经后患者子宫内膜厚度上限的最佳阈值存在争议。越来越多的人认为，对于不伴出血的绝经后患者，目前用于绝经后出血患者的子宫内膜厚度阈值太低，因为无阴道出血的情况下，子宫内膜癌的发病率是很低的。绝经后妇女将子宫内膜厚度设为更高的阈值，通常为 8mm（虽然也有人建议为 11mm），因为若在无阴道出血的绝经后患者中使用相同的阈值时，筛查子宫内膜癌的假阳性很高。若患者无阴道出血而子宫内膜厚度>5mm 且<8mm 时，可根据患者的临床表现和危险因素制订相应的治疗方案。若进行内膜活检，可随访超声检查以重新评估子宫内膜。

子宫内膜息肉的典型超声表现为局灶性、高回声的、圆形或细长病变，破坏子宫内膜的正常结构。依据息肉的回声特征有助于鉴别其与粘膜下平滑肌瘤，后者通常是低回声的，并且后方常伴声影。生育年龄时，在月经周期的增殖期和排卵期比分泌期更容易检出子宫内膜息肉，是因为高回声的内膜息肉与邻近的子宫内膜低回声功能层的对比度增加，子宫内膜息肉的其他超声表现包括多发性息肉引起的子宫内膜不均匀增厚和较大息肉引起的子宫内膜弥散性增厚。此外，部分息肉可伴囊性变。子宫内膜边缘内的低回声晕可以提示子宫内膜息肉的存在，有助于区分息肉和弥散性子宫内膜增厚。当怀疑息肉时，彩色多普勒血流显像可以辅助诊断，若能识别供血血管则可增加诊断息肉病变的信息。子宫内膜息肉可以是无蒂或有蒂，偶尔会脱垂到宫颈或阴道内。大多数子宫内膜息肉是良性的，但少数息肉是恶性的。

子宫内膜增生继发于无孕激素对抗的雌激素刺激，常引起子宫异常出血。子宫内膜增生可进展为癌，特别是当存在细胞异型性时。确诊子宫内膜增生需要活检，因超声仅能显示子宫内膜非特异性的增厚。子宫内膜增厚常呈弥散性，但很少是局灶性的，有时表现为囊性变。但子宫内膜囊性变是非特异性的，因囊性变除可见于子宫内膜增生外，亦可见于子宫内膜息肉、囊性萎缩和子宫内膜癌。

子宫内膜癌的超声表现为子宫内膜增厚和回声不均匀，其超声表现与子宫内膜息肉和子宫内膜增生相重叠。虽然子宫内膜癌时内膜呈不规则增厚且其回声更加不均匀，但这一特征并不是特异性的。子宫内膜和子宫肌层分界不清表明子宫肌层受到侵犯。彩色多普勒血流显像时子宫内膜癌患者可显示子宫内膜血流呈低阻力频谱，但这一特征亦并非特异性的，因为该种血流频谱可见于其他肿块，如内膜息肉和平滑肌瘤。偶尔可见子宫内膜囊肿。由于癌灶引起子宫腔梗阻，可引起子宫积液或积血。

部分乳腺癌患者使用他莫昔芬治疗，因为该药有利于抑制复发。他莫昔芬在乳腺中具有抗雌激素作用，但对子宫内膜有雌激素作用，可导致子宫内膜增厚和子宫内膜囊性变，接受他莫昔芬治疗的患者中有较多内膜的病变会累及子宫肌层。子宫内膜厚度随着他莫昔芬治疗时间的延长而增加。此外，罹患子宫内膜增生、息肉和子宫内膜癌的风险亦明显增加。对于接受他莫昔芬治疗的患者中子宫内膜的正常厚度及如何筛选需要进一步评估的患者尚缺乏共识。

（三）子宫超声造影

子宫超声造影，亦可称为生理盐水灌注子宫超声造影（SIS），用于评估子宫内膜和粘膜下是否存在异常。超声引导下，导管通过宫颈管进入子宫，将无菌生理盐水注入子宫腔内，使其膨胀，即可显示出腔内病灶的界限。常可借助三维超声提高显示率。SIS 有助于鉴别局灶性和弥散性的子宫内膜病变、分析子宫畸形的特征，鉴别子宫内膜息肉和粘膜下肌瘤，评估子宫内膜息肉的数量和位置，确定粘膜下平滑肌瘤腔内的腔内占位程度，并可显示宫腔粘连的程度。

（徐 华）

第四章 妇产科常见症状

第一节 异常白带

白带是由阴道粘膜渗出液、宫颈管、子宫内膜及输卵管粘膜腺体分泌物混合而成，正常白带呈白色稀糊状或蛋清样，高度黏稠，无腥臭味，量少。白带量多少与雌激素相关：月经前后 2~3d 量少，排卵期增多，青春期前、绝经后少，妊娠期量多。生殖道炎症或肿瘤时，白带量明显增多且特点有改变。

一、原因

主要见于两类疾病：生殖器炎症和生殖器肿瘤。

（一）生殖器炎症

阴道炎（较常见的有滴虫阴道炎、假丝酵母菌阴道炎、细菌性阴道病、萎缩性阴道炎），宫颈炎，盆腔炎等。

（二）生殖器肿瘤

子宫粘膜下肌瘤、阴道癌、宫颈癌、子宫内膜癌、输卵管癌等。

（三）其他

阴道腺病、卵巢功能失调、阴道内异物、放置宫内节育器等。

二、鉴别要点

（1）灰黄色或黄白色泡沫状稀薄白带：为滴虫阴道炎的特征，多伴外阴瘙痒。

（2）凝乳或豆渣样白带：为假丝酵母菌阴道炎的特征，多伴外阴奇痒或灼痛。

（3）灰白色匀质白带：常见于细菌性阴道病，有鱼腥味，可伴外阴瘙痒。

（4）透明黏性白带：外观正常，量明显增多，应考虑卵巢功能失调、阴道腺病或宫颈高分化腺癌。

（5）脓性白带：为细菌感染所致，色黄或黄绿，黏稠，有臭味，可见于阴道炎、急性宫颈炎及宫颈管炎，宫腔积脓、阴道内异物、阴道癌或宫颈癌并发感染。

（6）血性白带：是指白带中混有血液，血量多少不定，可考虑宫颈癌、子宫内膜癌、宫颈息肉、子宫粘膜下肌瘤、放置宫内节育器。

（7）水样白带：是指持续流出淘米水样白带，具奇臭者，一般为晚期宫颈癌。间断性排出清澈黄红色水样白带，应考虑为输卵管癌。

第二节 急性下腹疼痛

一、病因

急性下腹疼痛是妇科急诊常见主诉，其原因有如下几种。

(一) 与妊娠有关疾病

1. 异位妊娠

停经后一侧下腹隐痛后突然剧烈疼痛，或突然于停经后发生剧烈腹痛，为撕裂性锐痛；有下坠感、便意、休克症状。阴道有不规则出血，妇科检查宫颈举痛，子宫大小与孕周不符，一侧附件有触痛性肿块，血红蛋白下降等。血尿 HCG 阳性。

2. 难免流产

停经月份与子宫大小相符，阵发性腹痛，阴道出血，或有组织物流出，HCG 阳性或阴性。

(二) 与炎症有关疾病

主要有急性盆腔炎、附件积脓、盆腔脓肿、子宫积脓、急性出血性输卵管炎等，均有炎症史、发热、下腹压痛、反跳痛、肌紧张，妇科检查可及附件包块或子宫增大、压痛或附件增厚压痛等，血象升高，血沉加快或似宫外孕内出血症状等。

(三) 与肿瘤有关的疾病

1. 卵巢囊肿扭转

有肿瘤史，发生于体位突然改变后，有腹膜刺激症状，恶心、呕吐等，腹部压痛、妇科检查患侧触痛等。

2. 卵巢肿瘤破裂

有肿瘤史，有外伤，妇科检查，性交等诱因下突然腹痛或自发性破裂，常伴有胃肠道症状，腹部或盆腔检查肿块轮廓改变或消失，有腹膜刺激症状，或出现移动性浊音。

3. 子宫肌瘤红色性变

有肌瘤史，好发于妊娠、产褥期，下腹疼痛，有时伴发热，子宫增大压痛。

4. 滋养细胞肿瘤穿孔

葡萄胎或产后不规则阴道出血，子宫增大，HCG 增高，突然腹痛，内出血症状等。

(四) 其他原因

1. 子宫穿孔

刮宫、放置宫内节育器等时突然出现腹痛，腹膜刺激症状或内出血症状，探针等探查时大于原测量长度，伴有出血等。

2. 痛经

青年妇女原发性痛经，周期性、月经期出血、数小时或数日后缓解，痛时可有恶心呕吐等现象，妇科及腹部检查无特殊。

3. 其他

与急性阑尾炎、肾结石、胆囊炎、急性胰腺炎、急性肠梗阻、脏器穿孔等内外科疾病需鉴别。

二、诊断要点

（一）病史

1. 现病史

疼痛开始时间，与经期关系，疼痛部位，疼痛性质，疼痛有无放散性等，有无发热、寒战、昏迷、阴道异常出血、排液等，有无进行治疗，有关药物的名称、剂量、效果等。

2. 月经史

初潮年龄、周期、经期、痛经、末次月经。

3. 孕产史

孕次、产次、异常孕产史，节育方法、时间。

4. 过去史

炎症、肿瘤、手术史。

（二）体格检查

1. 一般检查

观察患者的生命体征，了解其一般情况。

2. 腹部检查

有无手术瘢痕、妊娠纹、腹部膨隆、压痛、反跳痛、肌紧张、肿块大小、质地、形状、部位、压痛、活动度等，有无移动性浊音。

3. 妇科检查

宫颈有无着色、宫颈举痛；子宫大小、形状、质地、位置、压痛、活动度、附件肿块、增厚、压痛、质地、活动度等。

（三）实验室检查

（1）血常规、血小板计数、血沉。

（2）妊娠试验。

（3）抽出液涂片、培养。

（四）特殊检查

（1）后穹隆穿刺。

（2）B超检查，区别宫内、宫外孕，肿块性质。

（3）腹腔镜检查，直视肿块性质，区别输卵管妊娠、输卵管炎、阑尾炎等。

（郝艺霖）

第五章 妇产科常用治疗

第一节 子宫颈和阴道冲洗

宫颈冲洗和阴道冲洗两者不易决然分开，是妇科常用的治疗措施之一。阴道及宫颈、颈管都是女性自然防御功能之一，如阴道口的闭合，阴道前后壁的紧贴，阴道上皮细胞在雌激素的影响下增生，表层角化，阴道 pH 保持在 4~5，使适应碱性的病原体的繁殖受抑，而子宫颈管粘液呈碱性，使适合酸性环境的病原体的繁殖和生长会受到抑制。再加上健康妇女阴道内的寄生细菌较多，又随妇女内分泌的影响，可以影响阴道生态的平衡。此外，妇女因流产、分娩等宫颈易损伤，以及性传播疾病的病原体影响宫颈，所以宫颈和阴道易患各种炎症。

阴道冲洗虽是妇产科常用的一种治疗方法，设备简单，方便易行，患者在医师指导下也可自行治疗，更有一些治疗阴道炎的洗液附有冲洗器，让患者自行治疗。

阴道冲洗有其两面性，在阴道、宫颈、宫腔操作、子宫切除术前准备时必须的处置步骤之一，但在使用阴道冲洗时对选用的冲洗液、性状、主要成分、使用量、冲洗压力和速度、宫颈内外口是否闭合等均对妇女有影响，所以使用阴道冲洗要慎重，一般是必要时才选用（如术前、放疗前后等）且冲洗次数也不宜过多。因现今一般对各类阴道炎、宫颈炎的治疗均不使用阴道冲洗，因阴道冲洗会对女性造成许多不利因素。

阴道冲洗的不利因素：

①阴道冲洗可改变阴道微生态，而引发阴道症状。常冲洗阴道的女性，患 BV 的风险较不冲洗者 1 倍以上。单纯清水冲洗，阴道乳杆菌减少不明显；采用活性剂（如洗必泰等各种冲洗液）阴道乳杆菌下降 50%；采用防腐剂（如苯扎氯铵）则乳杆菌消失；阴道杀菌剂：苯醇醚-9，也是常用的阴道冲洗剂，可使肠球菌、大肠埃希菌、动弯杆菌进居机会增加，引发阴道症状。

②阴道不同冲洗液 pH 影响，改变阴道 pH。

③阴道冲洗引起细菌上行感染。

一、炎症性疾病的子宫颈冲洗

（一）慢性宫颈炎

药物治疗前可用 1:5 000 高锰酸钾液，在上药前作阴道和宫颈冲洗，然后用消毒棉签擦拭后，在宫颈上敷药，或塞药。

（二）细菌性阴道病

细菌性阴道病常可引起妇女下生殖道疾病，宫颈及阴道分泌物增多，患者有鱼腥臭味的灰白色白带，阴道灼热，痒感，分泌物在宫颈和阴道上黏着，但易擦去，阴道分泌物 pH>4.5，常可找到线索细胞（clue cell），治疗主要除应用甲硝唑（灭滴灵）、克林霉素等外，必要时可配合 1% 过氧化氢冲洗宫颈及阴道效果更好。

（三）老年性阴道炎

老年性阴道炎常见绝经前后，主要因卵巢功能低落，雌激素水平下降，阴道粘膜及宫颈上皮细胞萎缩,阴道 pH 上升为碱性,抵抗力差,宫颈及阴道易有炎症,再因外阴清洁卫生差,或性生活频繁,营养不良,维生素 B 缺乏,可使分泌物增多,灼热,宫颈表面或阴道壁上有出血点或出血斑,分泌物臭,感染严重还能使宫颈管粘连闭合。

治疗除适当补充雌激素(口服或阴道用药,或雌激素皮肤敷贴片外),为增强阴道酸度,可用1%乳酸,或 0.5%醋酸,或 1∶5 000 高锰酸钾液冲洗宫颈及阴道,每日一次。冲洗后再局部使用甲硝唑或诺氟沙星栓剂每日 1 次,共 5~7d,对宫颈及阴道炎症治疗均有益。

(四) 阿米巴宫颈和阴道炎

阿米巴病原体可侵入阴道粘膜,并可侵犯子宫颈等,主要表现为阴道分泌物多,呈血性、浆性、脓性或粘液脓性,具有腥味,诊断主要有宫颈和阴道分泌物做涂片找阿米巴滋养体或特殊培养,也可做宫颈和阴道病理检查。

确诊后治疗应以全身治疗为主,主要采用甲硝唑或盐酸吐根碱口服或肌内注射。局部每日用1%乳酸或 1∶5 000,或灭滴灵稀释液冲洗宫颈和阴道,冲洗后擦干,局部再用灭滴灵栓(200mg 一枚),7~10d 为一疗程。

(五) 白色念珠菌阴道、宫颈炎症

妇女患白色念珠菌感染者甚多,一生中几乎所有妇女均患过此病,只是病情程度不同,在妊娠期,糖尿病患者长期使用免疫抑制剂,或大量应用广谱性抗生素等易发病,阴道宫颈均有改变,甚至通过性交影响男性阴茎龟头也有感染,形成破溃。

患者有外阴瘙痒,白带增多,白带呈白色或凝乳块或豆渣样。

治疗常用或擦干宫颈和阴道分泌物后,用凯妮汀(内含克霉唑500mg)只使用一片足矣,甚至孕妇也可应用,而其他抗念珠菌栓对孕妇不宜应用。对念珠菌阴道炎也可不用阴道冲洗,用棉纸擦去阴道豆渣样分泌物,阴道内置入凯妮汀即可。因它的乳酸配方对发挥药效、提高局部浓度和恢复正常阴道酸性环境。其他有抑制白色念珠菌的栓剂也可使用。极个别患者必要时可用2%~3%的碳酸氢钠(苏打水)用中药制成的洁尔阴冲洗宫颈,阴道或外阴,不宜每日冲洗。

(六) 滴虫性阴道、宫颈炎

滴虫阴道感染也常可累及宫颈,促使宫颈和阴道分泌物增多,典型者为黄色或黄脓样泡沫状分泌物,有臭味,患者常有外阴、阴道灼热和瘙痒感,或伴有泌尿系症状。

除典型的症状,取白带在显微镜下寻找滴虫已列入常规检查,灭滴灵口服,每日 3 次,共 7~10d 为一疗程,也可用灭滴灵栓剂,每枚含500mg,在宫颈、阴道冲洗后塞入阴道7~10d 为一个疗程。偶尔可用 0.5%~1%的乳酸或醋酸溶液冲洗阴道一次,主要仍用灭滴灵口服或灭滴灵栓剂塞入阴道。滴虫性阴道炎也能促使宫颈炎症,且宫颈滴虫感染也易引起宫颈鳞状上皮发生不典型增生,与宫颈癌的关系密切。滴虫感染也有吞噬精子的作用而影响生育。

二、计划生育手术前的宫颈/阴道冲洗

早孕妇女,又因宫颈重度糜烂,分泌物多,或白带化验患有滴虫或白色念珠菌感染等,或阴道清洁度差,在术前 3d 到医院门诊。用药液连续冲洗 3d,每日 1 次,或冲洗阴道塞药后再次复查,上述情况改善,则可做流产手术。

放置或取出宫内节育器前,若发现有宫颈或阴道有严重炎症时,也应先行阴道和宫颈冲洗及阴道及塞药治疗,待下次月经净后 3~7d,再复查白带或观察宫颈分泌物后放置或取出宫内节育器为宜。

三、阴道异物及子宫颈炎症时阴道冲洗

阴道异物留置久后也易合并宫颈炎症，且分泌物增多，可呈黄脓样并有臭味，当异物取出后宜用药液冲洗。子宫托放置时间久后，更易引起宫颈炎症，也有少数为木棒、玻璃棒、玉米秆等，久置且未及时取出，对宫颈及阴道均会引起炎症，须予阴道冲洗和局部塞药治疗。

四、紧急避孕的子宫颈/阴道冲洗

紧急避孕至少有3 000余年的历史，甚至显然是没有任何科学根据，当时还有性交后站立起身，屈膝坐位，擦洗阴道等方法，以企图达到避孕。几百年前也有用植物提取或浸泡液，做事后阴道冲洗。当时开始阴道冲洗或灌洗还设计了不少器具，采用硫酸锌、硼砂、明矾液等在性交后阴道冲洗或灌洗，在20世纪30年代达到顶峰，至今仍有25%的西方妇女采用这一方法，但实际避孕效果差。

五、子宫切除术或阴道手术前的子宫颈/阴道冲洗

作子宫全切除术，子宫次广泛切除术，子宫广泛切除术，阴道内子宫切除术等术前均须做阴道、宫颈冲洗，且要用肥皂浆或PVP液擦洗，然后再用肥皂水或1：5 000高锰酸钾液或低浓度的新洁尔灭液冲洗，以使宫颈和阴道清洁，防止因宫颈或阴道消毒不严，子宫切除过程中使阴道与盆腔相通，细菌或病原体进入盆腔，引起感染，或术后阴道残端炎症而引起感染。

六、性传播性疾病子宫颈/阴道冲洗

各种性传播性疾病时，宫颈和阴道最易受累而产生一系列症状，故在治疗时常须做宫颈/阴道冲洗，然后应用相应针对病原体的有效药物治疗。青少年女性STD所引起的宫颈炎，如沙眼衣原体、淋球菌和单纯疱疹病毒对青少年女性因宫颈外翻，比成熟女性易感染上述各种病原体的宫颈炎，多为脓性粘液宫颈炎，治疗主要选用有关药物全身和局部治疗，必要时做宫颈/阴道冲洗。

七、与生育有关的子宫颈/阴道冲洗

经阴道及宫颈分别采用酸性或碱性不同的液体做冲洗，使宫颈与阴道pH改变，改善阴道和宫颈局部环境，用生理盐水或5%葡萄糖液灌洗以稀释黏稠的宫颈粘液，以利精子穿透；以0.5%~1%碳酸氢钠液于性交前30~60min灌洗阴道，以碱化局部的酸性环境，提高精子成活，提高受孕率。

八、工厂女工卫生室的子宫颈/阴道冲洗

女工集中的厂矿单位，宫颈炎症，各种阴道炎症的发病率相对较高，尤其是未使用淋浴设备和未使用蹲式厕所单位，上述宫颈炎和各种阴道炎发病率均较高，为开展妇女保健工作，积极治疗有关疾病，在医务人员指导下均逐步自行掌握宫颈/阴道和外阴冲洗。但现在已少使用。

九、幼女或未婚妇女的子宫颈/阴道冲洗

幼女或未婚妇女也可因炎症，宫颈赘生物，甚至宫颈肿瘤等引起阴道分泌物增多等症状，但对幼女或未婚妇女，处女膜完整，根据中国人的习俗非要不得已的情况或因疾病急需，征得家长同意后可使用窥阴器暴露阴道和宫颈做冲洗外，一般是采用细软的消毒导尿管，经阴道口小心

插入阴道连接冲洗液做冲洗,也可用宫腔镜头置入阴道,既可观察宫颈及阴道情况,又可做使用药液冲洗。

十、冲洗方法

(一) 在医院由医务人员进行的冲洗

患者排空膀胱后,在妇科检查床取膀胱截石位,臀部垫橡皮垫或塑料垫,灌洗液600~800mL置输液架,根据不同疾病所需冲洗压力大小,冲洗桶悬挂高处(一般高出检查床60cm)及冲洗头开关来调节冲洗压力和流量。先冲洗外阴,再冲洗阴道。冲洗时窥阴器需左右旋转,以充分冲洗阴道穹窿及前后左右侧壁,冲洗完毕后干棉球擦干,如为阴道炎则在穹窿部放入相应药物。

(二) 患者自行冲洗

如患者自行冲洗,则取下蹲位,下放置便盆,取灌洗液50mL,用冲洗器冲洗阴道后再放入药物。

第二节 子宫颈物理治疗

子宫颈物理治疗是通过激光、电灼、电凝、微波、红外线等物理治疗仪将子宫颈病变的上皮破坏,使之坏死、脱落,新生的鳞状上皮再重新覆盖有病变的部位。子宫颈物理治疗主要用于治疗子宫颈良性病变(如子宫颈糜烂、子宫颈息肉、子宫颈腺体囊肿等)、子宫颈上皮内瘤样变(CIN),甚至也可治疗极早期的子宫颈癌。但临床主要治疗子宫颈良性病变,对子宫颈上皮内瘤样变,甚至极早期的子宫颈癌者均须慎重,切勿因漏诊或误诊等延误诊断造成不良后果。

一、子宫颈电熨治疗

子宫颈电熨疗法是通过电热灼及热熨作用,使子宫颈整个糜烂面,包括深部腺体的炎性病灶凝固坏死、结痂、待焦痂脱落后由周边增生的鳞状上皮向内生长,覆盖肉芽面而获治愈。

(一) 适应证

适用于慢性子宫颈炎,中、重度子宫颈糜烂。

(二) 禁忌证

(1) 内、外生殖器官急性炎症期。
(2) 子宫颈癌。
(3) 子宫不规则出血。
(4) 盆腔肿块。
(5) 妊娠期。
(6) 有出血倾向的血液系统疾病及重度贫血等。
(7) 严重心血管及肝、肾疾病。
(8) 活动性肺结核。
(9) 月经期及排卵期。

(三) 操作步骤

(1) 患者排空膀胱,取膀胱截石位,窥阴器暴露并消毒子宫颈及阴道。
(2) 球形电熨头接触糜烂面并稍加压,所施加压力由内向外逐渐减少。自子宫颈下唇颈管内0.5cm深处开始，依次由内向外，由左至右，电熨至表面呈焦黄色，一般深度为2~3mm，直到略超出糜烂面边缘1~2mm为止。子宫颈上唇病变也同法处理。

（3）有子宫颈腺体囊肿时，先用针尖刺破，逐个灼除。

（4）有子宫颈管炎者，电熨头伸入颈管内0.5~1cm，紧贴其内膜电熨一周。

（5）拭净渗出液，创面以1%~2%甲紫（龙胆紫）涂布或喷洒呋喃西林粉于子宫颈表面。

（四）注意事项及术后处理

（1）治疗前必须明确诊断，作子宫颈刮片细胞学检查，必要时于子宫颈病变处做活组织检查，以排除子宫颈癌及其他特殊性炎症，如子宫颈结核，子宫颈阿米巴病等。

（2）治疗应在月经净后3~7d内施行。

（3）未产妇及希望妊娠者，尽量避免烧灼子宫颈管内，以防宫口狭窄。

（4）电熨时注意保护阴道壁，防止灼伤正常组织。

（5）治疗后2~3个月由于焦痂脱落，出现阴道分泌物增多，呈浆液性或浆液血性。术后2周左右出现新鲜肉芽面，鳞状上皮逐渐由外向内生长。一般经历6~8周创面愈合。

（6）术后患者须保护外阴清洁，并忌性交和盆浴2个月。

（7）个别患者治疗有较多量阴道出血，多为焦痂脱落，暴露创面并有较大血管破裂所致，可局部喷洒呋喃西林粉或甲硝唑粉后用止血纱布敷贴或用碘仿纱条或凡士林纱布填塞，同时适量使用抗生素，预防感染。

（8）有较多量阴道流液时，患者感乏力，主要系钾离子排出过多，可适量补充10%氯化钾口服并多食水果等。

二、子宫颈冷冻治疗

采用低温冷冻医疗机快速产生超低温，使子宫颈局部病变组织冻结，细胞内的液体结冰形成冰晶，细胞脱水，电解质浓度增加，蛋白质变性，局部毛细血管阻塞，微循环停止，冷冻区域发生全面缺血、坏死、透明性变使坏死组织脱落，冷冻复温过程对组织也有破坏作用。

（一）适应证

（1）子宫颈糜烂及子宫颈癌前病变（CINI-Ⅱ级）。

（2）子宫颈尖锐湿疣。

（二）禁忌证

同子宫颈电熨疗法。

（三）操作步骤

（1）以液氮为制冷剂，温度可达-198℃，选配适宜的冷冻头，而治疗时组织的温度约为-40℃。

（2）暴露并消毒子宫颈和阴道，置冷冻探头于糜烂面，加压使其密切接触，冷冻1~3min，待自然复温后撤出探头，再重复冷冻1~3min，再待自然复温后即可撤出探头，冷冻结束。

（3）局部也涂1%~2%甲紫或喷洒呋喃西林粉。

（四）注意事项及术后处理

同子宫颈电熨疗法。

三、子宫颈微波治疗

微波是一种波长为1mm~1m的高频电磁波，其频率为300~300 000 MHz，其波长和频率介于超短波和红外线之间。不同组织对微波吸收不同,微波的主要生物学效应是作用于组织的热效应和非热效应。一般剂量可使组织血管扩张,血流加快,细胞膜通透性增高,从而改善组织营养,促使炎症吸收,提高组织再生能力。大剂量微波属高温热灼,可使组织变性、炭化、坏死,从而可切割或破坏病变组织。

(一) 适应证

微波治疗可治疗子宫颈糜烂、子宫颈息肉、子宫颈尖锐湿疣等,对旧裂的子宫颈也有一定的整形作用。

(二) 禁忌证

同子宫颈电熨疗法。

(三) 操作步骤

(1) 微波功率调至 50~60 W。

(2) 外阴、阴道、宫颈消毒。

(3) 将双极探头与子宫颈糜烂面紧密接触,由内向外行点状治疗,至糜烂面外围 1~2mm 处,使表面呈白黄色。近子宫颈口处略深,使整个手术创面呈浅锥状。

(4) 对子宫颈息肉,子宫颈腺体囊肿,在进行微波医疗时,采用针状电极插入子宫颈赘生物的基底部进行凝固。

(5) 治疗完毕,子宫颈局部可用 0.5%聚维碘带尾棉球压迫创面,8h 自行取出。

(四) 注意事项及术后处理

同前。

四、子宫颈激光疗法

激光是一种激光辐射发生的光效应,其包括热效应、压力效应、光效应、电磁效应和生物刺激效应,大功率激光是利用其热效应对组织产生物理性破坏作用,主要产生汽化和坏死。

(一) 适应证

激光疗法主要治疗慢性子宫颈炎、子宫颈糜烂、子宫颈不典型增生 (CIN Ⅰ、Ⅱ级),也可治疗子宫颈尖锐湿疣等。

(二) 禁忌证

同子宫颈电熨疗法。

(三) 操作步骤

(1) 患者排空膀胱,取截石位、窥阴器暴露并消毒子宫颈及阴道。

(2) 调试激光器,功率为 40 W,光斑为 0.6cm 平行光速。

(3) 置导光管头于子宫颈病变组织 1~2cm 处,激光发射头指针对准子宫颈口,自中心向外做圆锥状烧灼,使病灶迅速炭化、汽化。烧灼深度根据病变而定,可深度 5~6mm,烧灼范围应超过糜烂面边缘 1~2mm。

(4) 对子宫颈腺体囊肿,应逐个刺破,去除囊内粘液,烧灼到囊底部。

(5) 术毕子宫颈管及汽化面,涂以金霉素甘油及喷洒呋喃西林粉。

(四) 注意事项和术后处理

同前。

五、子宫颈多功能红外热疗

多功能红外治疗仪及利用红外热能照射组织，使粘膜凝固，血管闭塞，在妇科可用来治疗子宫颈糜烂等。红外光波的嗜蛋白性和热效应，其对正常组织与病变组织对一定波段光能量的照射具有不同选择性吸收的特性，通过红外光辐射器对病变宫颈进行照射，使局部病变组织蛋白质发生凝固、脱落，同时增加局部血液循环，继而促进新生的上皮细胞覆盖，从而达到治愈的目的。

（一）适应证

红外热疗治疗子宫颈糜烂、子宫颈腺囊肿、子宫颈息肉和宫颈尖锐湿疣。

（二）禁忌证

同上。

（三）操作步骤

（1）患者排空膀胱，取膀胱截石位，常规消毒外阴、阴道。

（2）置阴道窥器，暴露宫颈并消毒。

（3）用宫颈钳夹住并固定宫颈，将治疗器头部接触宫颈糜烂面，并稍加压每次定时照射3秒，连续照射直至糜烂面全部发白为止。

（4）术后创面涂以2%甲紫。

（四）注意事项及术后处理

同上。

六、子宫颈波姆光治疗

波姆光的光谱特性是可见和红外波段，最大输出功率>18 W。根据正常组织与病变组织对一定波段光能量的照射具有不同选择性吸收特性，保护正常组织，利用红外和可见光辐射的光热效应，使局部炎性病变组织蛋白发生凝固、变化、坏死、脱落等一系列反应，继而促使新生的鳞状上皮细胞恢复创面，从而达到治愈目的。

（一）适应证

同上。

（二）禁忌证

同上。

（三）操作步骤

（1）患者排空膀胱，取膀胱截石位，常规消毒外阴及阴道。

（2）窥阴器暴露宫颈，并消毒。

（3）将照射机头伸入阴道内的窥阴器中，不接触其他组织，距糜烂面约0.5cm，功率10~16 W，每次10秒至数分钟，创面颜色变为灰白色即可终止照射，病变组织无须烧灼及炭化。

（4）术毕局部喷洒呋喃西林粉。

（四）注意事项和术后处理

同上。

七、子宫颈 KS 光热疗法

KS 光热治疗仪发生的光是一种特定波段的光，波带宽。人体有着密集的分子、原子且有许多很宽的固有震动频率吸收带。当 KS 光热治疗仪的某段光的频率与机体某一分子振动频率相吻合时，使产生共振，从而引起分子固有偶极矩的改变，并可达到人体皮肤较深的真皮层。KS 光热治疗本身具有光热复合效应，即光和热同时作用于病灶部位，以达到治疗和消炎作用，产生的特异波段的光（0.3~0.4μm）可选择性的对病变部位治疗，治疗时无烟无味，患者无明显痛苦，创面愈合无瘢痕，表面光滑，不影响生理功能，不破坏组织弹性。

（一）适应证

同上。

（二）禁忌证

同上。

（三）操作步骤

（1）其他步骤均同前。

（2）使用 KS 光热治疗仪进行照射是将光功率调到 7~9 W，距组织 0.5cm，垂直照射。照射范围超过病损边缘 1~3mm，持续时间 1~3min，直至被照射处呈淡黄色或乳白色痂块（蛋白凝固）停止照射。

（3）术毕局部也喷洒呋喃西林粉。

（四）注意事项和术后处理

同上。

八、子宫颈聚焦超声治疗

子宫颈聚焦超声治疗是采用特制的超声波换能器，使超声波在表皮下几毫米的超短距离内聚焦，超声波的声能被转换成为热能，焦点局部的温度瞬时升高到60℃以上。从宫颈感染组织深面开始治疗，向浅面延伸，直接破坏病原体及其产物，根除它们对宫颈组织的刺激，阻止慢性感染性炎症的迁移。

（一）适应证

（1）症状性宫颈上皮移位。

（2）宫颈上皮内瘤样病变（CIN-Ⅰ）。

（二）禁忌证

（1）内外生殖器急性炎症期。

（2）子宫颈癌。

（3）子宫不规则出血。

（4）有出血倾向的血液系统疾病及严重贫血等。

（5）月经期妇女、妊娠和哺乳期妇女。

（6）未控制的糖尿病患者。

（7）严重的心血管、脑、肺及肝肾功能异常者。

（8）活动性肺结核。

（9）近3个月内做过宫颈物理治疗。

（三）操作步骤

（以 CZF 型超声波治疗仪为例，不同的仪器可能会有差异）

（1）患者排空膀胱，取膀胱截石位，常规消毒外阴及阴道；用窥阴器扩张阴道，充分暴露宫颈。

（2）治疗功率选择 3.5~4.5 W（Ⅲ~Ⅴ挡）；由宫颈外口向四周进行放射状、环形或线型扫描；治疗范围包括病变区及超过病变 2mm 的区域。扫描速度 3~5mm/s。

（3）如有增生的地方可单独扫平；有纳氏囊肿的患者，可先按上述方法扫描治疗区，待宫颈组织凹陷后可见囊肿明显突起，此时再用针头刺破，排干囊液，然后用治疗头扫描到局部凹陷变干以破坏囊壁。

（4）治疗结束后先消毒，然后在宫颈治疗面喷洒呋喃西林粉。

（四）注意事项及术后处理

治疗后应保持外阴清洁，2 个月内禁盆浴、性交和阴道冲洗，并定期随访。术后一个月禁止剧烈运动及重体力劳动，忌辛辣刺激食物，加强营养。3 个月随访疗效不明显者，可以进行超声加强治疗。若 3 个月回访仅剩宫颈口表浅炎症反应区，可用爱宝疗液局部敷 2~3 次，促进愈合。

九、宫颈物理治疗后脱痂期出血的治疗

宫颈糜烂是慢性宫颈炎的一种，在正常育龄期妇女中发病率约 20%。目前治疗宫颈糜烂的方法有很多，临床多采用物理治疗，其原理是将糜烂表面的柱状上皮破坏，使其坏死脱落后被复层鳞状上皮覆盖，宫颈转为光滑。治疗方法大同小异。具体方法包括冷冻治疗、微波治疗、电灼及高频电波刀治疗。物理治疗后 1~2 周左右可出现脱痂期出血，出血量多时可超过月经量，须及时止血。单纯压迫、电凝或缝合加压迫是最初的创面止血方法，具体方法为：

（一）局部治疗

（1）传统方法多用纱布填。用 5%聚维酮碘液的纱布填塞，压迫止血，一般 24h 后取出，同时给予抗感染治疗。

（2）聚甲酚磺醛溶液局部烧灼。聚甲酚磺醛溶液是一种强酸性物质，pH 为 0.6，其活性成分为聚甲酚磺醛，毒性极低。它对坏死或病变组织具有杀菌、凝结、止血和收敛作用。其特点：一是对坏死或病变组织具有选择作用，能使病变组织凝结而易排出，对正常的鳞状上皮无影响；二是可使血管收缩，并使血浆蛋白凝结而起止血作用。用聚甲酚磺醛溶液棉签（或棉球）直接在出血面上停留 3min 左右，使创面变成灰白，必要时加用纱布压迫治疗。

（3）云南白药粉敷出血创面。云南白药的作用：①活化血小板表面膜糖蛋白，促进血小板相互黏附。②激活静息血小板表面 α 颗粒膜糖蛋白，增强血小板凝血功能。③提高局部表皮生长因子的含量，促进成纤维细胞的生成。④抑制炎症介质组胺和前列腺素 E 的释放。

云南白药抗炎，有促进伤口愈合的作用。云南白药粉直接敷于出血创面，必要时加纱布置于阴道内，使药物与宫颈创面接触紧密。

（4）在宫颈创面活动性出血处以小号针头注射缩宫素 10~20U，并喷洒肾上腺素稀释液（肾上腺素 0.5mg 加入生理盐水 10mL 中）。血止后局部喷洒庆大霉素 8 万~16 万 U 预防感染。因缩宫素可以收缩子宫平滑肌，肾上腺素可收缩血管而具有局部止血功能，两者合用起到止血作用。

（二）局部再次电凝止血

如果经多次压迫止血效果差的病例实行再次电凝治疗，同时加用抗感染治疗。

(三) 宫颈缝合

（1）用可吸收线做"U"形间断缝合，在宫颈3点和9点处各缝合一针达止血目的，必要时在前后唇再各缝一针。

（2）也有的学者以荷包缝合宫颈创面方法止血。即用0号肠线将宫颈手术创面的上下边缘分别连续缝合起来，并于左右两侧互相打结收紧，再以碘仿纱条填塞阴道，术后3d取出碘仿纱条。

（郝艺霖）

第六章 妇产科手术治疗

第一节 常用妇科手术

一、卵巢囊肿切除术

取下腹正中切口进腹。进入腹腔后先探查囊肿的性质，如与大网膜、肠管等有粘连，应先行分离。争取将囊肿完整摘除。以防囊液溢入腹腔。对巨大囊肿难于搬出切口外者，可先用套管针刺入囊肿内，抽吸出部分液体使体积缩小再搬至腹腔外切除。切口周围必须用纱布垫加以保护。

卵巢肿瘤蒂扭转者，因静脉瘀血多有血栓形成，为了防止血栓脱落进入血循环，手术中不可立即将蒂松解，而应先将蒂的根部用止血钳夹紧后再松解，然后切除肿瘤。

对小的卵巢囊肿，可行剥除术，保留大部分或部分卵巢。对患有双侧卵巢囊肿者，应尽可能保留卵巢的一些健康组织，以维持其生理功能。

摘除的肿瘤立即剖开检查（必要时及有条件者，应做冰冻切片检查），对有恶性变者，应切除全部子宫及附件，术后做进一步抗癌治疗。

二、输卵管切除术

多用于输卵管妊娠，有时则因输卵管积水或因其他病变需予切除者。

输卵管妊娠破裂者，手术时常见腹膜呈紫蓝色，表示腹腔内有大量积血，可先做一小切口，将腹腔内血液吸入预先准备好，置有枸橼酸钠溶液（每 100mL 血需 2.5% 枸橼酸钠溶液 10mL）的空瓶内。如色较鲜红，表示系新鲜血，用纱布过滤后可即予患者输用。非新鲜血不得应用。然后扩大切口，进腹腔后，如发现出血未止，可用环钳或止血钳钳夹患侧近子宫角端的输卵管以止血并用做牵引。

从伞端开始，用止血钳紧挨输卵管逐段钳夹、切断输卵管系膜直到子宫角，然后做楔形切口切除输卵管。输卵管系膜作分段缝扎，宫角切口做"8"字缝合，并可先在宫角穿过缝线，再楔形切除输卵管间质部，随即拉紧缝线，这样可减少失血。最后对合前后叶，并将圆韧带缝于宫角的后方，覆盖切口粗糙面，以防粘连。紧急情况下，可不进行最后两个步骤。

三、输卵管卵巢切除术

输卵管卵巢切除术，又名附件，实际系指一侧输卵管卵巢切除。但如病变需双侧切除，一般不保留子宫。方法基本同于输卵管、卵巢切除术。

术中应注意，骨盆漏斗韧带的盆端邻近输尿管，切断时注意勿过于靠近盆壁，以免损伤输尿管。肿瘤较大者，韧带可变短致紧挨输尿管，必要时应先找出输尿管后再行手术。

四、全子宫切除术

此手术多用于切除子宫肿瘤及某些子宫出血和附件病变等，下面介绍经腹部切除全子宫及附件的操作法。

手术时，必须注意勿损伤输尿管，并尽可能减少失血，为此，术者必须熟悉子宫的局部解剖关系，尤其是血管的分布及输尿管的部位和走向。

1. 切口

取下腹正中切口，从脐下至耻骨联合上缘。

2. 缝扎盆漏斗韧带及圆韧带进入腹腔后先探查，了解病变范围

以有齿止血钳夹子宫两角，用作牵引及阻断子宫动脉上行支血流。用7号丝线在距子宫角2~3cm处缝扎圆韧带，在稍离开盆壁处（以避开输尿管）双重缝扎骨盆漏斗韧带。骨盆漏斗韧带内有卵巢动脉及静脉丛通过，透光下可看到很清楚，需全部缝扎紧。

3. 切断韧带及切开子宫膀胱腹膜反折

提起子宫及缝扎线，剪断骨盆漏斗韧带及圆韧带，子宫方面的血流已在宫角处被阻断，故切断韧带时仅有少量回血，一般不需另行钳夹止血。剪开骨盆漏斗韧带与圆韧带之间的阔韧带前叶，向前游离，剪开子宫膀胱腹膜反折至对侧。

4. 游离子宫体

用手指沿子宫膀胱间疏松结缔组织平面轻轻将膀胱稍向下分离，显露部分宫颈，再稍分离其两旁组织，可显露子宫动、静脉。在血管下方距宫颈旁约2cm处有输尿管通过。然后剪断宫体两旁阔韧带后叶组织至子宫动脉上方，剪切时多不出血，但应稍离开宫体切断，避免损伤靠近宫体两侧的子宫动脉上行支。至此，宫体即完全游离，两侧仅有少量组织与阴道侧穹窿相连。

5. 游离子宫颈

适当用手向头侧提拉子宫，用拇指将膀胱进一步推送至宫颈外口水平以下，同时向两边缓缓推挤开输尿管。如注意向两旁探索，可在距宫颈约2cm处扪及一索状物从指尖下滑动，即为输尿管。只要平面准确，推下膀胱多无困难，出血也不多。如有困难，多与进入的平面过深有关，也可能因炎症粘连所致，应查清后再分离。必要时可进行锐性剥离。扪清输尿管所在部位后再处理宫颈两旁组织，对避免损伤输尿管有积极意义。

宫颈两旁静脉丛较丰富，过分用力推挤有时可损伤静脉管壁引起出血，应注意之。如静脉破裂出血，用纱布压迫片刻即止血，而钳夹则常使破口扩大，且越来越大，不但不易止血，反易损伤邻近的输尿管。

牵开膀胱，用有齿止血钳把紧贴宫颈的两侧缘将主韧带（阔韧带基底部组织，内有子宫动静脉通过）及子宫骶骨韧带一并夹紧，这样子宫的血运已基本上被阻断，再向上用力牵提子宫，即可阻断来自阴道方面的少量血流。先切断一侧，用7号或10号丝线缝扎，为安全起见，再将动脉断端用7号线扎一道，同法处理对侧。操作中除有少量子宫回血外，多不出血。一般经此处理后，即可将子宫切除。如宫颈较肥大，可按同法分两步或三步来游离宫颈，最后切除子宫。我们置单钳于宫颈侧，是为了能离输尿管更远一点操作，增加安全性。

6. 切除子宫

在子宫直肠窝填入纱布垫一块，以吸收可能从阴道漏出的分泌物。提起子宫，切开阴道前穹窿，钳夹并提起阴道前壁，从切口塞入一小块纱布，以防止阴道内积液流出，污染盆腔。然后钳夹宫颈前唇向上提，沿阴道穹窿剪开，切除子宫。环切阴道穹窿时，随时注意将宫颈提起，使既利于剪切，而又不与周围接触，防止污染。每切开一段即将阴道断端夹住，以减少出血，并用以牵引，便于切除子宫后缝合。

凡与阴道接触过的器械，用后立即置于污染盆内。

7. 缝合阴道断端及盆腔腹膜

切去子宫后,用碘酒、酒精棉球涂擦阴道断端,然后用 1 号或 2 号铬制肠线做 "8" 字间断缝合或连续缝合。注意缝好断端的两角。最后,仔细检查两侧输尿管的粗细及蠕动情况以及各缝合点有无出血等。如无异常,先连续缝合盆腔腹膜,然后常规关闭腹腔。术毕从阴道内抽去纱布。

第二节 常用产科手术

胎头吸引器及产钳都是用牵引的方法协助胎儿娩出的器械。胎头吸引术较易掌握,并较安全,是目前使用较多的一种助产方法。

1. 手术适应证

(1) 宫缩乏力,第二产程延长。
(2) 患有心脏病、肺结核、妊高征或有前次剖宫产史等,不宜产时过分用力者。
(3) 前置胎盘、胎盘早剥、脐带脱垂及胎儿宫内窒息等。
(4) 持续性枕后位,分娩进展过于缓慢者。
(5) 剖宫产胎头娩出有困难时,可用产钳协助。

2. 手术条件

(1) 宫颈口必须开全,否则易造成产道撕裂;经产妇组织松软,必要时在宫口近开全时即可进行手术。
(2) 儿头必须 "衔接",头的位置越低,手术越安全。
(3) 胎膜未破者,应在手术前刺破。
(4) 必须为活胎儿,死胎可等待自产或穿颅。

一、胎头吸引术

(一) 术前准备

患者取膀胱截石卧位,消毒外阴、导尿,不做会阴切开者一般不需麻醉。初产大都需切开会阴,手指聚拢如圆锥状,涂消毒浸润剂慢慢伸入阴道,进一步探查宫颈口开大情况及儿头位置的高低及方位。胎头方位多由检查前囟门的部位或耳郭的方向来确定。阴道较紧者,可用手指在阴道内轻轻来回旋转扩张,便于胎头通过。

(二) 手术步骤

在一手引导下,将吸引器徐徐送入阴道,紧贴儿头颅顶部。注意勿夹住阴道软组织、宫颈或脐带等。

用 50~100mL 注射器,分数次从橡皮管抽出空气共约 150mL,将橡皮管夹紧,使吸筒内产生负压牢附于儿头上。听胎心,异常,可在阵缩时缓缓牵引。开始稍向下牵引,随儿头的下降、会阴部有些膨隆时转为平牵,当儿头枕部露于耻骨弓下,会阴部明显膨隆时,渐渐向上提牵。吸筒应随儿头的旋转而转动。在儿头双顶间径平面娩出时,可松开止血钳,消除负压,取下吸筒,用手助儿头娩出。

牵引时若听到 "嘶嘶" 声,说明漏气,可能与放置或牵引方向不妥有关,可稍螺旋移动吸筒,或重新抽出一些空气后再牵。牵引方向也可稍予改变。必要时取下重新放置。

胎头吸引可造成胎儿头皮水肿,但多在产后 24h 内消失。但负压过大,或吸引时间过长、吸筒吸附位置不当，可产生头皮水泡、脱皮或头皮血肿，须较长时间才能消退、愈合。严重时，胎吸可造成胎儿颅内出血，应加以预防。

二、产钳术

产钳曾是唯一用来牵出活胎儿的器械，较胎头吸引器难于掌握，若使用不当，可造成母婴创伤。目前，多在胎头吸引术未成功时，才考虑应用。

（一）产钳术分类

根据儿头在盆腔内位置的高低，分为高位、中位及低位产钳术。

高位系指儿头未衔接时上产钳，危险性大，已不采用。胎头衔接后上产钳，称中位产钳术。目前也很少采用。儿头颅顶骨最低部位（不是先锋头的最低部分）降达会阴部时上钳，称低位产钳术。儿头显著于阴道口时上产钳，为出口产钳术。尤其是出口产钳术，困难多较小，较安全。

（二）术前准备

同吸引术。均需会阴侧切，且切口宜大。

（三）手术步骤

产钳分左右两叶，操作时左手握左叶，置入产妇盆腔的左侧，右叶反之。手术分为产钳的置入、合拢、牵引与下钳几个步骤。术前必须导尿。现以枕前位的产钳术为例介绍。

（1）置入前先检查器械。先放钳的左叶，后放右叶，才能扣合。用左手握右叶，涂上润滑剂，右手做引导，缓缓送入阴道。儿头位置低者，用食、中二指做引导即可；位置较高者，须将手的大部分伸入阴道做引导。

开始置入时，钳与地面垂直，钳的凹面向着会阴部，经阴道后壁轻轻插入，在右手的引导下，顺骨盆的弯度慢慢前进，边进边移向骨盆左侧，放到胎头的左侧面。放妥后取出右手，此时叶柄与地面平行，可用左手的无名指及小指托住，或由助手托住。然后以同样方法，用右手握产钳的右叶，在左手的引导下慢慢送入阴道，置于儿头的右侧面。

（2）合拢如两叶放置适当，即可顺利合拢，否则可略向前后上下移动使其合拢，并使两柄间始终保持约一指尖宽的距离，不要紧靠，以免过度压迫胎头。若合拢不易，表示放置不妥，应取出重放。合拢后注意听胎心音，倘有突变，说明可能扣合过紧或因夹住脐带所致，应松开详细检查。

（3）牵引及下钳合拢后如胎心音正常，可开始牵引。牵引应在阵缩时进行，用力应随宫缩而逐渐加强，再渐渐减弱。阵缩间歇期间应松开产钳，以减少儿头受压，并注意听胎心音，牵引方向随儿头的下降而改变。

儿头"着冠"后，可取下产钳。取钳顺序与置入时相反，先下右叶，再下左叶，然后用手助儿头娩出。要注意保护会阴。

（四）注意事项

（1）为了防止牵引时因用力过度而造成创伤，术者应坐着牵引，双臂稍弯曲，双肘挨胸，慢慢用力。切不可伸直双臂、用足蹬踩产床猛力进行牵引，以防失去控制，重创母婴。臂力不足者，可站立牵引，但对用力及牵引方向应很好掌握。

（2）情况较急者，应尽速娩出胎儿，但决不可粗暴操作。一般情况下，应随阵缩做牵引，大都需时15~20min。出口产钳术多数可在数分钟内结束分娩。

（3）牵引时勿紧扣产钳两柄，可在两柄间夹入小块纱布，以减少对胎头的压迫。

(4) 遇有困难，应详细检查，酌情重新考虑分娩方式，切忌强行牵引。必要时可改行剖宫产术。

(5) 术后注意观察宫缩及流血情况，检查宫颈及阴道，如有撕裂，应即缝合。

(6) 产程长，导尿有血尿者，可留置导尿管，并酌用抗感染药物。

(7) 仔细检查新生儿，给止血药并预防感染。

三、剖宫产术

剖宫产是经腹部取胎的手术。考虑手术时，应从母婴的安全出发，如不能兼顾，应以母亲的安全为主。

（一）手术适应证

(1) 头盆不称较明显，可在临产时或在临近预产期时手术；相对的头盆不称，可先试产，如不成功再手术。

(2) 有前次剖宫产史者，应根据前次的手术原因、手术方式和时间（一般在术后3年以上试产较安全）等，进行全面分析，决定处理方法。如试产，应严密观察，并做好剖宫分娩的准备。试产时间的长短，决定于分娩的进展，一般以不超过12h为宜。如进展缓慢或无进展，或出现子宫破裂先兆者，应及时手术。距前次剖宫产时间短，或做过的是"子宫体部"剖宫产者，试产时间应适当缩短。

(3) 前置胎盘及胎盘早剥流血多而宫口未开者，应考虑手术。

(4) 重度妊高征、妊娠合并心脏病、胎位异常、高龄初产、巨大儿和脐带脱垂等。

(5) 宫缩乏力经催产素静滴引产无进步者，或家属坚决要求手术者。

(6) 软产道异常，如子宫下段肌瘤、卵巢囊肿、阴道横隔等。

（二）术前准备

(1) 做普鲁卡因、麦角新碱及催产素等过敏试验，并做好输液、输血（必要时）及婴儿窒息急救等准备。危重病者，应先进行必要的救治。其他同一般剖宫手术，但禁用吗啡，以免引起胎儿窒息。

(2) 消毒腹壁前先导尿，并留置导尿管。

(3) 临手术前再听一次胎心音，必要时再做一次肛指检查。如发现分娩有进展，胎儿有从阴道娩出可能者，应暂停手术，做进一步观察。

（三）手术方式

分子宫体部剖宫产（古典式剖宫产）、子宫下段式剖宫产及腹膜外剖宫产三种。现以子宫下段式剖宫产最为常用。此手术需先剪开子宫膀胱腹膜反折，推下膀胱暴露子宫下段后，才能切开宫壁取婴，故操作上较复杂。由于切口位于子宫的被动段（下段），前面还覆有膀胱，因而愈合多较好，在再孕分娩时破裂的发生率较体部剖宫产术低，加上术时出血、对腹腔脏器的骚扰及感染的扩散机会均较少等，故决定剖宫取胎时，应尽可能采用此手术方式。手术步骤如下。

(1) 腹壁切口自脐下4~5cm处起，切至耻骨联合上缘，长10~12cm。亦有取下腹部弧形切口者。

(2) 切开子宫膀胱反折腹膜进腹腔后，提起子宫膀胱腹膜，于腹膜反折下方1~2cm处做一长约12cm的弧形切口。切开反折腹膜后，先向上游离至反折处，便于最后缝合，然后沿膀胱宫颈间疏松结缔组织平面，用手指将膀胱轻轻向下剥离约4~5cm，再向两侧游离至近子宫侧缘处，显露子宫下段。

（3）切开子宫下段牵开膀胱，在距反折切开处下方 2~3cm 处，先做一长约 3cm 横切口。临产时间越长，子宫下段肌壁越薄，有时仅厚 2~3cm。用刀缓缓切开（注意勿损伤胎儿），至显露胎膜时破膜并吸尽羊水。用绷带剪向两边延伸，使成一长约 12cm 弯度向上的弧形切口。也可伸入手指顺纤维方向轻轻分开至接近子宫下段侧缘处，如认为开口不够大，可在两端弧形向上剪开扩大之。切勿向两侧直线剪开，以免损伤大血管。

（4）胎儿娩出伸手入宫腔，将胎儿头枕部转朝上，然后将胎儿头向上提，另一手在腹外自宫底向下推压，胎儿头多可顺利娩出。取胎儿时，可暂移去拉钩，以利操作。胎儿头娩出困难时，可用产钳的一叶将其娩出，必要时用双叶夹取，置入方法同产钳术。如胎儿手同时露于切口，应设法推开，以免增加胎儿头娩出时的困难。如因估计不足，切口不够大，致胎儿头娩出有困难时，可速在原切口上缘正中做纵行切开，以扩大切口。切忌强行牵拉，以免造成裂伤，万一撕破宫旁大血管，可造成不易控制的大出血，应注意预防。

牵出胎儿头时，切勿慌张而操之过急。如用产钳，必须轻轻置入，缓缓牵出。遇胎儿头深入盆腔，取出发生困难时，可由台下助手戴消毒手套自阴道内向上推顶儿头。

胎儿头娩出后，可先清除其口内粘液，使呼吸道通畅，随即慢慢牵出儿体，然后用手取出胎盘胎膜。宫腔内用干净纱布擦拭 1~2 遍。遇胎膜早破者可先用碘酒纱布宫腔内擦拭。再用 75% 酒精纱布擦拭一遍，对预防术中污染有一定帮助。宫壁注射麦角新碱及催产素 10~20U 切口可用环钳夹住止血，同时用以牵引，便于缝合。

（5）缝合子宫切口用 1 号铬制肠线作 2 层缝合。里层做间断或连续缝合，不穿过内膜，外层作连续缝合，最后连续缝合子宫膀胱反折腹膜。检查无出血，清除盆腔内积液、积血，清点纱布无误后，关闭腹腔。

（牛津洋）

第七章 妊娠生理和诊断

第一节 妊娠生理

妊娠是胚胎和胎儿在母体内发育成长的过程。卵子受精是妊娠的开始，胎儿及其附属物从母体排出是妊娠的终止。妊娠全过程是一个非常复杂、变化极其协调的生理过程。中医称妊娠为"重身""怀子"或"怀孕"。

一、受精与受精卵的发育、输送和着床

精子射入阴道后，必须通过宫颈管、子宫腔，到达输卵管腹部才能受精。虽然一次射精有数亿精子进入阴道，但一般不超过200个能到达输卵管壶腹部。一般认为仅性交后 1~3d 的精子具有受精能力。精子离开精液经子宫颈管进入子宫腔，与子宫内膜接触后，宫内膜白细胞产生 α 和 β 淀粉酶，使附着在细胞膜及解除精子顶体酶上的"去获能因子"，使精子具有获得受精能力，称为精子获能。获能的主要部位是子宫及输卵管。卵子从卵巢排出后进入腹腔，经输卵管伞端的拾卵作用，进入输卵管壶腹部等待受精。一般认为卵子排出后 15~18h 之内受精效果最好，如果 24h 后还未受精，则卵子开始变性。

当精子与卵子接触，精子头部顶体外膜破裂，释放出顶体酶，称为顶体反应。顶体反应释放的透明质酸酶和类胰蛋白酶复合物，分解或消化卵细胞周围的颗粒细胞和透明带，使精子穿过放射冠和透明带，只有发生顶体反应的精子才能与卵子融合。当精子头部与卵子表面接触时便开始了受精过程。获能的精子穿过次级卵母细胞的透明带为受精的开始，而卵原核与精原核融合为受精的完成，形成二倍体的受精卵。

孕卵在输卵管内运送时，从输卵管液中吸收部分营养和氧气，并不断进行有丝分裂，称为卵裂。卵裂时细胞数目增多而总体积不增加，所以细胞越分越小。约在受精后第3天，孕卵已分裂成为一个由16个细胞组成的实心细胞团，称为桑葚胚或早期囊胚。约在受精后第4天，桑葚胚进入子宫腔并继续分裂，发育成晚期囊胚。在受精后第 5~6d，晚期囊胚透明带消失后开始着床。晚期囊胚植入到子宫内膜的过程称为受精卵着床或植入。着床的部位应是在接近于子宫中线、位于宫底与宫内口之间的前壁或后壁，以后壁更多见。着床需要经过定位、黏着、穿透三个阶段。着床必须具备的条件有：①透明带必须消失与输卵管及时运送；②囊胚和子宫内膜发育必须同步化发育并相互配合；③正常的宫内环境与蜕膜反应；④合体细胞从滋养层分化出来，并分泌一种能溶解子宫内膜的蛋白分解酶，侵蚀宫内膜造成缺口，使囊胚植入子宫内膜并被包埋其中；⑤孕妇体内必须有足够量的黄体酮。

着床开始于卵子受精后的 6~8d。完成于第 11~12d。着床前，早期囊胚游离于子宫腔内 3~4d，其营养来自卵细胞的胞浆、输卵管液及宫腔液。孕卵着床后，子宫内膜发生蜕膜变。按蜕膜与孕卵的部位关系，蜕膜可以分为3个部分：①底蜕膜：是与囊胚及滋养层接触的子宫肌层之间的蜕膜，以后发育成为胎盘的母体部分；②包蜕膜：是覆盖在囊胚上面的蜕膜。随着囊胚的发育，包蜕膜逐渐凸向宫腔，由于高度伸展缺乏营养而逐渐退化，在妊娠 14~16 周因羊膜腔的明显增大，使包蜕膜与真蜕膜十分贴近，子宫腔消失，最终包蜕膜与真蜕膜互相融合，于分娩时这

两层已无法分开；③真蜕膜：底蜕膜与包蜕膜之外覆盖子宫腔的蜕膜。

二、中医学对受孕机制的认识

中医学认为妇女受孕的机制在于肾气充盛，天癸成熟，冲任二脉功能正常，男女成熟的生殖之精相结合，孕育于发育良好的子宫腔内即可成孕。

《黄帝内经》中提出："故生之来谓之精，两精相搏谓之神"，"两精相搏，合而成形，常先身生是谓精"。《格致余论·受胎论》说："阴阳交情，胎孕乃凝，所藏之处，名曰子宫。"《类经·脏象类》说："两精者，阴阳之精也。搏，交结也……凡万物生成之道，莫不阴阳交而后神明见。故人之生也，必合阴阳之气，构父母之精，两精相搏，形神乃成"，又说："有子之道，必阴阳合而后胎孕成"，"盖男女相合，两精和畅……男以精而肇其元，女以血而成其体。"前人不仅对受孕的机制有较深刻的认识，还提出了受孕过程的必备条件。如《内经·素问·上古天真论》说："女子七岁，肾气盛，齿更发长；二七而天癸至，任脉通，太冲脉盛，月事以时下，故有子。"又说："丈夫八岁，肾气实……二八肾气盛，天癸至，精气溢泻，阴阳和，故能有子。"《傅青主女科》说："夫妇人受孕，本于肾气之旺也。"《女科正宗·广嗣总论》说："男精壮而女经调，有子之道也。"男精壮可理解为精子数和精液量足够，精子活动度好，正常精子占绝大多数。女经调则应是月经期、量、色、质正常，有周期性排卵。另外受孕还须有一定的时机，《大生要旨》说："凡妇人一月行经一度，必有一日氤氲之候，于一时辰间……此的候也，于此时顺而施之则成胎矣。"这里所说的"氤氲之候"的"候"即是指的卵巢排卵期，正是卵子受孕的良机。

三、胎儿附属物的形成及其功能

胎儿附属物是指胎儿以外的组织，包括胎盘、胎膜、脐带和羊水。

（一）胎盘

胎盘是母体与胎儿间进行物质交换的器官，是胚胎与母体组织的结合体，由羊膜、叶状绒毛膜和底蜕膜构成。胎盘形成开始于妊娠6~7周，妊娠12周末已形成独立器官。

1. 胎盘的形成

（1）羊膜：构成胎盘的胎儿部分，是胎盘最内层。羊膜是附着在绒毛膜板表面的半透明薄膜。羊膜光滑，无血管、神经及淋巴，具有一定的弹性。正常羊膜厚度0.02~0.05mm，自内向外由单层无纤毛立方上皮细胞层、基底膜、致密层、成纤维细胞层和海绵层5层组成。电镜见上皮细胞表面有微绒毛，随妊娠进展而增多，以增强细胞的活动能力。

（2）叶状绒毛膜：构成胎盘的胎儿部分，占妊娠足月胎盘主要部分。晚期囊胚着床后，滋养层迅速分裂增生。内层为细胞滋养细胞，是分裂生长的细胞；外层为合体滋养细胞，是执行功能的细胞，由细胞滋养细胞分化而来。在滋养层内面有一层细胞称胚外中胚层，与滋养层共同组成绒毛膜。胚胎发育至13~21天时，为绒毛膜发育分化最旺盛的时期。此时胎盘的主要结构—绒毛逐渐形成。约在受精后第3周末，当绒毛内血管形成时，建立起胎儿胎盘循环。与底蜕膜相接触的绒毛，因营养丰富发育良好，称叶状绒毛膜。

（3）底蜕膜：构成胎盘的母体部分，仅占成熟胎盘的很小部分。底蜕膜表面覆盖着一层来自固定绒毛的细胞滋养层细胞，与底蜕膜共同构成绒毛间隙的底，称为蜕膜板或胎盘的基层板。从蜕膜板向绒毛膜板伸出一些蜕膜间隔，高达胎盘全层厚度的2/3，将胎盘母体面分成肉眼可见的20个左右胎盘小叶。

2. 足月胎盘的结构

足月胎盘呈扁圆或椭圆形，重 450~650g，直径 16~20cm，厚 1~3cm，中间厚，边缘薄，分为胎儿面和母体面。胎盘胎儿面有羊膜覆盖，表面光滑呈灰蓝色，脐带附着于中央附近。胎盘母体面呈暗红色，可见蜕膜间隔形成的浅沟将其分成 20 个左右胎盘小叶。

3. 胎盘的功能

胎盘功能包括气体交换、营养物质供应、排除胎儿代谢废物、防御以及合成功能等。

（1）气体交换：维持胎儿生命最重要的物质是氧气，在母婴间的氧气及二氧化碳通过胎盘以简单扩散方式进行交换，相当于出生后肺、小肠、肾的功能。

（2）营养物质供应：葡萄糖是胎儿热能的主要来源，以易化扩散方式通过胎盘。胎儿体内的葡萄糖均来自母体。氨基酸浓度胎血高于母血，以主动运输方式通过胎盘进入胎血。自由脂肪酸能较快地通过胎盘。电解质和维生素多数以主动运输方式通过胎盘。

（3）排除胎儿代谢产物：如尿素、尿酸、肌酐、肌酸等胎儿代谢产物，经胎盘被送入母血，由母体排出体外。

（4）防御功能：胎盘的屏障作用也很有限，各种病毒（如风疹、流感、水痘、巨细胞病毒等）、分子量小的药物（尤其是对胎儿有害的药物），均能通过胎盘使胎儿发生畸形甚至死亡。细菌、弓形虫、衣原体、螺旋体可以在胎盘形成病灶，破坏绒毛结构，从而进入胎体感染胎儿。母血中免疫球蛋白 IgG 能通过胎盘，胎儿从母体得到抗体，使得胎儿在出生后短时间内获得被动免疫力。

（5）合成功能：胎盘具有活跃的合成物质的能力，主要合成蛋白激素、甾体激素、酶三大类与妊娠有关的物质。蛋白激素有绒毛膜促性腺激素、人胎盘生乳素、妊娠特异性 β1-糖蛋白、绒毛膜促甲状腺激素等。甾体激素有雌激素、孕激素等。合成的酶有催产素酶、耐热性碱性磷酸酶等。

（二）胎膜

胎膜是由绒毛膜和羊膜组成。胎膜外层为绒毛膜，在发育过程中因缺乏营养供应而退化萎缩成平滑绒毛膜，至妊娠晚期与羊膜紧贴组成胎膜，但与羊膜能完全分离。胎膜的内层是羊膜，与覆盖胎盘、脐带的羊膜层相连。至妊娠 14 周末，羊膜与绒毛膜的胚外中胚层相连接而封闭胚外体腔，羊膜腔随妊娠进展而增大并占据整个子宫腔随妊娠进展而逐渐增大。胎膜含有甾体激素代谢所需的多种酶，能参与甾体激素的代谢；胎膜富含花生四烯酸的磷脂，它是合成前列腺素的前身物质，还含有能催化磷脂生成游离花生四烯酸的溶酶体，故胎膜在发动分娩上可能有一定作用。

（三）脐带

胚胎发育中的体蒂是脐带的始基。胚胎及胎儿借助脐带悬浮于羊水中。脐带是连接胎儿与胎盘的带状器官，其一端连于胎儿腹壁脐轮，另一端附着于胎盘胎儿面。足月胎儿脐带长 30~100cm，平均约 55cm，直径 0.8~2.0cm，表面被羊膜覆盖，呈灰白色。脐带中央有一条管腔较大、管壁较薄的脐静脉，两侧各有一条管腔较小、管壁较厚的脐动脉。脐带基质为富含水分、来自胚外中胚层的胚胎结缔组织称华通胶，有保护脐血管的作用。由于脐血管较长，使脐带呈螺旋状扭曲。胎儿通过脐带和胎盘与母体进行营养和代谢物质的交换，如脐带受压致回流受阻而缺氧时，可危及胎儿生命。

（四）羊水

妊娠时充满羊膜腔的液体称为羊水。在妊娠的不同时期，羊水的来源、容量及组成均有不同变化。妊娠早期的羊水主要是母体血清经胎膜进入羊膜腔的透析液，妊娠中期以后，胎儿尿液成为羊水的重要来源。羊水的吸收约50%由胎膜完成。

羊水功能：①保护胎儿在宫腔内有一定限度的活动；②供给胎儿的一定营养；③保持胎儿在宫内的恒温；④保护胎儿免受外来的撞击；⑤隔离羊膜与胎体，以免发生粘连导致畸形；⑥通过羊水抽样做染色质、染色体检查，可了解胎儿性别、有无胎儿畸形或遗传性疾病、胎儿胎盘的功能、胎儿成熟度，以及有无母子血型不合等。临产后可借助羊水传导宫腔压力，促使子宫颈口扩张；破膜时羊水还有冲洗阴道作用；防止感染。妊娠足月时羊水量约800mL。羊水具有保护胎儿和母体的功能。

四、妊娠期母体变化

妊娠期由于胎儿生长发育的需要，孕妇各系统均要发生一系列适应性变化。了解这些母体的变化，有助于做好孕期保健工作，有针对性地处理孕妇发生的各种异常，为防止病情恶化尽早采取积极措施。

（一）生殖系统的变化

1. 子宫

（1）子宫体：妊娠后逐渐增大变软，子宫由非妊娠时（7~8）cm×（4~5）cm×（2~3）cm 增大至妊娠足月时35cm×25cm×22cm。妊娠早期子宫呈球形或椭圆形，受精卵着床部位的子宫壁明显突出。妊娠12周后，子宫呈均匀对称性增大并升入腹腔，可在耻骨联合上方触及子宫底。妊娠晚期，子宫不同程度右旋，可能与盆腔左侧有乙状结肠占据有关。妊娠足月时，子宫重量由非孕时约50g增至约1000g，增加20倍。子宫腔容量由非孕时约5mL增至约5000mL，增加1000倍；子宫肌壁厚度由非孕时约1cm，于孕中期逐渐增厚，至孕末期又渐变薄，足月时厚1.0~1.5cm。子宫增大主要是子宫肌细胞肥大，胞浆内充满具有收缩活性的肌动蛋白和肌浆球蛋白，为临产后子宫阵缩提供物质基础。自妊娠12~14周起，子宫出现不规则无痛性收缩，可在腹部检查时触知。特点为稀发不对称，收缩力较弱。子宫动脉由非孕时屈曲至妊娠足月时变直，弹性增强，以适应胎盘内绒毛间隙血流量增加的需要。足月时子宫血流量为450~650mL/min，其中80%~85%的供应胎盘。宫缩时子宫血流量明显减少。

（2）子宫峡部：位于宫体与宫颈之间最狭窄部分。非孕时长约1cm，妊娠后变软，妊娠10周时子宫峡部明显变软；妊娠12周以后，逐渐伸展拉长变薄；扩展为宫腔的一部分，临产后可伸展至7~10cm，峡部形成子宫下段。

（3）子宫颈：妊娠早期，由于宫颈充血及组织水肿，故外观肥大、紫蓝色、变软。宫颈管内膜腺体扩张，粘液分泌增多形成粘液栓，可保护子宫腔免受外界污染。接近临产时，宫颈管变短并出现轻度扩张。由于宫颈鳞状上皮交接部外移，宫颈表面出现糜烂面，称为假性糜烂。

2. 卵巢妊娠期

卵巢略增大，停止排卵。一侧卵巢可见妊娠黄体，所产生之雌、孕激素可维持早期妊娠；妊娠10周后，黄体功能由胎盘取代，妊娠黄体在妊娠3~4个月时开始萎缩。

3. 输卵管

妊娠期输卵管伸长，但肌层并不增厚。粘膜上皮细胞变扁平，在基质中可见蜕膜细胞。有时粘膜呈蜕膜样反应。

4. 阴道

妊娠期阴道壁粘膜增厚变软，充血水肿呈紫蓝色；皱褶增多，伸展性好。阴道上皮脱落细胞增多，分泌物增多呈白色糊状。阴道上皮细胞含糖原增加，乳酸含量增高，不利于致病菌生长，有利于防止感染。

5. 外阴

妊娠期外阴部充血，皮肤增厚，大小阴唇色素沉着，大阴唇内血管增多充血，结缔组织变软，使伸展性增大。小阴唇皮脂腺分泌增多。

(二) 乳房的变化

妊娠早期乳房开始增大，充血明显。孕妇自觉乳房发胀或刺痛，孕 8 周后乳房明显增大，腺泡及腺管增生，乳房较硬韧。乳头增大，乳晕变黑，出现散在的皮脂腺肥大隆起，称为蒙氏结节。妊娠期胎盘分泌大量雌、孕激素，前者刺激乳腺管发育，后者刺激乳腺泡发育。此外，乳腺发育完善还需垂体催乳素、胎盘生乳素、胰岛素、皮质醇、甲状腺素等多种激素的参与。已知在乳腺细胞膜上有垂体催乳素的受体，细胞质内有雌、孕激素受体。妊娠期虽有大量多种激素参与乳腺发育，做好泌乳准备，但妊娠期间乳腺发育却无乳汁分泌，可能与大量雌、孕激素抑制乳汁生成有关。于妊娠末期接近分娩时挤压乳房，可有数滴稀薄的黄色液体，称为初乳。但正式泌乳要在分娩以后新生儿吸吮乳头时。

(三) 循环系统及血液的变化

1. 心脏

妊娠后期因膈肌升高，心脏向左、向上、向前移位而贴近胸廓，心尖冲动左移，心浊音界稍扩大。心脏容量从孕早期至孕末期增加约 10%，心率每分钟增加 10~15 次。由于心脏移位使大血管轻度扭曲，加之血流量增加及流速加快，在多数孕妇的心尖部可听到 I~II 级柔和吹风样收缩期杂音，产后逐渐消失。心电图出现电轴左偏，心音图多有第一心音分裂。

2. 心搏出量

心搏出量自妊娠 10 周开始增加，增加速度先快后慢，至妊娠 32~34 周达峰值，约增加 30%，每次心搏平均为 80mL，持续至孕末期。临产后，在第二产程中，心搏出量增加更显著。

3. 血压

妊娠早、中期血压偏低，晚期轻度升高。一般收缩压变化不大，舒张压因外周血管扩张、血液稀释及胎盘形成动静脉短路而轻度降低，因此脉压稍增大。孕妇体位影响血压，坐位高于仰卧位。孕妇若长时间仰卧，使回心血量减少，心搏出量随之减少引起血压下降，称为仰卧位低血压综合征。

4. 血容量

血容量于妊娠 6~8 周开始增加，至妊娠 32~34 周达峰值，增加 40%~45%，平均约 1450mL，维持至分娩。其中血浆增加约 1000mL，红细胞增加约 500mL，故血液稀释。

5. 血液成分

(1) 红细胞：由于血液稀释，红细胞计数为 $3.6 \times 10^{12}/L$，血红蛋白值约为 110g/L，红细胞比容为 0.31~0.34，储备铁约为 0.5g。为防止血红蛋白过低，应在妊娠中、晚期开始补充铁剂。

(2) 白细胞：从妊娠 7~8 周开始增加，至妊娠 30 周达峰值，为 $(5~12) \times 10^9/L$，主要是中性粒细胞增多，淋巴、单核、嗜酸粒细胞无明显改变。

(3) 凝血因子：妊娠期血液处于高凝状态，凝血因子 II、凝血因子 V、凝血因子 VII、凝血因子 VIII、凝血因子 IX、凝血因子 X 均增加，仅凝血因子 XI、凝血因子 XII 降低。血小板无明显改变。妊娠晚期凝血酶原时间及部分孕妇凝血活酶时间轻度缩短，凝血时间无明显改变。血浆纤维蛋白原较非孕时增加 40%~50%，于妊娠末期可达 4~5g/L，红细胞表面负电荷改变，出现红细胞线串样反应，使红细胞沉降率加快。孕妇纤维蛋白溶酶原显著增加，优球蛋白溶解时间延长，即纤溶活性降低。以上变化均有利于防止分娩失血过多。

(4) 血浆蛋白：由于血液稀释，从妊娠早期开始降低，至中期为 60~65g/L，主要是白蛋白减少，约为 35g/L，直至分娩。

(四) 消化系统的变化

1. 口腔

唾液分泌增多，常与恶心伴发。自妊娠 8~12 周起齿龈肥厚，易患牙龈炎致牙龈出血，可能与大量雌激素影响及维生素 C 缺乏有关。孕妇如缺钙可出现牙齿松动。

2. 胃肠

妊娠早期可发生恶心、呕吐、择食、嗜酸等，于妊娠 12 周后逐渐消失。孕妇胃肠平滑肌张力降低，贲门括约肌松弛，胃内容物可逆流到食管下端而产生"烧心"感；胃肠蠕动减弱，胃排空时间延长，易发生腹胀和便秘，引起痔疮或加重原有痔疮。

3. 肝胆

肝脏不增大，肝功能无明显改变。胆囊排空时间延长，胆道平滑肌松弛，胆汁稍黏稠，易诱发胆石症。

(五) 泌尿系统的变化

孕妇仰卧位时尿量增加，故夜尿增多，尿中代谢产物尿素、尿酸、肌酸、肌酐等排泄增多，其血中浓度低于非孕妇女。由于肾小球滤过率增加约 50%，而肾小管对葡萄糖的再吸收能力并不相应增加，约 15% 的孕妇饭后可出现糖尿，应注意与真性糖尿病相鉴别。受孕激素影响，自妊娠中期肾盂及输尿管扩张，蠕动减弱，尿流缓慢，加之右侧输尿管受右旋子宫压迫，使输尿管中尿液逆流，故孕妇易患急性肾盂肾炎，以右侧多见。

(六) 呼吸系统的变化

妊娠期间胸廓改变主要表现为肋膈角增宽、肋骨向外扩展，胸廓横径及前后径加宽使周径加大。孕妇于妊娠中期耗氧量增加 10%~20%，而肺通气量增加约 40%。由于过度通气现象，使动脉血 PaO_2 增高达 12.27kPa (92mmHg)。$PaCO_2$ 降低至 4.27kPa (32mmHg)，有利于孕妇及胎儿的氧供给，以及经胎盘排出胎儿血中的 CO_2。妊娠期上呼吸道粘膜增厚，充血水肿，使局部抵抗力减低，容易发生感染。

(七) 内分泌系统的变化

1. 垂体 妊娠期垂体前叶增生肥大 1~2 倍。

(1) 促性腺激素 (GN)：妊娠期体内大量雌、孕激素对下丘脑及垂体引起负反馈，促使性腺激素 (包括 FSH 及 LH) 分泌减少，故妊娠期间卵巢无卵泡发育成熟和排卵。

(2) 催乳激素 (PRL)：从妊娠 7 周开始逐渐增多，分娩前达峰值为 150μg/L，为非孕妇女的 10 倍。分娩后如不哺乳，于产后 3 周内降至非孕时水平，若哺乳，则多在产后 80~100d 或更长时间才降至非孕时水平。

(3) 催产素：来自垂体后叶。子宫对催产素的敏感性随妊娠进展而增加。雌激素可增强子宫对催产素的敏感性，而孕激素有抑制催产素的作用。破膜后先露部压迫宫颈，或于子宫下段安放水囊引产，均可通过神经反射引起催产素释放，促使子宫收缩。

2. 肾上腺皮质

（1）皮质醇：为主要的糖皮质激素。妊娠12周开始皮质醇即高于非孕妇女，至足月时增高约3倍，但绝大部分皮质醇与血中蛋白结合而不具有活性，仅10%的为具活性的游离皮质醇，故孕妇并无肾上腺皮质功能亢进表现。

（2）醛固酮：为主要的醛固酮皮质激素。妊娠15周醛固酮分泌量增加，至孕末期每日分泌量可达1mg，较非孕时增加4倍，但仅有30%~40%的为具活性的游离醛固酮，故不致引起过多的水钠潴留。

3. 甲状腺

妊娠期腺体组织增生，血运丰富，甲状腺呈均匀增大。孕期肝脏产生的甲状腺素结合球蛋白增加2~3倍，血循环中甲状腺素虽总量增多，但大多与蛋白结合，而游离甲状腺素（T4）与三碘甲状腺原氨酸（T3）都不高，故孕妇无甲亢表现。孕妇与胎儿体内促甲状腺素均不能通过胎盘，结合T4、T3也不能通过胎盘，游离T4、T3可以通过胎盘，但其量很少。抗甲状腺药物可通过胎盘，故孕妇用药应慎重。

（八）新陈代谢的变化

1. 基础代谢率

于妊娠早期稍下降，妊娠中期逐渐增高，到妊娠晚期可增高15%~20%。

2. 体重

早期妊娠时无明显变化，妊娠13周起每周平均增加350g，直至妊娠足月时孕妇体重增加约12.5kg，包括胎儿、胎盘、羊水、子宫、乳房、血液、组织间液及脂肪沉积等。妊娠晚期每周体重增加不超过0.5kg。

3. 蛋白质

妊娠母体需要大量蛋白质，蛋白质合成大于分解，呈正氮平衡。足月时，胎儿、胎盘、羊水含蛋白质约500g，母血、子宫及乳房增加蛋白质约500g。孕妇体内的氮储备（1g氮等于6.25g蛋白质）除供给胎儿生长发育及子宫、乳房增大的需要外，还为分娩消耗及产后泌乳做准备。

4. 碳水化合物

孕妇胰岛功能旺盛，血中胰岛素增加，故空腹血糖略低于非孕妇女，糖耐量试验时血糖增高幅度大且恢复延迟。孕妇对胰岛素的作用不敏感，可能与胎盘产生胰岛素酶破坏胰岛素或靶细胞拮抗胰岛素有关。胰岛功能不全如隐性或轻型糖尿病患者，如怀孕后可出现临床糖尿病。

5. 脂类

包括脂肪和类脂（如磷脂、胆固醇等）。妊娠早期血脂变化不大，中期以后全部增高。妊娠30周前，孕妇腹壁、背部及大腿等处的脂肪蓄积可为妊娠晚期、分娩及产褥期的大量消耗提供能量储备。

6. 水

孕妇体内水分在妊娠期间共增加约7L，水钠潴留与排泄适当平衡而不引起水肿，但到妊娠末期组织间液可增加1~2L。

7. 矿物质

胎儿生长发育需要大量钙、磷、铁。胎儿骨骼及胎盘的形成需较多钙和磷，妊娠后期母体每日必须吸收和保留200mg钙及100mg磷，才能保证供给胎儿生长需要，故妊娠最后3个月应补充维生素 D 及钙。胎儿造血及合成酶需较多铁，孕妇需补充铁剂以防止缺铁性贫血，尤其是妊娠后半期。

（九）皮肤、骨骼、关节及韧带的变化

1. 皮肤

孕妇脑垂体分泌多量促黑素细胞激素（MSH），加之雌、孕激素增多，使黑色素增加，故乳头、乳晕、腹白线、外阴等处色素沉着。额部及面颊部有时可见蝶状褐色斑，习称妊娠斑，产后逐渐消退。随着妊娠子宫胀大，腹部随之膨隆，致使腹壁皮肤弹力纤维断裂出现裂纹，称为妊娠纹。新妊娠纹呈紫色或淡红色，见于初产妇；旧妊娠纹呈银白色，见于经产妇。

2. 骨骼、关节及韧带

正常孕妇骨质一般无改变，如妊娠次数过多过密，又未及时补充维生素 D 及钙剂，可发生骨质疏松症。妊娠子宫胀大，孕妇身体重心前移而头及肩向后以保持平衡，腰部曲度增加易引起腰痛。此外，部分孕妇自觉腰骶部及关节疼痛，可能与体内松弛素使骨盆韧带、椎骨间关节变松有关。如耻骨联合分离，可使孕妇行走困难。

五、胎儿发育特征

妊娠期自末次月经第 1 天开始计算，而实际上卵子受精要晚 2 周。描述胎儿发育的特征，常以 4 周为一个孕龄单位。在受精 6 周内（即妊娠 8 周末以前）称为胚胎，是主要器官分化发育时期。从受精第 7 周（即妊娠第 9 周）起称为胎儿，是各器官进一步发育成熟时期。现按 4 周为一个孕龄分述如下。

孕 4 周末：孕卵已进入胚胎阶段，可辨认胚盘与体蒂。

孕 8 周末：胚胎初具人形，头大占整个胎体一半，能分辨出眼、耳、鼻、口，四肢已具雏形。B 型超声可见早期心脏形成并有搏动。

孕 12 周末：胎儿身长约 9cm，体重约 20g。外生殖器已发生，部分从外观可辨性别，胎儿四肢可活动，肠管已有蠕动，指（趾）已分辨清楚，指甲形成。

孕 16 周末：胎儿身长约 16cm，体重约 100g。从外生殖器可辨男女，头皮已长出毛发，已有呼吸运动。部分经产妇已能觉察有胎动。

孕 20 周末：胎儿身长约 25cm，体重约 320g。全身覆盖胎脂并有毳毛，开始有呼吸、排尿及吞咽功能。临床从孕妇腹壁可听到胎心音。

孕 24 周末：胎儿身长约 30cm，体重约 630g。各脏器均已发育，皮下脂肪开始沉积，但皮肤仍呈皱缩状，出现眉毛及眼毛。

孕 28 周末：胎儿身长约 35cm，体重约 1000g。皮下脂肪沉积不多，皮肤粉红或有胎脂，头发、指甲已长出。可以有呼吸运动，但肺泡Ⅱ型细胞产生的表面活性物质含量较少。出生后易患特发性呼吸窘迫综合征。娩出后能啼哭，生活力弱。若具备良好条件加强护理，可能存活。自妊娠满 28 周到 37 周末出生之婴儿，临床称为早产儿。

孕 32 周末：胎儿身长约 40cm，体重约 1700g。皮肤深红，面部毳毛已脱落，生活力尚可。出生后注意护理，可以存活。

孕 36 周末：胎儿身长约 45cm，体重约 2500g。皮肤粉红，皮下脂肪较多，毳毛明显减少，指（趾）甲已达指（趾）端。出生后能啼哭及吸吮，生活力良好，基本可以存活。

孕 40 周末胎儿身长约 50cm，体重约 3400g。胎头双顶径>9.0cm。皮肤粉红，皮下脂肪多，外观体形丰满，除肩、背部有时还有毳毛外，其余部位的毳毛均已脱落。指（趾）甲已超过指

（趾）端。男性胎儿睾丸已下降，女性胎儿大小阴唇发育良好。出生后哭声响亮，吸吮能力强，能很好存活。自妊娠第38周至42周出生的婴儿，临床称为成熟儿。

六、中医对胎儿发育特征的认识

中医最早在《皇帝内经》中既有关于胎儿发育方面的记载。如《灵枢·经脉》说："人始生，先成精，精成而后脑髓生，骨为干，脉为营，筋为刚，肉为墙，皮肤坚而毛发长"。此后论述胎儿发育者当以北齐徐之才《逐月养胎法》所述较切实际。据《备急千金要方》转引《逐月养胎法》所说："妊娠一月始胚，二月始膏，三月始胞，四月形体成，五月始动，六月筋骨立，七月毛发生，八月脏腑具，九月谷气入胃，十月诸神备，日满即产矣"。说明前人对胎儿发育、成熟有详细的观察。

第二节 妊娠诊断

一、早期妊娠诊断

妊娠是胚胎和胎儿在母体内发育成长的过程，是一个复杂变化而又协调的生理过程。临床上通常将妊娠全过程共40周分为3个时期：妊娠12周末以前称为早期妊娠；第13~27周末称为中期妊娠；第28周以后称为晚期妊娠。

（一）临床表现

1. 停经

月经周期正常的育龄妇女，月经过期10d以上，应疑为妊娠。若停经至8周，妊娠的可能性更大。哺乳期妇女月经虽未恢复，也可再次妊娠。

2. 早孕反应

停经约6周，可出现头晕、乏力、嗜睡、食欲不振、厌油喜酸、恶心、呕吐。至孕12周大多数妇女可自行缓解。

3. 尿频

前位子宫压迫膀胱所致。

（二）诊断要点

1. 症状

闭经史、早孕反应、尿频。

2. 体征

子宫颈充血呈紫蓝色（即着色）；子宫体增大、质软，宫体与宫颈似有分离感；孕妇可有乳房轻度胀痛或乳头疼痛，检查时见乳晕着色加深。

3. 辅助检查

（1）B型超声检查：是诊断早期妊娠快速、准确的方法。在宫腔内可见到妊娠囊，为圆形或椭圆形光环，边界清楚，内为无回声区；其内可见到有节律的胎心搏动。在妊娠5周时即可出现。

（2）妊娠试验：妊娠后5~6周即可应用生物免疫学方法测定孕妇血清绒毛膜促性腺激素β（β-HCG）诊断妊娠，可以确诊。临床上常用"早早孕诊断试纸条"检测孕妇晨尿，若为阳性，在白色显示区出现两条红线，可协助诊断早期妊娠；若为阴性，可在1周后复查。这种试纸法有一定的假阳性结果，不能作为唯一的诊断标准，应结合查体、B超或血β-HCG等检查结果综合分析，以免误诊。

（3）子宫颈粘液检查：显微镜下可见排列成行的椭圆形体，不见羊齿叶状结晶。

（4）基础体温测定：呈双相型体温，高温相可持续3周不下降。

（三）鉴别诊断

在诊断早期妊娠时，对临床表现不典型者，应注意和卵巢囊肿、有囊性变的子宫肌瘤及膀胱尿潴留相鉴别。妊娠试验及超声波可以鉴别。

二、中、晚期妊娠诊断

妊娠中、晚期以后，由于子宫明显增大，可在腹部按到胎体、感到胎动并听到胎心，容易确诊。

（一）病史与症状

有早期妊娠的经过，并逐渐感到腹部增大和自觉胎动。

（二）检查与体征

1. 子宫增大

子宫按妊娠周数增大。检查腹部时，可以根据手测子宫底高度及尺测耻上子宫长度判断妊娠周数。宫底随妊娠月份增加不断升高，宫底高度因孕妇的营养、胎儿发育情况、羊水量、单胎、双胎等有差异；正常情况下，孕36周宫底最高，至孕足月时略有下降。

2. 胎动

胎动是胎儿情况良好的表现。孕妇于孕18~20周时开始感到胎动，妊娠周数越多，胎动越活跃，至妊娠末期胎动渐减少。正常胎动每小时3~5次。

3. 胎心

一般于18~20周后可听到胎心，速度较快，正常胎心率每分钟120~160次。

4. 胎体

于20周以后可经腹触摸到胎体；于24周以后，触诊可区分胎头、胎背、胎臀和胎儿肢体。胎头圆而硬，有浮球感；胎背宽而平坦；胎臀宽而软，形状不规则；胎儿肢体小且有不规则活动；可通过"四步触诊法"查清胎儿在子宫内的位置。

（三）辅助检查

1. B超检查

B型超声波可显示胎儿数目、胎位、有无胎心波动及胎盘位置、羊水量、胎儿有无畸形；胎儿头颅各经线，如胎儿双顶径；胎儿四肢的长度，如股骨长度；脊柱的延续性是否良好，了解胎儿宫内的生长发育情况。

2. X线检查

近年来因对胎儿有害已被超声检查所取代，应用极少。

3. 胎心监护仪

将探极放于腹壁，可动态显示胎心的频率。

4. 胎儿心电图

应用间接法检测胎儿心电图。将一个电极置于子宫底部，另一电极置孕妇左腿上，可测得孕妇及胎儿两者心电图。一般孕 12 周后能显示较规律的图形，孕 20 周以后的成功率更高。

三、胎产式、胎先露、胎方位

一般在妊娠 28 周之前，由于羊水量较多，胎儿活动范围较大，胎位不固定。妊娠 32 周以后，胎儿生长迅速，与子宫壁接近，胎儿的姿势和位置相对固定。

胎儿在子宫内的位置不同，有不同的胎产式、胎先露及胎方位。胎儿位置与母体骨盆的关系，对分娩经过影响很大，尤在妊娠后期至临产前，尽早确定胎儿在子宫内的位置，以便及时纠正异常胎位。

1. 胎产式

为胎儿纵轴与母体纵轴的关系。两纵轴平行者称纵产式，占足月妊娠分娩总数的 99.75%；两纵轴垂直者称横产式，占足月妊娠分娩总数的 0.25%；两纵轴交叉成角度者称斜产式，为暂时的，在分娩过程中多数转为纵产式，偶尔转为横产式。

2. 胎先露

最先进入骨盆的胎儿部分称胎先露。纵产式有头先露、臀先露。横产式为肩先露。头先露因胎头屈伸程度不同，又分为枕先露、前囟先露、额先露及面先露，臀先露因臀先露与胎手或胎足同时入盆，称复合臀先露。单足先露及双足先露。偶见头先露或通过腹部视诊、腹部触诊和阴道检查、B超检查，确定胎产式、胎先露及胎方位。

（牛津洋）

第八章 妇产保健

第一节 围婚期保健

围婚保健工作是围绕结婚前后,为保障婚配双方及其下一代健康所进行的一系列保健服务措施。

一、定义和分期

围婚期是指从确定婚配对象,到婚后受孕为止的一段时期。可分为三个时期:婚前期、新婚期、孕前期。

二、婚前保健

婚前保健是对准备结婚的男女双方,在结婚登记前所进行的保健服务。是保障家庭幸福,提高出生人口素质的基础保健工作;是生殖保健的重要组成部分。

(一) 婚前医学检查

1. 婚前检查的重要疾病

(1) 严重遗传性疾病:是指由于遗传因素先天形成,患者全部或部分丧失自主生活能力,子代再发风险高,又无法进行产前诊断者。属医学上认为不宜生育的遗传性疾病。

(2) 指定传染病:是指《中华人民共和国传染病防治法》中规定的艾滋病、淋病、梅毒、麻风病及医学上认为影响结婚和生育的其他传染病。

(3) 有关精神病:是指精神分裂症、躁狂抑郁型精神病及其重型精神病。

(4) 其他疾病:影响结婚和生育的重要脏器疾病及生殖系统异常等。

2. 医学检查内容

(1) 问病史:①了解双方是否有血缘关系。《中华人民共和国婚姻法》第六条规定,"直系血亲和三代以内的旁系血亲间禁止婚配。"近亲婚配的明显效应是子代隐性遗传病发病概率升高。男女双方血缘越近,对后代影响越大。多基因遗传病如先天性心脏病、精神分裂症等如近亲婚配,其子代得病机会较非近亲结婚者高。近亲婚配还会增加自然流产率,新生儿和婴幼儿死亡及子女智力低下的发病率。②双方健康史:重点询问与婚育关系密切的遗传疾病,有关精神病,指定传染病,重要脏器和生殖系统等疾病以及手术史。③个人史:询问可能影响生育功能的工作和居住环境、烟酒嗜好、饮食习惯等。④月经史:询问月经初潮年龄、月经周期、经量、伴随症状、末次月经等,有助于发现某些影响婚育的妇产科病。⑤以往妊娠分娩史:如系再婚,应询问妊娠分娩情况。注意有否流产、早产、死胎、死产等不良孕史。若生育过出生缺陷或遗传病患儿,应追问孕产期异常情况、致畸因素、家族遗传病史等。对婚前人流史者,需了解其终止妊娠的方法及发生过并发症和后遗症的病史。⑥家族史:重点询问近亲婚配史以及与遗传有关的病史。

(2) 体格检查:①全身检查:除常规检查外,注意身高,有助于某些遗传病或内分泌异常的诊断；如先天软骨发育不全、特纳综合征、垂体性侏儒症、巨人症等。头面部重点观察头部大小，容貌是否特殊、如唐氏综合征的眼距宽、耳位低、鼻梁塌等，肾上腺皮质功能亢进呈满月状脸。五官部检查有否盲、聋、哑，追问发病经过，验证有关材料，从而鉴别先天或后天致病。四肢活动和体态、步态运动功能。乳房检查，除注意乳房发育、有否肿块、还应注意乳头间距、泌乳等。②生殖器检查：女性生殖器检查，一般对未婚女性只做视诊和肛诊，对处女膜完整与否一律不予记录，不做鉴定，不加追究，更不应议论。对个人隐私应严格保密。查外阴部应注意有否炎症、溃疡、赘生物，及时发现肿瘤和畸形等。男性生殖器检查，重点检查影响性功能的包茎、包皮过长、尿道下裂及阴茎短小，影响生殖功能的隐睾、睾丸过小、精索静脉曲张及鞘膜积液等疾病。

(3) 实验室检查：一般需做胸透、血常规及血型、尿常规、白带常规、乙肝表面抗原、快速转氨酶检查，另外根据需要选做心电图、尿妊娠试验、精液常规、染色体核型分析、脑电图、智商测定等。

(二) 婚育指导

通过婚前检查，如男女双方均未发现影响婚育的病情，则可出具"婚前检查合格，可以结婚"的证明，如有异常发现时，应根据具体情况分类给予指导。

1. 不宜结婚

(1) 男女双方为直系血亲或三代以内旁系血亲。

(2) 男女双方均患有精神分裂症，躁狂抑郁性精神病和重度智力低下者。

2. 可以结婚，但不宜生育

(1) 男女任何一方患有某种严重的常染色体显性遗传病，如强直性肌营养不良、软骨发育不全、双侧性视网膜母细胞瘤、先天性无虹膜及小眼球等。

(2) 男女双方均患有相同严重的常染色体隐性遗传病，如先天性聋哑、白化病等。

(3) 男女任何一方患有以下3种多基因遗传病，即先天性心脏病、精神分裂症、躁狂抑郁性精神病。

3. 可以结婚，但生育时需控制下一代性别

女方为严重的隐性遗传病患者，如血友病、假性肥大型肌营养不良症的基因携带者，当其与正常男性婚配，若将致病基因传给儿子可发病，而传给女儿则为携带者，故只可生女不可生男。在无条件作产前诊断的地区则不宜生育。

4. 应劝阻其不宜婚育的情况

(1) 影响性功能且无法矫治的生殖器官严重缺陷。

(2) 已发展到威胁生命的重要脏器疾病或无法治愈的恶性肿瘤。

(3) 结婚和生育足以使双方已患疾病加重或影响后代健康者，应根据具体情况劝阻其结婚和生育。如甲亢患者应在治愈后婚育，系统性红斑狼疮患者不宜生育，频繁发作的原发性癫痫或伴有精神异常、智力障碍者，均应劝阻其婚育。

5. 其他情况

男女任何一方患有性传播疾病，暂时不宜结婚，应先规范治疗，经随访确认临床治愈后方可结婚。

三、新婚期保健

(一) 性卫生知识指导

1. 注意性生活卫生

夫妻每次在性交前,都应用清水洗净外生殖器。蜜月性交后及有膀胱炎史者可在性交后立即排尿一次,将尿道口的细菌冲出来,减少泌尿道感染。

2. 科学认识处女膜问题

女子在第一次性交时,会感觉疼痛和少许出血,这是因处女膜破裂所致,属正常现象。为避免感染和增加痛苦与恐惧,应暂停性生活,使伤口早日愈合。另有一些女子的处女膜弹性较大,阴道口较松,或因剧烈运动和磨擦已经发生过破裂,即使第一次性交可以不发生破裂和流血,也属正常现象。

3. 性生活要有节制

性要求的周期长短因年龄、体质、生活环境以及精神状态等情况而异。一般过了新婚蜜月后,性生活以每周1~2次或每月4~5次为宜,不宜过频或过稀。过频男方精液质量和数量都达不到受孕的要求,过稀则精子老化,均不利于受孕,有损男女双方身体健康。

4. 下述情况应禁止性生活

(1) 男女任何一方正患急性传染病,身体重要脏器功能不佳需休息静养。
(2) 女子月经期间。
(3) 女性外阴有创伤,男性包皮环切术伤口未愈合前。
(4) 妊娠初前3个月和妊娠末3个月,以防流产和早产。
(5) 分娩后8周内及恶露未净者。
(6) 人工或自然流产后及宫颈治疗术后1个月内。

(二) 新婚节育指导

1. 婚后要求短期避孕者

一般以外用避孕工具为宜,可采用避孕套、外用避孕栓或避孕凝胶剂。

2. 婚后要求较长时间 (1年以上) 避孕

除可选用各种避孕工具外,如无用药禁忌,可选用口服避孕药,以短效避孕药为宜。夫妻分居两地者可用探亲避孕药。如准备妊娠者,最好在停药3~6个月 (短效避孕药3个月,长效6个月) 后受孕,以防影响胎儿发育。

3. 初婚后要求长期避孕或再婚后不准备生育者

可选用长效、安全、简便、经济避孕方法。宫内放置节育器可持久避孕数年至20年,长效避孕针、药、皮下埋植等方法可根据具体情况选用。

4. 绝育或长效避孕

凡属终生不宜生育者,原则上应采取绝育或长效避孕措施。

5. 紧急避孕

在实施避孕的过程中,避孕方法失误,如避孕套破损或滑脱、避孕药漏服等,可在性交后72h内采用。这类方法只能在紧急情况下偶然使用,不宜作为常规避孕方法,以免影响健康。

6. 人工流产

新婚后避孕失败或计划外妊娠者,应根据具体情况决定是否人工流产。人工流产只能作为偶然发生计划外妊娠时的补救措施,千万不能作为节育的主要手段。人流次数越多、间隔越短、发生并发症和后遗症的机会越大。

四、受孕前准备及保健

1. 生育年龄选择

女性25~29岁,男性25~35岁较适宜。

2. 受孕季节选择

建议选择夏末初秋受孕,第二年春末夏初分娩较为理想。因为早孕反应正值秋季,蔬菜瓜果齐全,易调节食欲,增加营养。足月分娩时正是气候宜人的春末夏初,利于新生儿适应外界环境,良好生长发育。

3. 健康条件准备

注意加强营养,做好劳逸安排,促进身心健康,有利妊娠发展。避免不利因素干扰,避免接触烟酒、有毒有害物质,避免各种病毒感染,不服用对受孕有害药物,至少孕前1个月起每天口服叶酸0.4mg,可预防神经管畸形儿的出生。

4. 受孕时机

月经规则的女性,估计排卵期在下次月经来潮前14天左右。卵子一旦排出,寿命一般为24h,而精子进入宫腔后可以存活72h,故在排卵前3天和排卵后1天同房是易受孕时期。

第二节 妊娠期保健

孕期保健主要通过产前检查、健康监测、宣教咨询服务等措施保证妊娠过程正常至分娩;保护孕妇身体健康和胎儿正常发育,达到优生优育以及预防产科病症的目的。

一、定期产前检查

产前检查是贯彻预防为主方针,保障孕妇与胎儿健康以及安全分娩的必要措施。产前检查的时间应提前至从确诊早孕时开始。未发现异常者,从妊娠第16周开始产前系列检查,即妊娠16~28周每4周检查1次,28~36周每2周检查1次,36~40周每周检查1次,整个孕期共做产前检查12次。如有异常或属高危妊娠,应根据需要增加产前检查次数,并及时给予相应的生活指导和治疗处理,必要时应及时终止妊娠。

对于高龄孕妇,可疑胎儿畸形或曾经分娩过畸形儿者,或有遗传病家族史的孕妇,均应于妊娠16~20周时作产前宫内诊断,测定羊水中甲胎蛋白含量及羊水细胞培养作染色体核型分析,以避免先天缺陷儿及遗传病儿的出生。

二、妊娠各期保健要点

(一) 早孕期(前3个月)

特点:胚胎分化早期,容易致畸,容易发生流产。

1. 及早确诊妊娠

正常妇女婚后出现闭经,应及时进行早孕诊断,以便及早保护胚胎。医学上习惯以末次月经来计算妊娠的周龄,推算预产期的方法是按末次月经第 1 日算起,月份减 3 或加 9,日数加 7。对闭经后又出现阴道流血的症状、伴有腹痛者,应积极诊治,除外异位妊娠后,可按先兆流产根据病情予以保胎治疗。

2. 避免各种有毒有害因素

(1) 嘱孕妇避免接触噪音、射线、高温、烟、酒等有毒、有害因素。

(2) 预防感染:有报道孕妇发热体温在 38℃ 以上持续 1～2 周,易导致胎儿出现神经管畸形。孕母感染疾病可造成流产、早产、死胎率增加,有些病原体如弓形虫、风疹病毒、单纯疱疹病毒、巨细胞病毒等还可引起胎儿畸形。

(3) 慎用药:孕期用药必须在疾病治疗需要并经医生批准时才用,不应滥用药物。对胚胎及胎儿发育有影响的药物大致分 3 类:①肯定的致畸药物:如抗癌药和性激素。②可能致畸的药物:如某些抗癫痫药,抗甲状腺制剂和降糖药,镇静药。③潜在对胎儿有害的药物:如某些抗生素、心得安、皮质激素等。

3. 及早产前检查

确诊妊娠后,应通过全面询问病史和全身体格检查、必要的实验室检查,全面了解孕妇健康情况;行双合诊了解软产道及内生殖器有无异常;必须测量血压做为基础血压;不乱做非负责医生指导的检查如超声等。及早发现有无遗传病或家族史,以便决定是否需要进一步遗传咨询和产前诊断。

4. 介绍早孕生理特点,提高孕妇自我保健能力。

(1) 生活规律,避免过劳,每日保证充足睡眠时间。

(2) 保持心情舒畅,避免精神刺激。

(3) 室内经常通风换气,保持空气清新,不去人口密集、空气污浊的地方。

(4) 注意冷暖及时增减衣服,预防疾病。

(5) 妊娠早期呕吐是生理现象,不必紧张;应解除心理顾虑,少吃多餐;食物宜清淡易消化,不要偏食注意适当营养。如果妊娠呕吐较重,应及时就医。

(6) 早孕期胚胎发育尚不稳固,应避免性交,以免盆腔充血、子宫收缩,导致流产。

5. 孕早期应每日服用叶酸 0.4mg,以预防胎儿神经管畸形。

(二) 中孕期(第 4～6 个月)

特点:虽然中孕期胎盘形成后不易流产,胎儿不易发生结构畸形,但是中孕期承上启下,十分重要。早孕期的问题要观察胎儿是否受损,往往需等到孕中期进行产前诊断。妊娠晚期并发症的预防至少需要从孕中期做起。

1. 系统产前检查

每月 1 次,包括测体重、血压、量宫高、腹围、描记妊娠图、查胎位、测胎心、化验尿常规等。了解孕妇健康及胎儿生长发育,注意预防妊娠合并症及并发症,根据严重程度,分出一般和严重高危妊娠,分别加以管理。

2. 饮食营养指导

进入孕中期后,胎儿生长发育较快,对各种营养需求也增加,每日摄入碳水化合物应在 200～250g 以上,蛋白质的需要在正常供应基础上,每天多增加优质蛋白质 15g。供应足量的优质蛋白（如瘦肉、鸡蛋、禽、鱼、牛奶、大豆），不仅可使胎儿的脑细胞增殖良好，有助于胎儿正常的智力发育，而且为产后恢复和乳汁分泌做准备。孕妇还需补充足量而适合的维生素及微量元素，注意饮食荤素搭配，多吃新鲜蔬菜水果，保持大便通畅，科学合理安排饮食。

3. 监测胎儿生长发育

常用方法为妊娠图及观察孕妇体重的变化。必要时通过超声检查，测量胎儿双顶径、股骨长度、腹围等计算预测胎儿体重，以防胎儿发育迟缓。孕妇在整个妊娠期平均增长体重 12.5kg，孕中期起每周增长应为 0.3~0.5kg，增重过多或过少，都需进一步诊查原因。

4. 胎教及孕妇运动

大量科学研究已证明，胎儿在子宫腔内是有感觉、有意识、能活动的一个"小人"，能对外界的触、声、光等刺激发生反映。从孕 4 个月起通过音乐、语言、抚触等，主动给胎儿有益的各种信息刺激，以促进胎儿的身心健康和智力发育。孕期适量运动，能使身体强健柔韧，以适应自然分娩过程。进入孕中期后1孕妇以左侧卧位为好，避免增大的子宫压迫脊柱下腔静脉和腹主动脉，有利于改善子宫胎盘血流。

5. 生殖道感染的治疗

孕妇若有生殖道感染，包括滴虫、霉菌、支原体、沙眼衣原体、淋病、细菌性阴道病等，应在中孕期积极治疗；达到治愈；以免引起晚期流产、早产、胎儿感染等。

（三）晚孕期（后 3 个月）

特点：晚孕期胎儿生长加快，对热量、蛋白质、维生素、微量元素、矿物质的需求增加，又要求平衡。此期容易发生早产及各种妊娠并发症。

1. 自我监护

孕 30 周起指导孕妇用胎动计数检测胎儿宫内情况，要求孕妇每日早、中、晚固定一个时间数 3 次胎动，每次 1h，或每晚数胎动 1h，计算 12h 胎动数，30 次或 30 次以上为正常，小于 20 次提示胎儿有异常，小于 10 次则提示胎儿宫内明显缺氧。胎动减少或明显增加，都应立即到医院就诊。

2. 防治妊娠并发症

孕末期常见并发症有妊娠高血压综合征、胎位不正、妊娠晚期出血（前置胎盘及胎盘早剥）、早产、过期妊娠等，在孕检中应及早发现、及早治疗，否则对孕妇和胎儿都会产生不良影响。对各种并发症的早期症状及对母婴的危害性应告之孕妇及家属，以便早发现、早就诊。

（1）预防妊娠高血压综合征（妊高征）：筛查危险因素进行早期干预，如家族有慢性高血压或妊高征的历史，本人有妊高征史或合并有慢性高血压、肾脏病、糖尿病、肝炎、贫血、营养不良等疾病。本次妊娠为初产、多胎、年龄<20 岁或>35 岁等，睡眠喜持续仰卧，工作劳累紧张者；身体免疫功能异常等。凡有以上危险因素孕妇，应认真观察是否出现妊高征相关体征，加强健康教育，给予工作生活指导。睡眠采取左侧卧位，多休息，按期产前检查，出现异常及时治疗。孕期营养缺乏与妊高征发病密切相关，有报道孕 20 周后开始补充钙剂每日 2g 至分娩前，妊高征发病率较未补钙剂者降低，所以补钙可以预防妊高征。

（2）预防胎膜早破：胎膜早破常可致早产、脐带脱垂及上行感染等危害，造成胎膜早破的原因多见感染，包括存在于宫颈及阴道穹窿的链球菌、淋球菌、类杆菌、沙眼衣原体、解脲支原体等，其他可见宫内压力增加（双胎和多胎妊娠及羊水过多），胎位异常中的臀位，子宫颈口关闭不全等。应予早期干预、抗感染、保胎治疗，适时引产。

3. 做好产时产后物质及心理准备

（1）分娩知识准备：让孕妇及家属在分娩前从生理、心理、物质上做好准备，克服恐惧、紧张心理，掌握产程进展和分娩知识，正确对待分娩时所遇到的疼痛，调动产妇的主观能动性。第一产程深呼吸，按摩腹部减轻疼痛，第二产程配合医生合理用力，使分娩顺利完成。

（2）母乳喂养的孕期准备：宣传母乳喂养的好处，做好乳房准备，孕6个月后定期用温开水擦洗乳头乳晕，以增强皮肤健康，做好哺乳的准备。

（3）做好产后育儿及产褥期休养中的物质准备。

第三节　分娩期保健

分娩是一个正常、自然、健康的生理过程，产妇和胎儿具有完成分娩的能力，但是特定的危险因素却常与之紧密相连，直接威胁着母亲和胎儿两者的生命安全。所以分娩是围产期最关键的时刻。良好的孕期保健可以避免很多分娩时的问题。近年卫生部针对产时保健中的问题提出了"五防（防出血、防感染、防滞产、防产伤、防窒息）一加强（加强监护）"的保健重点，是十分重要的。

一、服务模式

世界卫生组织对近10年来世界各国产时服务技术方面研究进行了总结，提出转变产时服务模式、减少不必要医疗干预，将目前常用的措施分4大类：

（1）有效的、应鼓励使用的措施：陪伴分娩，自由体位，非药物性镇痛等。

（2）无效的或有害的应废弃的措施：灌肠、常规肛查、平卧分娩、常规补液、剃毛。

（3）常用但不适宜的措施：限制饮食、全身性药物镇痛、胎儿电子监护、催产素静脉滴注、会阴切开术等。

（4）需要进一步研究的措施：第一产程常规早期人工破膜、分娩时宫底加压等。

二、陪伴分娩

陪伴分娩即整个产程由其丈夫或亲属陪同。可减少产妇的紧张心情，提供对产妇分娩时生理和心理支持，保护和支持自然分娩。陪伴分娩不仅是一项适宜技术能降低剖宫产率和产后出血，而且能坚持以产妇为中心的产时服务模式，既能保护、促进和支持自然分娩，又利于提高产时服务质量，应该大力宣传及推广。

三、产时镇痛

分娩疼痛是客观事实，分娩镇痛不仅能支持产妇的心理健康，有利于增强信心，并能提高分娩期母婴的安全。常用方法有药物性和非药物性两种，药物镇痛见产科有关章节，世界卫生组织提倡非药物性镇痛。

（一）分娩镇痛采用方法的要求

（1）对产程无影响或可加速产程。

（2）对母婴无害。

（3）起效快、作用可靠、方法简便。

（4）产妇需要保持清醒。

（二）非药物性镇痛的方法

(1) 家庭化分娩环境可减少产妇的紧张心理和维持良好的情绪。
(2) 播放平时喜欢听的音乐。
(3) 深呼吸在每次宫缩时有意识放松，同时配和双手在腹部两侧随深呼吸时轻轻按摩，宫缩之间保持冷静。
(4) 按摩可由医护人员按压产妇腰骶部的酸胀处，或按摩子宫下部以及次髎、归来等穴。
(5) 采取自由体位，第一产程劝其走动，取直立位。头靠在椅背部；站着靠在丈夫身上；在丈夫搀扶下半蹲位或跪位都可以缓解疼痛。
(6) 热敷和温水浴，用湿毛巾热敷腰背部，温水淋浴或盆浴都有减轻疼痛的作用。
(7) 针灸及耳针，可以镇静、止痛，调节宫缩，协助孕妇顺利分娩。

四、接产质量

（一）提高接产质量

接产员的水平应提高到熟练程度。能密切观察产程，及时发现异常并进行处理；能积极关心和支持鼓励产妇；能绘制产程图以防滞产；能提高接产技术防损伤、防感染、防出血；能正确对初生儿进行阿氏评分和熟练掌握复苏抢救技术。

（二）了解"五防、一加强"的内容，并应具有处理特殊情况的条件及准备

1. 防出血

羊水过多、多胎、多次经产、有产后出血史、肝炎史、贫血史、血液障碍疾病史、流产≥2次、死胎等，均应转入有输血条件的医院分娩，并做好预防出血的各种准备。有人将胎盘娩出后2h列为第四产程，引起人们对产后2h内病人变化尤其出血情况的注意。第四产程未完成等于接产任务未完，不得过早离开产妇。

2. 防感染

在做好接生四消毒（接生者之手、产妇外阴、接产器械、特别强调脐带）的基础上，必须增加接产环境的消毒内容。并尽可能地在农村推广破伤风类毒素的注射。

3. 防滞产

由于初产妇的比例越来越大，产妇平均年龄及胎儿体重也不断增加，因此头盆不称，宫缩乏力，滞产必然增加。应注意观察产程进展，遇见产程延长，分娩进展受阻时应积极诊断处理。

4. 防产伤

产伤可以造成小儿死残。防产伤应从认真观察产程，关心病人疾苦，使孕产妇能与医生密切配合，使分娩进展顺利着手。尽量减少不必要的干预及不适当的操作或暴力。提高接产质量及技术，减少不该有的损伤。

5. 防窒息

胎儿窘迫或新生儿窒息是难以预报但又危害很大的并发症。在妊娠晚期至临产前发生的胎儿窘迫多为慢性缺氧，如能及时发现并采用保守治疗可能使之缓解。因此强调妊娠晚期每周1次产前检查（必要时还要增多）。对于分娩期发生的胎儿窘迫主要为急性缺氧，在医院分娩经过保守治疗无效，可以尽快结束分娩。基层应加强抢救运输通讯等条件。

6. 加强监护

主要是产时监护。对产妇应采用产程图严密观察产程。对胎儿严密观察胎心，必要时采用电子胎心监护仪监护胎心及宫缩。如有异常应及时做好抢救处理。需要转诊时应有医务人员陪同，注意孕妇采取合适的体位，减少震动，给以氧气吸入，维持静脉点滴，沿途密切观察血压、脉搏、宫缩、胎心、阴道出血等，并携带必要的急救药物以便及时处理。转诊必须考虑周到，一次到位，转诊前应与对方做好联系，使患者到位后即能得到有效治疗。

五、新生儿保健

重视新生儿保暖、实施早接触（胎儿娩出后即与母亲接触）、早吸吮，产房温度最好在26～30℃，以利于新生儿适应环境。新生儿出生时，尽快用软布吸干其身上的羊水，以防水分蒸发时丢失热量。重视新生儿呼吸道的清理，在出生后1min、5min、及10min进行阿氏评分。

第四节　产褥期保健

产褥期是从分娩结束后至产后6周的一段时期，是产妇恢复和新生儿开始独立生活的阶段。这期间产妇不仅要适应全身各系统所发生的明显变化，还要担负哺育婴儿的任务。此期孕妇因失血伤气，元气受损，容易发生产后并发症，影响正常康复。所以产褥期关系到产妇和新生儿的健康，是围产保健的重要环节，社区应做好产后访视工作。

一、保健要点

根据接产单位的出院小结，了解母婴情况；观察产妇有无乳房或生殖器感染，子宫复旧及一般情况，手术伤口情况，妊娠并发症如高血压、贫血等的恢复情况，并尽量争取产褥期治愈。指导母乳喂养以及新生儿的保健。

（一）访视时间

按我国产后访视规定，第一次应在产后1周，第二次为产后2周，第三次为产后4周，了解产妇及新生儿健康状况和哺乳情况，给予及时指导。第四次应在产后6周左右携带婴儿去分娩单位做产后健康检查。如有异常应增加复查次数，必要时转诊。

（二）观察项目

1. 子宫的变化

分娩结束后，子宫底约平脐，以后逐渐回复，平均每天约下降1～2cm，至产后10～14天回缩入盆腔，产后6周可恢复到非孕状态。

2. 腹围大小

产后腹壁松弛，与妊娠及分娩有关，更由于多食而少活动所引起。

3. 饮食与二便

产后常感口渴，喜食半流或流食，但食欲不佳，需加以调理，逐渐恢复。若过度休息活动少，常发生便秘甚至引发痔疮。产后初期小便增加，当随时排泄，不可憋尿，以免引起尿潴留。

4. 体温

产后24h内，体温可略有升高，一般不超过38℃。产后3～4天，乳房充盈，乳汁化生，乳汁通而不畅时，体温也可升高，称为蒸乳热；有时可达39℃，但持续时间不超过12h。若体温持续升高且2次以上达到或超过38℃者，应注意排除感染或其他原因引起。

5. 腹痛

通过观察腹痛发生时间、部位、性质和程度来反映气血的变化与瘀血的滞留情况。

6. 恶露

通常血性恶露及浆性恶露应在产后3~4周内干净。应注意观察产后恶露排泄的时间、量、色、质、有无异味及恶露干净时间，以反映子宫复旧的好坏。

7. 乳汁

乳汁由脾胃生化，通过观察乳汁的量、色、质、乳汁是否通畅及泌乳时间，并注意观察乳房有无红肿、硬结、压痛等情况。

8. 情绪

了解产褥心理变化特点，询问并观察其心理感受与心理反应，分析其原因并给予积极的疏导。

二、保健措施

（一）保持会阴部清洁及干燥

用温水清洗，阴部有伤口者可用聚维酮碘等消毒防腐药冲洗外涂预防感染。

（二）产褥期内严禁性交

产后42日恶露干净后应采取避孕措施，避孕原则是哺乳期以工具避孕为宜，不哺乳者可选用药物避孕。

（三）调节饮食、保证营养

（1）产后气血亏虚，机体呈现一派虚弱之象。产后1h可让产妇进半流食，以后可进普通饮食。食物要富于营养，易于消化吸收。产后第1~2天，最好先以清淡而易消化的食物为宜，然后逐渐增加营养。如牛奶、鸡蛋、鱼、瘦肉、排骨汤、豆制品及维生素、矿物质等。一般而言，每日主食500g、肉或鱼150~200g、鸡蛋2~4个、豆制品100g、豆浆或牛奶200~500g、蔬菜500g加上一些水果，即可满足产妇在哺乳期的营养需求。

（2）产后易大便困难，因此调节饮食，适当多喝汤汁，多吃苹果、香蕉等水果，保持大小便的通畅，预防产后二便难等病变的发生。

（四）慎起居、适寒温

产后汗出较多，易感外邪，应注意生活起居及寒温的调摄。居室应注意空气流通，室温最好保持在20~22℃为宜。产后多汗，应及时用干毛巾擦汗并勤换内衣，避免汗出受风受凉感冒。产褥期内不可同房，以防在子宫口尚未完全关闭的情况下病菌侵入，或因子宫收缩不完全而引起出血。产后42天门诊复查正常后方可恢复性生活。

（五）舒情志、调劳逸

（1）产妇往往情绪不稳定，敏感、易受暗示，表现出悲喜无常，易郁易怒的特征，个别孕妇甚至发生产褥期精神障碍。这些强烈的心理反应可作用于机体，导致病变；如产后焦虑可影响乳汁分泌，产后抑郁可影响食欲，影响子宫复旧等。因此，对产妇不仅从生活上关心、爱护，更要从心理方面深层次加以体贴、理解、照顾，使她们处于安全、温馨、愉悦的生活环境与氛围之中，这样有利于母体的康复与婴儿的成长。

(2) 对产妇来说，要有意识地提高心理修养，调控情绪，使自己能顺利渡过产褥期。

(3) 舒情志是针对心理而言，调劳逸则针对躯体而言。产后要多卧床休息，保证足够的睡眠，以恢复耗伤的体力。不宜过早操劳负重，以免引起产后大出血、子宫脱垂等症。

（六）适当活动及产后保健操

尽早适当活动有助于体力的恢复，顺利排尿、排便、减少静脉栓塞的发生率，并可加快组织肌肉的恢复。阴道自然分娩的产妇应于产后6~12h内起床活动，行会阴侧切及剖宫产的产妇可至产后3日起活动。分娩后腹壁及盆底肌肉组织较松弛，应在医护人员指导下，进行适当腹肌运动与提肛收缩运动，坚持做适当的产后健身操。运动方式与运动量因人而宜，以不超过其耐受限度为宜。

（七）重护乳、勤哺乳

(1) 为了母亲健康，保证母乳喂养，应从孕晚期开始进行乳房保健工作。对乳头小、扁平，甚至凹陷者，要经常用拇指和食指捏住乳头向外牵拉或用吸奶器吸拉乳头，使乳头伸展性增强。要经常洗净乳头，摩擦乳头，使乳头皮肤干净耐磨，可防止产后婴儿吸吮损伤乳头。

(2) 产后提倡母乳喂养，产后半小时即让婴儿吸吮乳头，不仅有利于刺激乳汁的分泌，而且有利于乳房形态的保健和生殖器官的复旧。

三、转诊指征

(1) 产褥期发热

产后10日内，有连续2次以上超过38℃的体温，除外上感后应及时到医院就诊，以防产褥感染及急性乳腺炎的发生。

(2) 产后大出血

产后出血量多，体温不高而脉搏加快，血压下降常是产后大出血的重要早期表现。应严密观察，有异常应及时转诊。

第五节 哺乳期保健

为了婴儿的健康，母亲在产后至少坚持4~6周纯母乳喂养。以后根据婴儿生长发育的需要，应逐步增添辅食。哺乳期长短因人而异最好坚持半年，哺乳期母亲必须注意营养，保证充分睡眠，保持良好情绪，合理安排生活，以保持充沛精力和足够乳汁哺育婴儿。

一、生理特点

(1) 产后随着胎盘娩出，垂体泌乳激素水平升高，乳汁开始分泌。尽管垂体泌乳激素是泌乳的基础，以后的乳汁分泌在很大程度上依赖哺乳时的吸吮刺激。婴儿出生半小时内母婴皮肤早接触、早吸吮，可使垂体泌乳激素呈脉冲式释放，促进乳汁分泌。

(2) 母乳喂养是新生儿最理想的喂养方式，是母亲专为婴儿生产的最完美的天然营养。具有任何乳类所不能比拟的优点。

①母乳含有最优质的蛋白质，最适宜新生儿消化、吸收，有利于新生儿生长，尤其对早产儿生后快速增长提供了物质保证。

②母乳中的牛磺酸是牛乳的10~30倍，对新生儿神经系统和视网膜的发育有重要作用。

③母乳中50%的能量是由脂肪提供，是新生儿能量的主要来源，尤其是丰富的不饱和脂肪酸（DHA）是新生儿脑细胞发育所需优质原料。

④初乳中还含有多种免疫物质和抗体,可以大大增强新生儿的抗病能力,减少疾病的发生。
⑤母乳可促进新生儿肠蠕动,加速胎粪排泄,减少新生儿黄疸的发生。
(3) 哺乳又是母子相互认识的过程,有利于建立母子依恋关系和促进婴儿智力的早期开发。

二、保健要点

(1) 产后母婴同室,尽早开始婴儿吸吮,按需哺乳,是使母乳喂养成功的关键。
(2) 哺乳期间母亲应戴合适棉制胸罩,以起支托乳房和改善乳房血液循环的作用。
(3) 哺乳前柔和地按摩乳房,有利于刺激排乳反射。
(4) 哺乳前用清水擦洗乳头和乳晕,忌用肥皂或酒精类物品洗擦,以免引起局部皮肤干燥、皲裂。
(5) 哺乳中注意婴儿是否正确含接,如吸吮姿势不正确或母亲感到乳头疼痛,应重新吸吮。
(6) 哺乳结束时,不要强行用力拉出乳头,以免局部损伤,应让婴儿自己张口使乳头自然从口中脱出。
(7) 每次哺乳应两侧乳房交替进行,并挤空剩余的乳汁,这样可促使乳汁分泌增多,预防乳管阻塞和两乳房大小不等。
(8) 学会手工挤奶和恰当使用吸奶器,避免因手法不当引起乳房疼痛损伤。

三、哺乳期特殊问题处理

(一) 哺乳期避孕

产后哺乳会抑制排卵,使月经暂时停止,有一定的避孕作用,但这种避孕不是百分之百有效,因此在产后及哺乳期,第一次恢复性生活时就应采取避孕措施,以避免妊娠。

1. 哺乳期选择避孕方法的原则
(1) 不影响乳汁的分泌。
(2) 男方多承担责任,以男用避孕法为主。

2. 可选用的方法
(1) 宫内节育器,产后应早放,最好在产后42天检查后放置。
(2) 避孕套包括男用阴茎套和女用阴道套(子宫帽)。

3. 不宜使用的方法
(1) 安全期避孕法:由于月经未恢复正常,无法计算安全期。
(2) 复方避孕药(针):因所含的雌激素对乳汁影响大,不但使乳量减少,而且还影响乳汁的营养成分。
(3) 阴道避孕药膜:因属水溶性薄膜,哺乳期阴道较干燥,膜不易溶化完全,杀精子的药释放不充分,容易导致避孕失败。

(二) 哺乳期母亲常见问题预防和处理

1. 乳胀

产后3~4天,乳房会膨胀、变硬、疼痛、热感,这是由于泌乳开始,乳房中乳汁充盈,加上乳房内淋巴潴留,静脉充盈和间质水肿所致。一般产后7天乳腺通畅后症状自然消退。产后多给婴儿吸吮则较少出现乳胀,疼痛严重可适当采用局部热敷,并服中药辨证施治。

2. 乳管阻塞

乳房的腺组织结构是分叶排列，每一叶有一导管引流。乳管阻塞，乳汁不能排出，某一叶便会形成一痛性肿块，必须及时处理以防发展成乳腺炎和乳房脓肿。局部热敷，给婴儿吸吮，以帮助乳房排空，也可轻轻按摩，促使乳管通畅。

3. 乳头痛

常见原因是婴儿吸吮不当，婴儿没把足够的乳晕含入口中，而仅吸吮乳头顶部所致。婴儿吸吮不当，吃不到足够的奶，导致乳汁未能排空而使泌乳量减少，最终导致母乳喂养失败。所以感觉乳头痛时，必须纠正婴儿吸吮姿势，做到正确含接。并注意不用肥皂清洗乳头。

4. 乳头皲裂

婴儿错误的吸吮会损伤乳头皮肤，发生皲裂，损伤的皮肤容易引入细菌，发生感染。发生皲裂后首先纠正婴儿吸吮方式，继续哺乳，婴儿先吃无皲裂一侧。每次哺乳结束后，在乳头上留一滴奶。在哺乳间隔尽可能让乳房暴露，有助于皮肤愈合，局部可涂擦蓖麻油或香油。

5. 乳头内凹或乳头短

临床较少见，许多较短乳头在孕期可发育的较好，产后婴儿的吸吮和牵拉会有所改善。

6. 乳腺炎和乳房脓肿

重在预防，一旦发生乳腺炎，应给予抗生素治疗，以控制感染。局部热敷以缓解疼痛和加速消炎。如果脓肿形成，则要切开引流。在处理乳房感染时，应将乳汁排尽，乳汁淤积单用抗生素也是无助的。

7. 漏乳

哺乳反射活跃的妇女在产后最初几周内会出现，一般会自然停止。可用小毛巾垫在胸罩内经常更换。

8. 乳汁不足

有些母亲常因自己不感觉乳胀或未发现乳房漏乳，则认为乳汁不足，亦有因婴儿常哭闹而认为乳汁不足。判断婴儿是否吃到足够奶，可根据湿试验及体重测试来决定。

（1）湿试验：婴儿每天小便在 6 次或以上，尿呈无色或淡黄色。

（2）婴儿体重测试：每月体重增长 0.5~1kg，或每星期增重 125g。说明进食奶量足够。如确属乳汁不足，可口服中药补气养血活血通络，还可服用鲫鱼汤、猪蹄汤等。仍不足可给婴儿添加辅食。

（三）哺乳期婴儿常见问题预防和处理

1. 吐奶和溢奶

新生儿的胃几乎呈水平位，胃的发育还欠健全，特别是贲门部的括约肌较松，加上吸吮时有空气吞入，则出现吐奶和溢奶。应在每次哺乳后将婴儿竖抱起靠在母亲肩上，轻拍婴儿背部，使胃中气体排出（打呃），就可避免吐奶。

2. 体重增长缓慢

体重每周平均增长 125g 左右属正常。如果增重达不到标准，要寻找原因，如属哺乳次数少、时间短，则加以纠正。另外需注意检查婴儿是否患病。

3. 母乳性黄疸

新生儿出生后 2~3 天出现皮肤和巩膜黄染，一般于 7~10 天自然消退，称"生理性黄疸"。

母乳喂养的婴儿中有少数婴儿在出生后1周开始出现黄疸，持续3~10周，黄疸并不严重，除黄疸外婴儿其他都正常，体重增长亦正常，称"母乳性黄疸"。这可能与乳汁中存在的某种物质有关，无危害，可持续母乳喂养，但如果黄疸严重，需到医院除外严重疾病。

(四) 母婴有病时的母乳喂养问题

1. 母亲有病时的母乳喂养

(1) 急性感染性疾病：如感冒、产褥感染、乳腺炎这类疾病，在没有高热时，是可以继续喂哺的，因为母婴经常密切接触，感染的细菌和病毒在潜伏期时早已与婴儿接触，继续哺乳可使婴儿在母乳中得到相应的抗体。

(2) 主要脏器疾病：如心、肺、肝、肾等疾病，主要考虑疾病的程度和母亲的体力，应听取内科医生的意见。甲肝和乙肝在非活动期是可以母乳喂养的。现在婴儿出生后常规注射乙肝疫苗，即使表面抗原阳性，患者的婴儿亦不会增加感染机会。

(3) 其他一般疾病：基本上都可以继续哺乳，如母亲不愿意在患病时继续母乳喂养，则需按时将乳汁挤出，使泌乳仍能持续，病愈后可继续喂哺。

2. 婴儿有病时母乳喂养

(1) 早产儿、低体重儿：母乳中的营养成分更适合未成熟儿的消化吸收，且能提高他们的免疫能力。早产儿由于吸吮能力差或需要接受治疗而不能直接哺乳，母亲应按时将乳汁挤出，至少每3h1次，然后用滴管或小匙喂，并尽量早日试在乳房上喂哺。

(2) 腹泻、发热和上呼吸道感染：腹泻和肺炎是婴儿的常见病，母乳喂养儿这些疾病发病率比人工喂养儿要低，即使患病，程度亦轻。婴儿患这些病时更加需要母乳喂养。发热腹泻婴儿需水量增加，可用小匙或奶瓶喂开水或糖盐水。上呼吸道感染时，因婴儿鼻塞不肯吸奶，要用软棉签轻轻地清除鼻腔内分泌物。

(牛津洋)

第二篇　妇科疾病诊疗及护理

第一章　外阴疾病

第一节　外阴白色病变

外阴白色病变是指一组确切病因尚未明了的女阴皮肤和粘膜组织发生变性及色素改变的慢性疾病。因其病变区域皮肤和粘膜多呈白色，故称之为外阴白色病变。表现为局部皮肤粘膜变白、变粗或萎缩，伴不同程度的组织变性。本病变在显微镜下表现并不均一，不典型增生可与明显癌变区相混杂。外阴白色病变的癌变发生率约为3%~5%，非典型增生是外阴癌的前期病变。

外阴白色病变在中医学中统归于"阴痒"、"阴蚀"、"阴痛"、"阴疮"、"阴肿"等范畴。近年来国内已有不少关于中西医结合治疗外阴白色病变的报道，取得了很好的疗效。

一、临床表现

(一) 增生型营养不良

外阴奇痒，病区皮肤增厚似皮革，隆起有皱襞或有鳞屑、湿疹样变。外阴颜色多暗红或粉红，夹杂有界限清晰的白色斑块。病变范围不一，主要波及大阴唇、阴唇间沟、阴蒂包皮和后联合处。常呈对称性。多发生在30~60岁妇女。

(二) 硬化，苔藓型营养不良

早期可无症状或有轻度瘙痒。病变部位可见粉红、白色或有光泽的多角形平顶小丘疹，融合成片后呈紫癜状。进一步发展则病变皮肤和粘膜变白、变薄，失去弹性，干燥易皲裂，阴蒂多萎缩且与其包皮粘连，小阴唇平坦消失。晚期皮肤菲薄皱缩似卷烟纸，阴道口挛缩狭窄，仅容指尖，造成性交困难。外阴皮肤除见抓痕外，还可见溃疡、瘀斑、水肿和高度角化。其常见病损部位为大阴唇、小阴唇、阴蒂包皮、阴唇后联合及肛周。可见于包括幼女在内的任何年龄，但多见于40岁左右妇女。

幼女患者多在小便、大便后外阴及肛周不适，局部检查可见锁孔状珠黄色花斑样或白色病损，至青春期，病变多可自行消失。

(三) 混合型营养不良

表现为在菲薄的外阴发白区的邻近部位，或在其范围内伴有局灶性皮肤增厚或隆起。萎缩性病灶与增生性病灶共存。

(四) 增生型或混合型伴上皮不典型增生

通常认为仅5%~10%可出现不典型增生，不典型增生无特殊临床表现。

二、辅助检查

在病变区多处取活检做病理检查。

①增生型营养不良：表皮过度角化，棘细胞层肥厚，上皮脚延伸。真皮上层水肿，中层有淋巴细胞和少数浆细胞浸润，纤维组织变性或消失。

②硬化苔藓型营养不良：表皮有明显的角化过度，甚至出现角栓，表皮萎缩变薄，伴基底细胞液化变性，黑素细胞减少，上皮角变钝或消失。真皮浅层水肿，胶原纤维结构丧失而出现均质化，真皮中层有淋巴细胞浸润带。

③混合型营养不良：同时有上述两种类型病变存在。

三、诊断与鉴别诊断

（一）诊断

①外阴瘙痒或奇痒。

②外阴皮肤局部变白。

③病变部位增厚，隆起有皱襞，呈暗红色或粉红色，夹杂白色区或病变部位组织萎缩，粘膜变薄变白，失去弹性，易皲裂。

④阴唇、阴蒂萎缩，阴道口狭窄。

（二）鉴别诊断

1. 霉菌性阴道炎

其主要表现为外阴瘙痒、灼热，甚至疼痛，可见外阴皮肤增厚、发白或发红，如在表皮脱屑区涂以油脂，白色可减退，有时在原发病治愈后白色区即随之消失。外阴无萎缩粘连，刮片有霉菌菌丝。

2. 糖尿病外阴炎

糖尿病外阴炎亦表现为严重外阴瘙痒，但外阴皮肤出现对称性发红，增厚，且尿糖、血糖升高，临床不难以鉴别。

3. 外阴瘙痒

外阴瘙痒常为阵发性，尤以夜间为重。局部检查有抓痕、红肿外，一般无皮肤损害，长期瘙痒可引起溃破、红肿或继发性感染。

4. 白癜风

白癜风主要表现为外阴皮肤变白，但无自觉症状。病变部位常延至大阴唇外侧、阴阜、肛门周围等。身体其他部位也可伴发。发白区界限分明，无增厚、变硬，表面光滑润泽，质地正常。

5. 扁平苔藓

扁平苔藓以瘙痒为主要表现，也可见外阴皮肤变白。但扁平苔藓多由白带、搔抓等慢性刺激引起，其特点是在棕色潮湿的区域中出现白色区，表皮粗糙、湿润，并可见抓痕，除侵犯大、小阴唇、阴蒂及会阴外，也常累及阴道粘膜，但阴道口及阴道无狭窄，病理检查可协助诊断。

四、治疗

（一）一般治疗

经常保持外阴皮肤清洁干燥，禁用肥皂或其他刺激性药物擦洗，避免用手或器械搔抓发痒处，不食辛辣和过敏食物，衣着要宽大，忌穿不透气的化纤内裤，以免加重病变。

(二) 西医治疗

1. 全身药物治疗

主要调整机体功能，治疗有关疾病，可给予多种维生素，如 Vit-B110mg，每日 3 次口服；Vit-A 2.5~20 万 U/d 口服等。若精神较紧张，瘙痒症状严重而影响睡眠者，可给予镇静、安眠和脱敏药物，如安定 5~10mg/次，扑尔敏 4mg/次，或异丙嗪 25mg/次，口服。

2. 局部药物治疗

(1) 增生型营养不良

①10g/L 氢化可的松软膏或 300g/L 尿素冷霜涂患处，每日 3~4 次，持续 4~8 周。可止痒，局部症状改善。

②氢化可的松软膏 10g 和己烯雌酚 3mg 混和外用；或强地松龙 10g 加己烯雌酚 3mg 混合外用，每日 2 次，一旦痒止，则改为 1 日 1 次，直至 1 周 1 次以维持，此用药方法适用于雌激素水平低的患者。

(2) 硬化苔藓型营养不良

①用 10~20g/L 丙酸睾丸酮鱼肝油软膏（丙酸睾丸酮 100~200mg 加 20g/L 鱼肝油软膏 10∶9 混匀），每日涂擦患处皮肤 3~4 次，直到硬化组织变软，粘连松解，痒消为止。一般 3 个月为 1 疗程，待症状、体征改善后可减量继续使用，直至病变消失。

②皮质类固醇制剂：此类药有免疫抑制作用，对消除瘙痒及疼痛有效；但使用时间过长反而会导致进一步的萎缩，故症状减轻或消失即应减少用药次数或停药。一般可用地塞米松或去炎松（又称氟羟氢化泼尼松）油膏，每日涂 3~4 次。也可用 5mg/mL 去炎松注射剂，作皮损内注射，每次 10~25mg，每周 1 次。

③睾酮制剂：有研究证明睾酮能增加皮肤厚度，增强皮脂腺活动及肌收缩力；黄体酮有类似作用但较弱；可的松的作用则与上述相反，雌激素与可的松作用类似但较弱。对本病一般可局部用 20g/L 睾酮霜，每日 2 次，但要坚持 3~9 个月才能产生组织学变化。在用药过程中，瘙痒逐渐得以消除。不孕的育龄患者在使用睾酮制剂的过程中可能会怀孕，此时应停止用药，待产后继续治疗以巩固疗效。

④黄体酮制剂：可制成霜剂（每 30g 内含黄体酮 100mg）局部使用，每日涂 2 次。它对成年人疗效较睾酮慢，儿童则较能耐受。它不但能消除瘙痒，还可促进外阴的发育。青春期后停药 1 年左右以等待疾病的自愈。如有复发，则重新用药，治疗时间可再长些。

⑤竹红菌软膏加光疗：竹红菌可刺激局部代谢，增加血液循环，从而使外阴皮肤粘膜恢复正常。方法是以 10%竹红菌软膏少量涂于患处，用可见光（波长为 400~500μm）特别光疗灯泡于距离病变 30cm 处照射，每日 1 次，每次 30min，30d 为 1 疗程。月经期及妊娠期停治。一般用 3 个疗程。

(3) 混合型营养不良

一般用氢化考的松软膏与丙酸睾丸酮鱼肝油软膏交替使用，直至症状消失。若痒重者，可先用氢化考的松软膏，再用丙酸睾丸酮鱼肝油软膏。另外，尚有一些局部药物治疗方法对上述 3 种类型的外阴白色病变均有疗效。

①α-干扰素局部注射：用 α-干扰素 100 万 U 加适量无菌注射用水和 5~10g/L 普鲁卡因 1mL，在外阴病变区分点注射，隔日 1 次，10d 为 1 疗程，每疗程间隔 7~10d，一般用 3~5 个疗程。

②局部药物封闭治疗：对于瘙痒严重者，可用醋酸氢化可的松 5mg 加 10g/L 利多卡因 5~10mL 局部封闭，每周 2 次，酌情用 3~5 次。

3. 激光治疗

目前有人提出对久治不愈的溃疡或皲裂，采用低功率（20~30W）二氧化碳激光照射及氦氖激光照射可改善血运，消除组织充血水肿，促进溃疡愈合并使角化增生，皮肤变软，颜色变红，瘙痒的症状减轻或消失，但有复发的可能。

4. 手术治疗

因外阴白色病变术后复发率高（约 50% 以上），且影响性生活，故一般不采用手术治疗。但若症状明显，经药物治疗无效，特别是局部出现溃疡、结节病变者，经病理检查诊断为外阴白色病变伴中度（VINⅡ级）或重度（VINⅢ级）不典型增生者，即为女性上皮内瘤变，可手术治疗，一般可行外阴局部切除术或外阴切除术。术后定期随访。

(三) 中医治疗

1. 辨证治疗

(1) 肝肾阴虚型

主要证候：阴部干涩，奇痒难忍，或阴部皮肤变白，增厚或萎缩，皲裂破溃，五心烦热，头晕目眩，时有烘热汗出，腰酸腿软，舌红，苔少，脉弦细而数。

治疗法则：调补肝肾，滋阴降火。

方药举例：知柏地黄汤加减。

知母、黄柏、熟地、山药、山萸、丹皮、泽泻、茯苓、首乌、白鲜皮、白芷。若阴痒甚者，加乌梢蛇、防风；阴部干涩，加当归、黄精、菟丝子。

外洗方：自拟外洗方。

鹿含草、仙灵脾、覆盆子、青蒿、首乌、防风、白鲜皮、苍术、薄荷、白芷。上药水煎取汁约 1 500mL，先熏后洗，每日 2 次，每次约 10~15min。

(2) 肝经湿热型

主要证候：阴部瘙痒灼痛，带下量多，色黄如脓，稠黏臭秽，头晕目眩，口苦咽干，心烦不宁，便秘溲赤，舌红苔黄腻，脉弦滑而数。

治疗法则：泻肝清热，除湿止痒。

方药举例：龙胆泻肝汤加减。

龙胆草、栀子、黄芩、柴胡、生地、车前子、泽泻、木通、当归、甘草。若火热炽盛，大便燥结者，加大黄；若湿盛者加瞿麦。

外洗方：清热燥湿汤。

蛇床子、鹿含草、仙灵脾、黄柏、益母草、川椒、三棱、莪术、百部、芒硝、蒲公英、苦参。上药水煎取汁约 1 500mL，先熏后洗，每日 2 次，每次 10~15min。

(3) 湿虫滋生型

主要证候：阴部瘙痒，如虫行状，甚至奇痒难忍，灼热疼痛，带下量多，色黄呈泡沫状，或色白如豆渣状，臭秽，心烦少寐，胸闷呃逆，口苦咽干，小便黄赤，舌红，苔黄腻，脉滑数。

治疗法则：清热利湿、解毒杀虫。

方药举例：萆解渗湿汤加减。

萆薢、薏苡仁、黄柏、茯苓、丹皮、泽泻、通草、滑石、苦参、白头翁、防风、鹤虱、白鲜皮、芜荑。若外阴痒甚，加蛇床子、地肤子；外阴破溃红肿，加野菊花、蒲公英、连翘。

外洗方：加味苦参汤。

苦参、土茯苓、蛇床子、百部、龙胆草、紫槿皮、黄柏、川椒、苍术、地肤子。上药水煎取汁约1500mL，先熏后洗，每日2次，每次约10~15min。

2. 单方验方

①地肤子30g、苦参、蛇床子、蒲公英、紫草、黄柏各15g。痒甚者加川椒、枯矾、鹤虱；溃疡者加五倍子、狼毒；干涩者加仙灵脾、地骨皮。上药水煎坐浴，每日1次，3个月为1疗程。

②增生型白斑膏：生马钱子60g，紫草、白芷、蚤休、当归各10g，蜈蚣10条。用麻油和凡士林做膏，再加入雄黄6g，麝香1.5g，卤砂、硼砂各0.3g，生蒲黄10g，冰片3g。诸药研细面，混均即可。药膏每日涂2~3次。

③萎缩型白斑膏：主药和制法同上，去卤砂、硼砂、冰片，加鹿含草30s，仙灵脾、仙茅各15g。药膏每日涂2~3次。

④混合型白斑膏：主药为马钱子、蜈蚣。制法同上，另加入赤芍10g，血竭3g研末，药膏每日涂2~3次。

3. 针灸治疗

(1) 体针

主穴：曲骨、横骨、阴阜（阿是穴）。曲骨、横骨直刺，深2~2.5寸，针感放射至会阴，一般留针20~30min。阴阜穴位于阴蒂上方旁开1横指左右，沿皮顺大阴唇向下刺达阴道口水平，针感为两侧大阴唇有鼓胀感。

配穴：三阴交、阴廉、五里、百虫巢、会阴痒甚时，加会阴或坐骨（阿是穴）。有全身症状者可辨证加穴，如周身酸困加足三里、血海，瘙痒难忍而影响睡眠者，加三阴交等穴，快速进针，继以小幅度提插捻转相结合（会阴穴不提插），待得气后，留针30min，隔日1次，10~12次为1疗程。1~2疗程后休息7~10d。

(2) 耳针

主穴：神门、外生殖器、肺

配穴：肾、内分泌、皮质下、肝等，留针10~30min，5~10次为1疗程。止痒效果佳。

(3) 穴位注射

可将神经营养药物如Vit-B12 100~200μg，三磷酸腺苷20mg，或软化组织药如组织浆5mL注入龙骨、曲骨穴及阿是穴，隔日1次，10次为1疗程。穴位注射可刺激穴位，促进药物发挥作用，若与体针或耳针并用，则疗效更佳。

第二节 外阴瘙痒

外阴瘙痒是一种常见的由多种原因引起的症状。1983年，国际外阴疾病研究协会（ISSVD）提出外阴烧灼这一名称，但至今外阴烧灼的特异性尚未得到充分的说明。事实上，有些病人这两种感觉都存在。一些学者认为，随着刺激强度的增加，瘙痒感可转变为烧灼感，而有些治疗只对其中一种有效。

外阴瘙痒在婴幼儿、成年人及老年妇女均有发生，但更年期及绝经后妇女发生较多。瘙痒最常累及的部位是小阴唇及阴蒂，其次是大阴唇、阴道口、会阴部及肛门周围，有的人甚至累及大腿内侧。瘙痒程度不一，严重者坐卧不安，以致影响工作、生活和睡眠。

外阴瘙痒在中医学中一般统归于"阴痒"等范畴。

一、临床表现

外阴瘙痒多位于阴蒂、小阴唇，也可波及大阴唇、会阴甚至肛周等皮损区，常为阵发性发作，也可为持续性，一般夜间加剧。瘙痒程度因不同疾病和不同个体而有明显差异。无原因的外阴瘙痒一般多发生在生育年龄或绝经后妇女，多波及整个外阴部，但也可仅局限于某部或单侧外阴，虽瘙痒十分严重，甚至难以忍受，但局部皮肤和粘膜外观正常，或仅有因搔抓过度而出现的抓痕和血痂。但因长期搔抓可引起溃疡，当有继发感染时有脓性分泌物。由于刺激和搔伤，可引起皮肤肥厚、皲裂、粗糙苔藓化及色素减退。如当阴虱引起瘙痒，因其足紧抱于毛干下端，其头深入毛囊，不易发现，但附于毛干上的呈铁锈色虫卵易于找到。仔细找寻可在阴毛间见到散在长约1~2mm灰色阴虱。

二、辅助检查

①白带涂片检查滴虫、霉菌。
②尿常规检查排除泌尿系统感染及糖尿病。
③大便检查找虫卵。
④有条件者做内分泌检查。

三、诊断与鉴别诊断

（一）诊断
①外阴瘙痒，常为阵发性，夜间尤甚。
②妇科检查：外阴局部无原发性皮肤粘膜损害。因长期瘙痒搔抓，局部皮肤粘膜可产生继发性肥厚、浸润及苔藓样变。病变多位于阴蒂、小阴唇，或波及大阴唇、阴道口、会阴部及肛门周围。

（二）鉴别诊断

1. 霉菌性阴道炎

其主要表现为外阴瘙痒，灼热，甚至疼痛，以及外阴局部变白，但在表皮脱屑区涂以油脂白色可减退。刮片有霉菌菌丝。

2. 糖尿病外阴炎

糖尿病外阴炎表现为严重外阴瘙痒，外阴皮肤出现对称性发红、增厚，且尿糖、血糖升高。

3. 扁平苔藓

其表现以瘙痒为主，特点是在棕色潮湿的区域中出现白色区，表皮粗糙、湿润，并可见抓痕，除侵犯大、小阴唇、阴蒂及会阴外，也常累及阴道粘膜，但阴道口及阴道无狭窄。

4. 接触性皮炎

首先有外来刺激物接触史。其表现为外阴瘙痒甚至灼痛，局部发红，出现界限较清楚的丘疹、丘疱疹，严重者红肿明显，有水疱和大水疱。如接触物刺激不强或浓度较低时则表现为慢性接触性皮炎，局部皮肤轻度增厚，角化过度，可能出现表皮脱落和鳞屑形成。

四、治疗

(一) 一般治疗

注意经期卫生，保持外阴清洁干燥，切忌搔抓。不要用热水洗烫，忌用肥皂。有感染时用高锰酸钾液坐浴，但严禁局部擦洗。衣着特别是内裤要宽松透气。忌酒及辛辣或过敏食物。如患者已接受过多种治疗，信心不大，故精神上要给予鼓励，并要详细了解使用过的药物及疗效，细心寻找致病因素。

(二) 西医治疗

1. 全身药物治疗

因外阴瘙痒是由多种原因引起的症状，因此在治疗时也应针对其病因采用不同的治疗方法。滴虫性或霉菌性阴道炎、宫颈炎可参看有关章节的治疗。如为疥疮引起的外阴瘙痒，用100g/L硫磺软膏外涂，阴虱引起的外阴瘙痒要剃除全部阴毛，包括腋下毛。剃毛后用250g/L百部酊外涂，每日2次，患者的爱人也应同时接受治疗；如为蛲虫引起的外阴瘙痒可服用驱虫药，如肠虫清，每日2片，连服2~3d；对糖尿病、黄疸、重症贫血，维生素缺乏等疾患引起的外阴瘙痒，则按相应治疗方法治疗其原发病。

对绝经后的患者可给予己烯雌酚口服，每日1次，每次0.25~0.5mg，连服10~20d。也可用谷维素或多种维生素调节植物神经系统。有人认为甲状腺功能减退亦可导致外阴瘙痒，因此，即使病人基础代谢率正常，亦可试用小剂量甲状腺素，每日30mg。如患者症状明显、精神紧张者，可给予抗组织胺药物或镇静剂。如扑尔敏4mg，每日3次；苯海拉明25mg，每日3次；或异丙嗪25mg，每日3次。必要时静脉注射50g/L溴化钙或100g/L葡萄糖酸钙10mL。其他药物如维生素C、维生素A及复合维生素B等均可试用。

2. 局部药物治疗

①每日清洗患部1~2次，清洁后撒布适量扑粉（如复方硼锌粉），以保持皮肤干燥。也可用炉甘石洗剂或在洗剂中加酚或薄荷。

②局部涂上50g/L利多卡因软膏，可消除瘙痒或烧灼感。涂类固醇软膏（如25g/L氢化可的松）能减轻炎症，抑制前列腺素介质，故对治疗瘙痒有效．另外，局部涂100~200g/L尿素雪花膏或20g/L苯海拉明霜均有止痒效果。

③急性炎症时可用10g/L雷锁辛加10g/L利凡诺溶液，或30g/L硼酸液湿敷，洗后局部涂擦400g/L氧化锌油膏。

④氢化可的松或地塞米松作局部封闭。

⑤对外阴皮肤完全正常，但瘙痒严重，其他治疗无效的患者可采用皮下注射纯酒精治疗。其具体方法是：在区域麻醉阻滞下，先在外阴部每相距1cm做纵和横条直线标记，在每纵横直线十字交叉点皮下将0.1~0.2mL纯酒精或95%酒精注入至皮表面下5~6mm深处，注入后轻轻按摩促使液体弥散。但应注意不能将酒精注入皮内，否则可导致皮肤坏死。数月后可重复注射。皮下注射酒精虽能完全缓解瘙痒，但不能解除外阴局部烧灼感。治疗后有复发可能，但症状会较前减轻。

⑥用5-Fu 50mg加5~10g/L普鲁卡因1mL，注入病变处皮下或粘膜下，疗效佳。

3. 激光治疗

二氧化碳、氦、氖激光照射可改善局部组织血液循环，激发机体免疫功能以达到止痒。

4. 手术治疗

经过多种方法久治不愈的顽固性瘙痒，硬化苔藓，外阴白斑，可采用外阴病灶切除，以解除痛苦并防止癌变。

（三）中医治疗

1. 辨证治疗

（1）脾经湿热型

主要证候：阴部瘙痒灼痛，带下量多，色黄质稠，臭秽，脘闷纳呆，大便溏而不爽，舌红苔黄或舌边齿痕，脉滑数。

治疗法则：清热利湿，解毒止痒。

方药举例：萆薢渗湿汤加减。

萆薢、滑石、金钱草、薏苡仁、黄柏、茯苓、泽泻、瞿麦、茵陈、丹皮、通草。如有外阴红肿灼痛，大便干结或溏而不爽者，可酌加大黄，以清热解毒，泻下积热，使湿热从大便而去。

外洗方：黄檗、苦参、蛇床子、明矾、川椒、白芷、马齿苋、白鲜皮、地肤子，煎汤熏洗后坐浴。如外阴皮肤粘膜破溃去川椒；阴部红肿灼痛湿疹者，加野菊花、紫花地丁、蒲公英、金银花。

（2）肝经湿热型

主要证候：外阴瘙痒灼痛，外阴红肿，带下量多色黄，质稠臭秽，心烦易怒，胸胁胀痛，目赤肿痛，大便秘结，小便短赤，口苦而干，舌质红，苔黄腻，脉弦滑。

治疗法则：清肝泄热，除湿止痒。

方药举例：龙胆泻肝汤加减。

龙胆草、栀子、黄芩、柴胡、生地、当归、车前子、泽泻、木通、黄连、白芍、甘草。如湿盛者加瞿麦。

外洗方：同脾经湿热型用药。

（3）湿虫滋生型

主要证候：阴部瘙痒，如虫行状，甚至奇痒难忍，灼热疼痛，带下量多，色黄呈泡沫状，或色白如豆渣状，臭秽、心烦少寐，胸闷呃逆，口苦咽干，小便黄赤，舌红，苔黄腻，脉滑数。

治疗法则：清热利湿，解毒杀虫。

方药举例：除痒汤。

龙胆草、车前子、栀子、泽泻、黄柏、川楝子、白鲜皮、贯众、椿皮、鹤虱。若外阴痒甚，加蛇床子、地肤子；外阴破溃红肿，加野菊花、连翘、蒲公英。

外洗方：蛇床子洗方加减。

蛇床子、川椒、蒲公英、苦参、生大黄、黄柏、苍术、防风、威灵仙、白鲜皮、枯矾、薄荷。煎汤先熏后坐浴，每晚1次，连用10d为1疗程。若带下如泡沫状，可加秦皮、乌梅、贯众；若带下如豆渣状，可加苦参、雄黄、硼砂。外阴破溃者去川椒；阴部红肿者，加野菊花、紫花地丁、蒲公英。煎汤先熏后坐浴，每晚1次，10d为1疗程。

（4）血虚生风型

主要证候：阴部瘙痒，夜间尤甚，带下量少，阴部皮肤干涩，缺乏光泽，或见脱屑，甚或皲裂，可伴见头晕眼花，心悸少寐，大便干结，舌淡苔薄白，脉细。

治疗法则：养血祛风，润燥止痒。

方药举例：养血胜风汤。

生地、白芍、酸枣仁、桑叶、菊花、枸杞子、柏子仁、首乌、防风、紫荆皮、川芎、五味子、黑芝麻、大枣、旱莲草。

外洗方：地白汤加减。

地肤子、黄柏、地丁、白鲜皮、白矾。水煎温洗患处，早晚各1次。

2．单方验方

①可用茯苓、苍术各15g水煎服，每日1剂，10d为1疗程。

②白鲜皮、地肤子各15g，黄柏10g，秦皮6g，川椒5g，薄荷3g，枯矾12g，过敏者加苍耳于15g，外阴破溃者减去枯矾，加徐长卿15g；霉菌性阴道炎者加野菊花30g，滴虫性阴道炎者加铁苋菜30g，百部15g；宫颈糜烂加千里光、艾叶各10g，水煎坐浴，每日1~2次，每次20~25min。10d为1疗程。

③苦参、土茯苓、蛇床子、生百部各30g，龙胆草、紫槿皮、黄柏、川椒、苍术各15g，地肤子25g，上药先熏后坐浴，每日2次，每次20~30min，10d为1疗程。

3．针灸治疗

（1）体针

取穴：阴廉、曲骨、会阴、太冲、阴陵泉、百虫窝及局部阿是穴。手法：捻针进针中等强度。

也可在无名指甲中节横纹血管处放血，能止痒数小时，可连续刺数次。

（2）耳针

主穴：神门、外生殖器、肺。

配穴：肾、内分泌、皮质下、肝等。留针10~30min，5~10次为1疗程，止痒效果好。

（3）穴位注射

①取穴：三阴交、阴廉、曲骨。方法是每次取腹背各1穴和三阴交穴，每次注入维生素B_{12}注射液0.2~0.3mL。隔日1次，10次为1疗程。

②取穴：耳穴外生殖器、尿道、内分泌。方法是取2.5~5g/L普鲁卡因或维生素B1注射液每穴注射药液约0.1mL，每日1次，5d为1疗程。

第三节 非特异性外阴炎

外阴炎主要指外阴的皮肤与粘膜的炎症。由于外阴暴露于外，又与尿道、肛门、阴道邻近，与外界接触较多，因此外阴易发生炎症。外阴炎是多种特异性外阴炎和非特异性外阴炎的总称。本节重点论述非特异性外阴炎。

非特异性外阴炎是一种混合性细菌感染，常见病原菌有葡萄球菌、链球菌、人肠杆菌及变形杆菌等。常因经血、宫颈或阴道分泌物、粪便、尿液等刺激而引起。临床上可包括单纯性外阴炎、毛囊炎、外阴脓疱病、外阴疖病及汗腺炎等。其炎症多发生于小阴唇内、外侧或大阴唇，严重时可波及整个外阴部。其主要症状为外阴瘙痒，灼热肿痛，由于病变程度不同，而有不同的表现。

本病在中医学中统归于"阴痒""阴疮"范畴。

一、临床表现

其主要表现为外阴皮肤瘙痒、疼痛或烧灼感，于活动、性交、排尿时加重。因其病变程度不同，而又有不同表现。

（一）单纯性外阴炎

急性期外阴充血、肿胀、灼热感、疼痛，行动或排尿时症状加重。严重时可发生溃疡或脓疱，甚至形成蜂窝组织炎。有时会引致腹股沟淋巴结肿大、压痛。慢性炎症时，由于长期刺激，皮肤可增厚、粗糙、皲裂，有时呈苔藓化。

（二）外阴毛囊炎

外阴毛囊炎可见阴阜、大阴唇外侧有毛部位出现毛囊性丘疹，丘疹尖端可变成小脓点。常反复发作。

（三）外阴脓疱病

外阴脓疱病常为多发性。为薄壁小疱，周围红肿，严重时小脓疱可互相融合，感染向深层发展时可形成疖病，本病多见于儿童。

（四）外阴疖病

外阴疖病开始时毛囊口周围皮肤轻度充血肿痛，以后形成圆锥形脓疱。许多邻近的小脓包互相融合，周围组织浸润形成疖病。疖病开始时较坚实，表面皮肤紧张，以后结节中央皮肤变软，表面皮肤变薄，顶端出现黄白色点，即形成脓疱。

（五）汗腺炎

汗腺炎表现为外阴部有多个瘙痒的皮下小结节，如不及时治疗则会形成脓疱及穿破。

二、辅助检查

①阴道分泌物检查：除外霉菌、滴虫、淋菌感染。
②尿糖定性：除外糖尿病。
③便检查虫卵：除外蛲虫感染。
④宫颈部分泌物检查衣原体、支原体、淋菌，并作淋菌培养。
⑤外阴部溃疡必要时应做活体病理检查。

三、诊断与鉴别诊断

（一）诊断

①有糖尿病史，尿、粪瘘史。
②外阴瘙痒疼痛或烧灼感，于活动、性交、排尿时加重。局部充血肿胀，常有抓痕，有时形成溃疡或成片的湿疹，长期慢性炎症可使皮肤增厚甚至皲裂。
③阴道及宫颈部分泌物检查，除外真菌、衣原体、支原体、淋菌等感染。

（二）鉴别诊断

1. 外阴溃疡

外阴溃疡主要表现为外阴部局部破溃，多为1个或数个。继发感染时可有脓苔。可单独出现，也可能为外阴结核、外阴癌、梅毒等病的主要表现。

2. 外阴瘙痒

外阴瘙痒主要症状为外阴瘙痒，常为阵发性发作，也可持续性发作，一般夜间加剧。瘙痒多位于阴蒂、小阴唇，也可波及大阴唇、会阴甚至肛周等，但局部皮肤和黏膜外观正常，或仅有因搔抓过度而出现的抓痕。

3. 外阴白色病变

外阴白色病变主要表现为外阴组织变性及色素改变，外阴部及肛门周围皮肤、粘膜因色素脱失而变白，常对称，有奇痒。病久可出现皮肤、粘膜干燥，易皲裂，失去弹性，外阴病变部分组织萎缩甚至消失，阴道口变窄。

4. 外阴糜烂与湿疹

其主要表现为外阴病变部发痒、灼热，皮肤发红、肿胀，搔抓后可呈浸渍糜烂，也可有渗出。多见于大、小阴唇、会阴部、大腿内侧以及腹股沟处。

四、治疗

（一）一般治疗

须经常保持外阴部的清洁、干燥，避免搔抓，不穿紧身内裤及化纤织物；尽量减少使用卫生中，避免性生活，停用引起外阴郁激惹的外用药。急性期要卧床休息，充分补充体液。

（二）西医治疗

1. 药物治疗

①以1：5 000高锰酸钾溶液坐浴，每日2~3次，每次15~30min，5~10次为1个疗程。清洁外阴后涂10g/L新霉素软膏。

②由阴道炎或宫颈炎引起者则应对阴道炎、宫颈炎进行治疗。

③由糖尿病引起者则应治疗糖尿病。

④由尿、粪瘘引起者应进行手术修补。

2. 物理治疗

（1）急性期

①紫外线治疗：用紫外线照射局部，第1次用超红斑量（约10~20个生物剂量），如炎症控制不满意每日再增加4~8个生物剂量，急性期控制后可隔日照射1次，直至痊愈。

②超短波治疗：超短波可用单极法。距离4~6cm，无热量每次5~6min，每日1次，炎症逐渐控制后可改用微热量，每日1次，每次5~8min。

③微波治疗：用圆形电极，距离10cm，电流30~60W，每次5~10min，每日或隔日1次。

（2）亚急性或慢性期

①超短波治疗：用单极、微热量，每次10~15min，隔日1次，10~15d为1个疗程。

②微波治疗：用圆形电极，距离10cm，电流90~100W，每次15min，隔日1次。

③红外线治疗：距离40cm，每次20~30min，每日1次，8~12次为1个疗程。

（三）中医治疗

1. 辨证治疗

（1）肝经湿热型

主要证候：阴郁瘙痒难忍，肿胀或有溃烂，有烧灼感，带下量多，色黄有秽味，心烦失眠，胸闷口苦，小便短赤，舌红，苔黄腻，脉弦滑。

治疗法则：疏肝清热，解毒止痒。

方药举例：龙胆泻肝汤加减。

龙胆草、栀子、黄芩、柴胡、生地、车前子、泽泻、木通、当归、甘草、丹皮、黄柏、薏苡仁。如头晕目眩者可加菊花，口舌生疮者可加黄连，大便燥结，小溲短赤者加大黄。外阴肿痛脓毒甚者合五味消毒饮。

外洗方：蛇床子散。

蛇床子、川椒、蒲公英、苦参、生大黄、黄柏、苍术、防风、威灵仙、白鲜皮、枯矾、薄荷。外阴破溃者去川椒，阴部红肿加地丁、公英。煎汤先熏后坐浴，每晚1次，10d为1疗程。

(2) 脾虚湿盛型

主要证候：阴部瘙痒、肿痛，难以自制，搔后流水伴有白带量多、质清稀，食少便溏，舌质淡白，舌体胖大有齿痕，苔白而润，脉沉缓。

治疗法则：健脾利湿，止痒。

方药举例：完带汤加减。

白术、苍术、芥穗炭、车前子、白芍、黄芩、泽泻、生地、木通、蛇床子。如外阴搔抓后流水量多，局部疼痛者加苦参；白带中挟有血丝者，可加土茯苓、白芨。

外洗方：苦参、蛇床子、白鲜皮、土茯苓、黄柏、川椒。水煎熏洗外阴部，每日1~2次。

(3) 肝肾阴亏型

主要证候：阴部瘙痒、皮肤增厚、粗糙，可有皲裂，伴五心烦热，头晕耳鸣，腰酸膝软，舌红少苔，脉细数。

治疗法则：滋阴降火，祛风止痛。

方药举例：知柏地黄汤加味。

知母、黄柏、熟地、山药、山萸、丹皮、泽泻、茯苓、首乌、当归、白鲜皮、蛇床子。如夜寐欠佳者，可加夜交藤、枣仁、桂圆肉；如见神疲乏力，食少便溏者，可加党参、白术、炙甘草。

外洗方：三黄汤加减。

大黄、黄芩、栀子、甘草、芒硝。上药水煎，先熏后洗，每日1次，每次15~20min。

外洗药液的温度，应视其病情而定。若痒甚于痛者，可待药液晾凉后外洗，则止痒效果好；若痛甚于痒者，可用热药熏洗，其止痛效果好。

2. 单方验方

(1) 内服

朱小南认为阴痒均属湿热所致。故治疗本病一般应以龙胆泻肝汤化裁。同时注意用生地养阴补血，白术、茯苓、山药、陈皮健脾胃，化湿邪；川朴、双花、蛇床子等清热化湿；鸡冠花束带，杜仲补肝肾。上药水煎，头1~2煎内服，3煎可留作外用熏洗。

(2) 外用

①鹤虱30g，苦参、狼毒、蛇床子、当归、威灵仙各15g，水煎熏洗坐浴。加猪苦胆2个效果更好。

②白头翁、苦参各30g，龙胆草、蛇床子、百部、鸦胆子、雄黄、花椒、明矾各15g。水煎先熏后洗，每日2~3次。据报道，白头翁、百部、鸦胆子能抑制或杀灭阴道滴虫，苦参、雄黄对霉菌有抑制作用。

③丹参、鸡血藤、赤芍、补骨脂、何首乌、淫羊藿各30g，冰片1g。以香油及鱼肝油加脂，调和冷却后制成膏剂，涂于患处表面，每日2次，每7d为1个疗程。

④西瓜霜：具有消肿止痛之功，适用于阴痒、阴部肿痛明显，搔后流白水或黄水者，可喷涂于患部，每日2~3次。如阴中痒甚亦可同时喷涂于阴道中。

3. 针灸治疗

（1）体针

主穴：横骨、曲骨、关元、中柱、神门、血海。

配穴：痒甚者加三阴交、太冲；周身不适者加足三里。

湿热下注者以泻法为主，肝肾阴虚者以补法为主或平补平泻。

（2）耳针

主穴：神门、外生殖器、肝。

配穴：湿热重加脾，肾虚加肾。

方法：常规以75%酒精消毒后，以王不留籽，用适当大小的胶布贴附在选好的耳穴上，每日以拇指、食指在药籽处夹压，每次5min，两耳交替使用，每侧每4天换药1次，每7d为1疗程。

第四节 前庭大腺炎

前庭大腺炎是前庭大腺的炎症。又称巴氏腺炎。前庭大腺位于两侧大阴唇下1/3深部，腺管开口于小阴唇内侧靠近处女膜处，其直径约为0.5~1cm，出管口长约1.5~2.0cm。在性交的刺激下，可分泌粘液。在性交、分娩、流产等情况下污染外阴部时，病原体易于侵入引起炎症。

国内发现本病的病原体多为葡萄球菌、链球菌、大肠杆菌及肠球菌等混合感染，国外以淋菌为常见，近几年在我国亦有上升趋势。本病多发生在生育期年龄妇女，婴幼儿及绝经后妇女很少发生。

本病在中医学中可归属于"阴肿""阴蜃"范畴。

一、临床表现

本病多发生于一侧前庭大腺。在前庭大腺炎初期，炎症仅限于腺管开口处，局部微红，稍肿胀，分泌物增多，外阴部轻度不适感。急性炎症发作时，患者自诉患侧外阴部肿胀，疼痛极剧烈，甚至发生排尿痛，步行困难。常伴有高热等全身症状。如炎症持续不减轻或反复发作，可能有腹股沟淋巴结肿大。妇科检查可见在一侧大阴唇后部下方触及一囊性包块，常向大阴唇外侧突出，无触痛，小型囊肿呈椭圆形或梭形，大型囊肿可占据整个大阴唇中、下1/3部位，小阴唇被完全展平，阴道口被挤向健侧。

二、辅助检查

①血常规检查一般白细胞及中性粒细数计数均升高。
②于前庭大腺开口处取分泌物做涂片及细菌培养，查明病原菌。特别注意排除淋菌感染。

三、诊断与鉴别诊断

（一）诊断

根据病史及临床表现不难加以诊断。外阴单侧肿大，疼痛，触及包块，位于大阴唇下1/3深部，与外阴皮肤有粘连或无粘连，可自其开口部位压挤出的分泌物做病原微生物检查及药物敏感试验。有发热等全身症状。

（二）鉴别诊断

本病应与前庭大腺囊肿相鉴别。前庭大腺囊肿主要表现为一侧大阴唇下 1/3 深处可触及一囊性肿块，无压痛，加压时无脓液溢出，且无发热等全身症状。而前庭大腺炎亦可在前庭大腺处触及一肿块，但其皮色发红，肿痛明显，若有脓肿形成时，可有明显波动感，经加压时于腺体开口处可有脓液渗出。有发热等全身症状。

四、治疗

（一）一般治疗

急性期应注意卧床休息，并注意保持外阴清洁，局部可给予冷敷，如发热可充分补液。

（二）西医治疗

1. 全身药物治疗

前庭大腺炎要争取在其脓肿尚未形成之前，给予抗生素治疗，使其症状缓解。如青霉素 80 万 U，肌肉注射，每日 2 次；先锋霉素 4 号或 6 号，每次 500mg，每日 3 次口服；或青霉素 800 万 U，日 1 次静脉滴注，可同时加用 2g/L 甲硝唑 250mL 静脉滴注。

2. 局部药物治疗

洁尔阴坐浴每日 1 次，局部热敷或理疗。

（三）中医治疗

1. 辨证治疗

主要证候：外阴红肿胀痛，常伴有发热，两胁胀痛，口苦咽干，小便短赤，大便不爽，舌红苔黄腻，脉弦数或濡数。

治疗法则：清肝利湿，消肿止痛。

方药举例：龙胆泻肝汤加减。

龙胆草、栀子、黄芩、生地、车前子、泽泻、木通、蒲公英、地丁、双花、土茯苓、白芷。

外洗方：芦荟、黄柏、苦参、蛇床子、荆芥穗、防风、花椒、明矾。

2. 单方验方

（1）内服方

①当归 15g，楝树根 10g，白芍、茯苓各 20g，栀子 15g，柴胡 15g，水煎服效果极佳。此方之妙在于皆是平肝去湿之品。若有火加黄芩 15g。

②防风、苍术、龙胆草、茯苓各 15g，木通、黄柏、知母、荆芥穗、独活、赤芍各 15s，黄连 15g，甘草 10g，水煎服。

（2）外用药

①200g/L 黄柏溶液，洗涤患处，日 2 次。

②小麦、朴硝、白矾、五倍子、葱白、防风、大戟、桃仁、红花。水煎坐浴，日 1 次，每次 15~20min。

③黄连膏，适量涂于患处。用于前庭大腺红肿，痛似火灸。

第五节　前庭大腺囊肿

前庭大腺囊肿又称巴索林囊肿。乃因前庭大腺开口部阻塞，分泌物不能排出，造成腺体囊状扩张时，称为前庭大腺囊肿。过去曾认为，前庭大腺囊肿是在急性炎症消退后，脓液逐渐转为清液而形成。但目前我们认为，是由于某些原因造成的前庭大腺导管阻塞，如急性炎症使腺管上皮被破坏，使管口阻塞粘连，分泌物不能排出，或分娩时会阴侧切损伤前庭大腺导管，或先天性腺管狭窄，均可导致分泌物潴留而形成囊肿。本病亦多发生于生育年龄的妇女，部分可发生于更年期后。

本病与祖国医学中记载的"阴疮"相类似。

一、临床表现

可见大阴唇后下方有囊性肿物，囊性肿物小时，患者多无症状；肿物增大后，可有局部坠胀感及性交不适，检查时可见外阴患侧肿大，肿物与皮肤有粘连，该侧小阴唇被展平，阴道口被挤向健侧。前庭大腺囊肿也可继发感染形成脓肿，反复感染可使囊肿增大。

二、辅助检查

①局部穿刺可抽出粘液或浆液。
②病理：囊壁由纤维膜构成，囊内被覆立方上皮，鳞状上皮或移行上皮；如已形成脓肿，可完全没有上皮，仅见发炎的结缔组织。

三、诊断与鉴别诊断

（一）诊断

①有前庭大腺急性感染史或有会阴侧切及会阴严重裂伤病史。
②小阴唇下半部或大阴唇下 1/3 处触及囊性肿物，有一定移动性，无触痛，扪之有波动感，穿刺抽出粘液或浆液。
③病理检查符合前庭大腺囊肿改变。

（二）鉴别诊断

1. 腹股沟斜疝

本病亦为阴唇部位的囊性包块，但疝与腹股沟环相连，扪之软，境界不清，平卧或用手指推移可以消失；向下屏气时肿块胀大，咳嗽时可触到肿块冲击感；包块亦可在过度用力时突然出现。

2. 外阴中肾管囊肿

本病可发生在阴唇部位，但其体积较小，直径一般很少超过 2.0cm，且位置较深，不易感染。病理检查其囊壁为纤维结缔组织及少量平滑肌构成。

3. 外阴表皮样囊肿

为皮肤上皮岛植入皮下组织增殖而成，多见于大阴唇皮下，为圆形结节，一般较小，外观微黄，囊壁紧张略高于皮面而与皮肤粘连，病理学检查囊壁为纤维结缔组织，内壁为复层扁平上皮，囊内充满角化物。

四、治疗

（一）一般治疗

较小的囊肿不必采取治疗手段，可暂观察，定期随诊。

(二) 西医治疗

1. 囊肿剥出术

切开囊肿表面皮肤，分离囊壁至蒂部，切断并结扎蒂部，将囊肿完整摘除，适用于囊肿较小，且无感染，移动较好者，但因剥出术弊端较多，易出血，易损伤尿道、直肠或囊壁切除不净致术后复发等，故目前已较少采用剥出术。

2. 囊肿造口术

在小阴唇皮肤与粘膜交界处，做一与囊肿等长的切口，再等长切开囊肿壁，排出囊液，将囊壁与同侧皮肤缝合，适用于囊肿较大，且反复急性发作者。此方法具有损伤小，保留腺体功能的优点。

现有最新报道，用 CO_2 激光造口引流治疗前庭大腺囊肿，效果佳。它具有操作简单、术中出血量少，无须缝合，术后无须使用抗生素，且局部无疤痕形成，并可保留腺体功能的优点。

3. 局部注射疗法

局部消毒，局麻下于囊肿较低点穿刺，抽出囊内液，再注入无水乙醇，液体量为囊内液的2/3，保留30min后抽出。再注入无水乙醇，液体量为囊内液的1/3～1/2，用无菌纱布覆盖，术后分别于7日、15日、30日各复诊1次，如囊肿较大可增加复诊次数，直至痊愈。

(三) 中医治疗

1. 辨证治疗

(1) 气滞型

主要证候：外阴部包块，皮色正常，按之柔软，推之可移，或有坠胀感，两胁胀满，舌质淡或暗，苔薄，脉弦。

治疗法则：理气行滞，活血散结。

方药举例：逍遥散加减。

柴胡、白芍、当归、茯苓、白术、木香、香附、川楝子、荔枝核。若局部红肿疼痛加双花、连翘、公英，包块质韧加海藻、昆布、甲珠；胁胀加郁金，枳壳；带下量多加山药、苍术。

(2) 寒凝型

主要证候：外阴部包块，皮色正常，按之质韧，推之可移，阴郁不适，四肢不温，小便清长，大便溏薄，舌淡，苔薄白，脉沉迟。

治疗法则：温经散寒，活血行滞。

方药举例：阳和汤加减。

熟地、白芥子、鹿角胶、肉桂、炮姜、麻黄、甘草。若阴部坠胀加香附、荔枝核，气血不足加党参、白术、当归、黄芪，便溏加赤石脂、补骨脂、茯苓。

2. 单方验方

①苦参、艾叶、芒硝、白矾各15g，水煎取汁100mL，加食醋10mL，每日熏洗2次。

②黄东胜等报道用消痔灵局部注射治疗前庭大腺囊肿42例，效果良好。其治疗方法为局部常规消毒后，用8、9号针头做囊腔穿刺，抽净囊内液体，用生理盐水冲洗囊腔，以消痔灵（主要成分为五倍子、明矾等）与10g/L普鲁卡因1:1混合，缓慢注入腔内3～10mL，稍停后抽回药液，保留0.5～1.5mL，隔2周后做第2次治疗。

(四) 中西医结合治疗

有报道介绍治疗前庭大腺囊肿采用中西医结合治疗方法，疗效甚佳。其方法为：用消毒针抽出囊液，然后囊腔内给予青霉素20万U、链霉素0.5g。同时内服中药（公英30g、败酱草30g、桃仁30g、红花30g、赤芍15g、连翘15g、皂刺15g、蜂房15g、地丁15g）。

同时用中药熏洗（半枝莲10g、地丁10、公英10g、金银花10g、皂刺15g、山慈菇15g），水煎熏洗，日1次。

第六节 前庭大腺脓肿

前庭大腺脓肿是由于在急性炎症发作时，病原体首先侵犯腺管，腺管呈急性化脓性炎症，腺管开口往往因肿胀或渗出物凝聚而阻塞，脓液不能外流积存而形成脓肿。病原体主要为葡萄球菌、大肠杆菌、链球菌、肠球菌、沙眼衣原体及淋菌等混合感染。前庭大腺囊肿若有继发感染，也可形成脓肿。

本病在中医学中可归属于"阴疮"范畴。

一、临床表现

急性炎症发作时，患者感觉外阴一侧疼痛、肿胀，甚至不能走路。检查时可见局部皮肤红肿、发热，压痛明显，当脓肿形成时，可有明显波动感，脓肿直径可达5~6cm，患者可有发热等全身症状。当脓肿内压力增大时，表面皮肤变薄，脓肿自行破溃，若破孔大，可自行引流，炎症较快消退而痊愈；若破孔小，引流不畅，则炎症持续不消退，并可反复急性发作。

二、辅助检查

①血常规检查一般白细胞及中性粒细胞计数均升高。
②局部穿刺，抽得的粘液做细菌培养及药物敏感试验。
③病理可见囊内无上皮，仅见发炎的结缔组织。

三、诊断与鉴别诊断

根据其急性炎症病史及临床表现，不难加以诊断。若诊断困难时，可作局部穿刺，抽得的粘液做细菌培养和药物敏感试验。本病应与腹股沟斜疝、外阴中肾管囊肿、外阴表皮样囊肿相鉴别。

四、治疗

（一）西医治疗

急性炎症期应卧床休息，大量使用抗生素。若脓已形成，可切开引流并作造口术，单纯切开引流只能暂时缓解症状，切口闭合后，仍可以形成囊肿或反复感染。

（二）中医治疗

1. 辨证治疗

（1）湿热型

主要证候：阴部生疮，红肿热痛，甚则溃烂流脓，黏稠臭秽，头晕目眩，口苦咽干，渴喜冷饮，身热心烦，大便干结，舌红苔黄，脉滑数。

治疗法则：清热解毒，化瘀除湿。

方药举例：仙方活命饮。

白芷、贝母、防风、赤芍、当归、皂刺、穿山甲、天花粉、乳香、没药、金银花、陈皮、甘草。

若疮久不愈，正气不足，邪毒内陷者，宜扶正托毒。方用补中益气汤。

若日久伤阴者，治宜养阴清热解毒。方用百合地黄汤。

（2）寒湿型

主要证候：阴疮坚硬，皮色不变，或有疼痛，溃后脓水淋漓，神疲倦怠，食少纳呆，舌淡，苔白腻，脉细弱。

治疗法则：温经化湿，活血散结。

方药举例：阳和汤加减。

熟地、鹿角胶、姜炭、肉桂、麻黄、白芥子、甘草、苍术、皂刺、莪术、茯苓。

若正虚邪盛者，症见疮久不敛，心悸气短。治宜托里消毒。方用托里消毒散（人参、白术、黄芪、当归、茯苓、白芍、川芎、白芷、皂刺、桔梗、金银花、甘草）。

2. 单方验方

前庭大腺脓肿切开引流后，每日用黄连液 20mL 冲洗脓腔，冲洗后用凡士林纱条引流，每日中药坐浴 3 次。外洗方药为：黄连 15g，黄柏、连翘、丹参各 30g，红花 10g，赤芍 20g，皂刺 10g。此方适用于红肿期。若为硬结期则用丹参、败酱草、苏木各 30g，赤芍 20g，青皮、五倍子、浙贝各 10g，夏枯草、桂枝各 15g。红肿期宜冷浴，硬结期宜热浴。7d 为 1 疗程。

第七节 外阴良性肿瘤

外阴肿瘤有良性与恶性之分。一般外阴良性肿瘤较少见．肿瘤发展时，机体对一系列有害因素的增生反应后果，持久地改变了组织与细胞中物质代谢，结果引起一种不可遏止的生长病灶。这种病灶发生的决定性作用，是机体丧失了生来所固有的节制细胞增生的反应能力。

肿瘤开始生长后，可能暂时停顿，但如果没有特殊影响，它不会完全停止生长，甚至在最初使肿瘤出现的原因消除后，也不会停止。因此，有人给肿瘤加上"自律性"的名称，即相对地不受机体调节的影响。一切类型的肿瘤特征，是组织结构上或多或少的不典型性和生长的不可遏止性。不仅是恶性肿瘤，就是大多数在病程上完全良性的肿瘤，也有形态上不典型性和多型性。良性肿瘤对人体危害较小，它具有如下特征：

①生长缓慢。

②瘤体常为一层纤维包膜所覆盖。

③瘤细胞不侵入血管、淋巴管或附近正常组织。

④瘤细胞完全分化与正常细胞无甚差异，

对于肿瘤的分类，自然是以病因分类最为妥善，但目前由于对多种肿瘤的病因尚未明了，因此只能以瘤细胞的组织来源及其形态为分类基础。

外阴良性肿瘤相当于中医学中"阴肿"、"瘤"的范畴。

一、临床表现

（一）外阴尖锐湿疣

一般无合并感染的外阴尖锐湿疣少有症状，但本病常与其他感染同时存在，出现排异味液和局部刺激症状。当感染较广泛或较深时，可产生较严重的疼痛。在妊娠时，病变发展较快，且常侵入阴道下段，疣组织被浸软，继发感染，引起剧烈的疼痛，且常有出血。外阴的前庭、阴唇为好发部位，其他如会阴的皮肤、阴道、宫颈也都可发生，阴阜和肛周较少见。早期病灶为分散而微小的乳头状隆起，呈淡红色、暗红色或污灰色。随着病情的发展，病灶增大并相互融合，密集重叠成基底宽大的菜花样瘤，根部有较宽的蒂。大病灶可形成溃疡，合并感染时有异臭。偶可发生恶变。

（二）外阴乳头状瘤

外阴乳头状瘤多发生在成年妇女，尤以中年妇女为常见。好发于大阴唇，但外阴任何部位均可发生。外阴乳头状瘤为一软性疣状肉质赘生物，通常体积不大，偶可达4~5cm，以单发多见，偶见多发。乳头状瘤表面呈皱纹，较易受损而形成溃疡。本病生长缓慢，常无症状，但若合并感染或溃疡形成时，可出现痒、痛感。约有2%~3%恶变率。

（三）外阴痣

外阴痣一般无任何症状，其颜色可从棕褐色至黑色。痣的大小直径可为0.1~7cm。因外阴痣有发展成恶性黑色素瘤的可能，有报告指出约40%的恶性黑色素瘤源自黑痣，且其死亡率较高，虽不常见，但亦应引起高度重视。同时也要求临床医师应懂得外阴痣的外形与病理类型的联系，以便对易恶变的痣及时处理。识别方法：扁平的痣为交界痣，高出皮表、微隆起痣为混和痣；乳头状的痣多为皮内痣，但部分可为混和痣，圆顶形或带蒂的痣均为皮内痣。

（四）外阴纤维瘤

外阴纤维瘤好发于生育期妇女，较一般外阴良性肿瘤常见。多发生于外阴的纤维组织，故以大阴唇为常见好发部位。小阴唇、阴蒂、圆韧带少见。骨盆筋膜、膀胱阴道隔和直肠阴道隔更为罕见。肿瘤一般为带蒂的小或中等大小的肿瘤，直径可从1~8cm不等，有包膜，多呈球形或卵圆形，表面有分叶，质硬；偶尔可长得很大，有报道一重约120kg的巨型纤维瘤。肿瘤常为单发。起源于外阴的纤维瘤最易透明变性，变性后质地可变软。起源于盆腔结缔组织的纤维瘤常向下生长，就诊时常见较大的肿瘤。外阴纤维瘤较小时可无症状，较大时可出现下坠及疼痛症状，并可伴排尿障碍及性交困难。

（五）外阴脂肪瘤

虽然外阴部有丰富的脂肪组织，却很少发生脂肪瘤。多发生于大阴唇和阴阜，表现为半球形或分叶状，基底宽、偶有蒂，大小不一，最大直径可达17cm。除非表皮溃破或长大时有下垂感，一般无症状。

（六）外阴血管瘤

外阴血管瘤与身体其他部位的血管瘤一样，实际上是血管的畸形，而不是真正的肿瘤。外阴血管瘤大致可分为毛细血管瘤、海绵状血管瘤、血管角质瘤3种。各种血管瘤因其所在部位、大小和组织学类型不同而不同。

1. 毛细血管瘤

外观似草莓样，凸起、红色、质软。肿瘤大小从几毫米到几厘米直径不等。初起时，可不断增大，但随年龄增大，可逐渐退化或稳定。肿瘤上皮较薄，较易因外伤而导致出血或感染后形成溃疡。

2. 海绵状血管瘤

外阴海绵状血管瘤呈深紫色，多为小叶状。肿瘤形状不规则，表面皮肤正常，大小面积不一，可从数平方毫米到数平方厘米不等，面积大者可累及会阴、阴道及肛门。如病灶较小可无症状，较大者可引起会阴部的下坠和不适感。如覆盖皮肤溃烂，可产生疼痛、出血，偶可发生大出血。对累及阴道、会阴或直肠的较大血管瘤，可使阴道变形。产妇需行剖腹产，以免致生产时发生肿瘤破损引起的大出血。

3. 血管角质瘤

外阴血管角质瘤多发生在生育年龄妇女，妊娠可使病情加重。外阴血管角质瘤可单发，也可多发，表面颜色多样化，可呈深红、鲜红、棕色、蓝色甚至黑色。其外观可呈分叶状、丘疹状，也可呈不规则或疣状，大小为0.2~2cm。临床症状较少，除非肿物出现溃疡、出血。

(七) 外阴淋巴管瘤

淋巴管瘤发生于淋巴管，同血管瘤一样，因内皮细胞处于增生状态，故称为肿瘤。淋巴管瘤大致可分为单纯性淋巴管瘤、海绵状淋巴管瘤、局限性淋巴管瘤3种。

1. 单纯性淋巴管瘤

外阴单纯性淋巴管瘤为一质软、可压缩、单发或多发、结节或弥漫性的肿物。初起时无任何症状，但当肿物呈弥漫性增大或破裂时，可出现下坠不适感和从肿物溢出淋巴液。

2. 海绵状淋巴管瘤

外阴海绵状淋巴管瘤质地软，可压缩，弥漫性生长。其生长范围可从外阴部向下延伸至会阴，向上伸入阴道。肿瘤表面皮肤常呈正常。

(八) 外阴化脓性肉芽肿

外阴化脓性肉芽肿常为单发，可无蒂或带蒂，表面呈深红到棕红色，其大小在0.5~2cm。肿瘤因表皮较薄易因损伤而出血。

(九) 尿道肉阜

尿道肉阜好发于绝经后妇女。于尿道口可见红色的肉状物。肿物多数无蒂，偶可见有蒂，单灶性。多数可无症状，亦可出现局部疼痛、尿失禁、痛性血尿和肿物出血。但无排尿困难。

(十) 外阴中肾管和副中肾管囊肿

外阴部的中肾管和副中肾管囊肿多发生于处女膜旁、前庭、小阴唇和阴蒂周围组织中，以单发多见，位置表浅，囊壁薄。大小一般在2cm左右，体积较大时，可形成瘤蒂。囊肿内含粘液。极少发生继发感染或恶变。

(十一) 外阴乳腺组织囊肿

外阴乳腺组织严格地讲并非是异位组织，而是附属物。其腺体可随月经周期的变化而变化，也具有乳腺的功能。外阴乳腺组织囊肿外观上缺乏特异性，小者可是孤立的乳腺管上皮结节，大者可如正常乳房大小。经期孕期增大，产褥期可分泌乳汁，有较高的恶变率。

(十二) 前庭大腺囊肿和脓肿

二、辅助检查

因外阴良性肿瘤多无临床症状或症状不明显，且外观易混淆，因此需以病理诊断做为主要诊断依据。

(一) 外阴尖锐湿疣

1. 病理检查

大体所见为隆起的肿块，呈乳头状、菜花状或结节状，色紫红，大小不一，表面可糜烂或角化；镜下可见明显增厚的上皮形成树枝状，表面覆盖鳞状上皮，角质层稍增厚，大多为角化不全上皮细胞。棘细胞层有明显的细胞内空泡，真皮内有慢性炎症细胞浸润。

2. 聚合酶链反应（PCR）方法

PCR方法可确诊病变是否为HPV感染，并可确定HPV类型，阳性率达100%。

3. 免疫组织化学方法

此法检测人乳头状瘤病毒核壳抗原（HPV-Ag），阳性率为50%~69.6%。

（二）外阴乳头状瘤

病理大体所见为带蒂的草状、类葡萄状或菜花状肿物。镜下可见多皱襞的鳞状上皮，其表面覆盖一层疏松的纤维组织。整个上皮层增厚，呈树枝状排列，轻度角化过度，胞浆内缺空泡，在表皮层下有轻度炎症反应。

（三）外阴痣

痣细胞起源于表皮内的黑色素细胞和皮神经鞘细胞，可分为交界痣、皮内痣和混合痣3种类型。交界痣的特点是上皮基底细胞生长活跃，并形成界限分明的细胞巢。细胞巢可位于基底细胞层，较易恶变；复合痣为痣细胞巢位于表皮内的皮内痣及交界痣两者的复合，具潜在恶变性，皮内痣局限于表皮层内，恶变极少。痣细胞为卵圆形或骰状形，有清楚的包膜，胞浆均匀，内含棕黑色素，胞核呈圆形或卵圆形，大而苍白、泡状。真皮深部的痣细胞可呈纺锤形埋置于纤维组织中。真皮可含有多核的痣细胞。

（四）外阴纤维瘤

病理检查可见增生的纤维细胞和不等量的胶原纤维，呈束状交错排列，无核分裂相。如采用Masson的三色染色法极易辨认。肿瘤切面为致密、灰白色纤维基质，偶可见透明变性。

（五）外阴脂肪瘤

病理检查镜下可见成熟的脂肪细胞，常无明显的结缔组织包膜，瘤细胞间散布有纤维结缔组织条索。当纤维组织占优势时，则称之为纤维脂肪瘤。

（六）外阴血管瘤

1. 毛细血管瘤

病理检查镜下可见肿瘤内毛细血管扩张，新生血管形成。初期，毛细血管大量增生，血管内皮细胞增大、外突。经过一段时间后，内皮细胞退化，毛细血管腔变宽。最后，纤维组织取代血管，肿瘤逐渐缩小。

2. 海绵状血管瘤

病理检查镜下可见肿瘤出现大而不规则的血管囊，内衬单层内皮细胞，血管壁较厚。在皮下脂肪内的扩张血管可形成分枝，进入筋膜或肌肉间隔膜。

3. 血管角质瘤

病理可见上皮角化过度及无数扩张的毛细血管，紧贴于表皮与真皮交界处，同时出现不同程度的棘皮、乳头瘤病，常伴慢性炎症反应。

（七）外阴淋巴管瘤

1. 单纯性淋巴管瘤

病理检查镜下可见肿瘤位于上皮内，内含大小不同的淋巴管。淋巴管内可有或无淋巴液，管壁薄，衬内皮细胞。

2. 海绵状淋巴管瘤

病理检查镜下可见肿瘤位于真皮、皮下或延伸至肌肉，出现单层内皮细胞的大囊，内含淋巴液。肥厚的结缔组织包绕淋巴管。

（八）外阴化脓性肉芽肿

病理检查镜下可见浅表溃疡面覆盖肉芽肿组织，间质内毛细血管极度增生，其外层间质疏松水肿。

（九）尿道肉阜

病理检查镜下可见尿道肉阜是由松散的结缔组织、扩张的血管、炎症细胞和覆盖的上皮层所组成。有时上皮脚可延伸至病灶中。通常可分为：肉芽肿型、血管瘤型和乳头状瘤型。

（十）外阴中肾管囊肿和副中肾管囊肿

病理检查中肾管囊肿镜下可见囊壁薄，由纤维组织及少量平滑肌组成，囊壁上皮多为立方状或柱状上皮，有基底膜，有时可部分出现鳞状上皮。

副中肾管囊肿壁有两种类型，即宫颈管内膜型和输卵管型。宫颈管内膜型多见，囊壁由高柱状上皮组成，有基底膜。输卵管型囊壁为不规则的柱状上皮，基底膜不完整或缺如，细胞核大，多空泡，多位于细胞中央。

（十一）外阴乳腺组织囊肿

病理检查镜下可见其结构与正常部位的乳腺结构相同。

（十二）前庭大腺囊肿和脓肿

三、诊断与鉴别诊断

（一）诊断

根据各种类型外阴良性肿瘤的临床表现及病理检查，临床不难以诊断。

（二）鉴别诊断

①前庭大腺囊肿与副中肾管囊肿：二者均可发生在阴蒂、阴唇部位，且均为囊性肿物，但前庭大腺囊肿较易感染，而副中肾管囊肿位置较深，不易感染，且其体积较小，直径一般很少超过2.0cm。

②异位乳腺组织囊肿与子宫内膜异位囊肿：二者均随着月经周期的变化而变化。而前者在妊娠期与哺乳期表现更为明显，表现在妊娠期出现肿块，产褥期肿块继续增大；而后者则表现为肿块在经前肿胀，经后萎缩。镜检前者可查到子宫内膜组织，而后者为乳腺组织。

③脂肪瘤与纤维瘤：二者均好发于大阴唇，呈分叶状．而前者位于皮下脂肪内，质地软；后者触诊质硬，病理检查可帮助确诊。

四、治疗

（一）一般治疗

对于某些肿瘤较小而无症状者，可不予治疗，如血管瘤、脂肪瘤。同时保持外阴清洁。

（二）西医治疗

1. 尖锐湿疣

①用200~250g/L的足叶草脂安息香酊，仔细涂于每一个病变部位，数小时后，病变部位变

成白色，嘱患者用肥皂水洗涤患处，将多余药液洗去，约1周后可恢复正常。若病灶直径大于2cm，则不可用此法，否则易造成不全坏死、化脓菌感染等并发症。

②CO_2激光治疗：可用于单个或多个病灶，效果佳。

③手术治疗：适用于病变大而单个性者，或宫颈、阴道的病变。

④对妊娠期的病变，必须谨慎。在妊娠期，病变生长得很快，有时可充满整个阴道，如处理不当，易引起严重出血、感染、败血症，甚至死亡，因此在妊娠期，最好不予治疗，待足月时如产遭受阻，可选择剖宫产，产后疣组织可自行消退，如未消退，可用上述方法治疗。

2. 其他

大多数外阴良性肿瘤均可采用手术治疗，局部切除病变组织，如疑有恶变者，可行局部广泛切除术，术后将组织作病理检查，以明确诊断。对于血管瘤亦可采用CO_2冷冻治疗、放射治疗等方法。对于前庭大腺囊肿和脓肿的治疗。

(三) 中医治疗

1. 辨证治疗

(1) 痰瘀型

主要证候：外阴部软性包块，大小不等，推之可移，无压痛，或外阴有重坠感，伴脘腹胀满，食欲不振，呕恶多痰，带下量多，质稀，舌质淡胖，苔白腻，脉滑。

治疗法则：健脾益气，理气化痰。

方药举例：温胆汤加减。

党参、白术、半夏、陈皮、茯苓、当归、枳实、胆南星、香附、白芥子、丝瓜络。若肿块难消可酌加黄芪、大贝、花粉、皂刺，食欲不振、腹胀加砂仁、木香。

(2) 肾虚型

主要证候：外阴部色泽深褐或灰黑的斑点，略高出皮肤，伴面色晦暗，腰膝酸软，头晕耳鸣，舌淡苔薄，脉沉细。

治疗法则：滋肾化源。

方药举例：六味地黄丸加减。

生地、熟地、山药、山萸、丹皮、泽泻、茯苓、桃仁、红花。若畏寒肢冷可加附子、肉桂；腰膝酸软加菟丝子、杜仲、川断；头晕耳鸣加首乌。

(3) 血瘀型

主要证候：外阴部结节性肿块，大小不等，推之不移、质较硬，呈紫色或红色海绵状突起，伴胸闷胁胀，舌质紫暗或有瘀点，脉沉弦或弦细。

治疗法则：活血通络，软坚散结。

方药举例：活血逐瘀汤加减。

三棱、莪术、丹参、乌药、白芥子、鸡血藤、大贝、赤芍、僵蚕、桃仁、红花、丝瓜络。若胸闷胁胀加柴胡、木香；肿块坚硬加鳖甲、皂刺、海藻、昆布。

2. 单方验方

①苍耳草适量，荆芥、苦参、白芷各100g，每日1次，煎汤熏洗。可用于治疗纤维瘤、汗腺瘤等。

②柴胡、白芍、赤芍、茯苓、昆布、夏枯草各15g，白花蛇舌草、海藻、钩藤各25g，牡蛎50g。水煎服，适用于治疗神经纤维瘤。

③徐如恩应用内消痰核汤治疗皮下脂肪瘤10余例，疗效佳。药物：党参、牡蛎、夏枯草各

30g，丹参、海藻各20g，甘草10g，羌活16g，白芥子12g，柴胡、姜半夏、川芎各5g，甲珠9g。水煎服，日1剂。生于下肢者加牛膝、海桐皮；气虚加黄芪、山药；食欲不振者加焦山楂、神曲。

（四）中西医结合治疗

目前有报道，对血管瘤的治疗采用中西医结合，疗效较为满意。方法：用消痔灵注射液与10g/L的普鲁卡因按1∶1混合（普鲁卡因皮试），抽入注射器内约5~10mL，用细长针刺入瘤体内，缓慢注入至整个瘤体高起为止。退针至皮肤处再注少量药液，减少针孔渗血，外盖无菌纱布。每次用药液3~6mL，隔1周后，若瘤体尚未发硬萎缩，可将消痔灵注射液与10g/L普鲁卡因以2∶1混合如前法注射。一般注射2~3次即可，较大者可注射4~5次。

第八节 外阴恶性肿瘤

外阴原发性恶性肿瘤占女性全身性恶性肿瘤的1%，占女性生殖道恶性肿瘤的3%~5%。外阴恶性肿瘤包括来自表皮的癌：外阴鳞状细胞癌、基底细胞癌、派杰氏病、汗腺癌、恶性黑色素瘤；来自特殊腺体的腺癌：前庭大腺癌、尿道旁腺癌；来自表皮下软组织的肉瘤：纤维肉瘤、平滑肌肉瘤、横纹肌肉瘤、血管肉瘤和淋巴肉瘤等。外阴各类恶性肿瘤中，以鳞状细胞癌最常见，占外阴恶性肿瘤的80%以上和占妇科恶性肿瘤的3.5%。外阴恶性肿瘤的恶性程度以恶性黑色素瘤和肉瘤较高，腺癌和鳞癌次之，基底细胞癌罕见转移，恶性度最低。外阴恶性肿瘤好发于绝经后的妇女，但约有40%发生在40岁以下的妇女。

外阴恶性肿瘤的病因至今仍不清楚，但根据多年来的研究结果，认为下述各点可能是引起外阴恶性肿瘤的原因：①卵巢功能衰竭引起的外阴组织萎缩是先兆因素之一；②性病、外阴营养不良，病毒感染等也可能是引起某些外阴癌的因素；③慢性外阴炎症也可能是重要的致癌因素。

外阴恶性肿瘤在中医学中可统归于"癌疮"范畴。

一、临床表现

（一）外阴鳞状上皮内瘤变

此病名是1972年国际妇科病理学会推荐用外阴上皮内瘤变代替传统的混淆病名（鲍文氏病、Querat红斑瘤、单纯癌、严重非典型增生营养不良和鳞状细胞原位癌等）。

外阴表皮内肿瘤以大小阴唇较常见，阴蒂次之，尿道口及其周围较少见。很多病例无症状，在妇科检查时发现。主要的症状是外阴瘙痒，其程度多数较轻，但偶尔有较严重者。病灶表现为表皮的隆起、斑块或乳头状，表面颜色呈多样变化，可呈白色、灰色、粉红色、深红色、棕色和黑色素沉着，这些颜色偶可单独出现，也可混合同时出现。病灶可呈灶性，但也可呈弥漫覆盖整个外阴。

（二）外阴鳞状细胞浸润癌

外阴鳞状细胞浸润癌主要发生于绝经后的妇女，平均年龄国内为50岁，国外为60岁。绝大多数鳞状上皮癌患者，在病变发生的同时或之前有瘙痒症状。瘙痒的原因主要是外阴慢性病灶所引起，如外阴营养不良等，而非由癌瘤本身所造成。近一半的病人有5年以上的外阴瘙痒病史。瘙痒以晚间为重。因抓搔致外阴表皮剥脱。更加重此症状。由于许多外阴鳞癌患者存在致瘙痒症状的慢性疾病，因此癌变前症状持续时间难以判定。随病灶位置的不同也可出现其他症状，如病灶在前庭处的癌灶，可能出现排尿困难。这可能由于排尿时尿液刺激前庭病灶烧灼不适所致。诚然，随病情的发展可出现病灶局部的疼痛、出血和转移灶的相应症状。约有10%的微小浸润癌可无症状。

外阴浸润性鳞癌多发生于大、小阴唇，尤以右侧大阴唇更为常见。但任何外阴部位均可发生。早期浸润癌体征不明显，常与外阴营养不良疾患共存。临床型的外阴癌灶多变，直径大小约0.5~8cm，颜色可呈白色、灰色、粉红色或暗红色，表面既可干燥和洁净，也可有分泌物和坏死。癌灶可为单发或多发。单灶性癌可分为菜花型和溃疡型。向外生长的菜花型多为分化好的病灶。溃疡型癌灶呈浸润生长，多发生于外阴后部，常侵犯巴氏腺、会阴体和坐骨直肠窝。多灶性癌占外阴癌的1/4。外阴多有色素增加。常伴有外阴营养不良疾患，病灶弥漫，少见明显的小病灶。

起源于前庭大腺的鳞状细胞癌，其表现往往为阴唇系带附近的大阴唇有硬性水肿现象，但其表面皮肤可能尚好。中晚期外阴鳞状细胞癌可出现转移，其转移途径有局部蔓延、淋巴转移和血行转移。

（三）外阴派杰氏病

本病好发于绝经后的妇女，平均年龄为62岁。主要症状为顽固性的外阴瘙痒和局部疼痛或烧灼感。病灶开始于外阴生毛部、大阴唇或肛周，然后向小阴唇扩张。偶见侵犯尿道、膀胱，输尿管甚至宫颈内膜．病灶表现为外阴部隆起边界清楚的红色湿疹状斑块，有白色痂皮覆盖。

（四）外阴基底细胞癌

本病为不常见的外阴恶性肿瘤，约占外阴恶性肿瘤的2%~13%。本病以绝经后妇女为常见，平均年龄为58~59岁。其主要症状为局部瘙痒或烧灼感，也可无症状。肿瘤出现溃疡、感染时，会出现局部疼痛和分泌具有臭味的血性分泌物。常见部位为大阴唇，也可在小阴唇、阴蒂和阴唇系带出现。病灶早期呈灰色，几乎有些半透明，位于变薄的上皮下，小结节直径常常小于2cm。

外阴基底癌病灶多为单发，偶为多发。此外，约有20%伴发其他癌瘤，如外阴鳞癌、恶性黑色素瘤、乳腺癌、宫颈癌或皮肤癌。外阴基底细胞癌以局部浸润扩展为其特点，很少发生转移，区域淋巴转移少于1%。如发病时间较长，局部病灶较大，浸润较广时，也可发生区域淋巴结转移。合并鳞状细胞癌则淋巴转移率较高。

（五）前庭大腺癌

前庭大腺所发生的癌瘤较少见，约占外阴恶性肿瘤的5%。发病年龄通常比外阴鳞癌年轻10岁，50~60岁为发病高峰年龄。其最常见症状为阴道疼痛和肿胀。中晚期患者，前庭大腺肿物溃破，出现溃疡，合并感染可出现渗液或流血。癌灶向周围浸润及阴道直肠隔或会阴，可有阴道或会阴的疼痛和肿胀。

于阴唇下1/3处可见肿胀，能触及深部硬实、呈结节状的肿块，表面皮肤完整。随着肿瘤发展，肿物溃破感染，浸润阴道或会阴，腹股沟淋巴结由于癌的转移而肿大。同时出现双侧原发性前庭大腺癌者极为罕见，至70年代初，尚无报道。

（六）外阴肉瘤

外阴肉瘤很罕见，约占外阴恶性肿瘤的1.1%~2%，包括平滑肌肉瘤、脂肪肉瘤、淋巴肉瘤、横纹肌肉瘤、纤维肉瘤、恶性神经鞘瘤、血管肉瘤和表皮样肉瘤等一大组恶性肿瘤。其病因不明。

其症状为初起时肿块较小，位于皮下，可无任何症状。以后肿块逐渐增大，侵犯皮肤形成溃疡，合并感染时可出现疼痛和出血。患者往往因肿块、出血和疼痛而就诊。有些病例肿块可在若干年内无变化，而后迅速增大。外阴肿块常位于大阴唇，其他部位较少见。肿块大小为1~5cm，圆形或椭圆形，孤立或多发。早期患者肿块表面皮肤完好，随着肿瘤发展，皮肤受累后出现充血、溃疡、感染和出血。晚期肿瘤可能侵犯深部组织，而固定于耻、坐骨上，或出现远处转移。

二、辅助检查

（一）外阴鳞状上皮内瘤变

大体病理可见病灶表现为表皮增生，可出现皮肤增厚斑块、乳头或小的赘疣，表面可呈灰白色、黑色素沉着或暗红色，肿瘤表面干燥、脱屑、边界不清楚。瘤灶常可多发，并可相互融合。镜下病理可见外阴表皮内肿瘤呈非典型增生。其表现为被覆的表皮增厚，可形成乳头，呈区域性或灶性的轻度到中度间变。核分裂多，在基底细胞层以上可见分裂相。非典型增生发展严重达到原位癌。除上述表现加重外，可有表皮细胞极性紊乱，明显间变，累及表皮全层，但基底膜完整，可出现凹空细胞。经核酸杂交技术检测，此凹空细胞多含有 HVP DNA16 型。

（二）外阴鳞状细胞浸润癌

1. 细胞学检查

对可疑病灶行印片细胞学检查，常可见到癌细胞，由于外阴病灶常合并有感染，其阳性率仅 50%左右。

2. 影像学检查

为了在治疗前准确定出临床分期，以利于客观地制定治疗方案，可行盆髂、腹主动脉旁淋巴的 B 超、CT、核磁共振和淋巴造影等检查。

3. 病理活检

对一切外阴赘生物，包括菜花灶、溃疡灶、结节灶，白色病灶等均需作活体组织的检查。活检时，为避免取材不准确而发生误诊，可采用阴道放大镜或/和用甲苯胺蓝进行外阴染色，定出可疑灶后，再行活检。对有合并坏死的病灶取材应有足够的深度，避免误取坏死组织。

（1）大体病理

外阴病灶可出现小的浅表、高起的硬溃疡或小的硬结节，也可呈现大片融合伴感染、坏死、出血的大病灶。多数病灶周围伴有白色病变或可能有糜烂和溃疡。

（2）镜下病理

多数外阴鳞状细胞癌是分化好的，具角化珠和细胞间桥。前庭和阴蒂的病灶倾向于分化差或未分化，常有淋巴管和神经周围的侵犯。在进行病理镜下观察时应注意癌灶大小、数量、浸润间质的深度、病理分级、有无淋巴管和血管的受犯和共存的其他外阴疾患。目前虽对"微小浸润癌"间质浸润深度和测量方法仍有争论，但上述因素在指导临床进行治疗和对预后的估计均极其重要。

外阴鳞状细胞癌除大部分源于外阴皮肤粘膜外，还可发生于前庭大腺的外排泄的大导管上皮。此类癌灶位于阴唇脂肪内，连续病理切片，可以发现癌灶与腺导管之间的关系。

此外，外阴部可出现少见的腺鳞癌。镜下见肿瘤内含有鳞状细胞和含有粘液的腺样结构，但此类型与外阴鳞状细胞癌生物学行为无差异。

（三）外阴派杰氏病

1. 细胞学检查

有的病灶印片细胞学检查可见派杰氏细胞，但局限于表皮深部的病灶常呈假阴性。

2. 病理检查

大体病理可见病灶为边界清楚的红色湿疹样斑块。红色病变部位可形成白色痂皮。揭除痂皮后露出鲜红色颗粒的糜烂面。

镜下病理可见在表皮深层，尤其在钉脚内可见单个或小群分散的派杰氏细胞。此细胞大，有丰富的胞浆，呈透明空泡状。苏木素和伊红染色不明显。但胞浆内含黏多糖，用PAS染色呈阳性。核/浆比为1:3。胞核明显，常位于一边，染色质细而分散，有些核呈折迭，核仁不大，少核分裂。派杰氏细胞进一步增殖，可扩展至表皮全层、表皮附件（毛囊、汗腺、皮脂腺）。真皮层可见淋巴细胞和少量浆细胞浸润。

（四）外阴基底细胞癌

1. 大体病理

可分为两种最基本类型，即表浅斑块型和侵蚀性溃疡型。表浅斑块型表面粗糙、带有黑色素或呈微红色，质地较硬。侵蚀性溃疡呈局限性硬结，边缘隆起呈围堤状，中心出现表浅溃疡，或出现坏死组织或表面结痂。偶尔可见病灶呈色素性肿块，斑丘疹或如蕈样息肉状生长物。肿瘤周围可出现卫星结节，也可为多中心起源。

2. 镜下病理

为无间变的基底细胞形成多样的结构，常呈浸润性生长。癌细胞呈椭圆形或多边形，紧密排列成团，细胞核呈卵圆形，染色质细小，染成深蓝色，核分裂象稀少。细胞浆不明显，癌细胞团的边界为柱状或立方形上皮细胞，呈栅栏状排列。基底细胞癌有分化较好的，呈囊性、腺性或角化等形态的细胞和未分化的、成分一致的细胞混合而成。有时癌细胞团中心可见小量，偶有大量黑色素和鳞状上皮角化珠。角化珠为基底细胞向成熟发展，而不是恶化的表现。基底细胞癌的细胞，形态比较一致，缺乏细胞间桥，并且癌灶与皮肤或毛囊表皮的基底细胞层相连。

基底细胞癌由毛囊或表皮的多功能幼稚细胞发生，可向多方向分化。由于肿瘤发展阶段、分化程度和分化方向不同，可分为实性或髓样型、梁柱型或角化型、硬化型或纤维型、表浅扩展型、色素型或黑色素型。常以一种类型为主，伴有其他一、两种类型。以实性型或髓样型为常见，其余4种较少见。

（五）前庭大腺癌

1. 大体病理

通常是局限性的，切面苍白，分叶状。晚期出现溃疡，常常合并感染，分叶中有粘液和脓液。

2. 镜下病理

常见为腺癌。因前庭大腺导管在近阴道部分，其内衬以鳞状上皮。前庭大腺的鳞癌在组织学上与外阴鳞癌相似，其分化程度分为分化良好、中度分化和分化差3类。前庭大腺的腺癌在组织学上腺体和细胞多数分化不良。肿瘤通常产生大量粘液。前庭大腺癌比外阴鳞癌更易出现腹股沟和盆腔淋巴结转移，而导致预后不良。

（六）外阴肉瘤

1. 大体病理

外阴肉瘤为实性肿块。切面可呈鱼肉样，淡红色、灰白色或暗黄色，质脆或软，但有些纤维较多的病灶则质地较韧实。较大的病灶可伴有出血和坏死。

2. 镜下病理

依病变的组织学来源不同而有不同的表现：

平滑肌肉瘤的瘤细胞细长，胞浆嗜伊红，染色质增多，胞核较大。核分裂象一般多于10个/10个高倍视野。肿瘤细胞呈栅栏状或漩涡状排列。肿瘤边缘不规则地浸润周围组织。

脂肪肉瘤的瘤细胞呈梭形、圆形或星形。胞浆中可见脂滴或空泡．瘤细胞间可有淡蓝色粘液和脂肪滴。

恶性淋巴瘤的瘤细胞，多有不同程度的间变，瘤细胞呈散在或密集分布，并有核分裂象。肿瘤与周围组织分界不清。

纤维肉瘤的瘤细胞呈梭形，有异常核分裂，呈不规则的栅栏状排列，并有数量不等的胶原纤维。

横纹肌肉瘤的瘤细胞，随分化程度的不同，而具有不同数量的核分裂象。在细胞浆中可用磷钨酸-苏木素染色，找到清晰的横纹。

三、诊断与鉴别诊断

（一）诊断

外阴恶性肿瘤的诊断可依据临床症状和体征做出初步诊断，但要确诊需依据病理检查。

（二）鉴别诊断

1. 外阴鳞状上皮内瘤变

①外阴白色病变：外阴奇痒难忍，主要病变部位在大阴唇、阴唇间沟、阴蒂包皮和后联合等处。病区皮肤增厚、隆起，有皱襞或有鳞屑、湿疹样变。外阴颜色呈暗红或粉红夹杂有界限清晰的白色斑块。

②外阴湿疣：本病常发生在年轻妇女，是一种质较柔软而无溃疡的乳头状向外生长，有时为带蒂的肿块，可与其他性病病变并存。

2. 外阴鳞状细胞浸润癌

①外阴色素脱失病：包括白癜病、放射后或创伤后的疤痕。此类疾病均由于细胞代谢改变，引起色素脱失所致。白癜病为全身性疾病，可在身体其他部位同时发现皮肤病变。放射后或外伤后有病史可询。

②外阴湿疣：参见外阴鳞状上皮内瘤变。

③外阴白色病变：参见外阴鳞状上皮内瘤变。

④外阴汗腺腺瘤 c 发生于汗腺。具有生长缓慢、肿瘤境界清楚的特性，但当汗腺腺瘤一旦发生溃烂，就不易与癌区别，必须通过活组织的病理切片检查来肯定诊断。

3. 外阴派杰氏病

①外阴湿疹：本病不受年龄及部位的限制，也可发生于外阴以外的身体其他部位，也不限于老年，属慢性皮炎。表皮内可形成水疱或大疱并有淋巴细胞浸润，无癌性浸润及转移。激素治疗有效。

②外阴鳞状上皮原位癌：此病也可在外阴部出现湿疹样变，但病程进展较慢，如未发展为浸润癌则不发生转移，预后比派杰氏病好。

③恶性黑色素瘤：皮肤一般不出现湿疹样改变，但做病理检查时其组织学图像二者有混淆的可能，因为他们的病变中均可出现大而圆的胞浆透明的肿瘤细胞，并见恶性细胞，可侵犯表

皮。但多数恶性黑色瘤内可找到黑色素，结合临床所见不难区分。

4. 外阴基底细胞癌

①外阴非典型增生：外阴处皮肤变白，患者感觉局部奇痒，当病变处发生皲裂及溃疡时，除瘙痒外常有隐痛、性交障碍等。病变界限清楚，边缘略高出皮面，可为单发或多发。

②外阴鳞状细胞浸润癌：外阴处有肿块或溃疡，外阴瘙痒及疼痛，病变部位以大阴唇多见，肿块周围及基底坚硬，易发生淋巴结转移。

③未分化鳞状上皮癌：通常病灶发展较快，病史较短，也易出现区域淋巴转移。

④恶性黑色素瘤：有时与黑色素性基底细胞癌难以区别，但恶性黑色素瘤有痣的病史和恶变过程，恶变后发展快，易出现区域淋巴结转移。

5. 前庭大腺癌

①子宫内膜癌的阴道转移灶：通常前庭大腺癌位于大阴唇深面，而子宫内膜癌的阴道转移灶，通常出现于阴道口，且病灶较浅；子宫内膜活检阳性。

②前庭大腺囊肿：为常见的良性囊性病变。囊肿边界清楚，多年不变。并发感染时，局部出现红肿热痛，或排出脓液，抗菌治疗有效。前庭大腺慢性炎症则周围组织增厚，局部较为韧实。诊断有困难时，常需作病理确诊。

6. 外阴肉瘤

外阴软组织良性肿瘤，一般发展缓慢，而恶性肿瘤发展较快。外阴的肿块，尤其位于皮下、质地较实者，通常需作病理方能确诊。

四、治疗

（一）西医治疗

1. 外阴鳞状上皮内瘤变

（1）药物治疗

用 50g/L 5-Fu 软膏涂于外阴病灶，治疗效果不一，可从无效到 70% 完全消退，但一般认为失败率可达 50%。

（2）激光治疗

CO_2 激光治疗能保留外阴的外观，疗效比较好，但亦有约 1/3 的局部复发率。

（3）手术治疗

对药物治疗失败、病灶较广泛或复发的外阴表皮内肿瘤，可考虑手术切除。术式包括：病灶局部切除、局部广泛切除、单纯外阴切除和外阴皮肤剥除加薄层植皮术。手术的成功率在于病灶边缘距手术切口缘应有足够的距离。一般要求切除正常皮肤在 1cm 以上。

2. 外阴鳞状细胞浸润癌

（1）手术治疗

自 Taussig（1940）和 Way（1948）提倡外阴切除加双侧腹股沟淋巴结清扫术式以治疗外阴癌以来，此术式一直被沿用成为标准的手术疗法。但近来由于外阴癌患者中年轻患者增多以及对癌细胞的生物学行为进行了较深入的临床研究，手术治疗采用的术式逐渐趋向个体化，在考虑治愈病人的基础上，尽可能多保留一些正常组织，减少手术的损伤，尽可能维持器官的生理功能。

①Ⅰ期：a. 微小浸润癌：指原发病灶基底浸润深度≤1mm，无淋巴管或血管受累，癌灶组

织分化程度较好（Ⅰ～Ⅱ级），通常无腹股沟淋巴结的转移。对此病例可采用病灶的局部广泛切除术。

b. 其他浸润癌：外阴癌灶基底浸润深度在1～2mm，无淋巴管侵犯和组织分化好者，腹股沟淋巴结转移率约为8%，此类病灶可采用较小范围的根治性外阴切除术和腹股沟淋巴结清扫术；外阴癌灶基底浸润深度超过2mm以上，淋巴转移率可达11%～28%，若有癌灶周围淋巴管或血管受累以及癌灶组成分化不良者，其淋巴转移率更高。因此凡癌灶基底浸润深度超过2mm，淋巴管受累或癌灶组织分化差者，可行外阴癌联合根治术。

②Ⅱ～Ⅳ期：此类癌灶均超过2cm，淋巴结转移率在30%以上，均应行标准的外阴癌联合根治术，即外阴广泛切除及双侧腹股沟淋巴结（有时髂盆淋巴结）切除术。

（2）放射治疗

外阴浸润性鳞状细胞癌的放射治疗，包括应用高能放射治疗机行体外放射治疗和用放射治疗针行组织间质内插植治疗。外阴鳞状细胞癌虽然对放射线敏感，但由于外阴正常组织不能耐受使外阴癌组织得以治愈的最佳放疗剂量，一般外阴组织仅能耐受40～45Gy，而鳞癌的有效剂量为55～60Gy，因此疗效不佳。外阴癌放射治疗总的5年生存率为8%～47%。

（3）化疗

单一抗癌药的应用常用药物有博莱霉素、阿霉素、氨甲喋呤、5-氟脲嘧啶（5-Fu）、足叶乙甙（VP-16）、和环磷酰胺等。它们中以前3种药物治疗较好，有效率在50%左右。

3. 外阴派杰氏病

①用5-Fu软膏涂布于外阴病灶处，治疗有效。

②外阴派杰氏病以手术切除为主，对单发病灶者可行病灶广泛切除术；对多中心或较广泛病灶可行单纯外阴切除术。不论采用何种术式，切除正常皮肤应距病灶2.5cm以上。

4. 外阴基底细胞癌

（1）手术治疗

外阴基底细胞癌以手术为主要治疗手段。术式可采用病灶局部广泛切除。对较广泛病灶，应作外阴广泛切除。凡累及尿道或阴道、肛门时，应作相应部分的切除。有腹股沟淋巴结转移者，应做腹股沟淋巴结清扫术；腹股沟深部淋巴结转移阴性者，应做盆腔淋巴结清扫术。

（2）化疗

目前所用抗癌化疗药物对本病疗效不佳，但对较晚期的病例，抗癌化疗可作为综合治疗的一种补充手段。

5. 前庭大腺癌

前庭大腺癌的治疗以手术治疗为主，对中晚期病例应综合应用抗癌化疗和放射治疗。

（1）手术治疗

术式应作根治性外阴切除和腹股沟淋巴结清扫术。根治性外阴切除包括外阴广泛切除和部分肛提肌、坐骨直肠窝脂肪和受累部分的阴道壁广泛切除。

（2）抗癌化疗

有效药物为顺氯氨铂，碳铂和环磷酰胺。凡对其他部位的粘液腺癌有效的药物，对前庭大腺癌也有效。凡对外阴鳞癌有效的药物，对前庭大腺起源的和转移的鳞癌也有效。

（3）放射治疗

本病应用放射治疗疗效不佳，但高能放射治疗对前庭大腺起源的鳞状细胞癌的作用同一般的外阴鳞状细胞癌。

6. 外阴肉瘤

（1）手术治疗

采用根治性外阴切除和腹股沟淋巴清扫术。腹股沟淋巴结阳性则行髂盆区淋巴清扫术。采用肿瘤挖出术或保守性手术，80%局部出现复发。

（2）化疗

（2）化疗

①VAC方案：长春新碱 $1.5mg/m^2$ 静注，第1、8d；放线菌或更生霉素 $400\sim600\mu g/m^2$，静注，第1~4d；环磷酰胺 $300mg/m^2$，静注，第1、4、8d。3~4周重复使用，视骨髓功能恢复情况而定。

②ADIC方案：阿霉素 $60mg/m^2$，静滴，第1d；达卡巴嗪（DTIC）$250mg/m^2$，静滴，第1~5d。有效率42%。

③CYVADIC方案：环磷酰胺 $500mg/m^2$，静滴，第2d；长春新碱 $1.5mg/m^2$，静注，第1、8d；氮烯咪胺 $250mg/m^2$，静滴，第2d。每疗程间隔4周，有效率47%。

（3）放射治疗

于根治术后补充放射治疗，可减少术后局部复发率，与化疗综合应用也可达到近期治愈。

（二）中医治疗

1. 辨证治疗

（1）瘀毒内阻型

主要证候：外阴肿物、胬肉外翻、状如菜花或呈块状隆起高突，界清，或表面腐溃，时流腥臭脓水；伴有低热，喜冷饮，口干咽燥，带下色如米泔，有异味，舌质暗红，有瘀斑，苔薄黄而干，脉滑数。

治疗法则：清热解毒，活血祛瘀，化痰软坚。

方药举例：连翘散坚汤加减。

连翘、莪术、三棱、土瓜根、龙胆草、柴胡、黄芩、黄连、苍术、赤芍、甘草。若呕逆不止，药食不下加竹茹；若大便干结者加肉苁蓉。

（2）气血虚弱型

主要证候：外阴肿物日久，根盘渐扩大，始见腐溃，疮面有臭秽恶血流出，疮沿卷起，触之坚硬。伴形体消瘦，气短乏力，纳差，入夜则疼痛尤甚，舌质淡红，脉沉细而弱。

治疗法则：益气扶正托毒。

方药举例：黄芪散加减。

黄芪、石膏、麦冬、知母、白芍、茯苓、桂心、熟地、人参、升麻、甘草，若根盘浸润较深者加小金丹以破瘀散结，通络止痛；若自觉疼痛者加细辛、元胡。

2. 单方验方

①生马钱子6g，枯矾15g，鸦胆子10g，生附子6g，硇砂15g，雄黄15g，密佗僧6s，青黛10g，轻粉3g。共研细末，敷于肿块局部，周围用凡士林纱布保护正常组织，每日换药1次，连用5次，若肿瘤未消尽，仍可再用。

②肖梓荣应用菊藻丸（菊花100S、海藻100g、三棱100g、莪术100g、党参100g、黄芪100g、银花100g、山豆根100g、山慈姑100g、漏芦100g、黄连100g、蚤休750g、制马钱子50g、制蜈蚣50g、紫草25g、熟大黄15g、炼蜜为丸），1丸，日2次，口服，与外用药结合治疗，有一定疗效。

第九节 外阴损伤

外阴损伤常见原因是产伤、意外损伤（跌伤、撞伤），此外也可见于性交损伤。外阴部皮下及粘膜下组织疏松，血管丰富，一旦血管破裂很易形成血肿，局部组织常有明显肿胀、坠感和剧痛。

本病在中医学中可统归于"阴肿"、"阴痛"范畴。

一、临床表现

（一）外阴血肿

因受伤的部位、性质、深浅、累及的范围和就诊时间早晚不同，临床表现亦有区别。外阴血管丰富，且皮下或粘膜下组织疏松，一旦形成血肿，局部组织常有明显肿胀、坠感和剧痛。血肿可经阴道旁组织向上扩散至阔韧带甚至肾周围脂肪囊，出血严重者可伴有出血性休克。血肿多见于左右阴唇，也可见于阴蒂、阴阜。检查外阴表面皮肤肿胀呈暗紫色，发亮，严重者血肿向耻骨上扩展。血肿张力较大，触痛明显，如表面有裂伤，则有出血。有外阴血肿者必须作详细检查，要查明尿道、阴道等处有无裂伤。外阴血肿易并发感染，应予以注意。外阴血肿也可蔓延至阴道壁，如治疗不及时，血肿可沿阴道粘膜下，上至穹窿部，病人有严重的坠胀感和剧痛，面色苍白，脉搏快而细弱，血压下降，严重者伴出血性休克。

（二）处女膜裂伤

处女膜裂伤多因第一次性交造成，裂伤的程度不同，一般损伤不重，仅有少量出血及疼痛，多能自愈。检查处女膜有小裂口，裂口边缘呈暗红色附有少量血迹。但性交时如果动作粗暴、姿势不对，或于产后、老年妇女，或手术后阴道变短者常能发生严重的裂伤；甚至涉及阴道下段、穹窿或前庭部，可引起严重出血。通过外阴及阴道检查，即可查明裂伤程度，此外，意外损伤也可引起处女膜损伤。

（三）外阴分娩损伤

外阴分娩损伤常见的原因有会阴过厚、产力过猛、胎儿过大、胎位不正及操作失当等。

临床表现为局部出血及疼痛。检查时可发现前庭部、尿道口周围、小阴唇内侧、会阴部和阴道有裂伤口，有时多处软组织可出现血肿。会阴裂伤可分为Ⅲ度：

Ⅰ度裂伤：指会阴皮肤、粘膜、阴唇系带、前庭粘膜、阴道粘膜等处有撕裂，但未累及肌层，一般出血不多。

Ⅱ度裂伤：指撕裂累及骨盆底肌肉和筋膜，如球海绵体肌、会阴浅横肌及肛提肌等，但肛门括约肌仍保持完整。

Ⅲ度裂伤：指肛门括约肌全部或部分撕裂，甚至直肠前壁亦可被撕裂，后两种情况局部出血较多，如不及时缝合，也可因持续性出血造成休克。

二、辅助检查

一般情况下，妇科检查即可确诊。但若患者出血量较多，甚至休克，应急检血常规。

三、诊断与鉴别诊断

本病根据病史和临床体征，不难加以诊断。本病因病因明确，临床表现较为典型，不易与其他疾病相混淆，临床多可明确诊断。

四、治疗

(一) 一般治疗

外阴血肿直径在 4~5cm 以下者，可用局部冷敷，严密观察，如无继续增大，24h 后可给予热敷，促进血液吸收，血肿腔皮肤层不缝合，并放置凡士林纱布引流，以防止再度积血，并用丁字带加压、沙袋固定压迫，24h 后取出纱条。

(二) 西医治疗

①对新鲜的局部损伤应寻找出血点，经结扎止血后缝合。

②在血肿最突出的部位，切开减压，清除凝血块，有活动性出血应缝扎止血，无活动性出血，可用 0 号肠线缝合。

③对出血量多，甚至出现休克者，应首先抗休克治疗，并输全血。

④对损伤严重者，应行手术缝合术，术后给予抗生素 1 周，加止血药物治疗。

(三) 中医治疗

1. 辨证治疗

主要证候：阴户肿胀疼痛，局部皮肤色紫，有外伤史，舌正常或稍黯，脉正常。

治疗法则：活血化瘀。

方药举例：血府逐瘀汤加减。

桃仁、红花、生地、赤芍、当归、川芎、牛膝、桔梗、柴胡、枳壳、甘草。

2. 单方验方

①大黄 30g，玄明粉 120g，研末，分数次用纱布包裹后外敷局部。

②当归、山栀各 12g，红花、乳香、没药、甘松、三棱、莪术、羌活、独活、白芷、丹皮各 9g，赤芍、血竭各 6g，细辛 3g 共研细末，温水调成糊状，外敷局部。适用于外阴血肿出血控制之后用药。

(钟焰英)

第二章 阴道疾病

第一节 非特异性阴道炎

非特异性阴道炎是指由非特异的病原体引起的阴道炎症。本病在阴道炎中较常见，各种年龄的女性均有发病的可能，多见于育龄期妇女。临床上以阴道坠胀、灼热、分泌物增多味臭、粘膜充血、触痛为主要表现。其常见病因为异物刺激（子宫托、阴道内遗留棉球及纱布等）、阴道损伤、应用腐蚀性化学药物、长期子宫出血、过敏反应、放射治疗后、盆腔炎等。常见的病原体有葡萄球菌、链球菌、大肠杆菌及变形杆菌。本病的治疗应以抗炎灭菌为主。

非特异性阴道炎在中医学中可统归于"带下病"、"阴痒"、"阴痛"、"阴肿"等范畴。

一、临床表现

阴道下坠灼热感，严重时下腹部有不适感和性交痛。阴道分泌物增多，呈浆液性、脓性或血性，有异常臭味。分泌物外流刺激尿道口可有尿频、尿急、尿痛等。妇科检查可见阴道粘膜充血，触痛明显。阴道分泌物量多，色黄。

二、辅助检查

（1）血常规：急性期可有白细胞计数升高。
（2）取少量阴道分泌物镜检，可见病原体多为葡萄球菌、链球菌、大肠杆菌及变形杆菌。

三、诊断与鉴别诊断

（一）诊断

阴道坠胀、灼热、性交痛，分泌物增多，有异味；阴道壁粘膜充血，触痛明显；阴道分泌物镜检可找到致病菌，即可确诊。

（二）鉴别诊断

1. 霉菌性阴道炎

其主要表现为分泌物多、外阴瘙痒，分泌物呈凝乳或豆渣样，阴道粘膜附有白色膜状物，其下粘膜常有红肿。阴道分泌物检查可确诊。

2. 滴虫性阴道炎

二者均有阴道灼热，性交痛及分泌物增多的表现。但滴虫性阴道炎多伴有外阴瘙痒，且其分泌物呈泡沫状。阴道壁可见杨梅样颗粒，阴道分泌物涂片检查可找到滴虫。

3. 老年性阴道炎

老年性阴道炎多见于老年妇女，人工绝经后。阴道壁呈老年样变，粘膜薄、皱折少、弹性差，触之易出血，有时有溃疡或粘连，分泌物检查可见大量脓细胞。

4. 婴幼儿外阴阴道炎

其主要表现为患儿外阴、阴道奇痒,常用手抓外阴或哭闹不安,阴道有大量脓性分泌物流出,味臭。检查见阴道前庭部充血,阴蒂红肿,分泌物检查可找到病原菌。

5. 阴道嗜血杆菌性阴道炎

本病常伴有月经的改变。多发生于生育期年龄妇女,也表现为外阴瘙痒、阴道灼热感、性交痛、分泌物增多等。分泌物为均质性、较稀薄、呈灰白色,个别情况其分泌物呈黄色或黄绿色及泡沫状。阴道检查见阴道壁呈灰红色,轻度水肿。

6. 阿米巴性阴道炎

本病较为罕见。临床表现以阴道流出血性浆液性分泌物或黄色粘液脓性分泌物为主。阴道检查可见典型的溃疡。阴道分泌物涂片检查可找到阿米巴滋养体。

7. 阴道蛲虫感染

患者阴部奇痒,包括肛门周围;阴道分泌物多,涂片检查可见蛲虫卵,阴道壁无明显炎性反应。

四、治疗

(一) 一般治疗

保持外阴清洁,常用 10g/L 乳酸冲洗阴道,纠正阴道酸碱度,治疗期间限制性生活。

(二) 西医治疗

非特异性阴道炎的治疗主要是针对病因,并应注意改善全身状况。治疗原则为纠正阴道酸碱度及局部应用抗感染药物。

①用 1:5 000 高锰酸钾或 40g/L 硼酸溶液清洗外阴及坐浴,局部用抗菌素软膏,如四环素软膏或新霉素、金霉素眼膏药水及 Vit-B6 霜等。

②冲洗阴道后,将青霉素、红霉素粉或庆大霉素喷敷在阴道壁,每日 1 次,连用 5—10d 为 1 疗程。注意青霉素必须做过敏试验。

③使用 2g/L 甲硝唑溶液浸透无菌纱布,加入氟哌酸粉剂 1.0g,将纱布送入阴道深部,每晚 1 次,次日晨起后取出,5~10d 为 1 疗程。

④土霉素 0.5g 或磺胺噻唑 0.5g 做成栓剂后放入阴道深部,每晚 1 次,10 次为 1 疗程。

(三) 中医治疗

1. 辨证治疗

(1) 湿热下注型

主要证候:带下量多,色黄有臭味,质黏稠或黄水样,阴痛、阴痒灼热,或小腹痛,小便黄少,纳差心烦,口苦而腻,舌红,苔黄腻,脉滑数。

治疗法则:清热利湿止带。

方药举例:止带方加味。

猪苓、茯苓、车前子、泽泻、茵陈、赤芍、丹皮、黄柏、栀子、牛膝、乌梅。心烦便秘者加大黄、龙胆草、生地。

(2) 湿毒内侵型

主要证候:带下量多,质稠如脓样,有臭气,或带下赤白相兼,烘热口干,大便干结、臭秽,阴部瘙痒肿痛,小便黄少,舌红苔黄干,脉数。

治疗法则：清热利湿解毒。

方药举例：五味消毒饮加味。

蒲公英、野菊花、金银花、地丁、天葵子、白花蛇舌草、苍术、土茯苓。赤白带下者加樗根白皮；若脾胃虚弱、中气不足者加黄芪，以扶正托毒外出。

2. 单方验方

①哈荔田认为湿热为带咎在土虚木浮所致。主张以清化湿热，因势利导。故用瞿麦 9g，茯苓 12g，淡竹叶、白檀香各 4.5g，血余炭、车前子、滑石各 12g，忍冬花、败酱草各 12g，荜澄茄、甘草梢各 6g，水煎口服 5 剂，每获捷效。

②高耀洁认为辨证属湿热邪毒蕴结之带下病应治以清热解毒，利湿化浊法，可用八正散加减治疗。用瞿麦 10g，生山栀 6g，木通 6g，冬瓜子 15g，石韦 10g，制大黄 10g，土茯苓 15g，公英 30g，地丁 20g。每日 1 剂水煎服，疗效显著。

③苍术、百部、蛇床子、黄柏、苦参、连翘各 15g，荆芥 10g，土槿皮 15g。浓煎成 250mL 药汁，每日作阴道灌洗，5~10d 为 1 疗程。

④蛇床子、苦参、艾叶、明矾按 3：3：3：2 的比例研成细末，用纱布袋包装，每包 30 9，开水冲泡后趁热先熏后洗，坐浴 15min，平均 9 包为 1 疗程。

3. 针灸治疗

取带脉、中极、阴陵泉、行间穴，针用泻法，若阴中痒痛者加蠡沟、太冲；带下色红者加间使。

第二节　滴虫阴道炎

滴虫阴道炎是由阴道毛滴虫所引起的一种阴道炎症。是妇科常见病，其发病率为 10%~20%，占所有阴道炎的 20%~45.9%。临床上以白带增多、质稀有泡沫、秽臭、阴道瘙痒为主要表现。属性传播疾病。可发生于任何年龄，青春期与绝经期发病率低。

滴虫阴道炎的发病是由于感染的阴道毛滴虫消耗了阴道内的糖原，破坏了阴道的自净防御机能，继发细菌感染所致。滴虫的传染途径有二：①直接传染，即通过性交传染，已感染的女性单次性行为传给男性伴侣的机率为 70%，由男性传给女性的机率更高；②间接传染：通过公共浴盆、浴池、浴中、游泳池、衣物、器械等途径传播。

本病在中医学中统归于"阴痒"、"带下病"范畴。

一、临床表现

阴道分泌物量多，质稀，呈黄绿色，稀薄泡沫状或水样，严重时白带呈血性，有细菌感染时，白带呈脓性；外阴阴道瘙痒、灼热、性交痛，如炎症波及尿道口，可出现尿频、尿痛，甚至血尿，检查可见阴道及宫颈粘膜红肿，有散在红色斑点或草莓状突起。后穹窿有多量液体或脓性泡沫状分泌物。另外，滴虫可吞噬精子，部分患者可发生不孕。

二、辅助检查

①悬滴法：此法简单易行，检查的当日，患者应禁止阴道冲洗，阴道窥器可不用润滑剂。以小棉签在阴道侧壁的粘膜皱褶内取分泌物，涂于玻片上，用 1 滴温生理盐水稀释，立即置低倍镜下检查，可见到虫体或呈波状及变形样运动，即为阳性。

②染色法：为了避免与阴道上皮细胞混淆，有人建议用 10g/L 甲酚基蓝生理盐水溶液染色，

上皮细胞染成紫色，而滴虫则不着色。对于悬滴法尚不能确定时，镜下滴虫不活动的病例，此法有助于明确诊断。

③培养法：对临床高度怀疑的病例，而经上述两种检查法均未找到滴虫者，可采用培养法检查。

三、诊断与鉴别诊断

临床可见阴道分泌物增多，质稀，呈泡沫状或水样，分泌物呈乳白色或灰黄色，严重时白带呈血性，外阴瘙痒、灼热、性交痛，有尿道感染时，可有尿频、尿痛，甚至血尿。检查见阴道及宫颈粘膜红肿，常有散在红色斑点或草莓状突起。阴道分泌物生理盐水悬滴法镜下可找到滴虫，即可诊断。本病可与霉菌阴道炎、老年性阴道炎、婴幼儿外阴阴道炎、阴道嗜血杆菌性阴道炎、阿米巴性阴道炎、阴道蛲虫感染等病相鉴别。

四、治疗

(一) 一般治疗

注意个人卫生，防止交叉感染，夫妇双方应同时治疗，治疗期间应避免性生活或采用阴茎套。

(二) 西医治疗

1. 全身药物治疗

①甲硝唑 200mg，口服，每日 3 次，共 7d。

②甲硝唑 400mB，口服，每日 2 次，共 7d。

③替硝唑 2g，口服，共 1 次.

④替硝唑 500mg，单次口服 4 片。

⑤妊娠前 3 个月应尽量避免使用口服甲硝唑. 在妊娠 3 个月之后，如无其他适当疗法，可选择甲硝唑全身或局部治疗。

⑥哺乳期可选择甲硝唑全身或局部治疗。甲硝唑对乳婴虽无引起副反应的报告，但建议用药后至少 24h 内暂停哺乳。

2. 局部药物治疗

局部药物治疗常需配合全身药物治疗。局部初次治疗时，用肥皂水棉球擦洗阴道，用 10g/L 乳酸液，或 5g/L 醋酸液，或 1∶5 000 高锰酸钾溶液冲洗外阴及阴道。

①灭滴灵 200mg，阴道放药，每晚 1 次，共 7~10d。

②双唑泰栓或双唑泰膏（含甲硝唑、克霉唑及醋酸洗必泰）阴道上药，每晚 1 次，共 7~10 次。

③选用酸性液（如硼酸水或醋）清洗外阴及阴道。

(三) 中医治疗

1. 辨证治疗

(1) 湿热下注型

主要证候：外阴瘙痒、疼痛，带下量多，色乳白或黄绿，或带下赤白，有泡沫且臭秽。心烦易怒，胸闷胁胀，目赤肿痛，口苦，舌质红，苔黄腻，脉滑数。

治疗法则：清热利湿止带。

方药举例：萆薢渗湿汤加味。

萆薢、薏苡仁、茯苓、白鲜皮、黄柏、丹皮、泽泻、鹤虱、贯众、川楝子、通草、滑石。湿热重者加龙胆草。

外洗方：复方狼毒合剂。

狼毒、苦参、艾叶、蛇床子、金银花、地肤子、土槿皮、滑石各30s，黄柏、连翘各20g，水煎取汁坐浴，日2次。

（2）感染虫淫型

主要证候：外阴或阴中瘙痒，甚或奇痒难忍，带下量多，色灰黄或脓样有泡沫，味秽臭，或尿黄、尿频、尿痛，舌红苔薄黄，脉弦滑。

治疗法则：清热利湿，杀虫止痒。

方药举例：龙胆泻肝汤加味。

龙胆草、栀子、黄芩、柴胡、生地、车前、泽泻、木通、当归、甘草。

外洗方：蛇百汤。

蛇床于30g，百部15g，鹤虱、苦参、雄黄各12g，水煎熏洗，每日2次。

2. 单方验方

①蛇花汤，蛇床子30g，花椒、黄柏、白矾各9g，苦参15g，煎汤熏洗外阴或作阴道冲洗，每日1~2次。

②白冰方：白花蛇舌草60~90g，苦参、黄柏、木槿皮、蛇床子各15g，花椒9g。水煎过滤去渣，溶入冰片3g，熏洗坐浴30min，每日2次。

③许耀恒用灭滴栓治疗滴虫阴道炎，药物组成有：苦参70g，鲜桃树叶、鲜柳树叶、贯众各50g，蛇床子100g。上药水煎过滤去渣，浓缩至80mL，作14个带线棉球，高压灭菌后浸入浓缩液中制成栓剂，每晚睡前以1g/L的高锰酸钾溶液清洗外阴阴道后，将栓剂放入阴道，次日晨起后取出。有效率达91.3%。

第三节　念珠菌阴道炎

念珠菌阴道炎是一种常见的阴道炎，习称霉菌阴道炎，发病率仅次于滴虫阴道炎。念珠菌阴道炎由念珠菌中的白色念珠菌感染所致，白色念珠菌是一种真菌。约10%的健康妇女无症状而阴道带有念珠菌，一旦抵抗力降低或阴道局部环境改变时，念珠菌会大量繁殖。所以念珠菌是一种条件致病菌，也是致病性最高的一种念珠菌。念珠菌可存在于人的口腔龟肠道与阴道粘膜而引起症状，这三个部位的念珠菌可互相传染。当局部环境条件适合时易发病。

本病在中医学中可统归于"阴痒""阴痛""带下病"范畴。

一、临床表现

外阴及阴道瘙痒，白带增多，是主要症状。外阴唇肿胀，伴有烧灼感，尿痛，排尿困难。检查时可见外阴抓痕，表皮剥脱，外阴肿胀潮红。典型的白带为白色、凝乳块和豆渣样，略带臭味。小阴唇内侧面及阴道粘膜附有白色薄膜，擦去后，可见阴道黏膜红肿或糜烂面及表浅溃疡。

二、辅助检查

阴道分泌物涂片检查：一般采用悬滴法，其阳性率可达60%；染色法，用革兰氏染色，阳性率可达80%；培养法，阳性率则更高。

三、诊断与鉴别诊断

根据病史、临床症状及体征和阴道分泌物涂片检查，不难加以诊断。对年老肥胖或久治不愈患者，应查尿糖、血糖，并详细询问有无应用大量雌激素或长期应用抗生素史，以寻找病因。本病可与非特异性阴道炎、霉菌阴道炎、滴虫阴道炎、老年性阴道炎、婴幼儿外阴阴道炎、阴道嗜血杆菌性阴道炎、阿米巴性阴道炎、阴道蛲虫感染等病相鉴别。

四、治疗

（一）一般治疗

清洁外阴，保持外阴部干燥。

（二）西医治疗

1. 全身药物治疗

①曲古霉素10万~20万U，口服，每日2次，连服7d。
②制霉菌素50万U，口服，每日4次，连服10d。
③酮康唑400mg，每日1次，口服，连服5d。
④克霉灵肠衣片，为甲帕霉素十二烷基硫酸钠制剂，50 000U1片，每日2次（间隔12h），每次2片，饭后服，连服3d为主疗程。一般服1~2个疗程。停药3~5d复查。用药期间用20g/L苏打水冲洗阴道，每日1次。如有糖尿病，应同时治疗。治疗期间避免性交，夫妻同时用药。

2. 局部药物治疗

①用20~30g/L的苏打液或洁尔阴、妇洁洗剂冲洗外阴及阴道，擦干后，阴道内放药栓或药片。
②药栓或药片：咪唑类有克霉唑、咪康唑、益康唑100mg，或制霉菌素胶囊25万U1个，塞入阴道深处，每晚1次，共用10~14d。
③制霉菌素或咪唑类霜或药膏涂外阴，每日2~3次。
④爱宝疗阴道栓，含聚甲酚磺醛90mG₁粒，每日或隔日1次，1次1个，晚间放入阴道深处。
⑤爱宝疗软膏，含聚甲酚磺醛18mg，隔日1次，晚间用插入管将软膏送入阴道深处。
⑥爱宝疗浓缩液，按1:5用水稀释，对阴道进行冲洗。处理创面则无需稀释．一般治疗前先彻底清洁阴道、宫颈及宫颈管内粘液，可用浸有浓缩液的棉签插入宫颈管内运转数次取出，然后将浸有浓缩液的纱布块轻敷于宫颈病灶处1~3min，每周1~2次。

（三）中医治疗

1. 辨证治疗

（1）湿热下注型

主要证候：带下量多，色黄白，黏腻有块呈豆渣状，或凝乳状，阴痒，小便黄少，舌红苔黄腻，脉濡略数。

治疗法则：清热利湿止带。

方药举例：止带方加味。

茯苓、猪苓、黄柏、栀子、茵陈、山药、牛膝、丹皮、车前子、苍术。大便秘结，口干者加龙胆草、黄芩；若阴部痒痛，头昏重，烦躁易怒者用龙胆泻肝汤加味治疗。

(2) 脾虚湿困型

主要证候：带下量多，色白质稀如水状，阴部不适，痒痛，小便短少，神疲乏力，口淡无味，纳少便溏，舌淡脉细缓。

治疗法则，健脾除湿，升阳止带。

方药举例，完带汤加味.

苍术、白术、陈皮、柴胡、荆芥、车前子、人参、山药、白芍、甘草。若带下日久，滑脱不止加金樱子、龙骨、芡实、乌贼骨；若带下色黄，可加黄柏、栀子。

2. 单方验方

①苦参、蛇床子、土茯苓各30g，黄柏15g，川椒6g，水煎熏洗外阴并作阴道灌洗，然后向阴道涂布冰硼散，每次0.5g，10~14次为1疗程。

②苦参、蛇床子、鹤虱各158，黄连、黄柏、川椒、枯矾各10g，冰片3g，研末备用。上药前先用20g/L小苏打液清洗外阴、阴道，取无菌纱布块，先涂上凡士林，再涂上药粉，折成条状，每晚睡前纳入阴道，次晨取出，平均8天痊愈，无不良反应。

第四节 老年性阴道炎

老年性阴道炎常见于绝经前、后的妇女，或未到绝经年龄的妇女，因某种因素行双侧卵巢切除，或哺乳时间过长等引起绝经．因此时期卵巢功能减退，雌激素水平降低，阴道粘膜萎缩变薄，阴道上皮内糖原含量减少，阴道内pH值上升呈碱性，抵抗力薄弱，杀灭病原菌的能力降低，便于细菌的侵入发生炎症。此外不注意外阴的清洁卫生，性生活频繁，营养不良，尤以维生素B缺乏等也易患此病。本病的治疗以增强阴道粘膜的抵抗力，抑制病菌的生长为主要原则。

本病在中医学中可统归于"阴痒""带下病"范畴。

一、临床表现

主要表现为在绝经前、后阴道分泌物增多，分泌物常呈水样，由于感染的病原菌不同，也可呈泡沫状，或呈脓性，也可带有血性，由于分泌物的刺激，可有外阴瘙痒、灼热。还有侵犯尿道而有尿频、排尿痛等泌尿系统的症状，患者常因这些症状而来就诊。妇科检查可见阴道粘膜萎缩，皱襞消失，有充血、红肿，也可见粘膜上有出血点或出血斑，严重者也可形成溃疡，分泌物呈水样，脓性有臭味，如不及早治疗，溃疡部可有瘢痕收缩致使阴道狭窄或部分阴道闭锁致分泌物引流不畅，形成阴道积脓。

二、辅助检查

①取阴道分泌物作涂片查有无滴虫或真菌，以排除滴虫阴道炎和霉菌阴道炎。
②如出现血性白带，须常规做宫颈刮片，与子宫恶性肿瘤相鉴别。
③必要时可做分段刮宫术或局部活检，与恶性肿瘤相鉴别。
④细胞学检查显示雌激素低落，以内外底层细胞为主，背景脏，有多量脓细胞，可见变形及核异质细胞（非癌性的）。

三、诊断与鉴别诊断

(一) 诊断

根据患者年龄及主诉不难加以诊断，妇科检查见阴道红肿、溃烂者须与阴道癌相鉴别，可做局部刮片或活体组织检查，即可确诊。此外，应在涂片中找滴虫、霉菌以鉴别诊断。

(二) 鉴别诊断

①本病应与滴虫阴道炎、霉菌阴道炎、阿米巴性阴道炎相鉴别。

②阴道癌：当老年性阴道炎其壁有肉芽组织及溃疡形成时，应与阴道癌相鉴别。后者的阴道分泌物以水样或血水样为主，合并感染时有恶臭；窥阴器检查时可见菜花状硬结。若溃疡型则其边缘硬、溃疡深。病灶处组织做病理切片检查可确诊。

③子宫体癌：子宫体癌多见于老年妇女，特别在绝经期前后，与老年性阴道炎相似，但子宫体癌者有不规则的阴道流血，或排出血水样白带；窥阴器检查可见阴道壁光滑，无出血斑，子宫稍大，可见宫颈口流出血性分泌物；刮宫取出子宫颈管内膜及子宫内膜，进行病理检查可发现子宫内膜有癌组织，晚期则可累及子宫颈管内膜。

四、治疗

(一) 一般治疗

保持外阴阴道清洁，积极预防控制感染。

(二) 西医治疗

1. 局部药物治疗

①冲洗阴道：为增强阴道的酸度，可用 10g/L 乳酸或 5g/L 醋酸或 1∶5 000 的高锰酸钾液冲洗阴道，每日 1 次以抑制细菌的繁殖。

②冲洗阴道后，局部给甲硝唑或氟哌酸 0.2g 栓剂，每日 1 次，共 7~10d，放入阴道深部；一般可愈，也可放吡哌酸栓剂 200mg，隔日 1 次，共 5~7 次。

③冲洗阴道，擦干后可撒布制霉菌素粉剂，严重病例可考虑用雌激素。

④雌激素制剂一般可用 0.25~0.5mg 己烯雌酚栓剂，或 1g/L 己烯雌酚软膏涂于阴道壁，阴道用药较安全，副作用少。

2. 治疗

一般病例经上述局部药物治疗均可奏效，对严重患者可辅以雌激素治疗。己烯雌酚 0.125~0.25mg，每晚 1 次口服，10 次为 1 疗程，此药不可过多服用，以防阴道出血；或可给尼尔雌醇口服，首次剂量 4mg，每 2~4 周 1 次，每次 2mg，维持 2~3 个月。尼尔雌醇为雌三醇的衍生物，剂量小，作用时间较长，对子宫内膜的影响小较安全。须注意在用此药前须检查乳腺及子宫内膜，如有乳腺增生或乳腺癌，或子宫内膜增生或子宫内膜癌者禁用。

(三) 中医治疗

1. 辨证治疗

(1) 湿热下注型

主要证候：阴部瘙痒、灼痛，甚至坐卧不安，带下量多，色黄如水，或如脓，味秽臭，伴脘闷纳呆，心烦少寐，大便溏而不爽或干结，或见小便频急灼痛，舌红苔厚黄腻，脉濡数或滑数。

治疗法则：疏肝健脾，清热渗湿。

方药举例：止带方加减。

茯苓、猪苓、茵陈、黄柏、栀子、山药、牛膝、泽泻、丹皮、车前子。若外阴灼热痒痛较甚，便秘者加大黄，合并湿热日久生虫者酌加贯众、川楝子、白鲜皮、鹤虱以杀虫止痒。

(2) 肝肾阴虚型

主要证候：阴部瘙痒，入夜尤甚，带下量少色黄或量多色黄如水，夹杂血丝，阴部干枯、萎缩，阴中灼热疼痛，伴见头晕目眩，腰膝酸软，五心烦热，时有烘热汗出，舌红少苔，脉细数。

治疗法则：滋阴降火，祛风止痒。

方药举例：知柏地黄汤加减。

知母、黄柏、熟地、山药、山萸、丹皮、泽泻、茯苓。

2. 单方验方

①复方桃仙合剂：仙桃树叶 120g（干桃树叶 70g，仙鹤草 6g，蛇床子 20g，苦参 30g，枯矾 6g，黄柏 20g。煎汤外洗，每日 2 次，每次 30min。

②于载畿治疗老年性阴道炎常用内服中药有熟地 12g，白芍 9g，枸杞子 9g，女贞子 9g，炒山药 12g，炒白术 12g，生地 12g，旱莲草 9g，地榆炭 12g，土茯苓 30g。同时配合外用药：蛇床子、地肤子各 30g，五味子、黄柏各 15g，煎汤熏洗坐浴每日 1~2 次。

3. 针灸治疗

用 5g/L 普鲁卡因注射体穴的中极、血海、三阴交；耳穴的外生殖器、尿道、内分泌穴，用以止痒、行血、祛风。

第五节 婴幼儿外阴阴道炎

婴幼儿外阴阴道炎多见于 1~5 岁的幼女。因幼女外阴发育差，缺乏雌激素，阴道上皮抵抗力低，易受感染。常见的病原体为大肠杆菌、链球菌、葡萄球菌、淋球菌、念珠菌、滴虫和蛲虫等。病原体可通过患病的母亲、保育员或幼儿园儿童的衣物、浴盆、手等传播；也可由于卫生不良、外阴不洁，经常为大便所污染或直接接触污物所引起。此外，外阴损伤或抓伤，尤其是蛲虫感染时可引起炎症，还可因误放异物于阴道内而引起。

本病在中医学中可统归于"阴痒""阴痛"范畴。

一、临床表现

因大量脓性分泌物刺激引起外阴痒痛，致使患儿哭闹不安或以手抓外阴。检查时可见外阴、阴蒂红肿，表面可能有破溃处，尿道口及阴道口黏膜充血、水肿、小阴唇可见粘连，阴道有脓性分泌物流出。因小阴唇粘连覆盖阴道口及尿道口，尿液由粘连部上方或下方裂隙排出，尿流变细，常被误认为尿生殖器官畸形。而患儿排尿时因尿液刺激使疼痛加重而哭闹。

二、辅助检查

①阴道分泌物涂片检查，寻找致病菌，并排除滴虫、霉菌、蛲虫感染。
②阴道排出物需做病理检查，尤其是血性分泌物，应与生殖道恶性肿瘤相鉴别。

三、诊断与鉴别诊断

(一) 诊断

本病根据病史、症状、体征及必要的辅助检查，临床不难加以诊断。

（二）鉴别诊断

1. 阴道异物

由于异物的刺激常有大量的分泌物自阴道排出，易与阴道炎混淆，但异物本身也是引起阴道炎的原因之一。但常有异物放入阴道史，经肛门指诊或腹壁肛门检查可触及异物，必要时可用4号鼻镜或气管镜直接插入阴道，可见异物。

2. 宫颈息肉

宫颈息肉分泌物多为血性，并发感染时则呈脓性或脓血性，有臭味。通过鼻镜或气管镜行阴道检查，于宫颈处可见带蒂的鲜红色或粉红色赘生物，质较软，触之易出血。做病理检查可确诊。

3. 葡萄状肉瘤

葡萄状肉瘤多见于3岁以下的婴幼儿，为恶性中胚叶混合瘤。阴道有血性分泌物或血流出，当肿瘤坏死，继发感染时可出现恶臭。如果肿瘤增生显著，可见肿物突出于阴道外。用小号鼻镜或气管镜做阴道检查，可见肿物水肿如葡萄状，呈粉红或紫红色，质软，多位于阴道前壁，表面可有坏死、感染。病理检查可明确诊断。

四、治疗

（一）一般治疗

要注意卫生，不穿开裆裤，减少外阴受污染机会。婴幼儿大小便后要清洗外阴，避免用刺激性大的肥皂。外阴清洁后撒布婴儿浴粉或锌氧粉，以保持外阴干燥。要养成大便自前向后揩抹的习惯。

（二）西医治疗

1. 全身药物治疗

可内服抗生素以控制感染。如氨苄青霉素每日剂量为50mg/kg，分4次口服。

2. 局部药物治疗

①用5~10g/L乳酸液或生理盐水经滴管冲洗阴道，用温开水洗涤外阴后，局部敷以金霉素或土霉素软膏。

②对已形成小阴唇粘连者，可在局部消毒后用手指向下向外分离。以后每日涂紫草油或消毒凡士林膏，以防再粘连，直至上皮正常为止。粘连牢固且合并尿路炎症者，必须积极治疗。只有待到青春期，由于内源性雌激素升高，才可以自行分离。粘连处用1g/L雌激素乳膏涂擦10~14d。疗效较好，很少复发。如果用手术分离粘连，较易复发。

③每天用1:5 000高锰酸钾溶液坐浴，每次大便后用肥皂水及清水冲洗干净，炎症可逐渐消退。

（三）中医治疗

1. 辨证治疗

（1）湿热蕴结型

主要证候：阴部瘙痒，灼痛，烦躁哭闹，夜寐不安，秽液黏稠，色黄，味臭秽，小便频急，灼痛，舌红苔薄黄而腻。

治疗法则：清热利湿。

方药举例：苦白蛇洗剂。

黄柏、苦参、蛇床子、明矾、白芷各10g，水煎外用熏洗，每日1~2次，5d为1疗程。

（2）感染虫淫型

主要证候：阴中奇痒难忍，灼热，潮红，秽液稀薄味臭，或有白色片状物，伴尿黄，频数，尿道灼热，排尿不畅，舌红苔黄。

治疗法则：清热利湿，杀虫止痒。

方药举例：蛇床子散。

蛇床子、川椒、蒲公英、苦参、生大黄、黄柏、苍术、威灵仙、白鲜皮、枯矾、薄荷。伴有滴虫者加秦皮、乌梅、贯众；伴有霉菌者加苦参、雄黄、硼砂，水煎熏洗，每日2~3次。

2. 单方验方

（1）哈荔田认为用蛇床子15g，花椒9g，土槿皮15g，紫荆皮15g，煎汤坐浴外洗治疗效果佳。

（2）蛇桑坐浴方：蛇床子、桑叶各20g，红花、紫草各15g，石菖蒲15g，水煎坐浴，每次15min，每日1~2次，5d为疗程。

第六节 阴道囊肿

阴道囊肿是发生于阴道部位的类似肿瘤性疾病。包括胚胎遗留性囊肿（中肾管囊肿）、上皮包涵囊肿、副中肾管囊肿、尿道上皮囊肿。临床上以前两者较为常见。

一、临床表现

（一）中肾管囊肿

囊肿的部位是沿其行径发生，多见于阴道前壁和侧壁。近来，几乎所有的阴道囊肿都被诊断为这种类型。阔韧带囊肿亦属此类，有时可与阴道囊肿相通，形成盆腔至阴道的大囊肿。囊肿可呈分节状或多个，大小不一，直径多为2~3cm，光滑、固定，有囊实感。其内容物多为水样，颜色和黏稠度与囊内有无出血有关。偶尔囊肿可生长很大，引起性交困难，性交痛或分娩障碍。

（二）上皮包涵囊肿

上皮包涵囊肿是阴道手术后鳞状上皮包埋而形成的囊肿。常发生在阴道成形术、分娩时会阴切开术或阴道损伤后。一般囊肿较小，常于妇科检查时偶然发现。如囊肿增大，可伴有疼痛或不适。检查时可见囊肿好发于阴道后壁下段正中或侧后方，呈单个或多个出现。多数位于粘膜下，色蓝而透明，或如息肉样突向阴道腔。

（三）副中肾管囊肿

小的副中肾管囊肿一般无症状，常在常规妇科检查时发现，囊肿可位于阴道壁的各部位，通常为单发，直径小于2cm，充满透明液体。

二、辅助检查

（一）中肾管囊肿

对阴道小囊肿诊断有怀疑的病例可以切除囊肿做病理检查以明确诊断。

大体病理可见中肾管囊肿为一薄壁囊肿，内含清液，如合并出血，其黏稠度和颜色均可改变。镜下病理可见囊肿的内壁多为单层立方上皮或带纤毛的柱状上皮，有时还可见到复层鳞状上皮。一个囊肿内常同时有几种不同的上皮共存。

（二）上皮包涵囊肿

病理检查可见囊壁为复层的鳞状上皮，囊内容为皮质样物。

（三）副中肾管囊肿

病理检查可明确诊断。大体病理所见与中肾管囊肿相似，无法区别。镜下病理可见囊肿壁可被覆苗勒氏管衍生的任何一类上皮，如宫颈内膜、柱状上皮、纤毛上皮等。

三、诊断与鉴别诊断

（一）诊断

结合病史，临床表现以及病理检查，临床不难以诊断。

（二）鉴别诊断

1. 中肾管囊肿

位于阴道前外侧壁的小囊肿多属此类，诊断无困难．阴道其他部位的囊肿应注意与下述疾病相鉴别。

（1）膀胱膨出

大而突出于阴道口的阴道前壁囊肿与膀胱膨出形似，但排尿后不缩小，插入金属导管挤捏囊肿基底可资鉴别。

（2）子宫直肠窝疝

本病应与位于阴道后穹窿的囊肿鉴别。前者在咳嗽时增大，或三合诊患者用腹压时可有阴道直肠肠膈膨隆的感觉。

（3）尿道憩室和尿道腺脓肿

应与位于阴道前壁下部的囊肿鉴别，前两者用手向前挤压时，有尿液或脓液自尿道流出。尿道造影可资鉴别。

2. 上皮包涵囊肿

上皮包涵囊肿须与胚胎遗留性囊肿及副中肾管囊肿相鉴别。胚胎遗留性囊肿多发于阴道前外侧，直径为2~5cm，生长大时可致性交困难或性交痛，囊内容物呈水样，浆液性或棕色黏稠液体。副中肾管囊肿可发于阴道任何部分，生长大者亦可致性交困难或性交痛，囊内容物为浆液性液体。而上皮包涵囊肿多发于阴道后壁下端的正后或侧后方，很少大于核桃大小，多无症状，囊内容物为黄色干酪样物。

3. 副中肾管囊肿

副中管囊肿需与阴道腺病相鉴别。除了通过询问病史，采用碘溶液检查外，还可借助阴道镜检查，以及切除的囊肿做病理检查后可明确诊断。另外，副中肾管囊肿还必须与上皮包涵囊肿相鉴别，其详细内容可见上条。

四、治疗

（一）西医治疗

1. 中肾管囊肿

小的囊肿通常不需治疗。如果有症状，可行手术切除，或用激光治疗。近阴道口者可用二氧化碳激光,破坏囊壁时将囊壁部分汽化,暴露囊腔,然后对囊腔进行光凝,破坏残留之囊壁。对于阴道深部的囊肿可选用能以导光纤维传输的 N01:YAg 激光,先用光纤输出端在囊肿壁上击穿数个小孔,用生理盐水或 30g/L 双氧水冲洗囊腔,挤出腔内残留液体,再用激光对囊壁进行凝固破坏,功率密度为 400W/cm^2,照射 1~2s。术后用纱条填塞压迫创面数天,囊壁可坏死脱落或粘连闭合。用激光治疗可避免发生阴道狭窄。

较广泛的囊肿可能从阴道伸延至盆腔,不可能经阴道将其完整切除,应同时经腹部手术。有的作者认为可对难以切除干净的残余的囊肿进行造口术。

2. 上皮包涵囊肿

本病的治疗方法是手术切除囊肿,尽可能完整切除,尤其是覆盖的上皮必须完全切除,以免复发。

3. 副中肾管囊肿

副中肾管囊肿通常不需要治疗。如果有症状,可行手术切除或激光治疗。

(二) 中医治疗

1. 辨证治疗

(1) 肾气不足型

主要证候:阴道内囊肿,性交不适,小便频数,甚至排尿困难,腰膝酸软,舌质淡,苔薄白,脉沉尺弱。

治疗法则:补益肾气,佐以软坚散结。

方药举例:大补元煎加减。

党参、山药、杜仲、山茱萸、熟地、当归、枸杞子、枳壳、海藻、夏枯草、鹿角霜。

(2) 痰瘀阻滞型

主要证候:阴道内囊肿,性交疼痛,胸闷胁胀,心烦易怒,舌质暗,苔白或腻,脉弦涩。

治疗法则:活血祛瘀,化痰散结。

方药举例:桂枝茯苓丸合二陈汤加减。

桂枝、茯苓、丹皮、赤芍、桃仁、半夏、陈皮、海藻、夏枯草、昆布。

2. 针灸治疗

可按临床症状取穴。如性交痛者,取三阴交、下关元、足三里、中极穴;若见膀胱刺激症状,取三阴交、阴陵泉、膀胱俞、中极、三焦俞、委阳穴。每日 1 次,留针 30min,间歇行针,7 次为 1 疗程。

第七节 阴道肉瘤

一、概述

阴道肉瘤很少见,常见的类型有胚胎横纹肌肉瘤(葡萄状肉瘤)、平滑肌肉瘤、阴道内胚窦瘤等。幼女患者 80% 为葡萄状肉瘤。阴道肉瘤恶性程度极高,其预后与肉瘤组织类型、侵犯范围、早期治疗、首次治疗彻底性等有关。葡萄状肉瘤好发于幼女,2 岁以内最多见。平滑肌肉瘤多见于 40~60 岁妇女。

二、临床表现

1. 不规则阴道流血

婴幼儿无外伤史有少量阴道流血要警惕此病；成年妇女常表现为月经过多及不规则阴道流血；老年妇女则表现为绝经后阴道不规则出血或有味的脓性分泌物。

2. 阴道平滑肌肉瘤

患者主诉阴道块物伴阴道和直肠疼痛。阴道块物大小不一，直径 3~10cm，肿瘤充塞阴道或突向外阴。

3. 肿瘤充塞阴道

可影响性生活，下腹及阴道胀痛等。当肿瘤坏死溃疡时，阴道内可排出组织碎片。

4. 肿瘤侵犯膀胱、尿道

可出现尿频、尿急及血尿等泌尿系统症状。

5. 妇科检查

婴幼儿必须在麻醉下行阴道检查，可见阴道内有葡萄样大小簇状物，表面光滑，淡红色，水肿样，似多个息肉样肿物。阴道平滑肌肉瘤为实性块物，质软，肿瘤继续扩展可充塞阴道，甚至向外突出至会阴部。

三、治疗

以手术为主的综合治疗。

（1）葡萄状肉瘤治疗原则以手术为主，一般主张行子宫根治术及阴道切除术及双侧腹股沟及盆腔淋巴结清除术，亦可行局部肿瘤切除术后加放射治疗。若肿瘤较大，也可以在术前给予放疗或化疗，放疗范围不宜扩大，因为放疗会严重影响骨盆的发育。化疗对阴道肉瘤疗效不肯定，可作为综合治疗措施之一，化疗药物用 VAC 方案（长春新碱、放线菌素 D、环磷酰胺）。

（2）阴道平滑肌肉瘤的治疗与其他生殖道平滑肌肉瘤相同，手术是首选的治疗，化疗作为辅助治疗。

第八节 阴道良性肿瘤

一、概述

阴道实性良性肿瘤包括乳头状瘤、平滑肌瘤等。其发病原因尚不明了。可能与慢性感染的刺激、结缔组织增生、阴道壁内肌组织或血管壁内肌组织的平滑肌细胞增生有关。

1. 乳头状瘤

（1）一般无症状，合并感染时阴道分泌物增多，或少量血性白带。

（2）妇科检查：阴道内可见小菜花状突起的肿物，系由许多小乳头组成。色白，质脆，触之能脱落，有时可合并存在尖锐湿疣。

（3）病理活检：阴道黏膜下鳞状上皮向外呈乳头状增生，伴有不全角化及过度角化。

2. 纤维瘤

（1）肿瘤小时无症状，较大时可有阻塞感性交障碍；若肿瘤位于阴道前庭，可有排尿不畅及阴道刺激症状。

（2）妇科检查：阴道前壁可见 1~2cm 的有蒂肿物，单发，质硬，表面光滑，可活动。如合并感染，则有坏死、破溃。

（3）病理检查：镜下可见增生的纤维结缔组织，伴以少量肌纤维，属良性。

3. 平滑肌瘤

（1）一般无症状，较大时，有下坠、阻塞感及性生活障碍。合并感染时分泌物增多。

（2）妇科检查：阴道前壁粘膜下有结节或息肉状肿物，单发或多发，大小不一，质硬。合并感染时，表面坏死、溃疡。

（3）病理活检：镜下可见增生的平滑肌纤维及纤维结缔组织。

二、临床表现

阴道实性良性肿瘤应与下列疾病相鉴别。

1. 尖锐湿疣

常有外阴处病变，自觉瘙痒，局部涂片或活检可找到空泡细胞。

2. 阴道原发性癌

肿瘤出现坏死或溃疡时主要根据病理活检区别。

三种类型的良性肿瘤的鉴别可根据好发部位、形状、质地鉴别，但确诊病理活检。

三、治疗

（1）冷冻、电灼适用于乳头状瘤。

（2）局部病灶切除适用于三型实性肿瘤。

（3）抗生素如合并感染时，可选用：①青霉素，80 万 U/次，3 次/天，肌内注射，皮试阴性后使用。②安必仙胶囊，0.5g/次，3 次/天，口服。③安西林胶囊，0.5g/次，3 次/天，口服。④甲硝唑，200mg/次，3 次/天，口服。

第九节 阴道恶性肿瘤

一、概述

原发性阴道肿瘤罕见，是指病灶来源于阴道而未累及子宫颈或外阴的肿瘤，在女性生殖道肿瘤中发病率仅占 1%~2%，通常见到的阴道肿瘤 80%~90% 是通过直接转移或淋巴管或血行途径从子宫颈、外阴或（和）非女性生殖道转移而来。Creasman 等在 1998 年发表的国家癌症数据库（NCDB）的报告中，统计了从 1985—1994 年登记在册的诊断为阴道肿瘤的患者共 4885 人，92% 为癌（72% 为浸润癌：鳞癌 72%，腺癌 14%；28% 为原位癌），4% 为黑色素瘤，3% 为肉瘤，1% 为其他少见肿瘤。在 NCDB 报告中，仅 1% 的患者小于 20 岁，几乎均为腺癌，而在老年人中腺癌非常少见。阴道鳞癌易发生于老年人，60~70 岁是发病高峰年龄，但近年来在年轻人中发病呈上升趋势，推测可能与 HPV 感染有关。在对 VAIN 和早期阴道癌的病例对照研究中发现，≥5 个性伴侣、初次性生活<17 岁、吸烟、社会经济地位较低、有生殖器疣病史、异常细胞学史和接受过子宫切除术者是发病的高危因素。高危 HPV 感染可能是鳞癌及 VAIN 的致病原因，有研究发现，VAIN 患者中 80% 有 HPV 感染，阴道鳞癌中 60% 有 HPV 感染。10%~50% 的 VAIN 或阴道

癌患者都曾因 CIN 或子宫颈癌接受过子宫切除或放疗，从子宫颈癌或 CIN 治疗后发展为 VAIN 或阴道癌的平均时间报道不一，有报道为 14 年，但北大三院的资料显示为 3.6 年（2~6.4 年），可能与初次手术时未发现并存 VAIN 有关。有学者认为雌激素可能增加 VAIN 的风险性，可能的机制是子宫颈移行区外翻，增加了 HPV 的感染机会，但也有学者认为雌激素对放疗后或手术性切除卵巢后的阴道具有保护作用，可增强阴道粘膜的厚度，并增强已感染 HPV 的上皮层的代谢。黑色素瘤是第二常见的阴道恶性肿瘤，占所有阴道肿瘤的 2.8%~5%。尽管常多灶，但最常见的部位是下 1/3 阴道和阴道前壁。阴道黑色素瘤占所有黑色素瘤的 0.3%，平均诊断年龄为 66.3 岁。透明细胞腺癌 1971 年首次报道了年轻妇女中阴道透明细胞腺癌的发生与其母在孕 16 周前应用己烯雌酚有关，其致癌机制可能是胚胎期的米勒管发育受到影响，导致米勒管起源的异常细胞巢残留，在青春期时受到内源性雌激素刺激而出现癌变。Hicks 和 Piver 发现 60% 透明细胞腺癌患者在胚胎期时接触过己烯雌酚类药物，大多数病例累及阴道的上 1/3 前壁，发病年龄为 7~34 岁，中位年龄为 19 岁，但也有报道年龄偏大者，发病率为 (0.14~1.45)/1000，几乎 90% 的患者在诊断时为 Ⅰ~Ⅱ 期。由于近年来妊娠期已基本不用己烯雌酚了，因此这种肿瘤的发生率有所下降。肉瘤占阴道原发癌肿的 3%，常见于成年人，阴道肉瘤中有 50%~65% 表现为平滑肌肉瘤，癌肉瘤、子宫内膜间质肉瘤和血管平滑肌肉瘤少见。胚胎性横纹肌肉瘤/葡萄状肉瘤是罕见的儿童期肿瘤。盆腔放疗史是高危因素，特别是癌肉瘤和阴道血管平滑肌肉瘤。大多数肉瘤在晚期才被诊断，组织病理学级别是最重要的预后预测因子。

二、播散方式

阴道癌主要以局部浸润及淋巴转移为主，可以沿阴道壁播散到子宫颈或外阴，但如果初次活检子宫颈或外阴为阳性，则应认为阴道是继发性肿瘤。晚期阴道癌可向前后浸润膀胱、尿道及直肠。阴道淋巴系统比较复杂，当病灶位于阴道下 1/3 时，淋巴引流常向下累及腹股沟淋巴结。早期阴道癌中淋巴结转移率并不罕见，超过 Ⅰ 期者淋巴结转移的风险明显升高。Al-Kurdi 等报道，盆腔淋巴结转移率 Ⅰ 期为 14%，Ⅱ 期为 32%；在 Davis 等的报道中 Ⅰ 期为 6%，Ⅱ 期为 26%。Chyle 等随访了 10 年有局部复发的患者，盆腔淋巴结受累率为 28%、腹股沟受累率为 16%，而无局部复发组分别为 4% 和 2%（P<0.001），在初诊时腹股沟淋巴结阳性率为 5.3%~20%。晚期患者在初始治疗后复发时可能发生远处转移，Perez 等报道，远处转移的发生率在 Ⅰ 期 16%，ⅡA 期 31%，ⅡB 期 46%，Ⅲ 期 62%，Ⅳ 期 50%。Robboy 等报道年轻透明细胞癌患者复发时转移至肺或锁骨上淋巴结的占 35%，比子宫颈或阴道鳞癌的发现率更高。

三、临床表现

（一）VAIN

常无症状，临床上通常是在细胞学检查、监测子宫颈癌时发现，也有部分患者因有阴道感染等可能会有阴道异常分泌物而就诊，偶有阴道不规则出血现象。Dodge 报道了 121 例 VAIN 患者，其中 94% 无症状，2% 有阴道排液，3% 有阴道不规则出血。约 70% 的 VAIN 发生在上 1/3 阴道或阴道穹隆部的阴道后壁，30% 发生在下 1/3 阴道，阴道中 1/3 的病灶不常见。李淑敏等报道，85% 发生在阴道上段，65% 为多灶性。子宫切除术后的 VAIN 多发生于阴道残端处。

（二）浸润性鳞癌

性交后出血、不规律阴道出血是常见症状，也可出现阴道排液和排尿困难，盆腔痛多在晚期出现，常与肿瘤扩散超出阴道有关。Tjalma 等对 84 例浸润性癌进行分析，55 例为鳞癌，其中 62% 的患者有阴道排液，13% 有包块，4% 有疼痛，2% 有排尿困难，10%~20% 的患者没有症状。

47%病灶位于阴道后壁，24%位于前壁，29%累及前后壁。

（三）其他组织学类型

透明细胞癌患者最常见的症状是阴道出血（50%~75%）或异常分泌物，晚期病例可出现排尿困难和盆腔疼痛，细胞学异常仅占33%，可能与取材部位不全有关。透明细胞癌病灶多为外生性，位于上1/3阴道穹隆处，浸润性生长，双合诊多可触及阴道穹隆粘膜下异常感。胚胎性横纹肌肉瘤，是在儿童中最常见的恶性阴道肿瘤，表现为外突的、水肿的葡萄样包块，90%的患者在5岁前发病，成年人中症状多为疼痛及包块。

四、临床分期和病理分类

1. 临床分期

常用的阴道癌分期系统有两个，一个为FIGO分期，另一个为美国癌症联合委员会（AJCC）分期，目前原发性阴道癌多采用FIGO临床分期。根据FIGO分期，肿瘤若累及子宫颈或外阴时应当分别归类于原发性子宫颈癌或外阴癌，故在诊断阴道癌时需同时仔细检查子宫颈及外阴情况，必要时行细胞学检查或活检。下列检查可用于FIGO分期评价：精确的双合诊及三合诊检查、膀胱镜、直肠镜及静脉肾盂造影，但仅凭这些检查想区分出病灶是局限于粘膜还是粘膜下，即便是经验丰富者也相当困难。盆腔CT、MRI及PET对判断病灶浸润、淋巴结受累情况及精确的放疗计划制订均有帮助，但不作为临床分期依据。Perez等在1973年建议将FIGO分期中的Ⅱ期再分为ⅡA期及ⅡB期，但大多数研究者并不赞成这一变动。

2. 病理分类

大多数阴道癌均为鳞癌，其他上皮类型并不多见，因为正常情况下阴道粘膜没有腺体，黑色素瘤是第二常见的阴道癌。

五、诊断

VAIN的诊断及分级与CIN一样，也是三阶梯（细胞学、阴道镜、组织学）模式，组织学分为Ⅰ~Ⅲ级。通常被怀疑为阴道恶性肿瘤的患者，经过仔细的窥阴器检查、触诊、阴道镜、细胞学检查及对异常组织的活检，确诊多不困难，尤其对转移、复发患者，但在阴道癌的初始诊断时有时会被忽视，应引起高度重视。检查时窥阴器应慢慢地旋转和退出，使整个阴道粘膜可见，特别是经常出现病灶的后壁，为方便评估整个阴道壁及病变范围，对于晚期、复发、老年等阴道暴露困难的病例，可以在麻醉下检查和活检，以减少患者的不适感。子宫颈活检仅用于排除原发性子宫颈癌。因为子宫颈癌或癌前病变有过子宫切除或放疗的患者出现异常细胞学时应行阴道镜检查，在阴道镜染色指示下进行活检，为方便检查，对于绝经或先前放疗过的患者可在阴道镜检查前适量局部应用雌激素。

六、预后因素

1. 浸润性鳞癌

疾病分期是最重要的预后因素，病灶的位置、大小、肿瘤的组织类型及患者的年龄也可能与预后相关。Creasman等报道的5年生存率为0期96%、Ⅰ期73%、Ⅱ期58%、Ⅲ~Ⅳ期36%。Perez等报道的165例采用放疗治疗的原发性阴道癌患者，认为分期是盆腔肿瘤复发和5年无瘤生存的重要预测因子，该组的10年无瘤生存率为0期94%、Ⅰ期75%、ⅡA期55%、ⅡB期43%、Ⅲ期32%、Ⅳ期0。病灶位置对预后的影响尚有争议，Tarraza等发现上1/3的阴道癌局部复发常见，而下 1/3 的阴道癌出现侧盆壁复发及远处转移相对多见；Chyle 等报道阴道癌的盆腔复发者 17% 为阴道上段肿瘤，36% 为阴道中下段肿瘤，42% 为累及整个阴道的肿瘤；一些研究也显示阴道上段癌与阴道下段或累及整个阴道的癌相比，生存率相对较好、复发率较低。后壁病灶与其他部位相比预后较差，10 年复发率分别为 32% 和 19%，这可能反映了在这个部位行完全近距离放疗的困难性，但另一项大样本的研究中未能显示出原发灶位置与复发率之间的相关性。病灶大小对预后的重要性也存在争议，Chyle 等的研究显示，病灶最大直径 <5cm 的 10 年局部复发率为 20%，而病灶最大直径 ≥5cm 的 10 年局部复发率为 40%；玛格丽特公主医院的资料也显示，直径 >4cm 的肿瘤预后明显差于较小肿瘤者。还有报道认为肿瘤体积与生存率和局部控制呈负相关。Urbanski 等认为，年龄也是预后因子，在他的研究中，<60 岁患者的 5 年生存率为 63.2%，而 ≥60 岁者为 25%（P<0.001），但也有学者认为年龄与预后不相关，因为这些研究多没有校正老年人死于继发病的情况。组织学类型是重要的预后因子，Chyle 等报道腺癌与鳞癌相比复发率较高（10 年局部复发率：52% 和 20%，远处复发率：48% 和 10%），且 10 年生存率较低（20% 和 50%）。Waggoner 等对 21 例阴道透明细胞癌患者的研究中发现，野生型 p53 蛋白过度表达者比 p53 基因突变者有较好的预后。

2. 其他组织学类型

在透明细胞癌中，远处转移常转移至肺和锁骨上淋巴结。分期早、肿瘤 <3cm、浸润深度 <3mm 被认为预后较好。阴道黑色素瘤比鳞癌易于远处转移。Reid 等回顾了 115 例阴道黑色素瘤患者，发现浸润深度和病灶大小（>3cm）与生存率呈负相关。恶性间叶细胞肿瘤较浸润癌难治，浸润深度、包膜完整性、每 10 个高倍镜下 ≥5 个有丝分裂象、肿瘤直径 >3cm、细胞异型性均与预后有关。

七、治疗

由于阴道癌较少见，有关阴道癌的自然进程、预后和治疗数据均来源于小样本回顾性研究，故没有权威性的治疗推荐，目前关于放疗和手术的文献多来源于原发性阴道鳞癌。阴道癌患者的处理比较复杂，最好能在妇科肿瘤医师和放疗医师共同评估后作出个体化治疗方案，按 1998 年妇科肿瘤医师协会的指南要求，大多数患者仍首选放疗，对于早期和表浅病灶患者放疗可达到良好的肿瘤控制，并且保留了阴道功能。手术要充分考虑患者年龄、病灶范围是否局限等因素，以决定局部切除、部分切除还是完全阴道切除。有证据表明，阴道原位癌、Ⅰ 期癌和部分年轻的 Ⅱ 期癌患者其原发灶位于阴道上或下 1/3 时，仅通过手术即可能成功治疗。年轻、渴望保留卵巢和性功能的、疣状癌及放疗后局部盆腔剂量不足的患者，手术应被考虑。根治性手术为达到足够的手术切缘，常需切除部分膀胱、尿道或直肠，导致尿粪排泄改道，影响生活质量，对年龄较大的患者，根治性手术可能不能耐受。因此相比较而言，放疗作为阴道癌的初始治疗某种程度上有其优越性。尽管放疗常作为治疗选择，但对于各期最佳的治疗方式至今尚无定论，单纯手术或放疗均可引起并发症增加，因此缩小的手术与放疗联合的治疗模式常被考虑。腔内和组织间放疗常被用于小的表浅的 Ⅰ 期病灶中，外照射联合腔内或（和）组织间近距离照射常被用于较广泛的 Ⅰ~Ⅱ 期患者。在阴道癌中化疗仅基于散在的 Ⅱ 期临床试验或是模仿子宫颈鳞癌的治疗而来，没有更有利的化疗依据可循。

（一）VAIN 及原位癌的治疗

目前国内外文献没有统一的治疗方法及标准，主要有手术切除、局部用药及物理治疗，也有应用腔内放疗的报道。各种方法的优缺点有所不同，并均有一定的复发率，临床医师应根据患者的年龄、生育要求、病灶的分布及级别作出最优的选择，以求个性化治疗。VAIN 多可自行消退，因此可密切随访观察不给予治疗,仅对绝经后及因手术或放疗所致绝经的妇女可局部应用雌激素,有报道认为这有利于阴道粘膜的损伤修复及 VAIN 上皮的代谢。

手术治疗被认为是最有效的治疗方法,分为局部切除、部分阴道切除及完全阴道切除。对于不能排除浸润癌的及非手术治疗失败的患者,手术切除也是最好的治疗选择。手术不但去除了病灶,同时还可获得组织标本以进一步进行病理诊断。Diakomanolis 等报道的 52 例患者中,发现部分阴道切除对于单发病灶的疗效较好,而激光消融对多发病灶较好。尽管许多人赞成对以前无盆腔放疗史的患者采用部分阴道切除方法治疗局部 VAIN,但对先前因其他盆腔肿瘤接受过盆腔放疗的患者而言,行部分阴道切除可能增加瘘的风险,此时局部应用 5-FU 等也许更有益,它可刺激鳞状上皮脱落,促使正常上皮再生。

Hoffman 等对 32 例经历了上段阴道切除术的阴道原位癌患者进行评价,术后随访示无瘤生存的患者占 72%,复发率为 17%。在这项研究中,44% 的患者先前接受了包括激光消融、局部 5-FU 或局部切除治疗。28%(9/32)的患者术前未发现了浸润癌,术后病理切片中发现了浸润癌,其中浸润超过 3.5mm 的 4 例患者术后补充了放疗,3 例保持无瘤;<2mm 浸润病灶的 5 例患者中,1 例因为局部复发再行放疗,其余 4 例术后保持无瘤,术后补充放疗率为 56%(5/9);术后病理仍为原位癌的 23 例患者中,19 例(83%)在平均随访 38 个月内无肿瘤复发。说明术前阴道原位癌的诊断常不准确,这可能与病灶范围大或多点病灶致活检不足有关,因此,临床处理时不能完全按照活检提示进行,当怀疑有可疑浸润和病灶局限于上 1/3 或上 1/2 阴道时,进行上段阴道切除而不选择局部切除,并尽量保证病灶边缘离切缘>1cm 可能相对稳妥。部分或全部阴道切除的主要缺点是阴道缩短而影响性功能。Hoffman 等推荐手术切除病灶后不关闭粘膜,并用雌激素软膏涂抹、扩张器扩张阴道,必要时可移植皮肤。有放疗史是阴道切除的禁忌证,因为有较高的并发症率。作者科室近年来也遇到数十例 VAIN 患者,对于手术切除的方式而言,作者认为,局部切除最简单、安全,但复发率极高;相比之下,全阴道切除的手术最困难、发生并发症的风险也较大,但复发率最低,同时可充分进行病理评价,其优越性十分明显。在作者曾经报道过的一组因子宫颈癌或 CINⅢ 已行子宫切除的 15 例患者的随访中发现,通过阴道细胞学发现的阴道癌仅 2 例(2/15),其余均为 VAIN;通过术前活检发现的阴道癌 3 例(3/15,包括细胞学发现的 2 例),此 3 例均行放疗或放化疗;另有 2 例 VAIN 行药物治疗;其余 10 例 VAIN 者选择手术治疗(8 例全阴道切除、2 例部分阴道切除),但有 4 例(4/10)术后病理发现为阴道癌,其中 1 例已出现盆腔淋巴结转移(因原为 CINⅢ,未清扫淋巴,并且曾因 VAIN Ⅲ 做过局部切除)。全阴道切除的 8 例患者预后良好,部分切除者仍偶有细胞学异常,故有学者主张对 VAIN 达到 Ⅲ 级或多灶病变、高危 HPV 阳性、年龄偏大的患者尽量行全阴道切除,不做局部或部分切除。物理治疗主要包括电凝、冷冻、激光消融、超声抽吸等。其主要原理为快速破坏局部病灶。可能短期效果明显,但常因为 VAIN 是多点病变,且不能消除 HPV,故复发率较高。

Diakomanolis 报道的 CO_2 激光治疗复发率达 33%,但因其创伤小、对性功能影响小,故对年轻的、拒绝手术治疗的患者仍可考虑,但因不能获得病理标本,临床上对高度怀疑浸润癌者应慎重。为克服物理治疗复发率高的问题,有学者建议在应用物理治疗后加用药物治疗,给予 5% 咪喹莫特软膏作为后续治疗,可能对减少 HPV 感染、降低复发率有益。关于局部药物治疗,报道的药物主要有咪喹莫特软膏及化学性药膏(5-FU、鬼臼霉素、三氯醋酸等)。咪喹莫特是 1997 年被美国 FDA 批准用于 HPV 相关的下生殖道癌前病变的,有抗病毒、抗肿瘤作用,但咪喹莫特有局部刺激性,2~3d 用一次,大多数患者可耐受。Haidopoulos 等的研究中发现,7 例 VAINⅡ~Ⅲ 的患者经咪喹莫特治疗后,6 例病灶消退或降级为 VAINⅠ,具体用药方法为阴道内每周应用 5% 的咪喹莫特 0.25g,持续 3 周,耐受性较好,与 5-FU 相比,咪喹莫特给药方便、毒性较低,但还需大样本研究来证实。有学者在临床应用中，采用了具有类似作用但局部刺激性小的阿昔洛韦软膏作为替代，文章中提到的2例因初次手术后均补充放疗导致再次手术困难且病理均为VAIN而非癌的患者，采用阿昔洛韦同时交替局部应用雌激素软膏，并给予α-干扰素300万U肌内注射2次/周，结果用药3个月后均有好转，这是否提示年龄大或放疗性阴道黏膜损伤及雌激素不足导致的阴道粘膜脆弱者，在HPV阳性情况下容易引起阴道粘膜病变？国内夏玲芳等也支持此观点。因此认为，对不宜手术的（有过癌放疗史的）、低雌激素水平（绝经或放疗所致卵巢功能衰退并使阴道穹隆纤维化，无法手术、物理治疗及放疗的）、病变尚为VAIN的患者，尝试局部应用雌激素增强阴道粘膜抵抗力，同时给予干扰素+阿昔洛韦治疗，可能对患者有益。因病例少，有待于进一步观察。5-FU属于化疗药物，理论上讲应该用于癌症的治疗，有学者将其用于VAIN的治疗，认为有一定疗效，但有阴道刺激、复发率高的缺点，有报道复发率可高达59%。Krebs等推荐的用法为每周1~3次，持续应用10周，局部可用氧化锌软膏来保护以防止疼痛、糜烂。三氯醋酸为角质溶解剂，Lin等应用50%的三氯醋酸治疗低级别VAIN，近期有效率可达100%，但对高级别VAIN的有效率仅为53%，同时也有局部刺激，每周只能应用1~2次。自腔内近距离放疗被认为有效，控制率可达80%~100%。采用传统的低剂量率腔内放疗技术使整个阴道粘膜的受量为50~60Gy，如果病灶多发，累及区可能接受70~80Gy的剂量，高剂量可引起阴道明显的纤维化和狭窄，全阴道放疗的患者中还可出现直肠出血和中到重度的阴道粘膜反应，因此，对年轻、有性生活要求的患者应慎重选择。Macleod等报道了采用高剂量率腔内放疗技术对14例VAINⅢ的患者进行治疗，总剂量34~45Gy，分割剂量为4.5~8.5Gy/次，中位随访46个月，1例患者病变持续存在，1例出现病变进展，总控制率为85.7%，2例出现重度阴道放疗性损伤；Mock等采用高剂量率腔内放疗治疗6例原位癌患者，100%无复发生存。但对曾有子宫颈癌放疗史的VAIN患者，选择腔内放疗风险较大，并且难以达到有效剂量，故不推荐。作者个人认为，放疗是针对癌而不是癌前病变的，权衡利弊，慎用为佳。

Dodge对121例VAIN治疗的研究显示，阴道部分切除、CO_2激光、5-FU软膏治疗的复发率分别为0、38%、59%，甚至还有病变进展为癌的报道。因此，采用因人而异的综合治疗手段并密切随访是极其重要的，如手术或物理治疗后加用药物治疗、放疗同时加用药物治疗等。短期内应每3~6个月随访一次，随访应包括TCT及HPV，若有好转可延长至6~12个月随访一次；若病变进展则应再次活检，改变治疗方式。另外值得提醒的是，临床医师对CIN的重视有余，而对VAIN的重视严重不足。近年来，由于作者科室重视了CIN及子宫颈癌常伴发VAIN的问题，将VAIN的检查及治疗提到手术前，即对CIN及子宫颈癌患者术前均行阴道镜检查阴道，一旦发现伴发多灶性VAINⅢ且患者年龄偏大时，则手术将子宫、阴道一并切除，避免了这部分患者的二次手术，有一定临床意义。

（二）浸润性鳞癌的治疗

1. 手术治疗

由于阴道癌的发病率低，因此至今仍缺乏明确的治疗规范，治疗强调个体化，方案的选择主要取决于患者的年龄、肿瘤部位、临床分期等。由于阴道鳞癌多发生于老年患者，被诊断时癌多已浸润黏膜下层，甚至已有远处转移，故以往多采用放疗。但有报道在经过选择的患者中手术治疗可取得良好效果，Ⅰ期阴道鳞癌患者根治性手术后的生存率可达75%~100%。尤其近年来，随着手术技巧的提高、手术器械的进步及新辅助放化疗的应用，即便是老年、肥胖、有并发症的患者也能实施手术治疗。因此，手术已成为阴道鳞癌的主要治疗手段。手术对于某些患者仍是治疗的最佳选择，原则上不论子宫切除与否，能做根治性外阴、阴道切除的患者，尽量不做去脏术，除非放疗后中心性复发或初始治疗病灶还未达骨盆的患者，但手术常包括根治性子宫切除，因为子宫在位将限制手术操作及膀胱、直肠病灶的切除。手术的适应证主要为Ⅰ～Ⅱ期的患者，Tjalma等在55例阴道鳞癌的研究中通过多因素分析发现，只有年龄和病灶大小是预后因子，因此建议对于Ⅰ期和ⅡA期病灶较小、体质较好的阴道癌患者进行手术治疗。手术方式：病灶在上1/3阴道的行根治性子宫、阴道切除（保证足够切缘）+盆腔淋巴结切除；病灶在阴道下1/3的行外阴、阴道切除（达到满意阴性切缘）+腹股沟股淋巴结切除；病灶在阴道中段的行全阴道切除+盆腔及腹股沟淋巴结切除。对于Ⅰ期癌应尽可能采用根治性手术治疗，极表浅的Ⅰ期病灶可能局部扩大切除即可；对于Ⅱ期的患者，可先行新辅助化疗，90%的患者对新辅助化疗有效，一旦病灶有退缩，可行Ⅲ型根治性子宫切除+全阴道切除+双侧盆腔或（和）腹股沟淋巴结切除。若术后发现切缘不足或阳性或还有病灶的，术后可补充放疗。放疗后残留的孤立病灶也可手术切除。Creasman等注意到手术治疗后良好的生存率，但在系列研究中发现这也许存在偏差，因为相对年轻、健康的患者更可能倾向于手术治疗，而年龄偏大、有内科并发症的患者更倾向于放疗。Rubin等报道的75例阴道癌患者的手术结局就不如放疗的好，因此需要更大样本的前瞻性随机对照研究来作出结论。对于Ⅱ期患者，有研究认为手术效果明显优于放疗。Stock等进行的包括100例（其中鳞癌85例）阴道癌患者的最大单样本研究显示，40例患者单纯手术，5年生存率Ⅰ期为56%，Ⅱ期为68%；47例患者单纯放疗，5年生存率Ⅰ期为80%，Ⅱ期为31%，13例为联合治疗，总的5年生存率为47%，似乎在Ⅱ期患者手术效果更好，但同样存在病例选择偏差的问题，在仅行放疗的患者中以ⅡB期为主，而仅行手术的患者中则以ⅡA期为主。因此，Stock建议对于癌灶位于阴道上1/3的患者，行上阴道段切除及根治性子宫切除和盆腔淋巴结切除比较适合，而对于广泛累及阴道旁的患者放疗应是首选，手术仅适用于严格选择后的个别患者。虽然数个研究表明选择适当的Ⅲ～Ⅳ期阴道鳞癌患者进行去脏术能达到50%的控制率，但因研究的病例样本太小，目前对晚期病例仍不主张首选去脏术，较为推崇的治疗是进行同步放化疗。关于手术方法，如果进行完全性阴道切除术，专家建议行经腹和会阴联合手术，会阴切口选在耻骨膀胱宫颈筋膜，在尿道下方、直肠上方，以避免静脉丛出血。切口可先腹部再会阴，但更推荐先做腹部切口，因为可以自上而下游离膀胱、尿道、直肠至会阴，分离阴道侧壁组织、游离子宫、切除淋巴结，如有不能切除的病灶，会阴部手术则没有必要；若手术成功，也可用带蒂的皮肌瓣、腹膜或乙状结肠进行阴道重建。

2. 放射治疗

Ⅰ期患者中，病灶厚度通常在0.5～1cm，可单发或多发，为保留阴道功能，个体化治疗是很重要的。表浅病灶可以单独用阴道圆筒后装腔内近距离放疗来治疗，整个阴道粘膜量为60Gy，对于肿瘤累及处另加20～30Gy的量。病灶厚度>0.5cm时，联合应用腔内后装和有单层插入的组织间插植放疗以增加深部的剂量并限制阴道粘膜的放疗剂量。没有绝对的标准用于Ⅰ期患者的外照。通常认为，对于较大的浸润深度或分化差的肿瘤常有淋巴结转移的风险，这类患者需加用外照。整个盆腔10～20Gy，中间挡板后，宫旁和盆腔侧壁再照45～50Gy。Chyle等推荐外照附加近距离放疗对于Ⅰ期患者应至少覆盖阴道旁淋巴结、大的病灶、髂内外淋巴结。通过腔内和组织间插植技术，Ⅰ期患者单独放疗能达到95%～100%的控制率，5年生存率达70%～95%。ⅡA期患者常有晚期阴道旁病变但没有广泛的宫旁浸润。患者一律先外照，接着腔内照射。通常先全盆腔接受20Gy，挡野后根据侵犯厚度另加照45～50Gy到宫旁、盆腔侧壁。低剂量率的腔内后装及组织间插植放疗联合应用，至少照射50～60Gy，超越肿瘤边缘0.5cm，加上整个盆腔剂量，肿瘤处总剂量为70～80Gy。Perez等显示ⅡA期患者接受近距离放疗联合外照的局部控制率为70%（37/53），而单用外照或近距离放疗的局部控制率为40%（4/10），说明联合放疗具有优越性。ⅡB期患者因有较广泛的宫旁浸润，整个盆腔将接受40～50Gy，中心区挡板后宫旁总剂量为55～

60Gy，再用组织间插植和低剂量腔内近距离放疗来追加30~35Gy使肿瘤区总剂量达75~80Gy，宫旁和阴道旁外延处达65Gy。单用放疗治疗5年生存率ⅡA期可达35%~70%，ⅡB期为35%~60%。Ⅲ期疾病接受45~50Gy盆腔外照，中间挡板使宫旁到侧盆壁剂量增加至60Gy，追加腔内近距离放疗至最小肿瘤剂量达到75~80Gy，如果近距离照射不方便，可以用三维治疗计划缩野放疗使肿瘤剂量达到65~70Gy。外照盆腔和腹股沟淋巴结的剂量为45~50Gy，联合低剂量率腔内放疗至阴道粘膜的最大剂量为80~85Gy，Ⅲ期患者的总治愈率为30%~50%。有直肠和膀胱粘膜累及或腹股沟淋巴结阳性的ⅣA期患者，尽管少数经严格选择的病例行去脏术可能治愈，但大多数还是首选放疗，此时多选用外照姑息治疗。对于已出现全身广泛转移的ⅣB期患者而言，放疗仅为姑息性局部控制，多采用全身化疗及支持治疗。

3. 化疗和同步放化疗

Ⅲ~Ⅳ期的阴道癌患者尽管给予高剂量外照和近距离放疗，但盆腔控制率仍较低，有70%~80%的患者病灶持续或疾病复发。对于局部晚期患者远处转移的发生率为25%~30%，尽管远处转移比盆腔复发少见，但仅靠针对局部治疗的手术或放疗而言几乎不可能产生作用。因此，同时加用可经血液循环作用于全身的化疗，无论什么期别，只要有远处转移可能的高危患者或已有远处转移的晚期患者，单独化疗、姑息性手术或放疗结合化疗都被推崇。常用的化疗药有5-FU、丝裂霉素和顺铂等，与放疗合用时完全反应率可达60%~85%，但长期疗效差异较大。Roberts等报道了67例晚期阴道、子宫颈和外阴癌患者，同时应用5-FU、顺铂和放疗治疗，虽然85%完全反应，但61%出现癌复发，复发中位时间仅为6个月，5年总的生存率只有22%。67例中9例发生了严重的迟发并发症，其中8例必须手术。与在直肠和外阴癌中的使用一样，放疗加化疗可适当减少放疗的剂量，以改善器官功能、减少迟发并发症。因患者数量有限，尚无随机对照研究评估同步放化疗的作用，进一步的研究需明确同步放化疗的治疗作用和理想的治疗方案。最近的数据表明，在子宫颈鳞癌中以顺铂为基础的同步放化疗对局部控制率、总生存率、无瘤生存率等方面均有益，研究中共同的药物是顺铂，提示它可能改善放疗敏感性。基于此，相同的方法可考虑用于晚期阴道鳞癌的治疗。尽管放疗对浸润性阴道鳞癌的局部控制仍有限并存在放疗并发症的风险，但目前治疗的原则仍倾向于以放疗为主，联合化疗，酌情手术。在浸润性鳞癌的放疗中应特别注意确认治疗区域的完全覆盖，尤其在较大肿瘤中，既要达到局部控制的需要剂量，又要充分照顾到周围正常组织的耐受性。经仔细选择的早期患者行根治性阴道切除术可取得良好效果，但放疗仍是主要的治疗模式，尤其对有多种并发症的老年患者。虽然在阴道癌的化疗方面目前尚无有力证据，但加用化疗（如顺铂周疗）作为放疗的增敏剂应被推广。

4. 鳞癌治疗失败的因素

治疗后局部区域复发率Ⅰ期为10%~20%，Ⅱ期为30%~40%，Ⅲ~Ⅳ期的复发或持续存在率为50%~70%，单独的远处复发或与局部复发相关的远处复发在局部晚期患者中为25%~40%。复发的中位时间为6~12个月。一旦复发预后极差，虽经挽救治疗但很少有长期生存者。Stanford等显示较早的肿瘤期别和较高的放疗剂量对生存率有益，接受≤75Gy的16例患者中有9例复发，>75Gy的22例患者中只有3例复发，但较大样本量的研究中没有发现放疗剂量与复发率之间存在相关性，可能与较大的肿瘤接受了较高剂量的外照和近距离放疗有关。M.D.Anderson癌症中心也没有发现低于或高于75Gy的剂量与局部控制的改善或特定疾病生存率有关，有统计学意义的因素只有疾病分期和肿瘤体积。Perez等在ⅡA~Ⅳ期患者中比较联合应用外照和近距离放疗与单用近距离放疗的疗效，认为联合放疗有较好的肿瘤控制率，而在Ⅰ期肿瘤中没有发现放疗方式和盆腔局部复发率之间的相关性，但建议为了达到较好的肿瘤和盆腔控制率，治疗剂量必须达到原发灶处70~75Gy，平均宫旁剂量55~65Gy。此外，累及中上段阴道的100例原发性阴道癌患者均没有接受选择性的腹股沟处放疗，没有患者出现腹股沟股淋巴结转移，相反，累及下1/3阴道的29例患者中3例出现，累及整个阴道的20例患者中1例出现，其中可触及腹股沟淋巴结的用了约60Gy放射治疗，仅有1例出现一个淋巴结复发，因此建议对腹股沟区淋巴结的放疗仅被推荐在肿瘤累及阴道下1/3时，Stock也有相似的报道。Lee等通过对65例采用放疗治疗的阴道癌患者的研究，认为总治疗时间是预示盆腔肿瘤控制的最有意义的因素，包括外照和近距离照射，放疗时间如在9周内完成，盆腔肿瘤控制率是97%，如果超过9周仅为57%（P<0.01），Perez等尽管没有发现延长治疗时间对盆腔肿瘤控制的影响，但仍倡导治疗应在7~9周完成。

（三）其他类型阴道恶性肿瘤的治疗

1. 透明细胞腺癌

因透明细胞腺癌患者常年轻未育，早期患者可行保存生育能力的治疗方式，手术对于早期阴道透明细胞癌患者有优势，因为既可以保留卵巢功能，又可通过皮肤阴道移植成形来保留阴道功能。Herbst等报道的142例Ⅰ期阴道透明细胞腺癌患者中，117例接受了手术治疗，复发率仅为8%，存活率为87%，而在接受放疗的患者中复发风险高达36%，这可能与累及阴道穹隆的较大病灶的Ⅰ期患者放弃手术选用放疗有关。阴道透明细胞腺癌常发生在阴道上1/3及穹隆部，故手术推荐采用根治性子宫切除和盆腔、腹主动脉旁淋巴结切除及广泛的阴道切除，但对于年轻未育的早期患者，也可考虑行腹膜外淋巴结切除和扩大的局部切除，术后辅以腔内近距离放疗而尽量不做全盆外照射，这样既可有效控制肿瘤，又可最大限度地保留卵巢、阴道的功能，待患者完成分娩后再行根治性子宫切除、阴道切除和盆腹腔淋巴结切除。Senekjian等报道了219例Ⅰ期的阴道透明细胞癌患者，其中176例行常规根治手术，43例仅行局部治疗，两组的症状、分期、肿瘤位置、肿瘤大小、浸润深度、病理类型及分级等资料均相似，结果5年和10年的生存率在局部治疗组分别为92%和88%，在常规手术组分别为92%和90%，但复发率在局部治疗组明显增高，10年复发率为45%和13%，复发与肿瘤>2cm、浸润深度≥3mm有关，盆腔淋巴结转移率为12%，因此建议对于想保留生育能力的患者，治疗方式以广泛性局部切除、腹膜外淋巴结切除及术后腔内放疗为宜。在对Ⅱ期76例患者的研究中显示，5年生存率为83%，10年生存率为65%，其中22例仅接受了手术治疗（13例为根治性子宫及阴道切除，9例接受去脏术），38例仅接受放疗，12例接受手术+放疗，4例接受其他治疗，结果5年生存率仅放疗组为87%，仅手术组为80%，手术+放疗组为85%，因此建议对Ⅱ期阴道透明细胞癌患者的最佳治疗应为全盆外照+腔内放疗，但不排除对肿瘤小、可切除的阴道穹隆病灶进行手术治疗，以保留卵巢及阴道功能。晚期患者主要行放疗，对于最后确定行放疗的晚期患者去脏术应被限制，也可行去脏术或5-FU、长春新碱为主的同步放化疗。

2. 黑色素瘤

阴道黑色素瘤因发病率低，所以治疗经验极少。由于黑色素瘤容易远处转移并且缺乏对其癌前病变的认识，一旦确诊则治疗相当棘手。黑色素瘤对放疗不敏感，所以手术成了治疗的首选，但效果不确定，尽管有报道根治性手术后的2年生存率可达75%，但5年生存率仅为5%~30%，即便行超大型根治手术可能改善近期生存率，但长期的生存率仍没有提高。有报道认为肿瘤大小与黑色素瘤的预后相关，中位生存时间在肿瘤<3cm的患者中为41个月，而在≥3cm的患者中为21个月，但长期生存率无统计学意义，也有报道黑色素瘤可能对放疗有反应，放疗剂量在50~75Gy，但放疗反应率仅为23.4%~24.2%，Petru等报道了14例患者有3例获得长期生存，均为放疗或局部切除后辅助放疗，其中肿瘤≤3cm的患者5年生存率为43%，肿瘤>3cm的患者

5年生存率为0，因此认为放疗对肿瘤≤3cm的患者有效，同时放疗也能协同手术使手术范围缩小。化疗及免疫治疗对黑色素瘤的作用极其有限，但对于有远处转移者仍可应用。

3. 并发症及其处理

由于阴道的解剖位置紧邻直肠和泌尿道下段，手术或放疗后并发症出现的风险极大。虽然在许多回顾性研究中提到了这些并发症，但有代表性的预防或处理意见几乎没有。虽然生存率是判断预后的重要指标，但不顾并发症和生活质量的高生存率治疗也不值得推崇。由于对标准放疗常见的急性或迟发并发症认识的提高，改善了妇科恶性肿瘤患者的生存状况，特别是阴道癌患者。高剂量率放疗的快速反应使阴道上皮损伤明显，特别是靠近放射源处。急性反应包括水肿、红斑、潮湿、脱皮、混合性黏膜炎、糜烂及感染等，反应程度和持续时间依赖于患者的年龄、性激素状况、肿瘤大小、分期、放疗剂量和个人卫生等，这些通常在放疗结束后2~3个月消退，重症者可有进行性脉管损害、继发性溃疡和粘膜坏死，这种情况可能要8个月左右才能痊愈。同步放化疗增强了粘膜急性反应，对迟发反应的作用不明显，主要为剂量累积性骨髓抑制。随着时间的推移，许多患者出现一定程度的阴道萎缩、纤维化、狭窄、弹性丧失和阴道干燥，导致性交困难，重症者局部溃疡甚至瘘管形成导致直肠阴道瘘、膀胱阴道瘘、尿道阴道瘘。对于在阴道癌治疗中整个阴道的放疗耐受限制剂量仍不明确，Hintz等对16例患者的研究显示，阴道前壁上段粘膜表面可接受的最大剂量为140Gy，没有严重并发症或上阴道段坏死发生，而1例患者接受了150Gy后发生膀胱阴道瘘，因此他们推荐对于阴道上段前壁粘膜而言，最大耐受量为150Gy（外照和近距离照射的总量），剂量率应<0.8Gy/h，推荐阴下段剂量应不超过98Gy。阴道后壁比前壁或侧壁更易受到放疗的损伤，阴道后壁剂量应<80Gy，以减少阴道直肠瘘的风险。Rubin等认为阴道粘膜发生溃疡的最高耐受量约为90Gy，超过100Gy即有瘘形成的可能性。华盛顿大学的一项研究显示，传统的低剂量率是阴道粘膜接受150Gy的放疗，发生2级或以上并发症的概率为15%~20%，合并严重并发症的为8%~10%，严重并发症必须手术纠正或住院治疗。出现并发症的危险因素包括先前有盆腔手术史、盆腔炎性疾病、免疫抑制体质、胶原血管疾病、低体重、年龄大、明确的吸烟史、有内科并发症（糖尿病、高血压、心血管疾病）等。Perez等报道了2~3级并发症在0期和Ⅰ期患者中约为5%，Ⅱ期约为15%。Ⅲ和Ⅳ期中没有出现并发症，可能是因为患者生存时间太短尚不足以显示出并发症。最主要的并发症为直肠炎、直肠阴道瘘、膀胱阴道瘘。最小的并发症为阴道纤维化和小面积粘膜坏死，约10%的患者出现。Lee等认为原发病灶的总剂量是预示严重并发症的最重要因素。Rubin等报道的放疗后并发症发生率为23%，包括13%的瘘形成、10%的膀胱炎或直肠炎。虽然有2例患者是在联合治疗后出现瘘，但研究者并不认为联合治疗并发症的发生率高于单纯放疗。Frank等报道了193例放疗治疗者（有或无化疗），5年和10年累计主要并发症率（>2级）为10%和17%，他们发现FIGO分期和吸烟史是发生并发症的密切相关因素，化疗似乎与并发症不相关，有趣的是，有主要并发症的73%的患者病灶均累及阴道后壁。对于急性阴道炎的治疗包括每日用过氧化物稀释液冲洗阴道等，可持续2~3个月直至粘膜反应消失，以后患者每周阴道冲洗1~2次，持续数月。

（钟焰英）

第三章 子宫颈疾病

第一节 子宫颈良性肿瘤

一、概述

子宫颈良性肿瘤较恶性肿瘤少见。其种类有：①鳞状上皮乳头状瘤，为宫颈阴道部分局限性鳞状上皮乳头状生长肿物；②乳头状纤维腺瘤，由腺上皮和纤维两种成分组成；③绒毛状腺瘤，来自宫颈管内膜腺体化生，有绒毛状和绒毛管状两种；④平滑肌瘤，来自宫颈间质内肌组织或血管壁肌组织；⑤腺肌瘤，由纤维结缔组织、平滑肌组织和腺体混合组成；⑥血管瘤，有毛细血管型和海绵状血管型。子宫颈上皮内癌变（CIN）是子宫颈癌的癌前病变，为一组子宫颈病变，以往称子宫颈上皮不典型增生，根据不典型细胞在上皮内所占的范围和病变程度分为3级，包括子宫颈低度病变（CIN1）及子宫颈高度病变（CIN2及CIN3）。它反映了子宫颈癌发生发展中的连续病理过程。该病变具有不同的转归，它可以自然消退，亦可发展为子宫颈癌，后者一般需要5~10年的时间。

二、临床表现

1. 症状

（1）多无明显症状，多发生于生育年龄期的妇女，少数发生在绝经期或老年妇女。

（2）平滑肌瘤、腺肌瘤和血管瘤一旦出现症状，可表现为白带增多、月经量增多或不规则阴道流血。

（3）平滑肌瘤可压迫直肠以致出现里急后重，大便困难等。

（4）腺肌瘤患者可伴痛经。

（5）妇科检查：①鳞状上皮乳头状瘤，宫颈上见小乳头状突起，直径很少见大于1cm，多为单发。②乳头状纤维腺瘤，宫颈上见小的实性肿瘤。③绒毛状腺瘤，宫颈上见指状乳头状生长。④平滑肌瘤，宫颈上见实性肿块，表面光滑，肌瘤长在宫颈一侧者，可见宫颈不对称，宫颈管和外口失去正常轮廓，宫颈展平等。⑤腺肌瘤，宫颈上见肿瘤，其直径有时可达5cm，有时见蒂挂于宫颈外口。⑥血管瘤，宫颈上见致密肿块或有疏松、大小不一的紫红色肿块。

2. 鉴别诊断

（1）鳞状上皮乳头状瘤需与尖锐湿疣、鳞状细胞疣状癌相鉴别。

（2）乳头状纤维腺瘤、平滑肌瘤需与宫颈息肉、宫颈内膜息肉相鉴别。

（3）绒毛状腺瘤需与绒毛状腺癌相鉴别。

（4）腺肌瘤需与恶性中胚叶混合瘤、巨大宫颈息肉相鉴别。

（5）子宫颈细胞学检查：对有性生活史的女性应行子宫颈细胞学筛查，宜采用液基细胞学方法，亦可采用传统的巴氏涂片，无论何种方法均宜采用TBS报告系统。取材部位应选择子宫颈鳞柱转化区和子宫颈管两处。

（6）高危型HPV-DNA检测：ASC-US分流和宫颈病变治疗后的随访检查，对30岁以上女性的，可用于子宫颈癌筛查。

（7）阴道镜检查：对肉眼观子宫颈无明显病灶，但子宫颈细胞学检查异常；或细胞学为 ASC-US 伴有高危型 HPV-DNA 检测阳性；或妇科检查怀疑子宫颈病变，应行阴道镜检查。

（8）子宫颈活检：应在阴道镜指导下取材。无条件时可采用 VIA 或 VILⅠ染色帮助取材。阴道镜检查未发现病变时，依据细胞学结果可在子宫颈鳞柱交界区多点取材。所取活组织应有一定深度，应包括上皮及间质组织。活检组织送病理学检查。

（9）宫颈管内膜刮取术：对细胞学异常或临床可疑而阴道镜检查阴性或不满意或镜下活检阴性、细胞学检查为腺细胞异常（AGC）或怀疑腺癌，应行宫颈管内膜刮取术（ECC）。从前后左右四壁刮取，送病理学检查。

三、治疗

宫颈良性肿瘤应行手术治疗，行局部肿瘤切除术，根部用电凝止血或缝扎止血。如肿瘤较大，切除后无法保留宫颈，可同时行子宫全切术。

1. CIN1

对于 CIN1 的患者，建议检测 HPV。阴道镜检查满意的 CIN1 不伴高危型阴道镜析检查满意的 HPV 感染者：6 个月~1 年复查细胞学和 HPV。阴道镜检查满意的 CIN1 伴高危型 HPV 感染者：可随访，也可应用免疫增强剂。3 个月后复查阴道镜如无异常，6 个月~1 年复查细胞学和 HPV。如果没有条件进行 HPV 检测，可行物理治疗（激光、冷冻等），但需随访。

2. CIN2

建议行高频电刀切除术（LEEP）。术后每 3~6 个月随访一次。如无条件行 LEEP 术者，可行冷冻、激光等治疗。但治疗前，要有组织学检查，明确除外癌变可能。一般不主张行冷刀锥切，如果选用冷刀锥切，锥切的高度不要超过 1.5~2cm，但锥切的面积要在病变边缘外 0.3~0.5cm。年老患者 CKC 宫颈萎缩、颈管有粘连者、不宜行物理治疗，可行子宫切除术。

3. CIN3

应行手术治疗。

（1）诊断性或治疗性宫颈锥切术：适用于年轻患者希望保留生育功能者。应注意切除宫颈需行 12 点连续切片病理检查宫颈有无浸润癌。

（2）子宫全切术：适用于老年或无随访条件的患者。卵巢无病变者应予保留。

4. 随访

（1）物理治疗后需观察局部愈合情况，全部愈合后检查。

（2）随访过程中，若细胞学异常需进一步检查，以确定宫颈病变有无发展，并判定治疗方案。

（3）CIN3 子宫切除后，应定期行阴道断端细胞学检查，以防复发及癌变。

（4）治疗性宫颈锥切术后，必须密切随访，若有复发可疑，应进一步确诊和治疗。

第二节 子宫颈恶性肿瘤

2016 年，美国被诊断的子宫颈癌新发病例估计为 12 990 例，死亡 4120 例。尽管在美国等发达国家子宫颈癌的发病率正在下降，但在全球发展中国家中发病率还在上升，仍然是全球健康的主要问题。据世界卫生组织的统计，2012 年全球新发子宫颈癌为 52.8 万例，位居世界妇女癌症发病率第 4 位,在一些发展中国家居于首位,其中 85% 发生在亚洲、非洲、拉丁美洲等发展中国家,年死亡率为 26.6 万,是发展中国家妇女癌症死亡的主要原因。我国每年子宫颈癌新发病例为 13 万~15 万,每年 3 万~5 万人死于子宫颈癌。尽管过早的性行为、长期应用口服避孕药、经性传播的感染、免疫抑制状态、多个性伴侣、吸烟等可促成子宫颈病变的产生,但循证医学证据显示人乳头状瘤病毒(HPV)感染才是与子宫颈癌的发生、发展有着十分密切关系的致病因素,慢性 HPV 感染的发病率在发达国家为 5%~10%,而在发展中国家为 10%~20%。持续性 HPV 感染是子宫颈上皮内癌变及子宫颈癌发生的必要因素,因此,将子宫颈癌及其癌前病变定义为感染性疾病,理论上讲应是可防可治、可以消灭的疾病。发达国家子宫颈癌发病率的下降归功于筛查的普及和 HPV 疫苗的应用。近年来子宫颈癌的发病年龄有年轻化趋势,这与性活跃人群通过性生活感染 HPV 密切相关。从 HPV 感染子宫颈上皮到癌前病变,再发展到浸润癌要经历一个较长的阶段,这就给我们干预和治疗子宫颈癌创造了条件。因此,定期规范的筛查及早发现癌前病变,是预防癌前病变进展为癌的关键,癌前病变也是治疗的黄金阶段。起源于子宫颈鳞状上皮或腺上皮细胞的恶性肿瘤,专指子宫颈浸润癌,包括微小浸润癌。其主要组织学类型为鳞状细胞癌(70%~80%)、腺癌和腺鳞癌(15%~20%),其余为透明细胞癌、神经内分泌癌、小细胞癌等少见特殊类型。

一、子宫颈癌前病变

子宫颈癌前病变是指子宫颈从正常发展到癌的过程中子宫颈上皮组织产生的逐级改变,即子宫颈上皮内癌变(CIN),共分为三级:CIN Ⅰ 级(轻度不典型增生),细胞异型性轻,异常增生的细胞局限于上皮层的下 1/3,中层、表层细胞正常;CIN Ⅱ 级(中度不典型增生):细胞异型性明显,异常增生的细胞仅限于上皮层的下 2/3,未累及表层;CIN Ⅲ 级(重度不典型增生和原位癌):细胞异型性显著,异常增生的细胞占据上皮层的下 2/3 以上或全层。子宫颈腺上皮内瘤样病变(CIGN)与鳞状上皮内癌变相仿,包括腺型不典型增生和原位腺癌。但在 2014 版的 WHO 分类中已废弃了 2003 版的 3 级分类(CIN Ⅰ~Ⅲ),采用与 1989 年细胞学诊断相一致的 2 级分类,即低级别子宫颈鳞状上皮内病变(LSIL,相当于 CIN Ⅰ)和高级别子宫颈鳞状上皮内病变(HSIL,相当于 CIN Ⅱ~Ⅲ),但 CIN Ⅱ 的归属并不一定均归为 HSIL,ASCCP 通过对 72 篇生物文献的分析后认为 p16INK4a 是最好的标志物,p16INK4a 弥漫阳性的 CIN Ⅱ 归为 HSIL,阴性者归为 LSIL。此外,Ki-67、E6/E7mRNA、IMP3、基因甲基化检测也可以作为共同检测指标,高表达时倾向于 HSIL,低表达时倾向于 LSIL。更改的原因在于:①与细胞学名称一致;②组织学上重复性更好,更有利于临床诊治。但在本章节中仍沿用 CIN 分类法,以便于叙述。CIN 是组织病理学诊断名词,因此,其诊断一定是基于组织标本所进行的,临床上常用的标本是活检组织、子宫颈管搔刮组织和锥切组织,但组织学检查并不适用于筛查,因此只有通过 HPV 检测、细胞学检查等方法筛查后,才以组织学方法来确诊。2008 年的诺贝尔生理学或医学奖获得者 Zur Hausen 教授首先揭示了 HPV 感染和子宫颈病变及子宫颈癌的关系,此后有关女性生殖道 HPV 感染的相关研究不断深入。与 HPV 相关的人类肿瘤谱正在增长,研究发现由 HPV 导致的肿瘤中子宫颈癌发病率最高,接近 100%,口腔癌发病率最低,约 25%,其他如肛门癌 84.5%、阴道癌 69.9%、阴茎癌 47.0%、外阴癌 40.4%。

1. HPV 及致癌机制

HPV 是一组病毒的总称,其病毒形态类似,但 DNA 限制性内切酶图谱各异,核壳体蛋白质的抗原性不同。HPV 是一种双链结构的 DNA 病毒,具有嗜上皮特性,在人和动物中分布广泛,有高度的特异性,其 DNA 进入宿主细胞染色体内可阻碍细胞修复和凋亡。所有 HPV 的 DNA 均含有 7 种早期基因（E1~E7）、2 种晚期基因（L1、L2）和长控制区（LCR）3 个部分。早期基因区可以编码 E1、E2、E4、E5、E6、E7 等早期蛋白，其功能与病毒的复制、转录、翻译调控和细胞转化有关，晚期基因区可以编码主要衣壳蛋白 L1 和次要衣壳蛋白 L2。长控制区含有 HPV 基因组 DNA 的复制起始点和基因表达所必需的控制元件，调控病毒基因的转录复制。已知 E6 和 E7 是高危型 HPV 的致癌基因，参与并调控宿主细胞的病毒基因表达和复制。高危型 HPV-DNA 链通常在 E1 或 E2 的开放读码框内断裂，使 HPV-DNA 整合入染色体脆弱区，E6 和 E7 具有促进和维持整合状态的功能。HPV E6 蛋白可阻碍细胞对 DNA 损伤的反应，负向调节细胞的生长和分化，E6 还可以激活端粒酶催化亚单位 hTERC。E6 和 E7 所编码的蛋白可诱导细胞增生和转化，调节细胞周期，E6 可与 p53 结合，E7 与 pRb 结合，导致这两种抑癌基因失活，改变细胞周期的正常调控，正常角化细胞分化受到抑制，使细胞无限制生长导致肿瘤产生。不同亚型的 HPV 致癌能力不同，可能就是因为 E6、E7 蛋白与 p53 和 pRb 结合能力有异，或使抑癌基因失活的能力不同所致。低危型 HPV 不会引起上述变化。

生殖道高危型 HPV 往往感染子宫颈鳞状上皮最薄、最易受损伤的鳞柱上皮交界的移行带区细胞，尤其是可能对 HPV 感染特别敏感的基底层储备细胞。HPV 最先感染表皮基底层细胞，并随着基质干细胞向表皮细胞的分化，依次进行早期蛋白的表达、DNA 复制和晚期蛋白的表达及病毒颗粒的装配。细胞受感染后 HPV 可以先呈游离状态持续存在于染色体外，不引起任何病变或只引起良性病变和低度癌前病变，如尖锐湿疣或轻度不典型增生等，一旦病毒的 DNA 整合进入宿主细胞的染色体时上皮细胞即可发生癌变。HPV 基因组 DNA 在子宫颈癌细胞中大多以整合状态存在，持续表达 E6、E7 蛋白并促进和维持整合状态，当病毒 DNA 整合后，就不再有病毒颗粒的产生。迄今为止，已鉴定出的 HPV 亚型有 200 多种，其中能引起生殖道病变的约有 40 多种，约 20 种与癌相关，可分为低危型（如 6、11、40、42、43、44、53、54、61、72、81）和高危型（如 16、18、31、33、35、39、45、51、52、55、56、58、59、66、67、68、73、82），低危型多与良性病变有关，如生长在生殖器官附近皮肤和粘膜上的人类寻常疣、尖锐湿疣及生长在粘膜上的乳头状瘤等，而高危型是引起 CIN 和子宫颈癌的主要致病病毒，80% 的子宫颈癌与 HPV16、HPV18、HPV31 和 HPV45 四种类型的感染有关，其中 HPV16 是最强的致癌病毒型别，50% 的子宫颈癌与 HPV16 感染相关，HPV18 导致 10%~20% 的子宫颈癌，其他 10 多种高危型 HPV 约导致 30% 的子宫颈癌。我国一项横跨 7 个子宫颈癌发病率不同地区的 19 家医院（共纳入 1244 个病例）的子宫颈癌 HPV 型别分布的多中心研究显示，中国不同区域的子宫颈癌及子宫颈高级别病变是以感染 HPV16、HPV18 型为主，此两型覆盖了约 85% 的子宫颈癌确诊病例。

2. HPV 感染及人群特征

女性一生中生殖道 HPV 感染的概率约为 80%，但发生子宫颈癌的概率<1%，最大易感群体是性活跃期的妇女。HPV 感染往往是一过性的，如果机体免疫功能正常，病毒一般 6~9 个月可以被清除，Rodriguez 等的前瞻性研究显示，约 67% 的感染在 12 个月内被清除，年轻女性比 30 岁以上的妇女更易清除，70% 的年轻妇女 HPV-DNA 可在 1 年后转阴，90% 在 2 年后转阴。一旦机体清除了某一型的 HPV，机体一般不再感染同一型别的 HPV，但对其他型别的 HPV 没有交叉免疫。只有高危型 HPV 持续感染且 2 年以上不能被清除时，才有可能发展为 CIN 或子宫颈癌。临床上将 HPV 感染分为如下 3 种情况：①潜伏感染，仅 HPV 阳性；②亚临床感染，肉眼不能发现病变，但醋酸白试验（+）或阴道镜可见异常改变，或有细胞学改变，通常无症状；③临床感染，肉眼可分辨的病变，可有症状，如生殖道湿疣和高级别瘤样病变等。国外一项涵盖 100 万妇女的多中心 Meta 分析研究结果显示，细胞学正常的妇女中生殖道 HPV 感染率为 1.6%~41.9%。我国 1999 年 1 月至 2008 年 9 月发表的有关 HPV 在子宫颈组织中感染的相关研究显示，HPV 在

子宫颈病变中平均感染率为46.51%（5632/12 110），其中北方地区高于南方。深圳的一项采用二代杂交捕获技术（HC2）检测的涵盖1137名妇女的研究显示，高危型HPV-DNA检出率为14.0%；北京的一项涵盖6185名25~54岁妇女的研究显示，高危型HPV感染率为9.9%。约1/2的年轻女性在开始性行为后的3年内会感染HPV，随着年龄的增长，女性生殖道局部和免疫系统逐渐成熟，感染率也随之降低，而且随访中还发现，超过90%的女性在感染HPV后2年内HPV可能转阴，这可能与局部增强的免疫反应清除病毒有关，但一过性HPV感染的病毒颗粒可随正常鳞状上皮脱落或成为再次感染的病原体，此时启动的内在免疫系统反应相对轻微，是否病毒被真正清除了还是成为潜伏感染了目前尚无法甄别。HPV感染主要与性接触有关，还与多个性伴侣、高危男性性伴侣（冶游史、既往性伴侣死于子宫颈癌的男性）相关，尽管使用安全套可减少HPV感染，但并不能完全保护。HPV型别感染也较复杂，可以同时感染几种不同的亚型，也可以是潜伏感染重新激活或真实的持续感染。女性感染HPV后可能存在下述模式：①始终HPV-DNA阴性；②HPV-DNA阳性后转为阴性；③HPVDNA阳性、阴性、再阳性，出现波动感染；④特定高危型HPV-DNA持续阳性，从而构成高级别CIN及子宫颈癌的必要条件。持续HPV感染是指既往未感染过相关HPV亚型的女性，在12个月内连续2次以上标本中检测到相同亚型的HPV-DNA。10%~20%的女性会发生持续感染，其发展为癌前病变的危险较大。一项包括8个研究，涵盖12 000例患者的荟萃分析显示，18岁以上的HPV16/18持续感染者，发生≥CINⅡ的相对危险度为15.5~50.5。ATHENA的3年研究显示，HPV16持续阳性，3年内发生≥CINⅢ的概率为25.2%，HPV18为11.0%。中国大陆和台湾的流行病学研究发现，HPV16持续3年、5年、12年感染，发展为≥CINⅡ的概率分别为8.9%、23.8%和47.4%。Khan等通过10年的研究发现，持续感染HPV16、HPV18的女性，10年累计≥CINⅢ的发病率分别为17.2%和13.6%。高危HPV的持续感染发展为CINⅡ/Ⅲ需3~5年完成，而从CINⅢ进展到浸润癌需10年左右，但HPV18型可能是一种无须经历较长的癌前病变期即快速发展为子宫颈癌的致病病毒，HPV18型阳性的子宫颈癌患者一般年龄较小，可在1~3年由正常子宫颈细胞迅速发展成癌，多为腺癌或腺鳞癌。近年来的研究还发现，部分子宫颈癌的病程进展快，容易在筛查中被疏漏，其中也包括部分HPV阴性的子宫颈癌，如非普通型子宫颈腺癌，包括微偏腺癌、胃/肠型腺癌、中肾管型腺癌、透明细胞型及浆液型腺癌。

研究发现，HPV的感染存在3种年龄特征曲线，第一种是年轻女性有较高的感染率，随着年龄增长，HPV感染逐渐下降；第二种是HPV感染与年龄无关，即不随年龄变化而下降，始终居高不下；第三种是年轻妇女与年长（围绝经期）妇女有两个HPV感染高峰。围绝经期感染高峰可能的解释：①免疫功能下降；②潜伏感染的复生；③生活习惯的改变或性伴侣增加；④雌激素水平下降。

3. 目前常用于子宫颈癌筛查的HPV检测方法

HPV不能培养，只能从检测其DNA来识别，感染细胞中的微量病毒DNA可通过聚合酶链式反应（PCR）和RNA-DNA等检测手段检测出。鉴于高危型HPV感染与子宫颈病变及子宫颈癌的密切关系，HPV检测用于子宫颈癌的筛查正逐渐在临床展开，但HPV检测不等同于子宫颈癌筛查。研究发现，只有感染病毒达到一定载量（阈值）及持续一定时间时，其致病的风险才增加。检测高危型HPV筛查子宫颈癌的目的是查出病毒载量超过阈值的人群，低于阈值的感染也有致病的可能，但致病风险很低，临床上似乎可忽略。传统的PCR只要病毒载量为10个病毒拷贝数就可以测出，但这仅仅是所谓的"实验敏感性"。而临床医师实际需要知道的是"临床敏感性"，筛查的目的是发现子宫颈癌及CIN而非患者是否有HPV感染。

纵观美国ASCCP提出的关于子宫颈癌筛查的HPV检测方法的要求：需经临床验证、良好的重复性、≥CINⅡ的敏感性达到90%以上、以最大化筛查的益处和最小化筛查的风险的标准，目前被美国FDA认可的能够符合进行子宫颈癌筛查的HPV商业化产品只有4个：①digene HC2high-risk HPV-DNA Test（2003）；②cervista HPV（2009）；③cobas 4800 HPV（2011）；④aptima HPV（2011）。这些产品均经过了临床验证，如HC2-HPV设定的阈值是1μg/mL，相当于5000个病毒拷贝数。实际上阈值的设定是平衡筛查的敏感性和特异性的，当HC2-HPV检测值≥1μg/mL时，≥CINⅢ的敏感性和特异性均为95%。HC2-HPV也是WHO 2013年子宫颈癌筛查及处理指南推荐的方法，也被作为"即筛即治"使用的检测产品。

（1）高危型HPV-DNA HC2法：HC2检测的原理是采用全长8000个碱基对的RNA混合鸡尾酒探针技术，将标本基因杂交、信号扩大后，用RNA探针与标本DNA结合，再用标记了荧光发光体的第二抗体进行显色测定。该方法可检测13种常见的高危型HPV（16、18、31、33、35、39、45、51、52、56、58、59、68）的全长DNA，有高度重复性，实验室要求简单，检测高度病变的敏感性达88%~100%，阴性预测值高达99%，较高的阴性预测值意味着如果HC2检测为阴性，几乎没有患病的可能，这对子宫颈疾病的初筛、分流、治疗及追踪都具有重要意义，并且可以报告病毒负荷量，便于临床随访。

（2）高危型HPV-DNA酶切信号放大法：Cervista HPV-HR可检测14种高危型HPV（包括HC2的13种亚型和HPV66型），且具有防止假阴性结果的内部质控功能，同时还能降低与低危型的交叉反应而导致的假阳性结果。另一种检测用于检测HPV16和HPV18型并分型。这两种方法均是应用恒温酶DNA扩增和荧光发光判读结果的原理，而且都通过了新柏TCT标本进行的临床验证。

（3）cobas 4800 HPV：将全自动样本制备与PCR技术相结合，可通过高质量的核酸提取而实现更快的处理速度，进而达到更高的通量。其能完成全自动样本制备、自动化核酸提取、一次检测14个HPV高危型，同时能对HPV16、HPV18进行基因分型。

（4）Aptima HPV：AptimaHPV检测技术，是检测HPV病毒两个致癌基因的mRNA，与单纯检测DNA相比，有效减少对一过性HPV病毒感染的检出，从而减少后续不必要的阴道镜组织学检测。

针对目前国内众多用于子宫颈癌筛查的HPV检测方法，国家市场监督管理总局第93号文（2015）明确指出：对用于子宫颈癌筛查的HPV检测方法，检测HPV型别只针对18种高危型别，18种之外的需提供明确的理由和依据及国际权威机构的文献支持；HPV基因分型仅针对HPV16/18型；阳性判断值为能够获得理想的临床灵敏度和特异性，建议采用ROC分析确定阳性判断值；以病理学检查结果CINⅡ+为临床试验终点判定有效指标，未做相关临床试验证明其可以用于子宫颈癌筛查的产品，应在说明书中声明：由于未做相关验证，本产品不能用于相关临床预期用途。

（5）免疫组织化学法：利用抗原抗体反应和组织化学原理，在组织切片或细胞涂片中原位显示HPV抗原成分，操作简便，可做回顾性研究。以往经此方法检测的是HPV16、HPV18的E6蛋白，但此方法的假阴性率较高，敏感性及特异性均比原位杂交和PCR低。

L1壳蛋白为HPV病毒的主要结构蛋白，也是一种糖蛋白、核蛋白，在宿主细胞质内完成翻译加工后迅速定位于细胞核中。L1约有530个氨基酸残基，其分子量为55~60 kDa，与其他病毒的衣壳蛋白相比具有较强的保守性，这种保守性表现在两个方面：①病毒的衣壳在外界环境的作用下变异很小，而其他病毒变异较大；②不同型的HPV的L1蛋白的氨基酸序列的同源性在60%以上，故有利于检测的稳定性。利用抗原抗体反应和组织化学原理，用抗L1蛋白特异抗体对组织切片或细胞学涂片进行检测，被感染的细胞核明显着色，偶尔也可见细胞质内囊泡样染色，可能为核糖体产生的 L1 壳蛋白所致。只要出现阳性细胞即可认为存在 HPV 感染，该方法操作简单，敏感性、特异性均较高，但不能提示病毒负荷量。

近年来的研究认为，HPV-L1 壳蛋白具有刺激机体产生保护性抗体的作用，HPV 感染后可以激发机体产生特异性体液免疫和细胞免疫，针对壳蛋白 L 的 IgG 和 IgA 中和抗体在病毒感染的早期较为重要，可能有助于病变稳定或消退，不少报道发现在 ASCUS 和 LSIL 中 HPV-L1 高表达的患者病变消退或无进展，而在 HSIL 患者中 HPV-L1 表达率低甚至无表达，此类患者病变大多进展。

4. HPV 感染的治疗

目前没有专门针对 HPV 的治疗药物。大多数 HPV 感染者都可以自发清除其感染的 HPV 而不留继发病症，只有持续性 HPV 感染才与子宫颈病变密切相关。一旦引起病变，在治疗子宫颈病变后，HPV 感染负荷即可明显下降或转阴，也就是常说的治病即治毒，这也是 HPV 感染的处理原则。主要的治疗方法包括物理消融、细胞毒性药物及手术切除等。小于 30 岁的妇女高危型 HPV 阳性但 hTERC 基因阴性者多为一过性感染，若 hTERC 基因阳性则有癌变风险，应高度重视。

有报道 HPV 感染出现 CIN 的患者经宫颈环形电切术（LEEP）治疗后，平均 HPV 转阴时间比期待疗法组明显缩短（7.7 个月和 19.4 个月），两组第 1 年 HPV 转阴率分别为 65% 和 23%，第 2 年转阴率分别为 90% 和 65%，有明显差异。Song 等对 67 例高危型 HPV 感染的 CINⅡ或 CINⅢ患者行子宫颈锥切术，切缘均无病变，高危型 HPV 感染的有效清除率为 82.1%，而术后高危型 HPV 持续存在的患者，术前均具有较高的病毒负荷，此类患者术后还应密切随访。对于年龄 > 50 岁的患者感染 HPV 后机体清除慢，复发风险高，临床上可以应用免疫制剂如干扰素等治疗，通过增强人体细胞免疫、体液免疫及各种非特异因子组成的防御系统，增加免疫调节作用，从而抑制病毒蛋白合成、诱发体内免疫系统清除 HPV 感染。

5. HPV 疫苗及其应用

HPV 疫苗是目前世界上第一个肿瘤疫苗，共分三类：一是阻止感染的预防性疫苗；二是使原有感染及相关疾病消退的治疗性疫苗；三是预防多种疾病的 HPV 嵌合疫苗。预防性疫苗是将 HPV 的晚期结构蛋白 L1、L2 作为基础诱导，将其组装成的病毒样颗粒（VLP），使机体产生特异性的抗 HPV 抗体，保护机体免受 HPV 感染，主要用于尚未发生感染的人群。治疗性疫苗的目的则是清除 HPV 感染的细胞，这种疫苗以 E6、E7 蛋白为基础，诱导产生特异的细胞免疫，从而阻止 HPV 感染损害的连续，清除病灶。嵌合疫苗则是新的研究热点，不同型别、不同时期蛋白的嵌合，将大幅提高预防效能。目前世界范围内只有预防性疫苗研发成功。预防性疫苗一般以 HPV 主要衣壳蛋白 L1 和次要衣壳蛋白 L2 为靶抗原，其作用在于诱发机体产生特异性的中和抗体和有效的局部免疫反应，以阻止 HPV 的长期感染和再感染。HPV 的衣壳蛋白在真核及原核表达系统中表达时，能自我装配或形成病毒样颗粒（VLP），其结构和抗原表位与天然的病毒颗粒十分相似。VLP 能与细胞受体结合进入细胞，以利于抗原的加工呈递及诱发较强的细胞免疫。

HPV 感染导致子宫颈病变进而进展为子宫颈癌需要相当长的一段时间，因此在体内未出现 HPV 感染前采用 HPV 疫苗进行一级预防，从源头阻止子宫颈癌的发生，理论上讲是可行的，但因 HPV 的亚型众多，要求一个疫苗涵盖众多亚型就显得相当困难。目前有 3 种经美国 FDA、欧洲药品管理局和许多其他国家安全监管机构许可的商业 HPV 疫苗。第一种是英国葛兰素史克公司生产的二价 HPV16/18 VLP 疫苗（Cervarix），批准用于 9~25 岁的年轻女性。第二种是美国默克公司生产的四价 HPV6/11/16/18 疫苗（Gardasil），被批准用于 9~20 岁的年轻女性。WHO 推荐应用疫苗的主要目标人群为 9~12 岁女性，次要目标人群为 13~26 岁女性。第三种是 2014-

12-10，由美国默克公司研发的 Gardasil 9（佳达修，九价重组 HPV 疫苗），获美国 FDA 批准用于 9～26 岁的女性和 9～15 岁的男性，以预防 HPV16、HPV18、HPV31、HPV33、HPV45、HPV52 和 HPV58 型引起的子宫颈癌、外阴癌、阴道癌和肛门癌，以及 HPV6 和 HPV11 型引起的生殖器疣。与第一代 Gardasil 疫苗相比，Gardasil 9 增加了 HPV31、HPV33、HPV45、HPV52 和 HPV58 五种病毒亚型，这些病毒引起了约 20% 的子宫颈癌。Gardasil 9 中针对的 7 种高危病毒亚型可以引起约 90% 的子宫颈癌、80% 的 CINⅡ/Ⅲ 和原位腺癌（AIS）、85%～90% HPV 相关的外阴及阴道癌、90%～95% HPV 相关的肛门癌及癌前病变，Gardasil9 针对的 9 种病毒也覆盖了 50% CINⅠ。疫苗主要用于初次性生活前的女性，也就是尚未暴露在 HPV 感染风险之前的青少年女性，但较年长的女性也可能由于在整个生命中 HPV16、HPV18 感染较迟而受益。WHO 推荐应用疫苗的主要目标人群为 9～12 岁女性，次要目标人群为 13～26 岁女性。二价疫苗采用 2 次接种（第 0、第 6 个月各接种 0.5mL）或 3 次接种（第 0、第 1、第 6 个月各接种 0.5mL）；四价疫苗也可采用 2 次接种（第 0、第 6 个月各接种 0.5mL）或 3 次接种（第 0、第 2、第 6 个月各接种 0.5mL）。疫苗在第 0、第 2、第 6 个月给予接种，接种后的预防效果报道也不一致。在美国，近 20% 的女性在 15 岁前开始性生活，18 岁女性中近 60% 有性生活。疫苗接种的理想年龄为 9～12 岁，有研究表明，10～15 岁的女性接种后产生的抗体滴度程度明显高于 16～23 岁女性。注射疫苗后能诱导机体产生型别特异的高滴度抗体，抗体滴度在疫苗注射第 8.4 年（Cervarix 提供）时仍高出自然免疫状态数倍，抗体滴度的维持可能与佐剂 AS04 有关，相比较而言 Cervarix 免疫持续时间更长。Gatdasil 对接种前未曾感染过 HPV 的 16～26 岁女性预防效率为 CINⅠ 96%、CINⅡ/Ⅲ 98%、外阴或阴道上皮内癌变 100%、湿疣 100%。Cervarix 对接种前未曾感染 HPV 的女性预防效率为 ≥ CINⅡ 98%；对无论接种时是否感染 HPV、是否存在 HPV 相关病变，CIN 的预防效率为 20% 左右。疫苗注射不良反应的发生率为 10%～20%，主要表现为注射局部红肿、疼痛及麻木等，无疫苗特异性死亡病例和致畸病例被报道，但由于未在孕妇中开展控制良好的研究，安全起见不推荐妊娠期接种疫苗。哺乳期接种 HPV 疫苗后，母亲及婴儿发生疫苗相关不良事件的风险未见升高。HPV 疫苗为子宫颈癌的预防带来了新的契机，但目前的预防性疫苗尚无法覆盖所有高危 HPV 型别，且对已感染相关型别的女性没有保护作用；其次，就目前观察到的疫苗接种后免疫效应仅达到 5 年左右，免疫力在体内持续多久仍不明确。所以接种者仍需定期进行有关子宫颈癌的筛查。

治疗性疫苗是针对癌前病变和癌症患者的，主要包括肽类疫苗、嵌合性疫苗、重组蛋白疫苗、核酸疫苗、HPV 假病毒疫苗等。治疗性疫苗多已经修饰后去除其转化活性，但仍保留其抗原性 HPV16 早期蛋白作为靶抗原，可诱导特异性的细胞免疫反应，被用于控制或消除感染 HPV 的良性和恶性病变，并可作为这类疾病的手术后的辅助治疗。在大多数与 HPV16 相关的子宫颈癌及其癌前病变中均有 HPV16 的 E6、E7 蛋白持续表达，这种持续表达是肿瘤细胞转化和维持恶性特征所必需的，而正常组织中不存在这两种蛋白，因此，E6 和 E7 蛋白就成为 HPV16 相关子宫颈癌及癌前病变治疗性疫苗的理想靶抗原。对中晚期子宫颈癌患者手术后残留的肿瘤细胞应用这种治疗性疫苗，可以激发患者的细胞免疫来杀伤、清除肿瘤细胞和已感染 HPV 的上皮细胞，从而防止或限制肿瘤的复发和扩散。HPV 宿主的免疫反应，对控制 HPV 感染及相关病变具有十分重要的作用，对已感染了 HPV 病毒并已引起相应疾病的个体，细胞免疫比体液免疫更为重要。研究发现，感染了 HPV 的 CIN 和子宫颈癌患者，普遍存在对 HPV 的低免疫状态。因此，使用疫苗，特别是联合免疫，能诱发机体产生针对 HPV 早期蛋白（E6 和 E7 转化蛋白）的细胞毒性淋巴细胞反应，从而将含有整合 DNA 的细胞或癌细胞杀伤，同时控制早期 HPV 感染的病毒增生，还能诱发机体产生中和抗体中和病毒，减少病毒感染细胞数，并帮助肿瘤特异性杀伤

T淋巴细胞（CTL）以更好地清除病毒感染。这种中和抗体主要由具有天然空间结构的病毒壳蛋白（HPV晚期蛋白）诱发。上述两类免疫反应建立后，就能有效地清除已有的HPV感染和手术后残余的癌细胞，并能预防HPV的再次感染，达到预防和治疗子宫颈癌的目的。大量研究显示，应用疫苗后HPV的持续感染或疾病的联合发病率下降了90%，且存在持续的有效性。所有实验疫苗的耐受性均好，只有非常少的不良反应，最常见的不良反应是治疗部位的疼痛。疫苗不包含活病毒，对妊娠妇女为B类用药，之所以没有推荐在人群中应用和普及，是因为还没有足够安全的数据。哺乳的妇女接受该疫苗是安全的，所有接受疫苗的妇女推荐根据子宫颈涂片指南进行随诊。值得一提的是，尽管动物实验及部分临床前实验显示HPV疫苗有效，但许多问题仍待解决，如疫苗的保护间隔期等。目前临床上对中晚期子宫颈癌的治疗效果不理想，子宫颈癌的复发率较高且治疗费用也高，在美国，每年用于子宫颈癌筛查和治疗的费用约为5.7亿美元。因此，研制高效、廉价的HPV疫苗，采用特异性的免疫接种方法预防和治疗HPV感染及其所引起的恶性病变，对预防和治疗子宫颈癌有着十分重要的意义。

二、子宫颈癌前病变的筛查

WHO在2013年提出的子宫颈癌综合防控策略是：减少HPV感染的一级预防；对癌前病变进行筛查、诊断和治疗的二级预防；对子宫颈浸润癌进行治疗的三级预防。其中二级预防的主要措施即对所有适龄妇女开展定期的子宫颈癌筛查。对于已经接种HPV疫苗的妇女，如果到了筛查年龄，仍然应进行定期筛查。发达国家自从1950年引入子宫颈细胞学筛查后，子宫颈癌的发病率明显下降，然而在发展中国家，因筛查普及率低，子宫颈癌仍然是死亡的主要原因。自从液基薄片技术应用以来，子宫颈的癌前病变及早期癌的发现率不断增加，大大降低了子宫颈癌的发生率及死亡率，统计显示，1975年美国妇女发病率为14.8/10万，2006年下降到6.5/10万；1990年美国新发病例为13 500例，死亡病例为6000例，2007年美国新发病例为9710例，死亡病例为3700例，提示美国的子宫颈癌的发病率及死亡率均明显下降。我国的子宫颈癌发生率在20世纪70年代为10.28/10万，90年代为3.25/10万，下降了69%，但目前每年仍有130 000~150 000例发病，死亡为30 000~50 000例。大多数贫穷的发展中国家妇女是子宫颈癌发病及死亡的主要人群，占全球总发病及死亡人数的80%以上，与没有筛查制度密切相关。尽管在中国子宫颈癌的筛查在发达地区已被广大妇女所接受，但新发病例中约50%以上是未做过筛查的妇女，说明子宫颈癌筛查的宣传及普及力度还远远不足，尤其在边远贫困地区，因此，强调子宫颈癌的筛查是保障妇女健康和生命的重大课题，是妇产科医师的神圣责任。

（一）筛查的目的、内容和时间

筛查的目的是在正常人群中找出癌前病变、早期浸润癌及子宫颈癌的高危人群，而不是子宫颈癌患者，因为只有及时找出可能发生癌症的人群，将其消灭在癌前病变阶段，才能真正降低子宫颈癌的发病率和死亡率。筛查的内容和起止时间不能一概而论，要考虑到当地的经济状况。在欧美等发达国家，筛查可采用每1~2年一次TCT+HPV的联合检测，必要时还可测定hTERC基因；中国的多数发达城市也可以采用上述方法，但对于较贫困地区，筛查可能2~3年一次且仅行TCT或巴氏涂片，甚至还可仅行肉眼筛查或碘-醋酸染色下的肉眼检查。2004年美国国家综合癌症网络（NCCN）指南中建议：开始进入筛查的年龄为性生活开始后3年左右或年满21岁；对于年龄>70岁、10年内已有3次以上满意的细胞学检查且正常者，可停止筛查；但若无上述筛查历史或有不正常者，建议继续筛查；有子宫颈癌病史、免疫功能障碍（HIV阳性）者应长期筛查。筛查间隔推荐为：巴氏涂片检查为1次/年，TCT检查为1次/2年；30岁以后连续3次正常者1次/2~3年；FDA准许的HPV-DNA检测在>30岁后开始应用，以后每次与细胞学同时检测；TCT、HPV-DNA 检查最长不超过 1 次/3 年；同时要注意 HPV 感染的亚型、时间、强度。中国癌症研究基金会在 2004 年制订的筛查策略：起始年龄在经济发达地区为 25~30 岁，经济欠发达地区为 35~40 岁，高危人群适当提前；终止年龄为>65 岁；间隔为 1 次/年，连续 2 次正常延长至 1 次/2~3 年，连续 2 次 HPV（-），延长至 1 次/5~8 年，重点是筛查高危人群，而不是筛查次数；筛查方案，最佳方案为 TCT+HPV，一般方案为巴氏涂片+HPV，基本方案为肉眼检查，即以 3%~5%冰醋酸染色（VIA），4%~5%碘液染色（VILI）后直接观察。筛查的基本程序是细胞学+HPV、阴道镜、组织学。

（二）筛查的方法

1. 细胞学筛查

长期以来，细胞学筛查曾是子宫颈癌筛查的唯一或主要方式。自 1941 年传统的巴氏涂片问世以来，子宫颈癌的发病率和死亡率均大大降低，死亡率下降约 70%。据美国癌症协会统计，由于子宫颈细胞学在美国的广泛普及及应用，尽管 HPV 病毒感染有所上升，但子宫颈癌发病率却下降了 85%。细胞学筛查的优点：无创伤性、简单易行、价廉、可批量人群筛查；不足：受取材质量的影响较大、不能精确报告异常细胞的来源及病变组织的病变程度，并且对细胞诊断医师的要求较高，所以敏感性较低。一项涵盖 94 篇关于子宫颈癌筛查策略文献的 Meta 分析显示，巴氏涂片的敏感性为 30%~87%，特异性为 86%~100%，假阴性率较高，达 15%~40%。自 1996 年液基细胞学制片技术和计算机辅助细胞检测系统引入以来，细胞涂片质量明显优于传统的巴氏涂片，从而提高了癌及癌前病变的检出率，降低了假阴性率，减少了细胞医师的主观评判错误，并且还可利用标本残留液进行 HPV 检测。由于制片技术的进步，使得细胞学诊断水平有了极大提高，诊断报告更加详细，癌前病变的检出率比传统巴氏涂片提高了 2.33 倍。1988 年美国国家癌症研究所在马里兰州 Bethesda 出版了《宫颈/阴道细胞学诊断的 Bethesda 报告系统》，对子宫颈癌细胞学的诊断标准作出了重大调整，在涂片质量评价、细胞形态描述和诊断建议 3 个方面进行改进，完全取代了以往的巴氏分级。该系统分别于 1991 年、2001 年、2015 年再次修订。其报告包括 3 个部分：①对标本满意度的描述；②总的分类，如正常或非正常；③细胞学异常的描述（包括鳞状或腺上皮细胞）及诊断建议。细胞学检测并不能对 CIN 作出诊断，但它可以作为筛查的第一阶段。

2. HPV 筛查

毋庸置疑，细胞学筛查作用巨大，但因需要有判读经验的细胞学医师来判定，因此存在局限性和不客观性。自 1976 年发现 HPV 与子宫颈癌尤其是鳞癌的相关性以来，子宫颈癌的筛查策略便悄然发生了转变，2015 年美国妇产科医师学会在子宫颈癌筛查的过渡期指南中指出，采用高危 HPV 筛查的方法，其敏感性高于细胞学，阴性预测值接近 100%，但特异性欠满意。大样本临床研究表明，高危型 HPV 检测在发现≥CINⅡ的病变方面有较高的敏感性，Arbyn 等对 39 项研究进行的 Meta 分析中得出 HPV 检测对发现≥CINⅡ病变的敏感性为 96%（95% CI：95%~98%），Zhao 等的研究对 1999~2008 年 17 项基于中国人群的 28 848 名受试者的汇总分析显示，HC2-HPV 检测筛查出≥CINⅢ的灵敏度为 97.5%，特异性为 85.1%，高危 HPV 检测的阴性预测值达 99.9%。2003 年 5 月美国 FDA 推荐子宫颈细胞学联合 HC2-HPV 作为≥30 岁妇女初次子宫颈癌的筛查方法；欧洲生殖道感染及癌前病变研究机构（EUROGIN）2010 年推荐 HC2-HPV 用于 25~64 岁妇女的初筛，阴性者 5 年后复查；基于美国最大型的子宫颈癌筛查的临床研究 ATHENA 结果（47 208 例妇女参与，持续 5 年），2014 年 4 月美国 FDA 和加拿大卫生部首次批准了 cobas 4800 HPV-DNA。检测用于 25 岁以上女性的子宫颈癌一线初筛，标志着子宫颈癌筛查即将进入一个全新的时代。

2012年美国癌症学会（ACS）、美国阴道镜及子宫颈病理学会（ASCCP）及美国临床病理学会（ASCP）共同合作，提出子宫颈癌筛查应遵循"获益最大化、潜在危害最小化"的策略。对有效证据进行系统回顾，建立了新的筛查指南。此次指南更新的原则是"风险分层管理"，即同等风险同等处理。

ACS/ASCCP/ASCP筛查指南明确提出，筛查的收益必须和潜在的危害取得平衡，并且将阴道镜检查数量作为主要的危害评估指标，因为其有可能对患者产生心理、身体不适及潜在的过度治疗风险。通过对细胞学、HPV检测和HPV16/18基因分型等不同筛查方法组合的比较发现，HPV初筛结合HPV16/18基因分型和细胞学分流的策略能最好地满足筛查平衡的要求。

我国专家认为，适合中国国情的子宫颈癌筛查策略如下：①鉴于中国人口众多、缺乏有力的细胞学阅片体系，HPV检测可能更适用于一线初筛，但HPV和细胞学联合检测仍是最佳的筛查选择；②采用HPV进行子宫颈癌筛查的目的是发现≥CINⅡ的高风险人群，对检测方法的临床敏感性进行临床验证至关重要；③将HPV16/18分型检测包含在HPV初筛中，对风险分层的管理意义重大；④HPV分型尤其是HPV16/18比HPV负荷更为重要，因为病毒载量不是子宫颈病变或癌的独立预测因子，与疾病的严重程度没有平行关系。

三、子宫颈癌筛查后的临床管理

在一项Meta分析中，Melnikow等发现，大多数LSIL在24个月左右恢复正常；从ASCUS、LSIL发展为HSIL的2年进展率分别为7%和21%；自ASCUS进展为浸润癌的概率为0.25%、LSIL为0.15%、HSIL为1.4%；AUCUS、LSIL、HSIL的退变率分别为68%、47%和35%；原位癌发展为浸润癌的概率为12%~24%。2013年美国ASCCP公布了《2012年宫颈癌筛查和癌前病变全球共识》，将HC2-HPV联合细胞学检查阴性的筛查间隔延长至5年，同时提出必须对患者进行风险量化管理的新概念，这一概念的提出源于美国Kaiser医学中心"里程碑"式的循证医学证据：2003—2010年对965 360名30~64岁妇女采用HC2-HPV及TCT进行联合筛查和随访管理，和对269 329名21~29岁妇女采用单独细胞学筛查和随访管理的对比数据研究。以≥CINⅢ的5年累计发病风险作为衡量的标尺，量化每一种筛查结果，给出不同的随访治疗原则。以风险值5.2（细胞学LSIL）作为是否阴道镜的临界值，利用HC2对ASCUS、LISL进行分流，若HC2仅随访即可，有效降低了阴道镜的检查率。HC2及Pap均阴性的患者5年内发生≥CINⅢ的风险仅为0.08%，因此可5年进行再次筛查。但我国经过正规培训的具有足够经验的细胞学专业人员严重匮乏，同时我国也缺乏对阴道镜医师进行教育培训和资格认证，因此，如何正确使用国外指南仍需结合中国国情。

1. "不满意细胞学"的管理

不满意的细胞学样本≤1%，主要指保存的鳞状上皮细胞在常规的涂片中不足8000个，在液基制片中不足5000个。另外血液、炎细胞、污染等因素影响75%以上的鳞状上皮细胞的观察，也属于不满意样本。不满意细胞学样本对于检测子宫颈上皮是否异常欠可靠。HPV检测结果也会因样本不足造成假阴性。

对不满意的细胞学采样推荐2~4个月后复查细胞学，对萎缩或特殊感染造成的炎症因素干扰可先行治疗。对伴有HPV阳性的≥30岁患者，可2~4个月后重复细胞学或阴道镜检查。连续两次细胞学不满意，推荐采用阴道镜检查。

2. "细胞学（-）、子宫颈管或转化区组成部分（EC/TZ）缺失或不充分"的管理

液基细胞学样本中需有足够的子宫颈管/转化区成分，指要有保存完好的≥10个或成簇的子

宫颈管细胞。缺乏子宫颈管或化生细胞在细胞学阴性的比例为 10%～20%，年龄大者中比例更高。EC/TZ 取样满意是否可提高子宫颈病变的检出率一直存在争议。既往两项研究分别报道细胞学正常的子宫颈癌患者 EC/TZ 缺失比例为 37% 和 64%，由此，他们提出 EC/TZ 取样满意可提高子宫颈细胞学异常的筛出率；但 Meta 分析显示，尽管 EC/TZ 缺失或不充分，细胞学阴性仍然有好的特异性和阴性预测价值，但对于 30～64 岁的女性而言，HPV 检测增加了筛查的安全性与可靠性，推荐使用；对于 21～29 岁者，可不采用 HPV 检查，3 年后复查细胞学。若 HPV 阳性，1 年后重复 HPV 和细胞学检查，也可测定 HPV 基因分型，若 HPV16/18 阳性，推荐采用阴道镜检查，若 HPV16/18 阴性，可 1 年后重复联合筛查。

3. "细胞学阴性、HPV 阳性"的管理

研究发现，HPV（+）、细胞学（-）者，5 年内发生 ≥CIN Ⅲ 的风险为 4.5%，发生癌的风险为 0.34%，并且 50% 病例是子宫颈腺癌。1 年后仍为 HPV（+）、细胞学（-），5 年内发生 ≥CIN Ⅲ 的风险为 7.4%，可行阴道镜检查；1 年后 HPV（-）细胞学 ASCUS 者，5 年内发生 ≥CIN Ⅲ 的风险为 2.9%，可 1 年后联合筛查；若 1 年后联合筛查均阴性，5 年内发生 ≥CIN Ⅲ 的风险为 0.93%，可 3 年后联合筛查。在对 789 000 例大样本的筛查中发现，平均有 3.99% 妇女为高危型 HPV 阳性和细胞学阴性，60% 的妇女在 6 个月内可通过自身免疫力清除 HPV 感染。≥30 岁的 HPV（+）、细胞学（-）者，可 1 年后重复联合筛查，若 HPV 仍阳性或细胞学 ≥ASCUS，推荐阴道镜检查；若两者均阴性，可 3 年后重复筛查。

4. "意义未明的非典型鳞状上皮（ASCUS）"的管理

研究显示，细胞学 ASCUS、HPV（-）者，5 年内发生 ≥CIN Ⅲ 的风险为 0.43%，癌的风险为 0.05%，与仅细胞学阴性者相似（0.26%，0.025%），ASCUS 且 HPV（+）者，5 年内发生 ≥CIN Ⅲ 的风险为 6.8%，癌的风险为 0.41%。ATHENA 研究发现 ≥21 岁的 1578 名 ASCUS 中，≥CIN Ⅱ 的风险为 5%，HPV 阴性者为 0.8%，而 HPV 阳性者为 14%，而 HPV 阳性细胞学为 ASCUS 对诊断 CIN Ⅱ 以上的敏感性为 87%～90%，特异性为 71%，阳性预测值为 14%。因此，细胞学为 ASCUS，最好采用 HPV 检测分流。HPV 阴性的 ASCUS 存在 ≥CIN Ⅲ 的绝对风险低，可 3 年后复查，HPV 阳性的细胞学 ASCUS，推荐采用阴道镜检查，若阴道镜下未发现 CIN，可 12 个月后联合检查，仍阴性，则可 3 年后根据年龄选择细胞学或细胞学联合 HPV 检查。若所有检查阴性，可进入常规筛查。若细胞学 ≥ASCUS，推荐采用阴道镜检查，若结果阴性，间隔 3 年后进行细胞学检查。阴道镜检查阴性和不充分者，最好采用子宫颈管取样；对于阴道镜检查充分和转化区内可确认病变者也可采用子宫颈管取样。

21～24 岁 HPV 阳性的 ASCUS，5 年内发生 ≥CIN Ⅲ 的风险为 4.4%，25～29 岁为 7.1%，≥30 岁者为 6.8%。因此，21～24 岁的细胞学 ASCUS 的女性初始治疗时最好采用间隔 12 个月再进行细胞学检查，也可采用 HPV 检测，若 HPV 阴性，可 3 年后进行细胞学筛查；若 HPV 阳性，12 个月后重复细胞学检查，若结果为 ASC-H 或 ≥HSIL（HSIL、AGC 或癌），推荐阴道镜检查。年龄在 60～65 岁的 HPV 阴性的 ASCUS 发生癌的风险为 0.26%，而细胞学阴性者为 0.035%，建议继续筛查。≥65 岁的细胞学 ASCUS、HPV 阴性者被认为异常，应继续复查。妊娠期女性的 ASCUS 与非妊娠者相同，严密观察下可推迟至分娩后 6 周行阴道镜检查。

5. "低级别鳞状上皮内病变（LSIL）"的管理

ASCUS、LSIL 分流研究表明，LSIL 的自然进展与 HPV 阳性 ASCUS 者类似，故处理相似。LSIL 患者 HPV 阳性率为 77%，意味着 LSIL 不适合用 HPV 分流，但对年龄 ≥30 岁已接受联合筛查后 HPV 阴性的 LSIL 者，KPNC 研究显示其 5 年内发生 ≥CIN Ⅲ 的风险为 2.0% 与仅有 ASCUS 者

相似（2.6%），因此 HPV 阴性的 LSIL 可不用直接行阴道镜检查。

LSIL、HPV 阳性或未检测者，推荐采用阴道镜检查；LSIL、HPV 阴性者，可复查或进行阴道镜检查。LSIL 与发生≥CINⅢ风险的年龄相关性为：21~24 岁者 4.0%，25~29 岁者 5.0%，30~64 岁者 5.2%。12 个月后细胞学随访为 ASC-H 或≥HSIL、24 者，采用阴道镜检查。妊娠期女性最好采用阴道镜检查，不采用子宫颈管搔刮，可延迟至分娩后 6 周进行阴道镜检查。绝经后女性可采用 HPV 检测，若 HPV 阴性或阴道镜下未发现 CIN，12 个月后重复细胞学检测；若 HPV 阳性或重复细胞学≥ASCUS，行阴道镜检查。连续两次细胞学阴性，则回归常规筛查。

6. "不典型鳞状细胞、不能除外 HSIL（ASC-H）" 的管理

有学者汇总 2006~2010 年关于 ASC-H 的英文文献资料进行统计发现，ASC-H 高危 HPV 阳性，约 40%发生≥CINⅡ病变；ASC-H 高危 HPV 阴性，<5%发生≥CINⅡ病变，5 年内发生癌的风险为 2%。对于 885 例 ASC-H、HC2-HPV 阴性的患者平均随访 28 个月，发现仅 1.6%发生 CINⅡ/Ⅲ，无浸润癌发生。说明 ASC-H、HPV 阴性，发生≥CINⅡ的概率低，甚至与 ASCUS、HPV 阴性者相似。但对于 ASC-H 者，ASCCP 仍推荐阴道镜检查，而不是 HPV 检测。

7. "高级别鳞状上皮内病变（HSIL）" 的管理

目前 60%的 HSIL 阴道镜下活检可发现≥CINⅡ。KPNC 队列研究发现，≥30 岁的 HSIL，5 年内进展为≥CINⅢ的风险高达 50%，进展为癌的风险为 7%。HPV 阴性的 HSIL，5 年内发生≥CINⅢ的风险为 29%，其中 7%进展为癌，因此 HSIL 不适用 HPV 进行分流。HSIL 应立即阴道镜检查，必要时进行 LEEP，但若点活检已明确为癌，则不再行 LEEP，以免肿瘤受热扩散。组织学未确诊为≥CINⅡ，推荐采用每 6 个月 1 次、持续 24 个月的细胞学联合阴道镜随访；组织学确诊为 CINⅡ/Ⅲ，推荐采用诊断性切除术。

8. "非典型腺细胞（AGC）或原位腺癌（AIS）" 的管理

AGC 是指细胞呈子宫内膜样或子宫颈内膜样变化，并伴有不典型增生的细胞核，无浸润癌的特征。AGC 的细胞学诊断重复性差且不常见，发生率为 0.13%~2.5%，可来源于女性生殖道肿瘤、生殖道外肿瘤（结肠癌、胰腺癌等），也可来源于子宫颈、子宫内膜癌前病变或良性反应性改变。AGC 分为 AGC 不能明确意义及 AGC 倾向癌变，倾向癌变或 AIS 时，合并存在 CIN 的风险极高，所以即使确诊为 CIN 也不能排除 AIS 和腺癌。另外，子宫颈癌与 HPV 感染相关，而子宫内膜癌等不相关，因此 AGC 也不适合用 HPV 分流，但 HPV 阴性可提示病变倾向于子宫内膜来源。KPNC 队列研究表明年龄>30 岁的 AGC，5 年内发生≥CINⅢ的风险为 9%，发生癌的风险为 3%；尽管<30 岁的 AGC，5 年内发生癌的风险仅 1.1%，但发生≥CINⅡ的风险较高。所有 AGC 和 AIS 者推荐采用阴道镜检查及子宫颈管诊刮，妊娠期可不采用子宫颈管搔刮，不采用 HPV 检测和重复细胞学检查。≥35 岁者，推荐采用子宫颈管取样联合阴道镜检查的同时进行子宫内膜取样。<35 岁有临床迹象表明可能存在子宫内膜病变风险者，推荐采用子宫内膜取样。对细胞学 AGC 倾向癌变或子宫颈管 AIS 的患者，若初始阴道镜检查没有发现浸润性病变，推荐采用诊断性切除术并提供完整切缘及子宫颈管取样。

四、子宫颈病变筛查后的相关检查

1. 阴道镜检查

（1）检查原理：阴道镜是一种介于肉眼与低倍显微镜之间的 5~40 倍的放大镜，自 1925 年德国学者 Hans Hinselmann 首次发明阴道镜检查以来，阴道镜由最初的双目式观察镜，发展为电子或光电一体等新型模式。其基本原理是通过放大和光源投射观察子宫颈，对子宫颈进行各种

不同的染色以分辨异常，其中包括对生理性改变、癌前病变及浸润癌等的识别判断，以对病变程度及范围进行综合评估。阴道镜可检查下生殖道包括外阴、阴道、子宫颈上皮和开放的子宫颈管内膜，最独特的优势是可以发现肉眼看不见的异常子宫颈病变及指导活检，提高诊断准确率和CIN、早期子宫颈癌的检出率，具有安全无创、重复性好的优点。研究表明，阴道镜作为筛查方法，诊断≥CINⅡ的敏感性和特异性分别为81%和77%，低于TCT和HPV-DNA检测，故通常阴道镜检查用于细胞学检查提示异常时，在其指导下进行活检比随机点活检的诊断准确性更高。但阴道镜检查也有一定的局限性，如子宫颈管内病变不易观察，尤其绝经后妇女由于子宫萎缩，鳞柱交界内移，子宫颈管不易暴露；对阴道镜双染色后图像的理解易带有主观性；需要有一定经验的专业技术人员等，因此有时不能作出满意评价。应用阴道镜的意义：①在有细胞学异常时更有针对性地指导活检；②可对下生殖道病变进行全面评估，明确病变范围；③便于存档记录。

（2）正常柱状上皮：涂3%~5%醋酸后表面肿胀、变白，呈典型的葡萄状结构，而鳞状上皮没有此种变化，故鳞柱上皮交接清晰，易于辨认，涂碘溶液后柱状上皮一般不着色。正常转化区鳞-柱交接部上皮及柱状上皮被鳞状上皮替代过程中的化生上皮，涂醋酸后化生鳞状上皮可有轻度醋白反应，涂碘后鳞状上皮呈深棕色，柱状上皮不着色或轻度染色，化生上皮根据不同的化生阶段可表现为不着色、部分着色、深棕色。血管显示为细小发夹样或血管规则的网状结构。

（3）异常图像：包括上皮及血管的异型改变，典型的"三联征"表现为醋白上皮、点状血管和镶嵌。白色上皮越厚、毛细血管的点越粗往往细胞不典型性越明显；异型血管是浸润癌的标志。

（4）指征：①3次ASCUS或单次ASCUS伴高危HPV阳性；②2次LSIL或单次LSIL伴高危HPV阳性；③HSIL；④细胞学提示恶性病变；⑤不同程度的腺细胞异常；⑥CIN治疗后任何程度细胞学异常或高危HPV阳性；⑦重复3次不满意细胞学报告；⑧大于40岁性生活出血可疑癌变；⑨月经间期出血或阴道排液可疑癌变、可疑子宫颈恶性肿瘤及影响子宫颈的病变，如尖锐湿疣，可能与浸润前或浸润性疾病相关。

（5）检查前准备：①有细胞学检查结果；②避开月经期，最好在月经周期的第10~14日，此时宫口微开，粘液清亮便于观察子宫颈管内情况。但若因子宫颈病变持续出血，则不必避开出血期直接行阴道镜检查；③检查前24~48h尽量避免妇科检查及性生活以免影响检查效果；④有下生殖道炎症时需先行抗感染治疗，以避免阴道感染引起的检测误差。

（6）质量控制：阴道镜检查是子宫颈继细胞学异常后筛查的步骤，在子宫颈病变筛查中起着重要作用，但阴道镜不宜过度使用，其操作者应当接受培训，诊断应该是全面客观地分析观察结果。3%~5%醋酸溶液和复方碘溶液是阴道镜检查必不可少的药液，而对病变的描述应包括病灶边缘、上皮对醋酸的反应、血管形态和碘着色试验等四个方面。醋酸仅反应时间的量化，CIN在阴道镜下的表现图像有多样性，但以醋白上皮最为多见。鳞状上皮细胞核蛋白和角蛋白的含量决定醋白试验的结果，醋白上皮的厚薄是鉴别低级别病变与高级别病变的基础。虽然薄层醋白上皮仅有10%的组织学异常，但在雌激素缺乏的情况下（如绝经后），由于上皮层数变少，即使全层鳞状上皮均发生病变，其阴道镜的表现仍仅为薄层醋白变化，此时要避免高级别病变的漏诊。醋白反应的时间变化在低级别病变时反应性较慢（1min左右），持续2~3min消失；高级别病变时反应迅速（30s内），持续时间长，消退慢（>3~5min）。

阴道镜下多点活检：阴道镜检查未发现异常图像时是否取活检还存在争议，中国医学科学院1999年在山西襄垣县对1997例妇女同时进行的多种子宫颈病变筛查方法的随机研究发现，阴道镜检查的敏感性和特异性均低于子宫颈液基细胞学及HPV筛查。同时研究发现醋白上皮厚度>441μm者，阴道镜检测癌前病变的敏感性为94%，醋白上皮厚度<139μm者，其敏感性为31%。

Pretorius 及 Sellors 的研究分别提示，37%及 19%的≥CINⅡ病变是在阴道镜未见异常的象限中发现的。因此有学者认为，阴道镜下异常象限活检+正常象限鳞柱交界处活检+子宫颈管搔刮术应作为阴道镜诊断子宫颈病变的"黄金标准"。

子宫颈管搔刮能增加 5%~9%的 CINⅡ以上病变的诊断例数，因此，ASCCP 在其筛查策略中指出，对部分细胞学异常或阴道镜下转化区暴露不充分者及≥40 岁女性，子宫颈管搔刮更有价值。对 ASCUS、LSIL 患者进行的多中心临床试验分析表明，子宫颈管搔刮对<40 岁者仅能增加 2.2%的≥CIN 病变，而在≥40 岁者，增加的检出率达 13%。因此，对于 ASC-H、HSIL、AGC、AIS 或≥40 岁者，应将子宫颈管搔刮术作为阴道镜评价的一部分。

五、CIN 的临床管理

1973 年 Richart 提出 CIN 的概念，2 年和 5 年由 CIN Ⅰ发展至 CIN Ⅲ的发生率分别为 2%和 6%，CIN Ⅱ发展到 CIN Ⅲ的发生率分别为 16%和 25%，CIN Ⅲ发展为原位癌和浸润癌的相对危险性分别是 4.2 和 2.5。因此，对 CIN 要有所管理。

1. CIN Ⅰ的临床管理

CIN Ⅰ的自然消退率高，尤其在年轻女性中进展到≥CIN Ⅱ较少见，故大多数 CIN Ⅰ患者可仅随访。Ostor 等对 1950 年以来的文献回顾发现，CIN Ⅰ中 57%病变消退，32%病变持续，11%病变进展为 CIN Ⅲ，仅 1%病变进展为浸润癌。另外，子宫颈组织中低级别和高级别病变可混合存在，Yang 等研究 309 例 CIN Ⅲ的临床和病理发现，CIN Ⅲ可与 CIN Ⅱ和 CIN Ⅰ共存。高级别 CIN 与周围正常组织间有级差改变移行过渡者占 33%，而有截然改变、直接达到最高等级者占 83.5%，因此，当阴道镜活检诊断 CIN Ⅰ时应考虑到可能合并更高级别的上皮内癌变，必要时行锥切检查。子宫颈管内取样为 CIN Ⅰ的患者存在≥CIN Ⅱ病变的风险较低，因此阴道镜下活检没有≥CIN Ⅱ病变，按照上述 CIN Ⅰ处理。若 CIN Ⅰ持续不消退、年龄>21 岁且伴有高危型 HPV 阳性、hTERC 基因阳性者，病情进展的可能性较大，应该给予适当治疗。

2. CIN Ⅱ/Ⅲ的临床管理

青少年和年轻妇女 CIN Ⅱ的自然消退率在 39%~65%，但仍有 50%的病变持续或向高级别发展；CIN Ⅲ不易消退，并有发展为浸润癌的风险，除妊娠女性外，CIN Ⅱ/Ⅲ者尽量采用诊断性锥切为妥，不要轻易行表面物理治疗，因为存在点活检评价不全的风险。初始治疗不采用子宫切除术。锥切术后采用联合筛查随访，若第 12 个月、第 24 个月随访检查结果阴性，可 3 年后再次检查；若检查结果异常，推荐采用阴道镜加子宫颈管内取样。徐兴云等对 203 例 CIN Ⅱ/Ⅲ锥切术后患者进行随访发现，采用单独细胞学或 HPV 检测，术后 6 个月发现病灶残留的特异性为 80%左右；细胞学联合 HPV 检测，敏感性为 97.22%，阴性预测值为 99.17%。切缘阳性被认为是病变残留或复发的关键因素，最好在治疗后 4~6 个月重复细胞学检查及子宫颈管内取样，也可再次诊断性锥切，如再次诊断性切除术难以实施，可采用子宫全切术。组织学诊断为复发或持续的 CIN Ⅱ/Ⅲ，重复的诊断性子宫颈切除术或子宫全切术均可采用。妊娠时尽量不做锥切，CIN Ⅲ对妊娠本身不构成风险，但在妊娠期治疗，增加出血及流产的风险。妊娠晚期的 CIN Ⅱ/Ⅲ可采用每 12 周的阴道镜和细胞学检查进行随访，只有出现病变加重或细胞学提示浸润癌时，才推荐采用重复活检。

3. 原位腺癌的临床管理

原位腺癌阴道镜下的改变非常轻微，很难准确判断病灶的范围，另外病变常向子宫颈管内延伸，病变深度不确定，一般认为锥切的锥高至少达 20mm。与鳞状上皮病变不同，多灶性及病变不连续是原位腺癌最显著的特点，Ostor 等的研究显示，13% 为多中心病灶（病灶被 >2mm 的正常粘膜分隔），因此，子宫颈切除样本的切缘阴性并不意味着已经将病变完全切净。Dedecker 的研究显示，子宫颈原位腺癌保守治疗切缘阴性者中约 18% 存在残留病灶，切缘阳性者中约 46% 存在残留病灶。对于已完成生育且经诊断性子宫颈锥切术确诊的原位腺癌患者，最好采用子宫全切术；如有生育要求，也可采用锥切处理，但若标本的切缘或子宫颈管内取样为 CIN 或 AIS，为增加完全切除病变的可能性，最好再次切除。这种情况下，也可以采用在第 6 个月时行子宫颈细胞学、HPV 检测、阴道镜检查及子宫颈管内取样相结合的方式重新评估。对未行子宫切除者推荐进行长期随访。

4. CIN 的治疗方法

（1）物理治疗：主要包括电烙、冷冻、CO_2 激光治疗。电烙治疗是一种较为古老的治疗方式，疗效和冷冻类似，但病灶烧灼到一定深度时患者会有疼痛感，有时不得不加用麻醉治疗；冷冻治疗相对而言比较完美，患者极少感到疼痛，不需要麻醉，只是冷冻深度要达到 4~5mm，否则有一定失败率，文献报道失败率为 8%；激光治疗使用的是 CO_2 激光，可以破坏异常细胞，通常深度可达 5~7mm，宽度超过病灶 4~5mm，激光治疗与其他消融不同，治疗后转化区依然保留。虽然三种治疗方法各有利弊，但研究显示其手术治愈率、并发症、治疗失败率均无明显区别。Mitchell 等对 390 例 CIN 患者进行了冷冻、激光、LEEP 三种方法的前瞻性随机治疗，结果发现三种治疗方法之间并发症、持续不变或复发率均无统计学差异。物理治疗方法适用于 CIN Ⅰ 的年轻未生育患者，对妊娠的影响较小。

（2）手术治疗：主要包括冷刀锥切术、LEEP、部分子宫颈切除术、子宫切除术。LEEP 最方便、快捷、无须住院、出血少，但有可能影响切缘的病理观察，多用于门诊细胞学阳性、阴道镜检查阳性者；冷刀锥切术不影响切缘的病理观察，但需要的住院日、麻醉、出血较 LEEP 多，多用于病灶范围较大、LEEP 难以切广切深、要求保留子宫者；部分子宫颈切除术适用于子宫颈病变面积过大，以锥切方式很难切除干净，且患者要求保留子宫者；子宫切除术多用于无须保留生育功能、年龄偏大、CIN Ⅲ、子宫颈管病灶为主、hTERC 基因阳性者。手术切除的最大好处是既可诊断又可治疗。

（3）治疗方式的选择：子宫颈的 CIN 处理并不困难，但值得注意的是，要在对 CIN 进行处理之前搞清楚此 CIN 诊断是否能够代表整个子宫颈病变的最重部位，这关系到将给予的治疗是否恰当。作出子宫颈 CIN 诊断的标本主要为单点活检、随机 4 点活检、阴道镜指示下点活检及子宫颈锥切标本，其中只有锥切标本的诊断可以直接作为 CIN 进一步治疗的依据，阴道镜指示下的点活检的可靠性也较好，但仅凭随机 4 点活检及单点活检作出的 CIN 诊断不能直接作为下一步治疗的依据。作者在多年的临床工作中遇到不少患者先按 CIN 给予烧灼、冷冻、激光消融等治疗，结果病情无好转，再做锥切发现病变升级，教训最深刻的是一例年轻患者，术前 4 点活检诊断为 CIN Ⅱ，因病变广泛，作者建议患者再做锥切，但患者拒绝，坚决要求全子宫切除，术后病理为子宫颈鳞癌伴深肌层浸润、脉管阳性，尽管补充放化疗，但仍于 2 年后死亡。

治疗方式的选择受很多因素影响，如患者的意愿、对生育的要求及病变的程度和范围、是否有子宫颈管内病变等。子宫颈 CIN 的各种治疗均可能引起子宫颈狭窄，锥切还可能增加不良妊娠结局，如早产、胎膜早破等，故有学者主张对 CIN Ⅰ、年轻未生育的妇女给予观察，但需注意 CIN Ⅰ 的评价是否准确。

5. 治疗后的评估

CIN 治疗后约 10% 会复发，原因主要为 HPV 的持续感染，故监测 HPV 对诊断复发有较高的敏感性，HPV 阴性，无瘤生存率可达 100%；HPV 阳性，无瘤生存率仅 56%，因此 HPV 可以作为 LEEP、锥切等治疗后判断预后的重要因素。切缘是否阳性，不能成为预后判断的指标，必须 HPV 阴性才说明治疗成功。切缘阴性，但 HPV 持续阳性，仍有复发概率。此外 HPV 感染往往是多灶性的，外阴、阴道、子宫颈均可受到感染，因此术前阴道镜检查要仔细，不要遗漏，有可能术后发现的阴道病灶术前就已存在。除了高危 HPV 检测外，建议加入 hTERC 基因检测，综合判断，尤其对切缘阳性患者意义更大。锥切手术或物理治疗之后一般 3~6 个月复诊为宜，因为子宫颈 LEEP 术后 HPV 多在 6 个月内会明显下降或转阴。

六、子宫颈癌的诊断

1. 症状与体征

子宫颈癌的发病年龄呈双峰分布，多在 35~39 岁和 60~64 岁阶段发病，平均年龄为 52.2 岁。早期子宫颈癌患者无明显症状，经常在妇科筛查时发现，接触性阴道出血是子宫颈癌最常见的表现，多见于性生活或妇科检查后。早期出血量一般较少，晚期出血量多甚至可为大出血，绝经后妇女可表现为绝经后出血。白带可增多，呈白色或血性，稀薄水样或米泔水样，有腥臭味，晚期伴有继发感染时白带可呈脓性并伴恶臭，晚期患者根据病灶范围、累及的脏器而出现一系列相关症状，如骨盆疼痛、尿频、尿急、血尿、肛门坠胀、大便秘结、里急后重、便血、下肢水肿和疼痛等。随着肿瘤转移至区域淋巴结，可出现背痛、下肢水肿和神经性疼痛，严重者导致输尿管梗阻、肾盂积水甚至尿毒症等。疾病晚期患者可出现恶病质，表现为食欲缺乏、消瘦、贫血、发热和全身各脏器衰竭的表现等。子宫颈腺癌及偏微腺癌起自子宫颈管内的粘液细胞，由于在子宫颈管内生长，TCT 时常阴性，故早期常误诊误治，至肿瘤很大时即桶形子宫颈时才被诊断。子宫颈腺癌的临床表现与子宫颈鳞癌相似，但粘液样或黄脓样白带增多更为明显，阴道出血可有可无。子宫颈肿瘤若向子宫颈管内生长则子宫颈外观表面上皮光滑，仅见子宫颈管增粗甚至形成空洞，若向下生长则可表现为菜花样、息肉状及乳头状。

2. 妇科检查

窥阴器暴露子宫颈后可见子宫颈有如下几种外观形态：外生菜花型、子宫颈管增粗桶状型、溃疡坏死型、内生型。早期子宫颈癌可呈轻微糜烂状，晚期可呈巨块状，也可溃疡或形成空洞，子宫颈腺癌时子宫颈可呈桶状。双/三合诊检查时可以发现，子宫颈触之易出血、质地坚硬、表面不平，子宫颈管增粗，子宫通常正常大小，阴道上段可被肿瘤浸润变硬、挛缩、穹隆消失，宫旁主/骶骨韧带可能受累而增厚，严重时可成条索状伸向或到达盆壁致子宫固定不动。子宫颈癌可循淋巴引流方向逐级转移，在晚期或某些局部早期但分化极差的癌中可见腹股沟浅淋巴结、股淋巴结甚至锁骨上淋巴结的转移，因此也应常规检查并记录。子宫颈癌的分期有别于其他妇科肿瘤，完全根据妇科检查作出临床分期，因此在对患者进行检查时最好由两位或两位以上的妇科肿瘤专业医师进行双/三合诊，肥胖患者最好在麻醉下检查，若怀疑癌已侵犯膀胱或直肠时，还可行膀胱镜和直肠镜检查，此两种检查参与临床分期。

3. 子宫颈活组织检查

通常在细胞学检查阳性时，对可疑的子宫颈部位进行足够深度的活检，以确保足够的非坏死组织而得出诊断，在肉眼看来病灶不明显的患者可在阴道镜下进行活检，病灶边缘活检可得出更好的结果。子宫颈的病理组织学检查是子宫颈癌诊断的金标准，其组织标本可以来源于子宫颈活检、子宫颈管搔刮术及子宫颈锥切。从诊断的全面、准确性而言，子宫颈锥切术要优于子宫颈活检标本，尤其在子宫颈癌前病变的诊断中，当子宫颈细胞学阳性而活检为阴性或原位癌、临床上又不能排除浸润癌的可能性时，应行子宫颈锥切术以明确诊断。LEEP 是冷刀锥切的替代手术，但缺点如下：①其边缘热效应可干扰标本切缘的病理评估，但大多数研究显示此影响可以被忽略；②LEEP 后一旦病理结果为浸润癌并且切缘阳性，则有加剧癌细胞经淋巴转移的可能，需尽快进一步治疗，因此，若点活检及肉眼判断基本肯定为浸润癌时，不要轻易再做 LEEP。

4. 血清肿瘤标志物检测

尽管有大量报道显示肿瘤大小、浸润深度、淋巴结转移等与子宫颈癌的预后密切相关，但上述信息多依赖于手术后的病理诊断，在手术前难以作出准确评价，因此探索有价值的肿瘤标志物则有助于治疗前肿瘤进展程度的估计，从而为治疗决策提供参考。目前应用于子宫颈癌的肿瘤标志物主要有鳞癌抗原（SCCA）、CEA、CA125 和细胞角蛋白 19 片段抗原 21-1（CYFRA21-1）。一项研究评估了 156 例浸润性子宫颈癌患者的 SCCA、CEA 和 CYFRA21-1 水平，发现这些血清学指标的诊断敏感性分别为 43%、25% 和 26%。

（1）SCCA：以往对 SCCA 在子宫颈鳞癌中的检测意义并不重视，甚至 NCCN 指南中也未提及，但近些年的临床应用显示，在子宫颈鳞癌患者中检测 SCCA 与在卵巢上皮性癌患者检测 CA125 的意义相当，与影像学检查相比，具有方便、快捷、廉价、无创的优点，常能在影像学发现病灶之前发现肿瘤复发，且检测值水平与临床分期及预后有一定相关性，是治疗前、治疗中、治疗后评价疗效、监测复发的有效手段。SCCA 是 1997 年 Kato 和 Torigoe 首先应用的。他们采用人子宫颈鳞癌的异种血清，从子宫颈鳞癌组织中提纯出一种分子量为 42~48 kDa 的糖蛋白抗原 TA-4，SCCA 是 TA-4 的 14 个亚基之一，属于丝氨酸蛋白酶抑制物家族，主要存在于含鳞癌成分的子宫颈癌中，对子宫颈腺癌的意义较小。SCCA 释放到血浆中的含量主要取决于肿瘤的浸润性生长状况和肿瘤的大小，原发性子宫颈鳞癌中 57%~70% 的患者 SCCA 水平升高。该抗原对子宫颈鳞癌并不特异，在其他鳞癌如头颈部、食管和肺的鳞癌中和皮肤良性病变如银屑病、湿疹中也会升高。SCCA 可能是鳞癌分化的标志物，在角化性鳞癌中常有表达、非角化性鳞癌中常不表达。在高分化鳞癌患者中 SCCA 升高者占 78%，中分化占 67%，低分化占 38%，其血清水平在治疗前与分期、肿瘤大小、淋巴结状态、脉管浸润相关。

在对 352 例 ⅡB~Ⅳ 期子宫颈鳞癌患者应用体外照射和高剂量率的腔内近距离放疗后进行多变量分析发现，治疗前 SCCA 水平和淋巴结转移与总生存率和无瘤生存率明显相关；治疗后 SCCA 水平升高可认为是治疗失败，与生存率负相关。Reesink-Peters 等研究了早期子宫颈癌患者术前 SCCA 水平，发现与正常水平的患者相比，SCCA 水平升高需要术后放疗的可能性明显增高（57% 和 16%），且复发率也高（15% 和 1.6%）。作者所在科室多年的检测经验提示，初始治疗早期子宫颈鳞癌，尤其在子宫颈病灶仅为浅层浸润的患者中，SCCA 的阳性率不高，但随着病灶增大、浸润加深、病变扩散及淋巴结转移的出现，SCCA 阳性率不断升高，且淋巴结转移数越多 SCCA 值越高；作为术后随访指标，SCCA 对早期发现复发也有一定价值。

（2）CYFRA21-1：是肺鳞癌中的一种肿瘤标志物，近年来其在子宫颈癌中的意义也逐渐受到重视。有研究报道 35% 的子宫颈 ⅠB~ⅡA 期鳞癌患者 CYFRA21-1 升高，64% 的 ⅡB~Ⅳ 期患者升高，而对照组仅 14% 升高，在子宫颈腺癌中也有 63% 的患者 CYFRA21-1 水平升高，但对检测子宫颈鳞癌的特异性和敏感性均低于 SCCA，作为随访，CYFRA21-1 在子宫颈癌中仍有应用价值。单因素分析显示 CYFRA21-1 升高与 FIGO 分期、肿瘤大小相关，但多因素分析未发现相关性。CYFRA21-1 对预测盆腔淋巴结转移、子宫颈深肌层浸润的价值似乎不及 SCCA。

（3）CA125、CA19-9、CEA：子宫颈鳞癌妇女中仅 13%~21% 的患者血清 CA125 水平升高，但对于子宫颈腺癌而言可能更有价值。有报道显示，CA125 联合 CA19-9 检测子宫颈腺癌的敏感性为 60%，加上 CEA 则敏感性可增至 70%，部分子宫颈粘液腺癌患者也可以仅仅 CA19-9 升高，因此对子宫颈腺癌而言，检测 CA125、CA19-9、CEA 水平对术前诊断、判断预后、监测复发及对放化疗的反应等可能有一定临床价值。腺鳞癌患者的血清 CA125、CA19-9、SCCA 和 CEA 水平在中晚期均可升高。单独 CEA 检测在子宫颈癌中作用不大，敏感性仅为 15%，特异性为 90%，子宫颈腺癌患者 CEA 水平明显高于鳞癌患者。

5. 影像学检查

除了ⅣB 期子宫颈癌需依赖于影像学检查做出诊断外，对于≤ⅣA 期的子宫颈癌而言，影像学检查并不改变其临床分期，但在 2017 版 NCCN 指南中仍强调了影像学检查的临床意义和原则，细化了 CT、MRI 及 PET-CT 在子宫颈癌中的具体应用。

1）空间分辨率较高，较少受肠蠕动及肥胖等因素的影响，能清楚显示盆腔肿块的大小、数目和密度，且形态直观，但对于观察子宫颈肿瘤在局部（子宫颈、子宫体及其周围软组织）浸润情况时，常呈低强化或等强化密度，易误判为阴性，因此 CT 对子宫颈癌，尤其是早期子宫颈癌原发灶的显示其优势不如 MRI。

2）仅行 CT 平扫对于子宫颈癌淋巴结转移的敏感性也较差，检出率仅为 43%，但 CT 增强对淋巴结转移的判断率则明显增高，优于 MRI。

3.）对子宫颈癌的宫旁浸润缺乏特异性，CT 扫描易将宫旁血管或炎症误认为是宫旁浸润，干扰 CT 的判断而导致高估病变。而 MRI 检查的特点恰好与 CT 有互补性。

(1) MRI 对于观察局部子宫颈肿瘤与子宫颈正常组织的对比方面明显优于 CT，其敏感性、特异性和准确性均很高，同时对膀胱、直肠及宫旁浸润的判断也优于 CT。一项 Meta 分析显示，MRI 对于判断宫旁累及的敏感性为 74%，而 CT 检测的敏感性仅为 55%。

(2) MRI 对肉眼难以观察的子宫颈管内病变的诊断有较大帮助。

(3) 对于需要做保留生育功能的患者而言，MRI 有助于准备做根治性子宫颈切除患者上切缘位置的判断。PET-CT 的特点兼顾了解剖学与功能学特点，两种图像可以共同分析，是一种较好的无创性检查方法。PET-CT 可以全面了解全身肿瘤转移情况。PET-CT 可以对盆腔、腹腔淋巴结转移做出诊断（78%，MRI：67%），对于<1cm 的腹主动脉旁淋巴结的检测敏感性 PET-CT 可达 84%，远高于 CT、MRI。PET-CT 检测费用较高。尽管影像学在确诊子宫颈癌时很少发挥作用，但在已确定为子宫颈癌的患者决定治疗计划时是极佳的辅助手段。

6. 前哨淋巴结活检（SLN）

前哨淋巴结是指最早接受肿瘤淋巴引流的淋巴结，也是最早发生转移的淋巴结。理论上讲，前哨淋巴结未发生转移，其他淋巴结也不存在转移，故可根据前哨淋巴结的检查结果来决定淋巴结的切除范围，以避免大范围的淋巴结清扫术。尽管前哨淋巴结活检不能替代系统的淋巴结切除，但由于几乎无假阳性，原则上在每一病例中都应进行。由于累及的淋巴结可导致治疗措施的改变，因此对于病理学专家来说，快速病理的判定就显得十分重要，一旦出现假阴性，则可能存在淋巴结切除不足的高风险率。同时，因为闭孔、骶骨前、腹股沟淋巴结可分别作为骶韧带、主韧带、阴道上段的前哨淋巴结，故前哨淋巴结的确定仍不明确。其他检查包括胸部 CT、肝胆脾及阴道 B 超、静脉肾盂造影等。对于临床怀疑膀胱、直肠肿瘤或子宫颈癌浸润膀胱、直肠的患者，应为其预约麻醉下膀胱镜和直肠镜检查。淋巴管造影也可视情况而行。

七、子宫颈癌的转移方式

子宫颈癌主要以直接扩散的方式局部蔓延，可至子宫颈管内膜、子宫下段、宫旁、阴道壁及膀胱、直肠。其次也可通过淋巴途径转移至宫旁及盆腔甚至腹主动脉旁淋巴结，偶尔，臀上、直肠上、骶骨前淋巴结也可被累及，通常依据病灶可以预测扩散的模式。子宫颈的淋巴引流多呈渐进式特点，很少跳跃，多从宫旁、髂内（闭孔、腹下）、髂外及骶前淋巴结引流至髂总淋巴结，从髂总淋巴结引流至腹主动脉旁淋巴结。最常见的远处转移部位包括腹主动脉旁、纵隔和锁骨上淋巴结及肺、肝脏、骨骼。如盆腔淋巴结阴性，腹主动脉旁淋巴结转移非常少见，反之，腹主动脉旁淋巴结可被累及，晚期还可见到锁骨上淋巴结转移。有统计显示ⅠB期子宫颈癌盆腔淋巴结转移的总体风险约为17%，Ⅱ期子宫颈癌腹主动脉旁淋巴结转移风险为16%，Ⅲ期为25%。血行转移不多见，最常见的部位是肺、纵隔、骨和肝，脾、脑和肾上腺偶见。复发大部分发生在最初的24个月内，平均为17个月。

八、子宫颈癌的FIGO分期

子宫颈癌的分期一直依据的是FIGO临床分期系统，是由盆腔妇科检查和临床评估所决定的，分期一经确定不能更改，不能因为外科手术和影像学发现而改变临床分期，即使复发也不例外。术前没有诊断为浸润性子宫颈癌而仅做了简单子宫切除术的病例不能进行临床分期，也不能包含在治疗统计中，可分开报告。子宫颈癌的临床分期始终应用的是FIGO分期，1950—1994年FIGO共进行了7次子宫颈癌分期的修改，基本上都是针对Ⅰ期癌进行的，直到2006年FIGO开始了对1994年子宫颈癌分期的第8次修订工作，于2009年5月正式公布了子宫颈癌的新分期。

本次分期变动不大，有些细微变动如浸润深度以3mm为界或以>3mm为标准等，这些需在日常工作中加以留意，主要变化是在新分期中将ⅡA期细分为ⅡA1和ⅡA2两个亚期，将侵犯阴道但子宫颈病灶最大径线≤4cm者分为ⅡA1期，侵犯阴道且子宫颈病灶最大径线>4cm者分为ⅡA2期，以方便治疗上的描述和预后判断。由于相当一部分子宫颈癌仅采用放射治疗而不手术，这次修订仍未能解决将子宫颈癌临床分期改为手术-病理分期的问题。但不采用手术-病理分期，又无法在分期中体现出影响预后的主要因素-淋巴结转移因素，因此，不做手术-病理分期并不代表可以忽视手术病理提示，对手术后的辅助治疗和判断预后等方面仍应充分考虑手术中的发现和术后病理结果。

所有肉眼可见病灶甚至于仅仅是浅表浸润也都定为ⅠB期。浸润癌局限于可测量的间质浸润，最大深度为5mm，水平扩散不超过7mm。无论是从腺上皮或是表面上皮起源的病变，从上皮的基膜量起浸润深度不超过5mm。浸润深度总是用毫米（mm）来报告，甚至早期（微小）间质浸润（0~1mm）。静脉或淋巴等脉管浸润均不改变分期。直肠检查时肿瘤与盆腔间无肿瘤浸润。任何不能找到其他原因的肾盂积水及肾无功能都应包括在内TNM分期系统由美国肿瘤联合会提出，与FIGO临床分期有很好的一致性。TNM主要用于疾病的手术病理评估，FIGO用于临床评估，所有的组织学类型都包括在内。

2017版NCCN指南中对于分期存在疑问时的建议是将其归于较早的分期中。可选择视诊、触诊、阴道镜、宫腔镜、膀胱直肠镜及子宫颈管诊刮的方法进行分期。

九、子宫颈癌的病理类型

子宫颈癌的病理类型主要为鳞癌、腺癌、腺鳞癌、神经内分泌癌（小细胞性、大细胞性）等。

十、子宫颈癌的治疗

1. 原位癌

该类型基本无淋巴结累及的危险，通常通过局部治疗如锥切或简单的子宫切除术即可，术前应利用阴道镜检查阴道，如果存在阴道高级别上皮内癌变，应酌情同时切除。如果患者要求保留生育功能，倾向于应用更保守的方法，但保守治疗后残余高危 HPV 感染切缘阳性、年龄偏大者复发率也高。锥切后如有 CINⅢ残留、子宫颈管内切缘仍为 CIN、子宫颈管内诊刮阳性，则有发展为浸润癌的风险。锥切后子宫颈管内诊刮阳性是预测疾病持续的最重要的相关因素，患者锥切后如子宫颈管内诊刮阳性或原位癌锥切标本子宫颈管内切缘阳性，应该在子宫切除术前重复锥切或子宫颈管内诊刮以免导致浸润性子宫颈癌的不合适治疗。

原位腺癌的处理存在争议，有应用锥切治疗原位腺癌和ⅠA1期子宫颈腺癌2年以上无复发的报道，但锥切手术的成功需要建立在切缘阴性和无脉管浸润的基础上。Wolf 等报道 55 名妇女应用锥切治疗，80%的患者随后进行了子宫切除术，其中 33%（7/21）的锥切标本切缘阴性者在全子宫切除标本上仍有残余病变，甚至 3 名为浸润性子宫颈腺癌；53%（10/19）锥切后有阳性切缘的患者在子宫切除标本中有残余病变，5 名为浸润性腺癌，因此有学者强调锥切后应行子宫颈管内诊刮，对检测病灶残留的阳性预测值接近 100%。基于锥切后切缘状态的重要作用，原位腺癌患者更推荐行冷刀锥切。原则上原位腺癌或微浸润腺癌不推荐锥切的基本原因在于腺癌多位于子宫颈管内，锥切常难以切净。

2. ⅠA 期癌（微浸润癌）

微浸润的定义为突破基膜但有很少或无淋巴管累及或扩散的危险。ⅠA1 期报道有 0.8% 的淋巴结转移率，且随着间质浸润深度增加淋巴结转移率也有所增加。ⅠA 期子宫颈癌治疗后复发率很低，故对于无 LVSI 需保留生育功能者可采用锥切治疗（ⅡA 类推荐），以阴性切缘≥3mm 为佳，但如锥切后切缘阳性（指有浸润癌或 HSIL）或子宫颈管内诊刮仍阳性，应再次锥切评价浸润深度，以确定下一步的治疗方式或行根治性子宫颈切除，锥切推荐冷刀为佳，若选择 LEEP，应尽量避免切缘阳性，因为热损伤后容易加剧肿瘤转移。锥切的形状和深度应与病变部位相一致，如为腺癌则尽量窄而长，以免遗漏子宫颈管病灶，对于有 LVSI 需要保留生育功能者，除上述处理外，可行 SLN 显影或直接盆腔淋巴结切除及腹主动脉旁淋巴结活检。对无须保留子宫的ⅠA1 期无 LVSI 患者，可经腹、经阴道或腹腔镜下行筋膜外子宫全切术，手术控制率接近 100%。有 LVSI 者较无 LVSI 者肿瘤复发率高（9.7%和 3.2%），其也是盆腔淋巴结转移的重要因素，因此对有 LVSI 的ⅠA1 期患者，2017 年 NCCN 指南建议应按ⅠA2 期的子宫颈癌处理，采用改良根治性子宫切除+盆ⅠA2 期的处理有争议，大锥切对需保留生育功能无 LVSI 者仍可选择，阴性切缘仍需 3mm 以上，但若切缘阳性，重复锥切评价+腹腔镜下淋巴结切除术或直接行根治性子宫颈切除+盆腔淋巴结切除术±腹主动脉旁淋巴结的取样。ⅠA2 期患者若 LVSI 阳性，采用保守治疗不合适，因为平均淋巴结转移率可达 5%~13%，LVSI 阳性并且病灶范围广泛者预后更差，因此 2017 年 NCCN 推荐ⅠA2 期子宫颈鳞癌如无须保留生育功能者的治疗方案是改良的（Ⅱ型）根治性子宫切除术和盆腔淋巴结清扫术±腹主动脉旁淋巴结的取样（ⅡB 类推荐），同样也可选择根治性放疗（腔内、腔外放疗，A 点 70~80Gy）。但有学者认为单纯的或改良的根治性子宫切除术对于ⅠA2 期无 LVSI 患者已足够，也有学者认为单纯子宫切除术+盆腔淋巴结切除术对ⅠA2 期也适合。对于ⅠA2 期患者最值得推荐的还是改良的根治性子宫切除术+盆腔淋巴结清扫术。对不能手术的患者，可应用腔内放疗，有研究报道 34 名ⅠA 期患者，13 名仅接受腔内放疗，其余 21 名加用盆腔放疗，只有 1 名复发，总体并发症率约 6%。

3. ⅠB1 和ⅡA1 期癌（非巨块型）

ⅠB1 期和ⅡA1 期的患者，2017 年 NCCN 指南仍作为Ⅰ类推荐的是行根治性子宫切除+盆腔淋巴结切除±腹主动脉旁淋巴结取样；也可直接行盆腔放疗+腔内近距离放疗（A 点 80~85Gy，B 点 50~55Gy），可同时行铂类为基础的同步放化疗；或对于要求保留生育功能者行根治性子宫颈切除术+盆腔淋巴结清扫术+腹主动脉旁淋巴结取样，术后根据手术情况酌情行放化疗。此期就治疗结果来说，根治性手术和全量放疗的结果相似，至于选择哪种治疗方式可根据所在医疗单位的情况、肿瘤专家的特长、患者的整体情况及肿瘤的特点而定。年轻妇女倾向于手术治疗，因为手术可以保留卵巢功能、阴道弹性及性功能，术中可将卵巢移位，避开日后可能补充放射治疗时的射线损伤，从而预防放疗性卵巢衰竭。卵巢功能的保留与卵巢接受的辐射剂量有关。根治性子宫切除术可以经腹、经阴道或腹腔镜、机器人辅助下进行。卵巢的转移率非常低，约为0.9%，故附件切除不是根治性子宫切除术的内容，应根据患者的年龄或其他因素具体考虑。手术最常采用的类型为Ⅱ型和Ⅲ型术式。Ⅱ型手术时间短，失血和输血率低，术后并发症和Ⅲ型相似，长期并发症Ⅱ型少于Ⅲ型。腹腔镜或机器人辅助下根治性子宫切除术伴或不伴盆腔淋巴结切除与常规根治性子宫切除术比较具有住院时间短的优点，手术时间、并发症、获得的淋巴结数量相似，与常规标准手术的效果相当甚至复发率还低。根治性手术会缩短阴道长度，但放疗除缩短阴道长度外，还缩小阴道宽度及润滑度，这些症状均可通过激素替代和阴道扩张等方法得以减轻。

4. ⅠB2和ⅡA2期癌（巨块型）

此期肿瘤包括桶状子宫颈肿瘤有更高的中心型复发、盆腔和腹主动脉旁淋巴结转移及远处扩散概率。2017年NCCN指南仍将盆腔放疗+腔内近距离放疗（A点≥85Gy）+含顺铂的同步放化疗作为Ⅰ类推荐；根治性子宫切除+盆腔淋巴结切除±腹主动脉旁淋巴结取样被作为ⅡB类推荐，由于局部大肿瘤的盆腔及腹主动脉旁淋巴结转移概率高，故对有可能盆腔淋巴转移者应行腹主动脉旁淋巴结切除术，也有专家建议对此期患者的手术以先行腹腔镜淋巴结切除判断为妥，若淋巴结阴性则继续做根治性子宫切除，若淋巴结阳性则不再行子宫切除，改为同步放化疗；而盆腔+腔内放疗（A点75~80Gy）+含顺铂的同步放化疗后，辅助性子宫切除术（AHPRT）为Ⅲ类推荐，并特指AHPRT仅可用于病灶或子宫超出后装放疗范围或放疗效果不佳者。实施AHPRT的主要动机是减少盆腔复发率，但其使用仍存在争议，因为整体生存率不受影响。AHPRT可能的受益者：子宫颈管内有>4cm的大块病灶；子宫颈管受肿瘤压迫解剖位置不清使腔内放疗置管困难、限制了近距离放疗；放疗后病灶持续存在。对此期患者的常规处理仍倾向于直接放化疗，但放疗前应仔细进行影像学评估，观察病变范围及转移情况，以制订出合理的放疗野及治疗方案。

GOG对子宫颈直径≥4cm的256名ⅠB2~ⅡA2期患者进行了研究，对比应用全量放疗（体外照射+腔内照射）与术前放疗+腔内放疗+放疗后辅助性子宫切除术的治疗效果，结果3年总体无瘤生存率和生存率分别为79%和83%，进展发生率为46%和37%，但长期随访结果显示联合手术组与放疗组相比并不能提高生存率，毒性反应两组相似，但手术组的并发症率较高，改为以腹腔镜方式完成手术可降低并发症率。对被切除的子宫标本进行病理学检查显示：48%无肿瘤残留，40%有显微镜下肿瘤残留，12%有肉眼肿瘤残留，与病理学检查无肿瘤患者比较，死亡率高出7倍。

5. ⅡB~ⅣA期癌（局部晚期癌）

2017年NCCN指南对此期患者的处理给予如下建议：①首先通过影像学（CT、MRI、PET/CT）手段描绘出肿瘤的体积、可疑转移灶及盆腹腔淋巴结状况；②对影像学可疑的部位肿大淋巴结进行细针穿刺病理学检查；③采用腹膜外或腹腔镜切除盆腹腔淋巴结，以得到"手术分期"（仅切除淋巴结，保留子宫）结果（ⅡB类推荐），因为影像学常难以分辨出存在微小转移灶的淋巴结，使得放疗时被忽略，而且手术切除腹主动脉旁淋巴结的效果优于放疗，因为延伸野放疗区的剂量难以增量，故只能对含有微小转移的腹主动脉旁淋巴结有用。对于经上述检查确定无淋巴结转移或病灶局限于盆腔者,推荐同步放化疗(盆腔外照+腔内放疗+顺铂为基础的同步化疗)作为ⅡB~ⅣA期子宫颈癌的初始治疗(Ⅰ类推荐)。

同步化疗推荐的方案:①顺铂周疗,顺铂40mg/m²,外照射期间每周1次;②顺铂+5-FU,每3~4周1次;③顺铂+吉西他滨同步放化疗,并在停放疗后继续应用2个疗程化疗,此方案经国际性Ⅲ期临床试验显示,与同步顺铂+放疗相比,对无进展生存期(PFS)、总生存期(OS)均有改善,但其不良反应也明显增加。对于影像学提示有腹主动脉旁、盆腔淋巴结转移者应行腹膜外或腹腔镜淋巴结切除后,再行腹主动脉区延伸野放疗,同时行顺铂为基础的同步放化疗。ⅡB期患者单用放疗的5年生存率为60%~65%,盆腔控制失败率为18%~39%。GOG85试验中对ⅡB~ⅣA期患者中位随访8.7年的研究显示,采用铂类为基础的化疗联合放疗的生存率可达55%。对肿瘤没有浸润到盆壁的ⅡB~ⅣA期患者,特别是合并有膀胱阴道瘘或直肠阴道瘘无法局部放疗者,盆腔脏器廓清术可能是唯一尚有潜在治愈可能的治疗选择。同步放疗方案:体外照射可采用盆腔4野照射或盆腔前后野照射,盆腔前后野照射为先给予全盆照射25~30Gy,以后中间挡铅[4cm×(8~10)cm]再照射15~20Gy;腔内照射A点35~40Gy(高剂量率);总照射推荐剂量为A点85~90Gy,B点55~60Gy。髂总或腹主动脉旁淋巴结阳性者,行延伸野放疗。特别提出的是对ⅡB期子宫颈癌的处理,因为子宫颈癌的分期完全依赖于妇科肿瘤医师的手感,早期宫旁浸润的判断难免带有主观性,故对ⅡB期子宫颈癌的处理作者认为可有一定的灵活性,即对有些阴道穹隆无浸润、年龄较轻、坚决要求手术者,可以在充分评估后给予手术治疗,必要时先期化疗1~2次再手术,2017年的NCCN指南中也提到了类似处理,指出在分期有疑问时,应归于较早的分期。作者在临床工作中发现,术前诊断为可疑ⅡB期的患者,术后病理评价时几乎均无主韧带、骶韧带的转移存在,说明ⅡB期子宫颈癌的临床诊断常可能比真实分期偏重,但估计手术后很可能需补充放疗的(已存在局部肿瘤极大、深层浸润、LVSI等中危因素)仍以不手术为佳,以避免增加术后放疗并发症。

6. ⅣB期癌(远处转移癌)

此期患者的治疗是以顺铂为基础的化疗为主,个体化局部放疗为辅,手术几乎不予以考虑。但临床试验显示对化疗的反应时间非常有限,因此几乎罕见生存获益。常用的一线化疗方案:顺铂+紫杉醇+贝伐单抗(Ⅰ类推荐)、顺铂+紫杉醇(Ⅰ类推荐)、顺铂+托泊替康(ⅡA类推荐)、卡铂+紫杉醇(ⅡA类推荐)。$GOG_{1}69$试验显示,顺铂+紫杉醇与单药顺铂比较,治疗反应率提高(36%和19%),PFS延长(4.8个月和2.8个月,P>0.001),OS无改善,对顺铂+紫杉醇治疗有反应者,生活质量也明显改善。$GOG_{1}79$试验显示,顺铂+托泊替康与单药顺铂比较,联合治疗组优于单药组,总反应率(27%和13%,P=0.004),PFS(4.6个月和2.9个月,P=0.014),中位OS(9.4个月和6.5个月,P=0.017),但顺铂+托泊替康的不良反应较顺铂+紫杉醇组重,可以作为对紫杉醇不耐受患者的一种治疗选择。$GOG_{2}04$比较了顺铂+紫杉醇、顺铂+托泊替康、顺铂+吉西他滨、顺铂+长春瑞滨4组药物的治疗效果,结果无统计学差异,但顺铂+紫杉醇仍略显优势。$GOG_{2}40$试验是将贝伐单抗分别加入化疗联合方案:顺铂+紫杉醇+贝伐单抗(Ⅰ类推荐)及托泊替康+紫杉醇+贝伐单抗(ⅡB类推荐),结果显示明显改善了OS(17.0个月和13.3个月,P=0.004)。托泊替康+紫杉醇(ⅡA类推荐)并不优于顺铂+紫杉醇,但可用于铂类过敏者。尽管贝伐单抗可以引起高血压、血栓、胃肠道瘘等并发症,但患者的生活质量并未下降(P=0.3)。二线治疗多采用单药,如贝伐单抗、多西他赛、5-FU、吉西他滨、异环磷酰胺、伊立替康、丝裂霉素、托泊替康、培美曲塞及长春瑞滨。疫苗治疗及特异性靶向治疗尚未进入临床阶段。

十一、子宫颈癌的手术治疗

1. 手术适应证

手术仅适用于ⅠA、ⅠB1和ⅡA1期患者。由于子宫颈癌的年轻化、腺癌比例的增加及卵巢保留的要求,也有学者建议对中青年局部晚期、大癌灶(ⅠB2、ⅡA2、ⅡB)患者给予新辅助化疗(NACT)后手术治疗。NACT是指对此期患者先行数个疗程化疗,若有反应,肿瘤有缩小趋势则行手术治疗,以增加手术满意率,但这种治疗方式仍存在争议。经NACT缩小病灶后手术可以保留卵巢和阴道功能,对于阴道切除>3cm时可酌情做阴道延长术(腹膜反折阴道延长术、乙状结肠阴道延长术)。由于子宫颈腺癌对放疗欠敏感,因此只要患者能耐受手术且估计病灶尚能切除者,无论期别如何,均应尽量争取手术。鉴于肿瘤体积增大时盆腔淋巴结受累率也增加(肿瘤直径<2cm淋巴结转移率约6%,>4cm为36%),ⅠB2~ⅡA2期患者初始手术治疗后有50%~80%需要辅助放疗或放化疗,因此对于肿瘤直径>4cm的患者不推荐手术治疗,以避免手术后放疗并发症增加的风险。

2. 手术范围

子宫颈癌的临床分期是以子宫颈原发癌灶对宫旁主韧带、骶韧带和阴道的侵犯而确定的,因此子宫颈癌广泛手术是以切除宫旁主韧带、骶韧带和阴道的宽度来确定的。手术范围包括子宫、子宫颈及骶韧带、主韧带、部分阴道和盆腔淋巴结,一般不包括输卵管和卵巢。盆腔淋巴结清扫范围包括双侧髂总、髂外、髂内、深腹股沟、闭孔深、浅组淋巴结,如果髂总淋巴结阳性,应取样甚至清扫到腹主动脉旁淋巴结。ⅡB~ⅣA期患者,推荐采用腹膜外或腹腔镜切除盆腹腔淋巴结后(手术分期)再行放化疗。放疗后中心性复发患者推荐行Ⅳ型根治术。中心性复发特别是有生殖道瘘的患者,则建议行Ⅴ型根治术。

3. 手术类型

1974年Piver Rutledge将广泛子宫切除术术式分为5种类型。

Ⅰ型:筋膜外子宫切除术。

Ⅱ型:改良根治性子宫切除术即次广泛子宫切除术,切除1/2骶韧带、主韧带和部分阴道。

Ⅲ型:根治性子宫切除术即广泛性子宫切除术,靠盆壁起切除骶韧带、主韧带和上1/3阴道。

Ⅳ型:扩大根治性子宫切除术,从骶韧带、主韧带的盆壁部切除全部骶韧带、主韧带和阴道1/2~2/3。

Ⅴ型:盆腔脏器去除术,可分为前盆、后盆、全盆去脏术。

4. 手术方式

(1) 经腹子宫颈癌根治术:由Werthiem奠定,为经典术式,是早期子宫颈癌的主要手术方式。

(2) 经阴道广泛子宫全切术和经腹膜外盆腔淋巴结切除术:经阴道广泛子宫全切术为Schauta(1901)创立,可避免进腹腔对胃肠道的干扰,术后恢复快。但经阴道手术的视野小,暴露困难,遇到子宫颈癌灶较大时,切除主韧带和宫骶韧带的宽度受限,且还需改变体位行腹膜外盆腔淋巴切除,手术时间长,故仅建议在<2cm病灶患者中应用。

(3) 腹腔镜及机器人辅助下子宫颈癌根治术:腹腔镜及机器人手术的优势如下。①与经腹子宫颈癌根治术相比,创伤小、腹腔干扰少、术后恢复快;②在微创的前提下可准确评估区域淋巴结状况,帮助决定治疗方案;③一旦需要补充术后放疗时,由于手术性肠粘连率低,相应的放疗肠并发症率也低。

(4) 保留神经功能的根治性子宫切除术：传统的根治性子宫切除术中因盆底支配膀胱、直肠的自主神经受损，影响其器官功能，术后可出现尿潴留、排便困难等。近年来，保留神经功能的子宫颈癌根治术受到重视，手术时保留盆腔内脏神经、盆腔神经丛及膀胱背侧神经支，可改善术后膀胱、直肠功能。日本的小林隆最早在子宫颈癌开腹手术中保留膀胱神经，减少了术后尿潴留的发生，主要方法是在切除主韧带时推开盆腔交感神经，此后他又提出了保护盆腔内脏神经丛的手术步骤，这种保留神经的术式称为"东京术式"。在未保留神经的患者中，37%术后1个月有尿潴留；而保留了一侧或双侧神经的患者，尿潴留率降为10%。德国学者Hockel等提出子宫颈癌广泛子宫切除术中利用吸脂术保护神经的建议。虽然手术中保留膀胱神经有许多优点，但对保留神经与广泛手术之间是否存在矛盾，是否同时保留了较多的宫旁组织而增加子宫颈癌的复发概率等尚存在争议。

(5) 根治性子宫颈切除术：该手术是为有生育要求的患者设计的，是近年来兴起的一种新型术式。1987年Dangent首次进行了经阴道切除子宫颈和宫旁组织（经阴道根治性子宫颈切除术，VRT）及上段阴道切除，在子宫颈子宫结合处放置环扎带，以及腹腔镜下盆腔淋巴结切除术（LPL），此后该手术不断完善，并可经腹、经阴道、经腹腔镜完成，经腹进行此手术与经阴道手术比较可切除更宽的宫旁组织。2009年的NCCN指南曾将此手术的适应证扩大至病灶直径≤4cm的ⅠB1~ⅡA1期患者，但近年的实践证实，肿瘤体积过大时往往肌层浸润深，淋巴转移的风险高，且肿瘤过大时子宫颈旁、阴道旁组织难以切净，也易侵犯子宫下段，增加了复发的风险。

2014年后的NCCN指南又将此手术限用于临床分期为ⅠA2或ⅠB1、病灶直径≤2cm者，2~4cm者应以MRI充分了解病灶与子宫颈内口的距离后慎重选择手术为妥。可采用腹腔镜完成淋巴结切除或SLN（ⅡB类推荐）及根治性子宫颈切除，但不推荐用于子宫颈神经内分泌肿瘤或腺癌、偏微腺癌患者，因为目前尚缺乏相关安全性证据。经阴道的根治性子宫切除术适用于病灶≤2cm者，对病灶为2~4cm的ⅠB1患者，处理上可由有经验的手术医师酌情决定，可经腹或腹腔镜、机器人手术完成。Plante等报道了72例应用VRT+LPL治疗的患者，中位年龄32岁，74%未产，术后31例妇女共妊娠50次，早期和中期流产率为16%和40%，72%的妊娠达到了晚期，整体早产率为16%~19%，总体复发率为4%。Marchiole等将病灶<2cm的患者分别行VRT+LPL与根治性经阴道子宫切除术+LPL进行比较，结果显示术中并发症（2.5%和5.8%）、术后并发症（21.2%和19.4%），复发率相似（5.2%和8.5%）。

该术式的术前评估包括：①复核病理切片，明确浸润深度、宽度、组织类型及细胞分化程度；②进行CT和MRI检查，充分估计子宫颈管长度，确定子宫颈内口至病变的距离，除外宫旁、宫体浸润或扩散及淋巴结转移；③应在手术前麻醉下再次进行认真窥视及三合诊，进行临床分期核对，了解阴道长度、宽度及暴露情况，为手术实施提供依据。

手术步骤分为四步：①腹腔镜下盆腔淋巴结切除，并行第一次冷冻病理检查，淋巴结阴性则手术继续，若阳性则改为放疗或放化疗；②根治性子宫颈切除，上切缘距离病灶应>5mm，并取子宫端切缘组织进行第二次冷冻病理检查，若>5mm的切缘阴性，则进行阴道和子宫端切缘吻合及功能重建；若切缘和病灶距离<5mm阳性，则应放弃子宫体，切除子宫；③子宫颈内口环扎，预防子宫颈过短或内口松弛造成的功能不全而致妊娠晚期流产及早产，并于子宫颈管内放置硅胶管支架预防吻合口粘连或狭窄；④缝接残余子宫和阴道粘膜，恢复完整生殖道。该手术的主要并发症为子宫颈内口松弛、子宫颈管狭窄、流产、早产等。

(6) 盆腔和腹主动脉旁淋巴结切除术：对于盆腔淋巴结影像学检查、腹腔镜评估及冷冻切片（包括SLN）均未显示累及的患者，在根治性手术时是否需要腹主动脉旁淋巴结切除仍有争议。若盆腔淋巴结阴性，腹主动脉旁淋巴结多为阴性，可不行腹主动脉旁淋巴结切除；如果在最初的腹腔镜分期中发现盆腔淋巴结受累，则应行腹主动脉旁淋巴结切除。淋巴结受累数目≤2个，根治性手术是合理的选择；如果受累淋巴结数>2个，应放弃根治性子宫切除术，改为同步放化疗，其是最好的选择。如果在最终病理学检查时才发现盆腔淋巴结累及（非最初的冷冻切片或假阴性的冷冻切片），二次手术时应行腹主动脉旁淋巴结切除。

5. 手术后的辅助治疗

术后是否补充辅助治疗取决于手术中发现、术后病理及疾病的分期。对于根治性子宫切除术后无危险因素（高危因素：淋巴结+、切缘+、宫旁浸润；中危因素：大肿瘤、深层间质浸润、LVSI+）的ⅠA2、ⅠB1及ⅡA1期患者，术后可不再治疗，仅定期随访即可；否则应给予术后盆腔放疗（Ⅰ类推荐）±顺铂为基础的同步化疗（ⅡB类推荐）。有报道，在ⅠB~ⅡA期仅采用标准放疗的患者5年生存率ⅠB期为85%~90%，ⅡA期为65%~75%；而此期行根治性手术治疗后发现有宫旁累及、阴道切缘阳性或（和）淋巴结阳性需要术后补充放疗的比率ⅠB1期为54%（62/114）、ⅠB2期为84%（40/55）。尽管生存率无差异，但术后补充放疗组发生严重并发症率明显高于仅放疗组（28%和12%，$P=0.0004$），其原因可能为手术容易造成盆腔小肠粘连，使固定于盆腔的部分小肠受到较大的放疗剂量引起肠壁纤维化、肠坏死甚至肠梗阻、肠瘘。因此有学者建议对ⅠB~ⅡA期患者术前也需要仔细评估，对于术后极有可能补充放疗者最好放弃手术，选用一种方法（手术或放疗）治疗，而不是两种方法（手术+放疗）更好。术后有复发高危因素者采用同步放化疗（CCRT）可以改善生存率，化疗方案主要为5-FU+顺铂或单用顺铂。髂总或腹主动脉旁淋巴结阳性者，应考虑扩大野放疗。对阴道切缘阳性者，术后可通过放置阴道模具实施腔内放疗，但此部位的近距离放疗因已无子宫颈遮挡，距离膀胱、直肠极近，剂量稍大即有发生瘘的风险，因此，许多机构并不采用。作者的临床经验是，一旦遇此高危因素则再次经阴道手术，部分或全部切除残余阴道，从而避免了手术后的经阴道放疗。

辅助性术后盆腔放疗分为中危组（局部大肿瘤、间质浸润深、LVSI）与高危组（盆腔淋巴结阳性、切缘或近切缘阳性、宫旁浸润阳性）。回顾性和前瞻性分析显示，在完成根治性手术的中危组、高危组患者中，辅助性术后盆腔放疗明显改善局部控制率及无瘤生存率。在高风险的患者中加入同步化疗作用更明显。

6. 术中、术后并发症的预防及处理

（1）淋巴囊肿：作者多年的临床经验提示，淋巴囊肿更容易发生在年轻、较瘦、有淋巴转移、淋巴管较粗及接受抗凝治疗的患者中。手术中对此类患者应高度重视，对各组淋巴结的断端应尽量双重电凝后切断或结扎，避免因求快而撕拉淋巴结。淋巴囊肿一旦发生，主要处理如下：①禁油性饮食；②酌情静脉补充白蛋白或给予静脉营养；③泵入或皮下注射生长抑素；④局部持续引流+无水乙醇冲洗囊腔；⑤经保守治疗无好转者可再次手术缝扎。

（2）膀胱、输尿管阴道瘘：多发生在应用能量器械的手术中，因能量器械热损伤而发生的膀胱、输尿管阴道瘘多见于手术后7~28d，此时被凝固的组织出现坏死脱落，尿液溢入盆腔，而此时阴道顶端的伤口尚未愈合，尿液则从阴道顶端漏出；若阴道顶端已愈合较好，尿液便积在盆腔内，引起尿液性腹膜炎，可出现腹痛、发热、盆腔积液。诊断尿瘘的方法不难，收集阴道流出液或盆腔积液送检，若尿素氮、肌酐数值远高于血中该数值即可诊断。亚甲蓝试验阳性可以诊断为膀胱瘘，输尿管镜检查可以确定哪一侧的输尿管瘘及瘘口大小，以确定是否可以保守治疗。避免此类情况发生最好的方法是预防在先。首先，术中对能量器械的掌控应格外注意，尤其是在游离输尿管下段及下推膀胱、分离膀胱角时，除应尽量保留输尿管鞘膜外，对鞘膜上的血管出血应尽量压迫或小针缝扎止血，不要用能量器械直接电凝；其次，手术中若可疑损伤了输尿管不要抱有侥幸心理期待，要术中直接置入双J管并保留2~3个月，若怀疑膀胱电凝过度，则留置导尿管4周后再酌情拔除。即便术后发生尿瘘，多数患者也可以通过置入双J管、导尿管而保守治疗成功，仅极少一部分患者需要手术修复。保守治疗期间，患者可能会因阴道大量溢尿而缺乏耐心，此时除心理疏导外，还可以将气囊导尿管置入阴道，将气囊膨胀至尿液基本不漏大小，再在阴道口处缝合固定一针，外接引流袋，这样处理后多数患者于1周后即可去除此装置。

（3）肠粘连、肠梗阻、肠瘘：子宫颈癌手术创面较大、位置低，盆底又为腹腔最低点，故手术后肠管粘连于盆底的概率较大。此种粘连若不发生肠梗阻则并无大碍，但若患者需要补充术后放疗时，此粘连则容易造成粘连处肠管接受的放射剂量相对较大，导致放疗性肠纤维化致肠狭窄，出现上段肠扩张、肠梗阻甚至肠瘘。为预防此类情况的发生，手术中可以在盆底创面应用防粘连膜屏障肠管。一旦出现放疗性肠梗阻，多数患者经过保守治疗能够缓解，不缓解者可考虑手术治疗。

十二、子宫颈癌的放射治疗

子宫颈癌的放疗根据目的不同主要分为根治性放疗、术后辅助性放疗及局部姑息性放疗。放疗方式主要有体外照射及经阴道腔内后装近距离放疗。腔内放疗的目的是控制局部病灶，体外放疗则用于治疗盆腔淋巴结及子宫颈旁组织等处的病灶。早期病例病灶仅在局部，故多以腔内放疗为主，体外放疗为辅；中期病例内外各半；晚期病例病灶多已出现盆腹腔淋巴结转移，故以体外放疗为主，腔内放疗为辅。之所以这样分配内外照射的比例是因为早期患者病灶局限，盆腔转移的概率极小，将主要放疗剂量集中于腔内近距离，有利于最大限度地杀灭肿瘤细胞，而对周围正常组织的损伤最小；对于晚期患者，整个盆腔甚至腹主动脉旁都可能有病灶累及，并且距离子宫颈原发灶越远的转移灶其细胞活力可能越强，因此，加强外围照射，有效控制肿瘤的继续转移，可能要比控制子宫颈原发灶的意义更大。

患者的个体情况有所不同（如身体素质、以往病史、对射线的耐受性及解剖情况等），肿瘤的部位、形状、体积、放疗敏感性、瘤床情况及病理类型也各异，因此制订治疗计划时必须要个性化考虑。①早期浸润癌仅单纯腔内放疗即可，如需体外照射可依据宫旁情况及患者体型将放射野的长度、宽度及形状适当调整。②大子宫颈者可增加局部剂量或先给予消瘤量，小子宫颈者可减少局部剂量。③阴道侵犯多、阴道狭窄、子宫颈呈空洞、合并炎症的可从全盆照射开始，并可增加全盆照射剂量，相应减少腔内治疗剂量。④阴道浸润严重及孤立转移者可附加阴道塞子或模具进行腔内放疗。⑤晚期子宫颈癌（如冷冻盆腔）可考虑采用以体外照射为主的治疗方式。⑥小宫体或子宫颈残端癌可增加体外剂量或增加阴道剂量，因为残端短无法行子宫颈管放疗。⑦子宫偏位者，应调节体外剂量，以弥补远离子宫侧的宫旁剂量不足。在治疗过程中还要根据患者耐受及肿瘤反应的具体情况调整治疗方案。

十三、子宫颈癌的化疗

化疗在子宫颈癌中的作用已越来越受到重视，大量资料表明，以铂类为基础的化疗方案对子宫颈癌的疗效肯定。手术及放疗仅能作用于局部，对已有扩散的晚期肿瘤或有扩散倾向的早期肿瘤而言，手术及放疗的作用十分有限，此时有效的化疗恰可弥补此不足。目前化疗主要用于以下几种情况：①晚期、复发及转移性子宫颈癌的治疗。②子宫颈癌的术前化疗，即新辅助化疗。③子宫颈癌的同步放化疗。以铂类为主的同步放化疗已成为治疗局部晚期子宫颈癌的标准治疗方案之一。常用于子宫颈癌化疗的药物有顺铂、紫杉醇、拓扑替康、异环磷酰胺、多柔比星、表柔比星和长春瑞滨等，顺铂以外的单药反应率为20%左右，若与顺铂联合用药反应率可增加1倍,无进展期生存率也有提高,但与顺铂单药相比,没有改善总生存率。2种以上药物的联合化疗不提倡,既增加毒性,又不能改善总生存率。

新辅助化疗(neoadjuvant chemotherapy,NACT):

新辅助化疗是指在子宫颈癌患者手术或放疗前先给予化疗的一种治疗,其优点在于可使患者的肿瘤体积缩小、有效控制亚临床转移,以利于局部的进一步治疗。手术前肿瘤血供尚未被破坏,与手术后子宫旁血管多被结扎相比,术前化疗具有药物更容易进入瘤体的优势。NACT主要用于有淋巴或远处转移倾向、肿瘤直径≥4cm的ⅠB2~ⅢA期局部晚期者,给药途径可静脉或超选择动脉介入治疗,各种途径疗效相近。可单药或联合用药,一般<3个疗程,肿瘤有缩小即可手术。在2008年美国ASCO会议上报道了托泊替康+顺铂周疗作为NACT治疗局部晚期子宫颈癌的Ⅱ期临床研究(n=22),具体用法:托泊替康$2mg/m^2$+顺铂$40mg/m^2$,1次/周×6次,化疗有效和疾病稳定者行根治手术,疾病进展者全量放疗。结果显示91%的患者完成了6个疗程的化疗(82%的疗程为足量、定时化疗),临床应答率为82%,病理学缓解率为95%,5%的患者出现3~4级骨髓毒性,3例患者输血,3例使用粒细胞集落刺激因子,1例使用红细胞生成素,无患者死亡,认为托泊替康+顺铂周疗作为NACT治疗局部晚期子宫颈癌的疗效肯定,耐受性良好。一些非随机研究也认为NACT取得了一定效果,似有逐渐得到认可的趋势。还有包括5个随机临床试验872例患者的Meta分析也对NACT后手术±放疗与直接单独放疗进行了比较,结果显示NACT后行手术组在无进展期生存、局部无瘤生存、无转移生存和整体存活方面都有显著改善。

NACT最大的缺点是如果化疗不敏感,则有可能延误治疗时机。有报道指出,通过检测化疗前子宫颈癌肿瘤组织中环氧化酶(COX-2)、有丝分裂指数(MI)、Ki-67等可以协助判断肿瘤对于化疗药物的敏感性。NACT的疗效除通过妇科检查判断外,还可通过检测化疗前后肿瘤组织的细胞凋亡指数(AI)、微血管密度(MVD)、鳞状细胞癌抗原(SCCA)水平的变化来进行评估。

也有文献提示,NACT后手术与直接手术联合辅助治疗相比并未带来益处。NACT可掩盖手术切除标本的病理学阳性表现,造成对辅助放射治疗及辅助化疗指征评估的复杂化。对于早期子宫颈癌患者而言,与直接手术相比,NACT也并未提高生存期。因此,2017年NCCN仍未推荐NACT。FIGO对NACT的态度不确定。在2009年的FIGO指南中提出,理论上讲,采用NACT可以缩小肿瘤体积从而有利于根治性切除,可能比单用手术治疗效果更好。NACT可以缩小淋巴结和宫旁病灶,减少术后辅助治疗的高危因素,对当地缺乏放疗设施的患者而言更为适用。

十四、治疗后随访

子宫颈癌治疗后50%的复发在1年内,75%~80%在2年内。第1年内放射治疗后随访每个月复查1次,手术治疗后每3个月复查1次;第2~3年内每3~6个月复查1次;第3年后每6个月复查1次。随访内容:①盆腔检查、三合诊检查;②阴道细胞学和HPV检测;③肿瘤标志物SCCA、CA125、CA19-9、CEA、NSE检查;④影像学检查,尤对Ⅱ~Ⅳ期患者首选全身PET-CT检查或胸腹部增强CT检查,局部有怀疑时可行MRI检查;⑤怀疑复发。

1. 肿瘤大小及切缘

研究显示,根治性手术治疗后的Ⅰ期子宫颈鳞癌患者肿瘤病灶的大小与3年无瘤生存率明显呈负相关;与肿瘤间质浸润深度也有强烈的相关性,浸润<1cm者为86%~94%,1.1~2cm者为71%~75%,≥2.1cm者为60%;无宫旁累及的患者,生存率为84.9%,有宫旁肿瘤蔓延者为69.6%。Rutledge等比较了行根治性子宫切除术治疗的患者,发现ⅠB期患者的脉管浸润和子宫颈间质浸润深度与预后明显相关;宫旁内侧累及的ⅡB期患者明显好于宫旁外侧累及患者;单侧

蔓延至盆壁的ⅢB期患者明显好于双侧蔓延至盆壁者；手术治疗的ⅠB期患者，无论放疗与否，切缘阳性较阴性者预后差，且切缘距离病灶的远近与复发率明显相关。

2. 盆腔及腹主动脉旁淋巴结

尽管FIGO分期对预后有重要意义，分期越晚预后越差，但许多研究显示盆腔及腹主动脉旁淋巴结有无转移对预后的影响比分期更大，而FIGO分期并未将淋巴结状况给予考虑。研究显示行手术治疗的患者无区域淋巴结转移者5年存活率≥90%，而盆腔淋巴结阳性者5年存活率仅为50%~60%，腹主动脉旁淋巴结阳性者仅为20%~45%。Delgado等报道了545名子宫颈癌患者的3年无瘤存活率，盆腔淋巴结阴性者为85.6%，淋巴结阳性者为74.4%，因此认为淋巴结受累是影响存活率的独立危险因素，阳性淋巴结数目越多，5年存活率越低。

3. 脉管浸润（LVSI）

脉管浸润也是重要的预后因素，有或无脉管浸润的患者无瘤生存率分别为77%和89%。有学者对101名手术治疗的ⅠA2~ⅡA期子宫颈癌患者的研究显示，脉管浸润与术后复发密切相关，而与脉管浸润的密度无明确相关；手术治疗的早期子宫颈癌患者，术前活检标本的脉管浸润与淋巴结转移有强烈相关性。

4. 缺氧和贫血

Fuso等发现血红蛋白水平是局部浸润性子宫颈癌患者对新辅助化疗反应的强有力的预测值，血红蛋白12g/L可以作为判断的临界值，但是否纠正了贫血就可以改善氧合状态和治疗结果，回答不确定，有数据显示仅50%经输血提高了血红蛋白的患者其肿瘤氧合状态有所增加，但肿瘤乏氧与肿瘤大小之间的关系提示改善供氧并不一定改善结局。一系列用于纠正贫血的措施，如应用红细胞生成素等并未显示出其优越性，甚至有报道应用红细胞生成素组生存率反而降低，分析可能与输血降低机体的免疫功能有关。

（刘佳妮）

第四章 卵巢疾病

第一节 卵巢良性肿瘤

卵巢肿瘤是女性生殖器官常见肿瘤之一，卵巢组织复杂，各种肿瘤均可发生和发展，是全身脏器中肿瘤类型最多的部位。卵巢肿瘤不仅组织学类型多而且有良性、恶性以及交界性之分。同时卵巢位于盆腔深部，它不像宫颈、宫体、外阴及阴道等与体表相连，易于扪及或查得。等到患者自己发觉再就医，如系卵巢恶性肿瘤，往往不能早期发现，这是值得高度重视的问题。

本病在中医学中可归于"症瘕""积聚""肠覃""石瘕"的范畴。

一、临床表现

（一）浆液性良性囊腺瘤

这类肿瘤约占所有卵巢良性肿瘤的20%，可发生于任何年龄，自幼年至绝经后期，但以生育年龄居多。大多数为单侧性，但浆液性囊腺瘤较其他种类上皮性肿瘤比较多见双侧病变。肿瘤不大时症状可能不明显，增大时可引起压迫症状，蒂扭转或肿瘤感染时可出现急性腹痛。有乳头生长，特别是表面乳头外生型者，应注意病理诊断与恶性鉴别。恶变率约在35%左右，但乳头型更高。

（二）黏液性良性囊腺瘤

卵巢粘液性良性囊腺瘤占所有卵巢良性肿瘤的20%，双侧病变很少见。好发年龄在30~50岁，肿瘤一般较大，容易发生压迫症状。如腹部膨隆明显时，检查有无移动性浊音，应与腹水鉴别。合并妊娠的机会，较浆液性囊腺瘤多3~4倍。

（三）卵巢宫内膜样肿瘤

卵巢宫内膜样肿瘤多发生在更年期或绝经后，以单侧居多，常见症状为盆腔肿物及阴道不规则流血。

（四）卵巢纤维瘤

卵巢纤维瘤是卵巢性索间质肿瘤中最常见的肿瘤，肿瘤为良性。本病多发生于40岁以上的中老年妇女，平均发病年龄为46~48岁。卵巢纤维瘤大小相差很大，但多数为中等大小，平均直径在10cm左右。肿瘤一般光滑、活动，但是质地较硬，是所有卵巢肿瘤中质地最为坚硬的肿瘤，这是它的临床重要特点。卵巢纤维瘤常伴发腹水，偶亦有胸水发生，肿瘤切除术后胸腹水消失，被定义为麦格综合征（meigsyndrome）。但在临床上并不多见。卵巢纤维瘤单独合并腹水的较多，约占41%左右。腹水在良性卵巢肿瘤中十分少见，这亦是卵巢纤维瘤的特征性表现。临床患者可出现腹胀、腹部增大、胸闷、气短、排尿困难等。卵巢纤维瘤由于实性、质地硬，有一定重量，容易发生扭转，临床上的半数患者有腹痛症状。临床上也有患者可出现月经紊乱、绝经后出血。

（五）卵巢成熟畸胎瘤

卵巢成熟畸胎瘤又称卵巢良性畸胎瘤，约占所有卵巢肿瘤的11%。可分为实性成熟畸胎瘤和囊性成熟畸胎瘤,前者十分罕见,后者为卵巢最常见的良性肿瘤。成熟畸胎瘤可发生于任何年龄,最早可见于新生婴儿,也可发生于老年妇女,但绝大多数发生于30岁左右的育龄期妇女。肿瘤多数为单侧性,双侧发病概率相近,双侧同时发生者约占8%~24%。由于肿瘤为良性,如无扭转或感染等并发症发生,常无特殊症状。如肿瘤体积较大,可有腹胀感,轻度腹痛及压迫症状如尿频等。少数患者有月经失调等内分泌症状,但多与肿瘤无关。卵巢成熟畸胎瘤常易发生扭转,出现急腹痛、恶心及呕吐等典型症状。畸胎瘤破裂较少见,破裂的发生多因肿瘤创伤、扭转、感染或坏疽所致。成熟畸胎瘤可合并溶血性贫血的发生,但十分罕见。成熟畸胎瘤恶性发生率约为1%~3%,恶变年龄一般在40~60岁,其中以鳞癌变最为常见。发生鳞癌变的患者预后不佳,死亡率可达75%~86%。

二、辅助检查

(一) B超检查

B超下可见肿物与子宫分离,肿瘤单房时囊内呈液性暗区,多房时有间隔光带,边缘清晰。若为畸胎瘤可显示囊实性变化,骨骼与牙齿出现弥散或局限的强反射光团。

(二) X线检查

X线检查包括腹部平片、胃肠道钡餐造影、盆腔血管造影等。目前腹部平片检查已为B型超声所取代,但其在诊断畸胎瘤时,仍具有一定的价值。胃肠道钡餐造影往往能排除胃肠道的肿瘤,而且能明确肿瘤与胃肠道,尤其是回盲部位及乙状结肠等部位的关系及浸润深度。盆腔血管造影是利用造影剂来显示盆腔内血管结构和分布特点而提供间接的辅助诊断指标。

(三) CT检查

CT是一种重要的辅助检查方法,能确定肿瘤所在部位及其与周围组织间的关系,尤其是在辨别肿瘤侵犯周围组织的程度和范围方面,其分辨率高于B型超声波检查。在明确盆腹腔内转移灶的部位、确定肿瘤复发、鉴别腹腔内肿瘤与腹膜后肿瘤等方面具有较大的优越性。但对肿物直径<1cm者,常不易被识别而造成漏诊。

(四) 核磁共振 (MRI)

MRI是利用人体内原子核在特定外加磁场内产生磁共振现象而获得影像信息的一种新型定位诊断技术,在鉴别卵巢肿瘤的性质、进行初步临床分期、明确肿瘤与邻近组织的关系、判断有无转移等方面均有较大的优势,但由于MRI价格昂贵而限制了其在临床上的应用。MRI可准确地辨认肿瘤组织内的脂质成分,因此可特异地诊断畸胎瘤,据Scoutt等报告MRI诊断卵巢畸胎瘤的特异性可达99%~100%,但未成熟畸胎瘤与成熟畸胎瘤相比,缺乏特异性的MRI表现,因此MRI不能对成熟胎瘤与未成熟畸胎瘤进行鉴别诊断。

(五) 血清肿瘤标记物

肿瘤标记物是恶性肿瘤发生发展过程中癌基因的活化而使肿瘤细胞异常表达所产生的抗原和生物活性物质,在正常组织或良性病变中常不含有或仅产生微量。CA-125是目前应用较多的一种对卵巢上皮性肿瘤较为特异的肿瘤标记物。

CEA不是卵巢肿瘤的特异性标记物,在原发性卵巢癌中,其阳性率为20%~50%,对卵巢粘液性囊腺癌敏感性较高,可达90%。如已疑有卵巢肿瘤的患者,血浆中CEA>5ng/mL,可作为诊断参考。CA19-9在卵巢癌中的阳性率为30%~60%,对粘液性癌较敏感,但其在良性卵巢肿瘤,尤其是囊性畸胎瘤,假阳性率可达30%~60%,因此认为CA19-9是一种特异性很差的肿瘤标记物,需结合其他标记物的检测进行诊断。

三、诊断与鉴别诊断

（一）诊断

根据病史，临床表现及体征，结合必要的辅助检查，临床不难以诊断。

（二）鉴别诊断

1. 卵巢非赘生性囊肿

在卵巢非赘生性囊肿中，以滤泡囊肿和黄体囊肿最常见，前者是由于成熟卵泡不破裂不排卵或不闭锁而持续存在，使滤泡腔内液体潴留所致，而后者是由于黄体持续存在或黄体内较多量的血经吸收后所形成。二者一般均很少超过5cm，但偶可达8~10cm。多为单侧发生，壁较薄，常可于6~8周自行消失，否则应考虑为卵巢肿瘤。

2. 卵巢冠囊肿

卵巢冠囊肿多为单侧、囊性、中等大小，可活动的肿物，位于卵巢系膜内。临床检查多误诊为卵巢囊肿，常于手术中方能明确诊断。术前详细的盆腔超声检查发现正常卵巢时，常有助于明确诊断。

3. 子宫肌瘤

子宫肌瘤囊性变或浆膜下有蒂肌瘤常易与卵巢囊性或实性肿瘤相混淆。但子宫肌瘤常为多发性，且肌瘤与子宫体相连，检查时推动瘤体，则子宫和宫颈也随之移动，宫腔深度多有增加，B型超声检查常有助于鉴别。

4. 腹水

巨大卵巢肿瘤应与腹水鉴别。但腹水应有内科病史，平卧时呈蛙状腹，叩诊前腹部呈鼓音，两侧腹呈浊音，移动性浊音明显。而巨大卵巢肿瘤则有肿瘤史，平卧时腹部中央隆起，叩诊前腹部呈浊音，两侧腹呈鼓音，无移动性浊音，脐下腹围大于脐部或脐上腹围，脐也有上移现象，有时可触及囊肿的轮廓。此外，腹水患者于盆腔检查时有子宫漂浮感，触不到肿块。X线钡餐检查肠管无推移现象。B型超声波检查可协助鉴别诊断。

5. 结核性腹膜炎

结核性腹膜炎常合并腹水，与巨大粘液性囊腺瘤难以区别。结核性腹膜炎多发生于儿童或青年期，一般均有结核病史以及发热、倦怠、食欲不振、消瘦、腹胀、腹泻、腹痛等症状和体征。结核性腹水叩诊前腹部呈鼓音；粘连性结核性肿块，因与肠管、网膜粘在一起，则形状不规则，轮廓不清，不能活动，血沉快。X线检查见肠曲粘连，不易推开。抗结核药物治疗有效。

四、治疗

（一）西医治疗

1. 浆液性良性囊腺瘤

浆液性良性囊腺瘤治宜手术切除患侧卵巢，预后良好。

2. 粘液性良性囊腺瘤

粘液性良性囊腺瘤治宜手术切除，预后较好。但需注意有无合并交界性或恶性粘液癌的情况。过大肿瘤不易完整取出时，可先抽取囊内液体，但应防止内容物溢出，以免囊液污染盆腹腔，形成种植，可能引起腹膜假粘液瘤。

3. 良性宫内膜样肿瘤

良性宫内膜样肿瘤治宜手术治疗，切除患侧卵巢及输卵管。

4. 卵巢纤维瘤

卵巢纤维瘤是良性肿瘤，年轻妇女，对侧卵巢探查正常，可行患侧附件切除。伴有胸水、腹水的患者，术后胸水和腹水可自然消退，预后极佳。

5. 卵巢成熟畸胎瘤

卵巢成熟畸胎瘤虽为良性肿瘤，但可发生扭转及感染等并发症，且极少数病例有恶变可能，故在治疗方面应采取手术切除，手术方式宜采取肿瘤剥除术，以保留患侧卵巢的正常卵巢组织。剥除肿瘤时，应注意勿将肿瘤弄破而致肿瘤内容物污染腹腔。成熟畸胎瘤复发率不高，且复发时间为手术后10~19年，因此对年轻患者，为保留卵巢生理功能，手术治疗应首选肿瘤剥除术，而不作卵巢切除术。由于成熟畸胎瘤双侧发生的可能性为8%~24%，且小的肿瘤仅数毫米直径，故手术时必须仔细检查对侧卵巢，有时卵巢外观正常，经剖开探查却可发现小的成熟畸胎瘤。故对单侧成熟畸胎瘤患者，手术时均应常规作对侧卵巢剖开探查，剖开探查应注意在卵巢门部位勿太深，以免因该处出血多而结扎过多，影响卵巢血运。

（二）中医治疗

1. 辨证治疗

（1）气滞血瘀型

主要证候：小腹胀痛，按之有块，面色晦暗无光泽，口苦咽干，形体消瘦，肌肤甲错，舌质紫暗或见瘀斑或瘀点，脉沉细或涩。

治疗法则：理气活血，软坚散结。

方药举例：香棱丸合桃红四物汤。

木香、三棱、莪术、青皮、半夏、陈皮、桃仁、红花、熟地、赤芍、当归、川芎、穿山甲。月经后期可酌加丹参、鸡血藤；积块疼痛加元胡。

（2）痰阻血瘀型

主要证候：小腹积块，按之不柔软，积块增大则活动欠佳。时隐痛，或见闭经，或经行腹痛，或月经量多，舌紫暗，脉沉涩。

治疗法则：化痰破瘀散结。

方药举例：温胆汤加减。

半夏、陈皮、茯苓、苍术、南星、三棱、莪术、水蛭、穿山甲、鳖甲、海藻。

2. 单方验方

①桂枝4.5g，槟榔4.5g，白芍3g，生地3g，枳壳3g，桃仁25粒，炙甘草1.5g，姜枣引，水煎服，每日1剂。

②桂枝10g，茯苓24g，丹皮12g，白芍12g，桃仁10g，大黄10g，甘遂3g，阿胶12g，水煎服，每日1剂。

③沈仲理治疗卵巢囊肿运用消痰软坚，清热化瘀之法。药用生地15g，赤、白芍各6g，刘寄奴10g，半枝莲20g，红藤20g，败酱草20g，鸡内金9g，当归10g，黄药子10g，泽漆12g，夏枯草15g，海藻20g。气虚者加黄芪、党参、白术，阴虚内热加沙参、黄精、麦冬、龟板、玉竹、女贞子、旱莲草，肝火偏亢者加黄芩、川楝子；腹胀便溏者加木香、山药、秦皮；腰脊酸楚者加功劳叶、金毛狗脊，经量偏多者加花蕊石、槐花；瘀块多者加血竭，经量少伴两侧少腹剧痛者加

三棱、文术、马鞭草，合并子宫肌瘤者加贯众、水红花于、马齿苋、鬼箭羽、生蒲黄；伴输卵管积水加炒黑丑、半边莲、乌敛莓。

④秦秀兰应用自拟消症汤治疗子宫肌瘤、卵巢囊肿。处方：丹参15~25g，桃仁10~15g，赤芍10~20g，三棱8~10g，橘核10~20g，香附6~12g，荔枝核15~20g，桂枝6~12g，山慈姑6~12g，山豆根10~20g。子宫肌瘤加吴茱萸10~15g，莪术8~15g。卵巢囊肿加枳壳8~12g，川楝子6~12g，乌药6~15g。

3. 针灸治疗

取穴：中极、关元、天枢、三阴交；手法：平补干泻。留针15~20min，7~10d为1疗程。

第二节 卵巢交界性肿瘤

交界性卵巢肿瘤在组织学上位于良性及恶性之间，又称为低度潜在恶性，无肿瘤细胞间质浸润，但有恶性细胞特点。1925年Taylof最早提出半恶性卵巢肿瘤的看法。1950年willis强调有中间型的卵巢肿瘤，首次提出交界性的名称。1964年FIGO决定将此中间型命名为低度潜在恶性，而1973年WHO正式采用了交界性卵巢肿瘤这一名称，一般均指上皮性肿瘤。交界性肿瘤发病年龄多在20~40岁之间，总5年生存率可达95%，20年生存率达80%。其主要特点是低速生长，转移率低，以局部扩散和盆腔腹膜种植为主，极少远处转移，复发迟，常在10~20年后才出现。单侧比双侧预后好，术后无残余肿瘤者明显比有残余肿瘤者好。

本病在中医学中可归于"症瘕""积聚"等范畴。

一、临床表现

(一) 交界性浆液性肿瘤

除有盆腔肿物的症状外，卵巢外扩散的机会较多，乳头易发生芽状增生，易于脱落种植，或引起腹水、肠粘连等并发症。

(二) 交界性粘液性囊腺瘤

约8%的患者为双侧，以盆腔肿块及腹水为常见，也可出现腹痛或腹胀。

(三) 交界性宫内膜样肿瘤

平均发病年龄在60岁左右，多发生于绝经后。或无症状，或有肿物及阴道出血。单侧发病者较双侧居多。

二、辅助检查

(一) 细胞学检查

卵巢的脱落细胞可经输卵管，由子宫排入阴道，因此阴道细胞学检查亦可检得卵巢恶性肿瘤的脱落细胞。但因脱落细胞受到不同酸碱度和粘液中细菌的影响，促使细胞变性加快，故早期诊断不能令人满意。

(二) CA-125的测定

Leake报道交界性卵巢肿瘤CA-125也可升高，但不如浸润性卵巢癌。Neuntenfel的观察，I期浆液性交界性肿瘤只有半数CA-125阳性，但II期则71%阳性。但同时浆液性卵巢癌中I期则有86%阳性。

(三) 腹腔镜检查

通过腹腔镜，能在直视下检查盆腔及腹腔器官，并可清楚看到横膈部位，对卵巢肿瘤的诊断及明确肿瘤性质是一种可靠方法。必要时还可在直视下对所见肿块作针刺吸取活检；取腹腔液作细胞学检查，进一步明确诊断。

三、诊断与鉴别诊断

(一) 诊断

交界性卵巢肿瘤的诊断主要依据病理，其特点是上皮细胞明显增生，但无向邻近组织浸润，上皮细胞可以多层次，但不多于3层；核分裂象、核异质、非典型细胞可出现，但不严重。由细胞增生形成小的典型细胞芽，有时可自原发肿瘤脱落。诊断时应每1~2cm作一切片，尤其是粘液性肿瘤。

(二) 鉴别诊断

交界性卵巢肿瘤可与子宫内膜异位症、盆腔炎性包块、结核性腹膜炎等病相鉴别。

四、治疗

(一) 西医治疗

1. 手术治疗

目前交界性卵巢肿瘤的治疗多以手术治疗为主，而初次手术应与浸润性卵巢癌相同，即按手术分期来进行，包括子宫、双附件、盆腔及腹主动脉淋巴结，腹腔冲洗液检查癌细胞，大网膜及必要的多点活检，粘液性应作阑尾切除，必要时行肿瘤细胞减灭术。对年轻患者，40岁以下，需保留生育功能者，I期可切除患侧附件，至于对侧卵巢是否应剖视，目前尚有争议。交界性卵巢上皮肿瘤可晚期复发，但其交界性瘤性质不变。所以，对复发病例也应采取手术治疗，可以获得很好的治疗效果。

2. 化学药物治疗及放射治疗

目前的大量文献报道均不主张给予辅助性化疗或放疗。Trimble提及在二次探查时，发现化疗有一定效果。如果给予化疗，以腹腔化疗为佳。

(二) 中医治疗

治疗同卵巢恶性肿瘤。

第三节 卵巢恶性肿瘤

卵巢恶性肿瘤的发病率在女性常见恶性肿瘤中所占的百分率为2.4%~5.6%。在女性生殖道癌瘤中占第三位，仅次于宫颈癌和宫体癌。在女性生殖道癌瘤中，卵巢癌是造成死亡原因最高的一种肿瘤。卵巢恶性肿瘤的组织类型繁多，其中以上皮性癌占绝大多数（平均85%以上），故人们常将卵巢癌泛指为卵巢恶性肿瘤。卵巢癌主要转移途径是肿瘤表面脱落细胞的腹腔内广泛种植，癌细胞容易在盆腔底部种植，盆腔腹膜，子宫直肠窝、子宫膀胱窝成为最初种植的部位。卵巢癌是化疗敏感肿瘤。过去，卵巢癌的化疗仅作为放疗失败后的二线治疗，近20年来卵巢癌化疗已取得了明显进展，被广泛采用，目前已成为卵巢癌治疗中必不可少的治疗手段。卵巢癌FIGO分期如下：

Ⅰ期：病变局限于卵巢。

ⅠA：病变局限于一侧卵巢，包膜完整，表面无肿瘤，无腹水。

ⅠB：病变局限于双侧卵巢，包膜完整，表面无肿瘤，无腹水。

ⅠC：ⅠA或ⅠB病变已穿出卵巢表面，或包膜破裂；或在腹水或腹腔冲洗液中找到恶性细胞。

Ⅱ期：病变累及一侧或双侧卵巢，伴宫腔转移。

Ⅱ：病变扩展或转移至子宫或输卵管。

Ⅱ：病变扩展至其他盆腔组织。

ⅡC：ⅡA或ⅡB，期病变，肿瘤已穿出卵巢表面；或包膜破裂；或在腹水或腹腔冲洗液中找到恶性细胞。

Ⅲ期：病变累及一侧或双侧卵巢，伴盆腔以外种植或腹膜后淋巴结或腹股沟淋巴结转移，肝浅表转移属于Ⅲ期。

Ⅲa：病变大体所见局限于盆腔，淋巴结阴性，但腹腔腹膜面有镜下种植。

Ⅲb：腹腔腹膜种植瘤直径<2cm，淋巴结阴性。

Ⅲc：腹腔腹膜种植瘤直径>2cm，或伴有腹膜后或腹股沟淋巴结转移。

Ⅳ期：远处转移，胸水存在时需找到恶性细胞；肝转移需累及肝实质。

本病在中医学中可归于"症瘕""积聚""肠覃""石瘕"的范畴。

一、临床表现

早期卵巢恶性肿瘤多无自觉症状。有时也可有一些非特异的症状，如食欲减退，消化不良，腹胀，恶心等。随着肿瘤的增大或腹水的产生，腹部不适及腹胀明显，或伴腹痛。由于卵巢恶性肿瘤早期并无特定症状，容易被忽略。对于不明原因的腹胀、腹水、腹内肿块及腹痛都应进行彻底的检查。腹水量多者会出现呼吸困难，有胸水者可出现心律改变。腹痛及尿频往往是由于卵巢肿瘤对邻近器官的牵拉或压迫所致。约有25%的卵巢恶性肿瘤患者有不规则阴道出血，这是由于癌转移到子宫内膜或同时伴发子宫内膜癌。还可能因卵巢组织的破坏或卵巢间质受到过度刺激产生过多雌激素而导致子宫内膜增生出血，故对异常的阴道出血也应对子宫内膜进行认真检查。晚期肿瘤患者常有消瘦、体重下降及恶液质表现。

（一）浆液性乳头状囊腺癌

浆液性乳头状囊腺癌占原发卵巢恶性肿瘤的40%，是最常见者，好发年龄为40~60岁。双侧病变约占1/3~1/2，由于卵巢深居盆腔，肿瘤早期体积不大，未发生转移或合并症时很难出现症状。一旦合并有腹水或转移，则胃肠道症状如腹胀、消化不良或排便困难等可出现。由于肿物的大小及所在部位，可有隐痛，或压迫性症状，如排尿困难或不畅等。妇科三合诊往往易发现肿物，所以妇科肿瘤患者，必须强调进行三合诊。

（二）粘液性囊腺癌

粘液性囊腺癌占卵巢恶性肿瘤中第3位，约为原发性卵巢恶性肿瘤的8%~10%，高发年龄在40~60岁。症状与浆液性癌相似，单侧者较浆液性癌多。一般表现为腹部肿物、腹胀，腹痛或压迫症状。晚期出现恶液质，消瘦，少部分患者也可有月经改变，合并妊娠发生率较低。

（三）子宫内膜样癌

子宫内膜样癌占卵巢恶性肿瘤的20%左右。高发年龄为40~50岁。约半数为双侧性。约20%同时患有子宫内膜癌。主要表现为腹部及盆腔肿块，腹胀及腹痛，约10%~15%患者伴有腹水。不规则阴道出血或绝经后出血等症状较其他卵巢上皮性癌多见。

(四) 透明细胞癌

透明细胞癌占卵巢癌的 5%~11%，发病年龄为 48~58 岁，常因腹部肿物、腹胀而就诊，半数患者有不育史，月经紊乱或绝经后出血。14%合并有腹水，约 10%合并高血钙症，其典型症状为食欲减退，肌无力，多尿，烦渴等。

(五) 未成熟畸胎瘤

在卵巢畸胎瘤中，未成熟畸胎瘤仅占 2%~5%，多发生于年轻患者。常见症状为腹部包块、腹痛等。因腹腔种植发生率高，60%有腹水。大部分患者月经及生育功能正常。

(六) 卵巢卵黄囊瘤

最近 WHO 将原通用名卵巢内胚窦瘤改用名为卵黄囊瘤。卵巢卵黄囊瘤多发生于年轻患者，主要表现为盆腔内肿块迅速增大伴腹胀、腹痛。若肿瘤破溃则产生剧烈腹痛及发热。约有 80%的患者合并腹水，少数合并胸水。AFP 极度升高，患者的卵巢功能一般都很正常，少数患者有短期闭经或月经稀少。病前生育功能一般也正常。已婚者多数有过妊娠分娩，有个别患者发现肿瘤时同时合并妊娠。

(七) 颗粒细胞瘤

卵巢恶性肿瘤中约 5%~10%为性腺间质瘤，其中绝大多数是颗粒细胞瘤，大约有 30%左右的颗粒细胞瘤无明显症状，于偶然被发现，绝大部分病人临床均有症状，主要表现为内分泌紊乱及腹部包块。青春期前患者可产生假性性早熟，出现乳房增大，阴阜发育，阴毛腋毛生长，内外生殖器等异常发育，甚至出现无排卵性月经。生育期妇女可出现月经过多、经期延长等不正常阴道出血症状。少数患者会出现持续闭经，或间有不规则出血。绝经后妇女可出现绝经后出血，乳房增大。少数患者出现月经稀发、闭经、多毛、阴蒂长大、面部痤疮、声音低哑等男性化现象。卵巢颗粒细胞瘤一般为中等大小，于腹部不容易触及。若伴有腹水，常会有腹胀、饱满感、排尿困难等其他症状。

(八) 原发性卵巢绒癌

卵巢绒癌可分为妊娠性和非妊娠性绒癌。妊娠性绒癌是妊娠滋养细胞发生恶变而成，卵巢妊娠性绒癌大部分由子宫、输卵管妊娠性绒癌转移而来，极少来自卵巢妊娠。卵巢非妊娠性绒癌也称为原发性卵巢绒癌。是一种恶性度极高的卵巢肿瘤，可分为单纯型和混合型。原发卵巢绒癌多发生在青春期，只是极少单纯型非妊娠性绒癌发生在生育年龄的妇女中。发生在生育年龄妇女常不能除外卵巢妊娠性绒癌。年龄对鉴别妊娠性和非妊娠性卵巢绒癌有关，发生在青春期前的可肯定诊断为非妊娠性绒癌。腹痛、腹部肿块是最常见的症状。腹痛可能由于肿瘤出血、坏死所致，也有急腹痛由于肿瘤破裂所致。不规则阴道出血，是因为卵巢绒癌分泌 HCG，常伴有功能性间质即间质黄素化所致，子宫内膜可有蜕膜性反应。患者常有发热，可达 38~39℃，发热可能由于肿瘤出血、坏死或感染所致。发生在青春期前的患者可表现有性早熟。由于肿瘤生长快，大量消耗致使患者极度衰弱出现恶液质。盆腔检查可发现盆腔或腹部包块。

颗粒细胞瘤为单侧性的。多发生在生殖年龄阶段或绝经后。在青春期前发生的仅 5%。临床表现为绝经后出血、乳房胀痛、性早熟等，少数并有男性化表现，约 5%患者合并子宫内膜癌。一般认为颗粒细胞瘤属于中、低度恶性，但也有少部分恶性程度高，可出现远期复发。

二、辅助检查

(一) 细胞学检查

阴道后穹窿吸液细胞学检查有时可找到癌细胞，但阳性率很低。后穹窿穿刺或腹腔穿刺找癌细胞的阳性率较高，但穿刺引起的感染、穿破肿瘤囊壁造成囊内液体外溢甚至引起皮肤及穿刺部位的种植等并发症也应考虑。对患有大量腹水并伴明显症状的可穿刺放液，放出腹水有利于暂时减轻症状，同时可行细胞学检查及双合诊检查以明确诊断。

(二) 超声检查

超声检查是诊断卵巢肿瘤的必须检查手段。通过超声检查可判断肿瘤大小，囊性或实性，与子宫的关系及有无腹水等。但肿瘤直径在 2cm 以下者超声诊断较困难。阴道超声检查，特别是阴道彩色多普勒超声检查可以显示肿瘤内血流状况，这对鉴别良性与恶性有重要参考价值。

(三) CT 及 MRI 检查

CT 及 MRI 检查对判断肿瘤大小、性质、转移部位及发现盆腔或主动脉旁淋巴结的增大有一定价值。但因其价格昂贵限制了其在临床上的广泛应用。

(四) CA-125 的测定

CA-125 的测定对诊断卵巢上皮性癌有重要参考价值，特别是浆液性囊腺癌。浆液性囊腺癌的检测阳性率在 80% 以上。CA-125 测定还可以作为治疗及随访中的监测。临床上检测 CA-125 以 ≥35U/mL 为阳性标准。虽然 CA-125 已被公认为检测卵巢上皮性癌的一项重要指标，但不具有特异性。

(五) 甲胎蛋白 (AFP)

AFP 是检测卵巢生殖细胞肿瘤的重要指标，绝大多数卵黄囊瘤的 AFP 极度升高，部分未成熟畸胎瘤及混合性无性细胞瘤及胚胎癌也可升高。AFP 可作为生殖细胞瘤治疗前后及随访的重要标志物。采用放射定量法测定时，成年人正常值<40ng/mL。

(六) 绒毛膜促性腺激素 (HCG)

卵巢绒癌及含有绒癌成分的生殖细胞肿瘤患者血清中 HCG 异常升高。正常非妊娠妇女血清 HCGβ 亚单位值为阴性或<3.1ng/mL。

(七) 其他肿瘤标记物

CEA 不是卵巢肿瘤的特异性标记物，在原发性卵巢癌中，其阳性率为 20%~50%，对卵巢粘液性囊腺癌及恶性 Brenner 瘤敏感性较高，分别为 90% 和 60%。CA19-9 在卵巢癌中阳性率为 30%~60%，对粘液性癌较敏感，但因其特异性较差，需结合其他标记物的检测进行诊断。SLX 是从大肠癌中提取出的糖脂质作为免疫原制作的单克隆抗休，在卵巢癌中，其阳性率为 50%~70%，是特异性较高的一种肿瘤标记物。CA72-4 是另一种对卵巢癌，特别是粘液性癌特异性较高的肿瘤标记物，在原发性卵巢癌中，CA72-4 的阳性率超过 40%。

(八) 血清乳酸脱氢酶 (LDH) 测定

LDH 是糖酵解代谢中的主要酶，在体内催化乳酸为丙酮酸，并可逆性分解丙酮酸为乳酸。恶性肿瘤组织的糖酵解代谢较正常组织活跃，故 LDH 水平随之上升。因此，LDH 的升高主要是反映细胞增殖的加速。恶性肿瘤经治疗后 LDH 可下降至正常，良性卵巢肿瘤内 LDH 含量低。当癌细胞破损或细胞通透性增强时，酶体即可直接释放或渗透进入血循环及体腔积液中。由于卵巢恶性肿瘤主要向腹腔转移，故腹水中 LDH 升高比血清内更为明显。

(九) 腹腔镜检查

腹腔镜检查属于微创性检查,是在直视下检查盆腔,可以快速而准确地了解肿物所在部位、大小、形态及其与周围组织关系、盆腹腔内有无转移灶等,同时还可取腹水或腹腔冲洗液进行细胞学检查,也可对可疑病变部位取活检行病理学检查,以明确诊断和制订下一步治疗措施。目前,腹腔镜检查是卵巢癌早期诊断的一种可靠方法,尤其适用于以下情况:

①盆腔检查、超声或 CA-125 等检查可疑为卵巢癌的盆腔肿物。
②绝经后妇女经盆腔检查触及卵巢或经 TVS 检查发现卵巢体积增大。
③绝经后阴道出血,诊断性刮宫或宫腔镜检查无异常发现者。
④大量腹水难以鉴别者。

三、诊断与鉴别诊断

(一) 诊断

卵巢肿瘤患者常是在普查时经盆腔检查及 B 型超声波检查或在肿瘤发生蒂扭转或肿瘤细胞穿出卵巢包膜,种植在盆腹腔内脏器及腹膜等处,产生大量腹水时才被发现,因此,卵巢恶性肿瘤患者确诊时 70% 已为临床晚期,早期诊断多带有很大的偶然性。所以应重视高危人群的定期筛查,详细询问病史,进行全面的体格检查,同时借助各种必要的辅助检查,提高诊断的准确性,减少漏诊和误诊。

(二) 鉴别诊断

1. 子宫内膜异位症

盆腔子宫内膜异位症和卵巢子宫内膜异位囊肿由于局部的反复出血和纤维化及囊肿壁的破裂并与周围组织形成致密的粘连,使其所形成的肿块多不活动,而且肿块边界欠清。子宫直肠陷凹处,尤其是宫骶韧带处,常有散在的触痛明显的结节,易误诊为恶性卵巢肿瘤。因此需详细询问病史,前者多有继发性进行性加重的痛经史,以孕激素或内美通等试验性治疗后症状缓解,肿物缩小,则可提示为卵巢子宫内膜异位囊肿的诊断。应注意盆腔子宫内膜异位症和卵巢子宫内膜异位囊肿患者,血清 CA-125 有时也可升高,但很少超过 1 000U/mL,而卵巢上皮性肿瘤患者,尤其是浆液性癌,血清 CA-125 常超过 1 500U/mL。对仍不能明确诊断者,可行腹腔镜检查或开腹探查。

2. 盆腔炎性包块

盆腔炎性包块有时很难与恶性卵巢肿瘤相鉴别,但前者多有盆腔感染史,病程长,局部压痛和触痛明显,抗炎治疗有效可有助于二者的鉴别,否则应考虑为恶性卵巢肿瘤。

3. 结核性腹膜炎

结核性腹膜炎常表现为腹部不规则且不活动的肿物,边界不清,而且常伴有腹水,因此不易与恶性卵巢肿物相鉴别。但前者有结核病史,腹水检查结核杆菌阳性,试验性抗结核治疗有效,必要时可行开腹探查术。

4. 卵巢外腹膜浆液性乳头状癌 (EPSPC)

是一种原发于腹膜间皮并呈多灶性发生的恶性肿瘤,有时可累及卵巢表面,常表现为腹胀、食欲不振,腹水等消化道症状,但消化系统检查常无原发病灶,易延误诊断和治疗。在卵巢受累者,误诊率几乎达 100%。EPSPC 多见于老年妇女,常在 60 岁以上发病,肿瘤多生长于大网膜、双侧盆腔及腹腔腹膜,形成多发性病灶,双侧卵巢大小基本正常,而原发性卵巢癌常可见明显增大的卵巢，包膜完整或破裂。

四、治疗

(一) 西医治疗

卵巢恶性肿瘤的治疗应采取以手术为主的综合治疗。在辅助治疗中，化疗是重要治疗手段。卵巢恶性肿瘤的治疗原则及各种手段的选择可归纳为以下几点：

①必须有明确的手术分期及组织学分类。

②应尽量将肿瘤完全切除传达到理想的减瘤术或最小的残余肿瘤。

③ⅠA期高分化（G_1）或交界瘤者术后并非必须辅助化疗，但应定期随访。

④各期的中、低分化癌（G_2或G_3）及ⅠB期以上者应采用术后化疗。

⑤通常先选择含铂类药物的联合化疗作为一线化疗。

⑥开始化疗后剂量要足，疗程要够。

⑦对年轻、要求保留生育功能的生殖细胞性肿瘤者可施较保守的手术（单侧附件切除或减瘤术），术后BEP或VBP联合化疗。

⑧无性细胞瘤复发或残余病灶局限者，可采用术后放疗（外照射）。

⑨复发的卵巢恶性肿瘤估计可被切除时，可施行二次减瘤术。若能达到较小的肿瘤残余灶（<2cm），术后配合二线化疗可延长生存期。若达不到理想的二次减瘤术则难以延长生存期。

⑩复发的卵巢恶性肿瘤对铂类耐药者可选用Taxol、HMM、IFO及TPT中的一种作为二线化疗。若为铂类敏感者可再用以铂为基础的联合化疗或其他二线化疗。

1. 手术治疗

卵巢恶性肿瘤的手术应以尽量切除肿瘤为原则。不管肿瘤大小及有无腹腔内转移，只要能够耐受手术皆应尽量切除肿瘤，减少手术残存肿瘤。这种手术称为细胞减灭术或减瘤术。手术完成以后残存肿瘤直径≤2cm者称为理想的手术，>2cm者称为亚理想的手术。手术范围通常应包括全子宫、双附件、大网膜及阑尾切除。若肿瘤已转移到肠管的肌层或粘膜层，可同时施行肠切除并吻合或造瘘。对晚期累及膀胱或直肠者，也可行盆腔脏器清除术以达到理想的手术。若病灶广泛不可能完全除净，则只能施行较保守的减瘤术。在能消除肿瘤全部病灶的同时可行盆腔淋巴结及主动脉旁淋巴结活检或清扫术。对于极早期的卵巢癌，高分化肿瘤或交界瘤的年轻患者同时要求保留性腺及生育功能者，经过认真全面检查排除其他部位病变，可施行患侧附件切除及大网膜切除术。生殖细胞肿瘤对化疗较敏感，患者年龄往往较轻，即使较晚期者也可采用单侧附件切除术或病灶切除的保守性手术，以保留生殖内分泌功能及生育功能，但术后必须进行足量的化疗或放疗。

对早期卵巢癌患者施行较保守的单侧附件切除术必须具备以下条件：

①属ⅠA期，肿瘤<10cm。

②肿瘤细胞分化好（高分化）或交界性。

③要求生育的年轻妇女。

④盆腔及腹腔其他部位正常。

⑤肿瘤包膜完整，无粘连。

⑥肿瘤囊壁及输卵管卵巢系膜无浸润。

⑦腹腔冲洗液阴性。

⑧大网膜及对侧卵巢活检阴性。

⑨能够密切随访者。

⑩待生育后视其具体情况决定是否切除对侧卵巢。

卵巢恶性肿瘤二次探查术是指患者经过初次手术并足够疗程化疗以后，临床检查没有病灶发现，CA-125及影像检查无异常，达到临床完全缓解，为估价治疗效果及有无病灶继续存在所施的二次手术，根据二次探查术的结果决定是否停止化疗或更换化疗方案。鉴于目前非创伤性检查难以查出细小肿瘤病灶，故二次探查术对估价卵巢癌手术及化疗效果具有一定价值。

2. 化学药物治疗

对卵巢恶性肿瘤除ⅠA高分化符合保留生育功能者外，其余ⅠB期及ⅠB期以上者手术后皆应辅以化疗。一些初次手术肿瘤未能被切除，可先行化疗2~3个疗程后再次手术，这称为新辅助化疗。这种化疗可使原本不能手术切除的达到理想的减瘤术。通常化疗开始前应有组织病理证实为恶性肿瘤。

常用治疗卵巢恶性肿瘤的化疗药物有苯丙氨酸氮芥（L-PAM）、环磷酰胺（CTX）、异环磷酰胺（IFO）、消瘤芥（CLB）、噻替哌（TSPA）、阿霉素（ADM）、氨甲喋呤（MTX）、5-氟脲嘧啶（5-FU）、顺铂（DDP）、卡铂（carboplatin）、紫杉醇（Taxol）、更生霉素（KSM）、丝裂霉素（MMC）、博莱霉素（BLM）、长春新碱（VCR）等。

治疗卵巢恶性肿瘤的化疗方案甚多，应根据组织病理类型的不同选择不同的方案。一般认为联合化疗优于单药化疗，通常多采用联合化疗，现介绍一些应用较多，疗效较好的化疗方案如下：

（1）上皮性卵巢恶性肿瘤

①L-PAM（苯丙氨酸氮芥）方案：

L-PAM　7mg/m² PO　第1~第5d

每3~4周重复。

②Hmm（六甲密胺）方案：

Hmm　26mg/m² PO　第1~第14d或第21d

每4周重复。

③CAP方案：

CTX　600mg/m² iv　第1d

ADM　50mg/m² iv　第1d

DDP　75mg/m² iv　第1d

每3~4周重复。

④CHAP方案：

CTX　350mg/m² iv　第1、第8d

Hmm　150mg/m² iv　第1~第14d

ADM　20mg/m² iv　第1、第8d

DDP　60mg/m² iv　第1d

每3~4周重复。

⑤Hexa-CAF方案：

Hmm　150mg PO　第1~第14d

CTX　150mg PO　第1~第14d

MTX　40mg/m² iv　第1、第8d

5-FU　600mg/m² iv　第1d、第8d

每3~4周重复。

⑥TC 方案：
Taxol 135mg/m² iv （3h 滴注） 第 1d
carbolatin 300mg/m² iv 第 1d
每 3~4 周重复。
⑦TP 方案：
Taxol 135mg/m² iv （3h 滴注） 第 1d
PDD 75mg/m² iv 第 1d
每 3~4 周重复。
（2）生殖细胞性肿瘤
①VAC 方案：
VCR 1.5mg/m² iv 第 1d
KSM 0.5mg/d iv 第 1~第 5d
CTX 5~7mg/（kg·d） iv 第 1~第 5d
每 3~4 周重复。
②VBP 方案：
BLM 20U/m² iv 第 2、第 9、第 16d
VCR 1.5mg/m² iv 第 1、第 2d
DDP 20mg/m² iv 第 1~5d
每 3~4 周重复。
③BEP 方案：
BLM 20U iv 第 2、第 9、第 16d
VP16 100mg/m² iv 第 1~第 5d
DDP 20mg/m² iv 第 1~第 5d
每 3~4 周重复，共 3 次。
（3）性索间质细胞瘤
可参照以上的化疗方案，较常用的化疗方案有 PAC 方案、VAC 方案及 VBP 方案。

3. 放射治疗

在卵巢恶性肿瘤中，无性细胞瘤对放疗最敏感，颗粒细胞瘤属中度敏感，而其他的不够敏感。对上皮性癌并不主张以放疗作为主要辅助治疗手段，但在 Ic 期，或伴有大量腹水者经手术后仅有细小粟粒样转移灶或肉眼看不到有残留病灶的可辅以放射性同位素腹腔内注射以提高疗效，减少复发。

（1）体外照射

由于卵巢恶性肿瘤常有上腹腔的转移，所以外照射的照野往往采取全腹照野。肝脏及肾脏挡铅防护。全腹照野的剂量为 2500~3 000cGy/4~5 周。由于卵巢肿瘤的主要病灶位于盆腔，因此需对盆腔加强照射，使达到 4 000~5 000cGy。照野的大小及照射剂量可根据病灶大小及部位适当调整．放射源通常采用⁶⁰钴或直线加速器。

（2）放射性同位素

通常采用放射性 32P（磷酸铬）。其半衰期为 14.2d，最大穿透力为 4~5cm。由于穿透距离较短，故只能用于细小散在的粟粒样病灶。治疗应在剖腹手术后 3~6 周开始．先在腹腔内滴注生理盐水 400mL，接着一次注入 32P15mCi，然后再注入生理盐水 600mL。注射完毕后嘱患者每 15min 更换体位一次，以使 32p 在腹腔内均匀分布．对有肠粘连者应禁用放射性同位素腹腔注射。

(二) 中医治疗

1. 辨证治疗

(1) 气血凝滞型

主要证候：下腹肿块，坚硬固定，拒按。按之疼痛。阴道不规则流血或闭经，面色晦暗无泽，形体消瘦并有腹水，肌肤甲错，神疲乏力，口干不欲饮，大小便不畅，舌见瘀点瘀斑，脉细涩。

治疗法则：理血活血，化瘀消症。

方药举例：膈下逐瘀汤加减。

桃仁、丹皮、赤芍、乌药、元胡、当归、川芎、灵脂、红花、枳壳、香附、莪术、鳖甲、山慈姑。阴道下血量多者加仙鹤草、三七。

(2) 湿毒壅盛型

主要证候：腹部肿块迅速增大，腹胀痛或伴腹水，不规则阴道出血，大便干燥，口干苦不欲饮，舌质暗，苔厚腻，脉弦滑或滑数。

治疗法则：清热利湿，化瘀解毒。

方药举例：五苓散加味。

白术、泽泻、猪苓、茯苓、桂枝、半枝莲、龙葵、白花蛇舌草、鳖甲、大腹皮。阴道下血量多加地榆、三七，大便燥结加大黄。

(3) 气阴两虚型

主要证候：腹中积块日久，精神倦怠，形体消瘦。气短懒言，食欲不振，时有低热或腹大如鼓，脉络怒张或有阴道出血，舌红或淡，脉弦细。

治疗法则：滋补肝胃，软坚消癥。

方药举例：六味地黄丸加味。

熟地、山药、山萸、丹皮、泽泻、茯苓、鳖甲、沙参、白花蛇舌草、龙葵、女贞子、旱莲草。阴道下血加阿胶、三七；腹胀食欲不振者加三七、鸡内金。

2. 单方验方

①孙秉严治疗卵巢癌用破瘀滞，攻毒结，兼顾整体治则。其所用药物有：化毒片（轻粉、元明粉、雄黄、山慈姑、蜂房）每日服5片；化郁丸（丁香、木香、沉香、檀香、降香、乳香、没药）每日2丸；化坚液（主要成分为核桃树枝）每日100mL，分3次口服；汤药处方：当归10~15g，赤芍10~15g，川芎10~15g，熟地15~30g，三棱10~15g，莪术10~15g，干蛤蟆2个。竹菇10g，代赭石30g，蜈蚣3条，蝉衣10g，急性子10~15g，桂枝15g，炮姜15g，生姜10片，大枣10枚。证属寒者加肉桂15~30g，附子15~30g，炮姜加至15~30g；上焦有热加山栀10~15g，丹皮10g，黄芩10~15g；气虚加党参10~15g，黄芪30~60g。

②用穴位埋藏麝香治疗晚期卵巢癌腹水，在局麻下将双侧足三里穴位切开皮肤至皮下，稍作分离后，每次穴埋麝香0.1~0.3g，严密包扎伤口。

③张风林报道用人参6g，生黄芪、制黄精、半枝莲各30g，当归、茯苓、肉苁蓉、菟丝子、蛇莓、蟾蜍皮、阿胶（烊化）各10g，白花蛇舌草15g。咳嗽咯血加川贝母、枇杷叶口服，腹水加大腹皮、车前子，疼痛加罂粟壳。日1剂水煎服，用于卵巢癌术后。

3. 针灸治疗

①取穴：关元、子宫穴、三阴交、归来、血海、大肠俞，或直刺入囊肿。方法：针柄加温

6~7次。手法强刺激. 适用于卵巢囊肿。

②取穴：中极、关元、天枢、三阴交。方法：平补平泻. 适用于卵巢肿瘤.

第四节 卵巢瘤样病变

卵巢瘤样病变是指非赘生性肿瘤，是一种潴留囊肿，多能自行消失。可发生于任何年龄，以生育期为多见。据有关报道其发病年龄为6~69岁，平均34.2岁，它与卵巢肿瘤之比为1：2.69，占卵巢肿瘤的27.1%。其发病原因涉及生理、病理两方面。增大的卵巢大都为单侧性，也有双侧性。组织变化可以是局限性或弥漫性。如发生破裂或出血可引起急腹症。有些瘤样病变涉及卵巢功能，在临床上及病理上常常和真性肿瘤混淆，正常卵巢亦可呈囊性外观，故要注意鉴别，术时勿轻易切除。

卵巢瘤样病变可分为妊娠黄素瘤，卵巢间质增生和卵泡膜细胞增生症，卵巢重度水肿，卵巢纤维瘤病，卵泡囊肿，黄体囊肿，妊娠和产后单发性大卵泡囊肿，多囊卵巢病，卵巢黄素囊肿，颗粒细胞增生，卵巢内膜异位囊肿，卵巢包涵囊肿，卵巢单纯囊肿及炎性囊肿，卵巢冠囊肿。在本节中，除多囊卵巢作为常见多发病另立章节进行论述外，我们将选择几个有代表的疾病进行重点介绍。

本病在中医学中可归于"癥瘕"范畴。

一、临床表现

(一) 妊娠黄素瘤

妊娠黄素瘤为妊娠过程中卵巢内含有单个或多个黄素化结节状病变。发病年龄在19~42岁，平均23岁。大小为1~20cm，双侧或单侧，多结节。一般在剖宫产或产后扎管手术时发现肿块，很少扪及肿块或肿块阻碍产道。25%母亲有男性化症状，出现于中期妊娠后。产后增大的卵巢开始消退，在产后几周卵巢可恢复正常大小。再次妊娠时肿瘤可复发。

(二) 卵泡囊肿

正常生理情况下，卵泡发育成熟卵泡时，平均直径不超过1.5cm。若生长发育过程中，卵泡发生闭锁或不破裂，致卵泡液积聚，形成卵泡扩张，直径>2.5cm称卵泡囊肿。患者一般无自觉症状，行妇科检查或剖宫产时偶然发现。囊肿经4~6周后自然吸收、消退. 个别病例因持续卵泡分泌雌激素引起子宫内膜增生过长，绝经后阴道流血，在幼女引起假性性早熟。因囊肿壁薄，偶因破裂或扭转引起急腹症。

(三) 黄体囊肿

黄体囊肿多发生于生育年龄的妇女，正常和妊娠期黄体直径<2cm，若直径>3cm，则称黄体囊肿。发生黄体囊肿主要是因为供应黄体的血管、淋巴发生了紊乱，黄体在其血管形成期出血过多；垂体促性腺激素过度分泌，促使黄体过度发育。黄体囊肿可自行退化。病人常诉月经延迟，妇科检查可扪及一侧附件增大。若囊肿破裂则引发急腹症。有凝血障碍的妇女易发生黄体囊肿破裂。

(四) 卵巢冠囊肿

位于输卵管系膜与卵巢门之间的囊肿称为卵巢冠囊肿。卵巢冠囊肿可发生于任何年龄，以生育年龄妇女多见。卵巢冠囊肿为良性非赘生性囊肿，但亦有少数卵巢冠囊肿腺癌变报道。卵巢冠囊肿较小时一般无症状。部分病人由于不孕，早孕等妇科检查时发现盆腔肿块。妇科检查在子宫左上方或右上方可扪及囊性肿块，呈圆形或卵圆形，活动。

（五）卵巢内膜异位囊肿

卵巢子宫内膜异位症是盆腔内膜异位症中最常见的一种为发生在输卵管、子宫浆膜、直肠子宫陷凹，子宫骶韧带等处的内膜异位灶。卵巢内膜异位囊肿内容物很像巧克力糖浆，故又称卵巢巧克力囊肿。患者大部分为育龄期妇女，26~40岁最常见，35%为双侧性，35%伴有不孕。囊肿一般为5~10cm大小，其主要临床症状为痛经、不孕、月经失调等，亦有患者无自觉症状而仅在妇科检查或腹腔镜检查时发现。卵巢内膜异位囊肿破裂可致急腹症，由于囊肿破裂囊液外溢刺激腹膜，可引起剧烈腹痛，有时可发生休克。

二、辅助检查

卵巢瘤样病变一般无明显症状，必须以病理诊断为主要诊断依据。

（一）妊娠黄素瘤

病理大体所见呈圆形或叶状，切面无包膜，边界清，实性，质软似鱼肉状，色淡黄或棕色。镜下所见，病灶区由形态一致的多边形细胞组成，排列成片。胞质丰富，呈伊红色，含嗜酸颗粒或少量脂质，少数细胞胞浆稀疏呈空泡状。核圆形或有轻度多形性，深染，位于细胞中央或略偏位。核分裂相通常不超过3/10 HPF。

（二）卵泡囊肿

病理大体所见卵巢表面光滑或囊肿处隆起，单发，偶可多发。位于皮质内或其下方。囊肿直径很少超过4cm，囊壁薄，腔面光滑，灰白色或暗紫色，囊液水样或呈血性。镜下所见囊壁由数层颗粒细胞和其外围的卵泡膜细胞组成，两者均可轻度黄素化，颗粒细胞可形成Call-Exner小体。

（三）黄体囊肿

病理大体所见表面光滑、呈琥珀色，直径很少大于4cm。切面可见中央腔内含有淡黄色，嗜红色液体或凝血块，囊壁部分或全部为黄色，有时卷曲成花环状。镜下所见囊壁内层为数层黄素化颗粒细胞，胞浆内含嗜酸性颗粒。卵泡膜细胞呈楔形插入其中，细胞间有丰富的毛细血管。

（四）卵巢冠囊肿

病理大体所见，直径为0.55~17cm，圆形或卵圆形，以单房为主，位于输卵管系膜内。当卵巢冠囊肿有癌变时直径>5cm，囊内壁部分充盈乳头状赘生物，质脆，镜下可见。

①中肾管型：囊壁衬覆立方上皮、无纤毛及乳头皱褶，基底膜清晰，外伴平滑肌束。

②副中肾管型：囊壁衬覆输卵管型或宫内膜型上皮，多有纤毛及分泌细胞，腔内可有乳头、囊壁较薄，基底膜不清晰，伴纤维肌组织。

③间皮型：囊壁衬覆扁平上皮，囊壁薄，少量纤维组织。

（五）卵巢内膜异位囊肿

病理大体所见，新病灶呈鲜红色至蓝紫色的小点，或仅数毫米大小的囊肿，向表面隆起或凹陷。旧病灶因反复出血，与周围组织形成粘连或向深部皮质侵入形成多房性囊肿，囊壁厚薄不均，囊内积聚咖啡色黏稠液体。囊肿有被反复穿透的特征，因此囊肿直径罕见超过10cm。囊内壁粗糙，常留有灰黄色，咖啡色或棕红颗粒及斑块。镜下可见子宫内膜腺体、含铁血黄素、红细胞及大量炎性细胞及纤维结缔组织，局部水肿。

三、诊断与鉴别诊断

(一) 诊断

主要依靠各类型的临床表现及病理检查加以诊断。

(二) 鉴别诊断

1. 妊娠黄素瘤与卵泡膜黄素囊肿

妊娠黄素瘤多见于正常妊娠晚期，肿块多呈实性。卵泡膜黄素囊肿多见于多胎，葡萄胎及绒癌患者。多发生于妊娠早期，常为双侧性囊肿。

2. 卵泡囊肿与卵巢囊肿

卵泡囊肿直径多为1~3cm，很少超过5cm，且常伴有月经障碍。卵巢囊肿直径多超过5cm，且一般对月经无影响。卵泡囊肿一般数周内即可缩小或自行消失，而卵巢囊肿则逐渐增大。

3. 黄体囊肿与妊娠黄体

黄体囊肿直径>3cm，可使患者月经周期延长，有持续或不规则的阴道出血。观察期内可自然消失。妊娠黄体直径<2cm，囊壁颗粒细胞增生，黄素化，中央无囊腔，囊壁全部卷曲成花环状，尿HCG测定阳性，由妊娠引起。

4. 卵巢内膜异位囊肿与卵巢肿瘤

卵巢内膜异位囊肿常有粘连，活动受限。卵巢良性肿瘤一般比较活动，边界清晰。卵巢恶性肿瘤常常有粘连，有时子宫直肠陷凹有种植结节，但卵巢肿瘤不伴发痛经，结节亦少有触痛。

四、治疗

(一) 西医治疗

1. 妊娠黄素瘤

多发性结节可活检冰冻切片检查，如确诊为妊娠黄素瘤，可保守治疗。一般产后数周能自行消退，预后良好。

2. 卵泡囊肿

临床无症状者不需治疗。症状明显者可行卵巢囊肿切除。如为儿童患者合并性早熟，以药物治疗为宜，手术后性早熟易复发。如囊肿破裂，扭转引起急腹症可行一侧附件切除。

3. 黄体囊肿

无临床症状时无需处理，多数可自行消退。若发生破裂，可行卵巢楔形切除或卵巢修补术。

4. 卵巢内膜异位囊肿

卵巢内膜异位囊肿的治疗多主张手术治疗。当触及卵巢囊肿时一般已2~3cm大小，药物治疗仅能控制症状，使囊肿不发展或稍缩小，且停药后易复发。手术治疗的方式很多，可在腹腔镜下手术或开腹手术。对年轻患者尤其希望生育者行保守性手术，将卵巢内膜异位囊肿剥出后重建卵巢术。对不需生育，年龄偏大者可行全子宫及一侧附件切除术的半保守性手术，术后可避免复发且可减少更年期综合征的发病率。对保守性手术者，术后可酌情加用药物治疗。

5. 卵巢冠囊肿

卵巢冠囊肿多为良性。因其多发生于生育年龄妇女，要求生育者可行囊肿剥出术，不要求生育者可行一侧输卵管切除。尽量保留正常卵巢组织。如囊肿较大,有乳头状突入管控,则需作冰冻切片组织学检查,如证实有恶变者,需行根治性手术。

(二) 中医治疗

①对于黄体囊肿,卵泡囊肿临床上可根据囊肿的形成是液体潴留所致,属中医的痰湿停滞,可以按痰湿型症瘕选方用药。临床上可用桂枝茯苓丸及二陈汤加减,取其活血化瘀、消症散结,化痰燥湿之功效。

②临床可用灌肠疗法治疗子宫内膜异位囊肿。三棱15g,莪术15g,茜草15g,穿山甲15g,元胡15g,赤芍15g,牛膝15g,夏枯草30g,荔枝核20g,桃仁15g,红花15g,茴香15g。加水浸30min,浓煎至100mL,每晚保留灌肠1次。

第五节 卵巢血肿

卵巢血肿是指卵泡膜层血管破裂,血液溢入卵泡腔,或在黄体血管形成期出血而引起,前者称为卵泡血肿,后者称黄体血肿。临床无明显症状,多能自行消退,机化或液化,有时可形成卵泡囊肿或黄体囊肿,偶有血肿破裂发生腹腔内出血,而引起急性下腹痛及休克表现。本病多发生于生殖功能旺盛阶段的妇女。多由外因引起,其发生

时间和月经有一定关系。因此应详问病史,了解发病前是否有剧烈运动,下腹部有无撞损伤史,是否有性交史,妇科检查史等。

本病属于中医学"症瘕"范畴。

一、临床表现

一般无临床症状,仅在妇科检查时,有时可扪及一侧卵巢稍大,呈囊性,有压痛。少数人由于血肿破裂发生腹腔内出血,可出现急性下腹痛,甚至休克。

二、辅助检查

本病须依据病理检查确定诊断。大体可见卵巢稍大,囊感。剖开后可见囊腔内有陈旧性血液,呈黏稠柏油色或酱色。镜下可见卵泡血肿和黄体血肿。卵泡血肿常局限于卵泡壁内,因颗粒层无血管,且介于卵泡腔与卵泡内膜之间,因而小型血肿一般局限于卵泡内膜层,稍大者可将颗粒细胞层向卵泡腔推离或破裂,血液流入卵泡腔内。黄体血肿可累及黄体腔、颗粒细胞黄素层及卵泡膜细胞黄素层。

三、诊断与鉴别诊断

(一) 诊断

一般因临床常无自觉症状,仅偶尔在妇科检查时发现稍增大的卵巢,有压痛,因此临床诊断很困难,往往漏诊和误诊。一般常在血肿破裂出血行剖腹手术后,病理检查确诊。

(二) 鉴别诊断

1. 慢性附件炎

慢性附件炎可有附件区压痛,易与卵巢血肿相混。但本病多有下腹坠痛,腰骶部疼痛及白带增多等病史,且一般病史较长。妇科检查可扪及附件增厚,有压痛,子宫活动受限。而卵巢血肿多无症状,检查无上述体征。

2. 卵巢的子宫内膜异位症

卵巢的子宫内膜异位症卵巢增大有压痛，有时与卵巢血肿不易区别。但本病有明显痛经史，且卵巢常与周围粘连固定．镜下检查时大部分可见到异位的子宫内膜，个别的见不到子宫内膜，见到含铁血黄素的吞噬细胞，也可建立诊断。

四、治疗

（一）西医治疗

1. 保守治疗

卵巢血肿因其临床无明显症状，多能自行消退，无须治疗。但当其破裂时，则根据病情轻重，内出血量多少决定不同的治法。如经观察腹痛逐渐缓解，或消失，无休克体征，表明病情轻，内出血量少，可行保守治疗，卧床休息，给止血剂，及抗生素预防盆腔内感染，破口小者常可自行闭合血止。

2. 手术治疗

如经上述保守治疗，严密观察病情，腹痛不缓解，而且逐渐加重，贫血体征明显，甚至出现休克，则需立即行剖腹探查术以进行止血，修补卵巢，如修补有困难，无法保留时则行卵巢切除术。

（二）中医治疗

1. 辨证治疗

（1）血瘀型

主要证候：无腹痛，卵巢增大，拒按或下腹疼痛拒按，舌质暗或有瘀点瘀斑，脉沉涩。

治疗法则：活血化瘀消癥。

方药举例：血府逐瘀汤加减。

生地、当归、桃仁、红花、枳壳、柴胡、牛膝、甘草、赤芍。

（2）血瘀气虚型

主要证候：突然下腹疼痛剧烈，拒按，然后逐渐缓解，伴有面色无华，体倦乏力，舌质淡紫，苔薄白，脉沉细涩，血压正常。

治疗法则：活血化瘀止血，佐以益气。

方药举例：桃红四物汤加减。

桃仁、红花、当归、川芎、赤芍、茜草、三七粉、荆芥炭、党参、黄芪、柴胡。

（3）气脱型

主要证候：突然下腹剧痛，持续不减，拒按，面色苍白，四肢厥逆，烦躁不安，冷汗淋漓，脉微欲绝，血压下降。

治疗法则：益气固脱，回阳救逆，佐以活血祛瘀止血。

方药举例：参附汤合生脉散加味。

人参、附子、麦冬、五味子、赤芍、丹参、三七粉。

2. 单方验方

①化瘀汤：丹参 20g，桂枝 10g，茯苓 10g，桃仁 10g，皂角刺 6g，大黄 6g，炮山甲 10s，牡蛎 15g，夏枯草 15g，水蛭 15g。适用于卵巢血肿血瘀型。

②皂角刺丹参合剂：皂角刺 8g、丹参 12g、三棱、莪术、甘草各 5g。每日 1 剂，分 2 次

温服。

第六节 卵巢破裂

卵巢破裂是指卵巢的成熟卵泡、黄体、黄体囊肿，卵泡囊肿因某种诱因引起卵泡膜血管破裂而出血。其中90%左右为黄体或黄体囊肿破裂，少数为卵泡破裂。目前对于卵巢破裂的发病机理说法不一。有。人认为可能由于植物神经系统影响，造成凝血机制的障碍；也有人认为由于血管疾病引起静脉瘀血或由于某种疾病使血液凝固性减低。卵巢血管破裂后。出血增多。常见的原因如下：

①卵巢卵泡破裂：好发于排卵前期或排卵期，即月经后10~18d自发破裂出血，也可因卵巢直接或间接受外力影响而破裂，如性交、大便用力，恶心呕吐或举重物等。

②黄体破裂：发生于排卵后期，尤以月经周期的最后一周多见。黄体血管化时期容易破裂，一般先内部出血，其后内压增加，又引破裂，发生与输卵管破裂相似的出血。

③黄体囊肿与卵泡囊肿破裂：一般是囊腔内先自动出血，使囊内压力增加或静脉回流受阻，外加各种压力，如冲撞、妇科检查或性交等原因使其破裂。

本病属中医学"腹痛"、"厥脱"范畴。

一、临床表现

（一）症状

平时月经规律，多于月经中期或月经前突然发病，下腹剧痛，短时间后变为持续性坠痛，轻者疼痛逐渐减轻，重者痛渐加剧，并出现内出血及休克症状。出血量多时，可伴有恶心呕吐，肛门坠胀及便意感。

（二）体征

腹部检查，轻者下腹仅有轻压痛，位置较低，如发生于右侧，压痛点在麦氏点的内下方。重者则下腹压痛明显，且有反跳痛，但腹肌紧张不明显。妇科检查，宫颈有举痛，两侧穹窿有触痛，子宫大小正常；内出血多时，后穹窿饱满，有时可触到增大的卵巢。

二、辅助检查

（一）B型超声检查

卵巢破裂时，见卵巢外形不规整，卵巢稍大，如腹腔内出血多时可见卵巢漂浮于液性暗区中。

（二）后穹窿穿刺术

出血多时可抽出暗红色不凝血液。

（三）腹腔镜检查

病情允许时，也可在腹腔镜直视下观察，以明确诊断。

三、诊断与鉴别诊断

（一）诊断

卵巢破裂和许多急腹症表现相似，临床诊断有一定困难。因此要认真询问病史，了解发病前是否有剧烈运动，下腹部有无碰撞损伤史，以及发病前是否有性交等。本病的发生与月经周期关系密切，当在月经中期或月经前突然下腹痛，伴有内出血首先应想到有卵巢破裂的可能。临床如果见有下腹剧痛，同时有腹腔内出血，后穹窿穿刺抽出暗红色不凝血液时，则不必过分强调诊断是否明确，而应立即剖腹探查，可在术中或术后做病理检查确诊。

(二) 鉴别诊断

1. 急性阑尾炎

一般阑尾炎有典型的转移性腹痛，发病常为上腹或全腹痛，渐渐限于右下腹麦氏痛点，腹肌紧张、压痛及反跳痛明显，恶心呕吐严重。而卵巢破裂在发病初期即为右下腹痛，如无严重内出血，随时间的增长，腹痛逐渐缓解，而阑尾炎则愈益明显。卵巢破裂的压痛点在麦氏点的下方。血象化验白细胞总数及中性粒细胞均增高，卵巢破裂则无以上表现。

2. 输卵管妊娠

两病症状相同之处颇多，均为急腹症之一，并皆有腹腔内出血，临床常不易鉴别。应详细询问病史，输卵管妊娠常有短暂闭经史，有妊娠反应及阴道流血，尿妊娠试验为阳性。妇科检查于妊娠侧附件处可扪及包块。卵巢破裂则无以上症状。

3. 卵巢扭转

卵巢破裂与扭转均为突然下腹剧痛，但本病较少见，内出血症状少见。盆腔检查可触到增粗的附件，条件允许可在腹腔镜直视下鉴别。

4. 卵巢囊肿破裂

也有剧烈腹痛，有时难以区分。但卵巢囊肿破裂前有盆腔包块史。卵巢囊肿破裂后，内容物流入腹腔，刺激腹膜可引起剧烈腹痛及恶心呕吐。妇科检查，原有肿瘤缩小或消失。

5. 输卵管卵巢脓肿破裂

破裂时也突然有下腹部剧痛应与卵巢破裂相鉴别。本病一般早有宫腔感染或盆腔炎病史，破裂前常有高热、脉搏增快、寒战及下腹痛，破裂时突感剧痛，并持续加重，腹部检查有反跳痛及腹肌强直，肠蠕动减低或消失。上腹部也有触痛，白细胞总数及中性粒细胞数皆明显增加。卵巢破裂则无以上症状。

四、治疗

(一) 西医治疗

1. 非手术治疗

卵巢破裂出血时，根据病情轻重，内出血量多少决定不同的治法。如经观察腹痛逐渐缓解，或消失，无休克征，表明病情轻，内出血量少，可行非手术治疗，卧床休息，给止血剂，及抗生素预防盆腔内感染，破口小者常可自行闭合止血。

2. 手术治疗

如经上述治疗，严密观察病情，腹痛不缓解，而且逐渐加重，贫血体征明显，甚至出现休克，则需立即行剖腹探查术以进行止血，修补卵巢，如修补有困难，无法保留时则行卵巢切除术。

(二) 中医治疗

1. 辨证治疗

(1) 气虚血瘀型

主要证候：突然下腹一侧疼痛剧烈，拒按，或逐渐缓解，面色无华，体倦乏力，舌质淡紫，苔薄白，脉沉细涩。

治疗法则：活血化瘀止血，佐以益气。

方药举例：桃红四物汤加减。

桃仁、红花、当归、川芎、赤芍、茜草、党参、黄芪、三七粉、荆芥炭。若食少，恶心者加白术、砂仁。

(2) 气脱型

主要证候：突然下腹一侧剧烈疼痛，持续不减，拒按，心慌头晕，面色苍白，四肢厥逆，烦躁不安，冷汗淋漓，舌质淡，苔薄白，脉微欲绝。

治疗法则：益气固脱，回阳救逆。

方药举例：参附汤加减。

人参、附子、麦冬、五味子、赤芍、丹参。若口渴欲饮者加玄参、生地。

2. 单方验方

(1) 八珍益母丸：具有益气养血，活血化瘀之功效。主治卵巢破裂后经保守治疗病情稳定，盆腔内有包块者。每日1丸，日2次，口服。

(2) 十全大补丸：具有益气养血之功效，可用于卵巢破裂或保守或手术治疗后体虚的患者。每次1丸，日2次，口服。

3. 敷贴法

麝香0.06g，樟脑6g，血竭9g，松香9g，银球9g，后四味药共研细末，置容器中加热成糊状，依患者处所需大小制成膏块，麝香后入，趁热贴在患侧腹部。适用于卵巢破裂出血量少形成包块者。

第七节 卵巢扭转

卵巢扭转是指卵巢因各种原因导致扭转的一种疾病。临床以突然发生下腹剧痛为主要症状，多见于10岁左右的女孩，多发生于右侧，卵巢扭转轻者于短时间内可自行缓解，但易反复发作，重症卵巢扭转不易恢复，卵巢扭转后血管梗塞，组织缺血，进一步发展也可以发生破裂。本病在临床上较少见。卵巢扭转发生的主要原因，多是输卵管或卵巢系膜过长，常呈螺旋形；其次先天性生殖器官异常，如单角子宫。两侧不对称，也可成为卵巢扭转的诱饵。卵巢扭转多发生于右侧，因右侧的盲肠蠕动较多，盆腔又有较大的活动空间所致。

本病属中医学"腹痛"范畴。

一、临床表现

多见于10岁左右的儿童，常有反复发作史。患者常见突发性下腹痛，以右侧多见。如扭转能自行缓解则短时间内腹痛消失。如扭转不能自行缓解则腹痛加剧，可出现恶心、呕吐及低热。腹部检查时可见下腹有压痛及反跳痛，并有程度不同的腹肌紧张。肛腹诊可触及增粗的附件，且有明显压痛，则应高度怀疑为本病。

二、辅助检查

①血常规：可见白细胞和中性粒细胞数升高，卵巢破裂出血时血色素低，红细胞数减少。
②尿常规：多正常。此项检查主要是排除泌尿系结石引起的突然剧烈腹痛。
③B型超声及CT检查：可探及并测得卵巢的大小，位置，形态，有无出血等改变，对诊断有一定帮助。
④腹腔镜检查：可见卵巢呈紫红色等改变。

三、诊断与鉴别诊断

（一）诊断

主要依据临床表现并结合辅助检查加以诊断。

（二）鉴别诊断

1. 急性阑尾炎

腹痛初起位于上腹部，渐移至右下腹痛，伴有恶心、呕吐、发烧。查右下腹麦氏点有压痛，反跳痛，肌紧张明显，化验白细胞及中性粒细胞升高数明显。

2. 急性附件炎

除腹痛外，多有高热，体温常在38℃以上，白带增多，有时呈脓性，多有宫腔内手术史或经期性交史。妇科检查，阴道充血，有脓性分泌物，宫颈举痛，两侧附件区压痛明显，或可触到不活动的炎性包块。血常规白细胞数及中性粒细胞数明显升高，血沉率明显增快。

3. 泌尿系结石

一侧下腹痛多为阵发性绞痛，并向大阴唇放射，过去可能有反复发作史，尿频、尿急感，一般无发热。腹部检查无肌紧张，肾区叩痛。尿常规检查可见红细胞，X线腹部平片或肾盂造影见有结石。

4. 卵巢囊肿蒂扭转

多有盆腔肿瘤史，妇科检查时可在一侧附件区触及囊性包块，表面光滑，触痛明显，B超可见卵巢囊肿征象。

5. 卵巢破裂

多发生于生育年龄，且与月经周期有关，发病前多有腹部碰撞损伤或性交史，多发生于月经中期或月经前，剧烈腹痛后变为持续性下腹痛，常有阵发性加剧，出血少者疼痛可逐渐减轻或消失，出血量多时可出现失血性休克。B超检查可见卵巢外形不规整，卵巢稍大，如腹腔内出血多时可见卵巢漂浮于液性暗区中。

四、治疗

（一）一般治疗

卧床休息，密切观察腹痛情况。若腹痛未见加重可配合中医中药治疗，若腹痛逐渐加重则考虑剖腹探查，预防感染，口服或静脉应用抗生素。

（二）西医治疗

经观察及服用药物治疗后腹痛不缓解，反而加重，则需剖腹探查。常规行病侧附件切除术。

(三) 中医治疗

1. 辨证治疗

主要证候：下腹一侧腹痛拒按，或以胀痛为主，或伴恶心呕吐，或头晕乏力，面色苍白，舌质淡红，苔薄白，脉弦紧或细而无力。

治疗法则，活血化瘀止痛，佐以理气行滞。

方药举例：血府逐瘀汤加减。

生地、川芎、当归、赤芍、桃仁、红花、枳壳、柴胡、甘草、元胡、地龙、穿山甲、丹参。若腹胀明显加荔枝核、川楝子、厚朴；若小腹发凉加小茴香、肉桂；若伴有发烧，腹痛拒按，舌质

红苔黄，脉弦数，加连翘、蒲公英、败酱草、鱼腥草。

2. 单方验方

①益母草30g，荔枝核15g，水煎服，每日1剂，分3次服用。具有理气活血之功效。

②当归20g，元胡15g，红花15g，水煎服，每日1剂，分3次服用。具有理气养血活血之功效。

第八节 卵巢早衰

卵巢早衰是指妇女40岁以前出现卵巢功能衰退者。卵巢早衰常伴自身免疫性疾病。卵巢早衰确切的机理和病因目前尚不清楚，可能是由于：

①先天性卵泡过少，或因促性腺激素过度刺激，使卵泡消耗速度加快导致卵泡闭锁，使体内雌激素明显减少，子宫内膜也随之萎缩，此时垂体因缺乏雌激素的反馈作用而分泌大量促性腺激素，主要是FSH。

②缺乏FSH受体，即卵巢虽有卵泡，但对促性腺激素不敏感，卵巢缺乏FSH受体。

③自身免疫因素，因在早期绝经的病人中，有不少合并有自身免疫性疾病，如阿狄森病、类风湿病、甲状旁腺机能减退症、重症肌无力等，并在部分病人的循环血中及卵巢组织中，测出了抗卵巢组织，抗卵巢颗粒细胞或FSH的抗体。

④另外，本病与药物的毒性影响、染色体异常也有一定关系。

本病在中医学中属于"闭经"的范畴。

一、临床表现

①约10%病人的母亲或祖母在30岁前有绝经的家族史。有些病人过去有受放射、病毒、药物、自身免疫及细菌感染史。

②有的病人在正常分娩后无任何诱因突然出现闭经，也有过去有月经失调继而发生闭经或开始月经规律，后出现月经失调继而闭经。

③约有20%~70%的病人出现面部潮红、出汗、烦躁等血管舒缩征候群。

④体格检查生殖器官萎缩者少见，但个别可见内、外生殖器及第二性征退化。

二、辅助检查

①行孕激素试验阴性者，检测促性腺激素，凡PRL（泌乳素）正常，血FSH浓度>40 1U/L应疑为卵巢早衰。FSH比LH上升更早更高。

②血雌激素水平低。

三、诊断与鉴别诊断

(一) 诊断

根据临床表现结合辅助检查即可确诊。

(二) 鉴别诊断

1. 单纯性腺发育不全

二者症状同为闭经及生殖腺发育不全，但单纯生殖腺发育不全者为原发性闭经，外生殖器幼稚型等予以鉴别。

2. 多囊卵巢综合征

本病的特征为病人有多毛、肥胖及闭经。二者相同处为闭经，并内分泌检查雄激素高，LH平均值高，FSH平均值低可与卵巢早衰鉴别。妇科检查卵巢多增大与卵巢早衰也不相同。

四、治疗

(一) 西医治疗

1. 人工周期

周期性补充雌激素和孕激素可避免生殖器官上皮萎缩与钙的丢失且可保护心血管系统，预防脂代谢变化。可在任何时候开始口服雌激素，如己烯雌酚0.5~1mg，每晚1次，连服20~22d；在服药的第11d开始补充孕激素，如口服醋酸甲羟孕酮（安宫黄体酮）8~10mg，每晚一次，连服10d。如用黄体酮针剂，则从服雌激素的第16d开始，每日肌肉注射20mg，连续注射5针。

2. 诱发卵泡发育

在人工周期治疗一个阶段后，再单用量，剂量雌激素，如己烯雌酚0.5mg或0.25mg，每晚1次，连服3周，停1周。不论有无撤药性流血，再开始第二周期治疗，3个周期为1疗程。在雌激素水平略有升高，FSH与LH已被抑制后，可适当应用HMG刺激卵泡发育，甚至排卵。

3. 免疫抑制剂

有肾上腺功能低下者可用皮质醇治疗。

(二) 中医治疗

中药有调整机体作用，通常用滋阴降火，补肾活血之法。代表方剂：知柏地黄丸合桃红四物汤加减。本病因其病因复杂，治疗难度较大，西医主要用雌激素作为替代疗法，也有用皮质激素，但效果不明显。中医辨证治疗可明显改善其烘热汗出，烦躁易怒等症状，与西药雌激素合并治疗，可提高疗效。少数可出现排卵。

（刘佳妮）

第五章 盆腔疾病

第一节 急性盆腔炎

女性内生殖器及其周围的结缔组织，盆腔腹膜发生炎症时，称为盆腔炎。盆腔炎为妇科常见病，炎症可局限于一个器官或局部组织，也可侵犯整个盆腔，引起盆腔炎的病原体主要为链球菌、葡萄球菌、大肠杆菌、厌氧菌及淋菌、衣原体、支原体等。传染途径主要有经淋巴系统蔓延、经血循环传播、沿生殖器粘膜上行蔓延、直接蔓延4种。盆腔炎按其临床过程可分为急性与慢性两种。急性炎症发病急，症状重，可引起弥漫性腹膜炎，败血症及感染性休克等严重后果；慢性炎症反复发作，也给患者造成痛苦，影响身体健康。引起急性盆腔炎的主要病因有：产后或流产后感染；宫腔内手术操作后感染；经期卫生不良，邻近器官的炎症直接蔓延；慢性盆腔炎急性发作。急性盆腔炎可分为：急性子宫内膜炎及急性子宫肌炎；急性输卵管卵巢炎；急性盆腔结缔组织炎；急性盆腔腹膜炎；败血症及脓毒血症。

本病在中医学中可归于"妇人腹痛"范畴。

一、临床表现

临床表现可因炎症轻重及范围大小而有所不同。起病时下腹痛伴发热，若病情严重可有寒战、高热、头痛、食欲不振等。如有腹膜炎则出现消化系统症状如恶心、呕吐、腹胀、腹泻等。如有脓肿形成，可有下腹部包块及局部压迫，刺激症状。

患者呈急性病容，体温高，心率快，腹胀，下腹部有肌紧张，压痛及反跳痛，肠鸣音减弱或消失。妇科检查可见：阴道有大量脓性分泌物，穹窿有明显触痛。子宫颈充血，水肿，举痛明显。子宫体略大，有时可扪及肿块，子宫旁结缔组织炎时，在子宫一侧或双侧可触及有压痛的片状增厚或两侧子宫骶骨韧带高度水肿增粗。有脓肿形成且位置较低时，可扪及后穹窿或侧穹窿有肿块且有波动感。

二、辅助检查

①血常规：白细胞及中性粒细胞升高。
②考虑性接触传染病来源者，作尿道口分泌物及颈管分泌物淋菌涂片及培养，衣原体、支原体培养，细菌培养及药物敏感试验等。
③后穹窿穿刺：有助于盆腔炎诊断。正常情况下白细胞≤1×10^9/L，盆腔炎时白细胞常≥3×10^9/L，盆腔积脓时吸出物均为脓液。可送细菌培养（包括厌氧菌）及药物敏感试验。
④B超对输卵管卵巢脓肿，盆腔积脓的诊断有价值。
⑤必要时可进行腹腔镜检查。可见到炎症部位充血、水肿、脓性渗出物。

三、诊断与鉴别诊断

(一) 诊断

根据病史、症状和体征可作出诊断。此外，还须作一些必要的化验，如血、尿常规，血和子宫颈管分泌物培养（包括厌氧菌培养）及药物敏感试验，虽非病灶脓液直接培养，对临床也有一定参考价值。必要时作后穹窿穿刺，如抽出脓液即可诊断。

（二）鉴别诊断

急性盆腔炎应与急性阑尾炎、异位妊娠、卵巢囊肿蒂扭转或破裂等急腹症相鉴别。

1. 急性阑尾炎

右侧病灶较为严重的急性输卵管卵巢炎易与急性阑尾炎相混淆。后者起病前常有恶心、呕吐或腹泻，而前者则少有此种症状。急性阑尾炎的体温与白细胞的升高程度一般不如急性盆腔炎明显。如诊断不能肯定，应尽早作剖腹探查。

2. 异位妊娠或卵巢黄体破裂

临床上亦表现有腹部剧烈疼痛，常有不规则的阴道出血。检查时宫旁触痛明显，且多有宫颈举痛，与急性输卵管卵巢炎有相似之处。但前两者常伴有不同程度的内出血现象，一般无发热，白细胞总数多在正常范围内，血红蛋白及红细胞降低。后穹窿穿刺可抽出陈旧性不凝固血液。

3. 卵巢囊肿蒂扭转

可出现急性下腹部疼痛，伴恶心、呕吐。多突然发病，并与体位突然改变有关。有的患者有盆腔包块史。妇科检查一侧附件区触及包块，表面光滑，触痛明显，同侧子宫角有明显压痛。

四、治疗

（一）一般治疗

卧床休息。半卧位有利于炎症渗出物及脓液积聚于子宫直肠陷凹内，使炎症局限化。给予充分营养及水分，纠正水、电解质紊乱。高热采用物理降温。避免不必要的妇科检查以免炎症扩散。重症病例应严密观察，多测血压、体温、脉搏、呼吸，以便及时发现感染性休克。

（二）西医治疗

1. 药物治疗

①方案1：青霉素80万~120万U，肌注或静滴，每日3次。加用5g/L甲硝唑100~200mL，静滴，每日2次；或甲硝唑0.4g，口服，每日3次。

②方案2：庆大霉素8万U，肌注或静滴，每日3次。甲硝唑0.4g，口服，每日3次；或5g/L甲硝唑100~200mL，静滴，每日2次。

③方案3：林可霉素600mg，静注，每日3次。庆大霉素8万U，肌注或静滴，每日3次。

上述任何一种方案治疗2~3d后，如疗效肯定，即使与药敏不符亦不必更换抗生素。如疗效不显或病情加重，可根据药敏改用相应抗生素。其他可供选择的治疗方案如下。

④方案4：氨苄西林/舒巴坦钠（青霉酶抑制剂）0.5~3g，静注，每6~8h1次。

⑤方案5：阿莫西林/棒酸（青霉素酶抑制剂）1.2g，肌注或静滴，每日3次。

⑥方案6：头孢菌素类，如头孢噻肟钠1~2g静注或静滴，每日2次，重症可用至4g，静注或静滴，每日2次。或头孢曲松2g，静注，每日1次，重症可用至2g，每日2次。

⑦方案7：喹诺酮类，例如环丙沙星200mg，静滴，每日2次。

以上方案，可酌情配伍甲硝唑等针对厌氧菌药物。

3. 手术治疗

附件脓肿如积极应用抗生素体温不见下降，可手术治疗，或疑有盆腔脓肿位置较低向后穹窿鼓出时，可考虑经阴道后穹窿切开引流。

（三）中医治疗

1. 辨证治疗

（1）热毒壅盛型

主要证候：高热寒战，腹痛拒按，带下黄浊秽臭，口舌干燥，恶心呕吐。舌质红，苔黄腻，脉滑数。

治疗法则：清热解毒，行气活血。

方药举例：红藤败酱汤加减。

红藤、败酱草、紫花地丁、蒲公英、生大黄（后下）、丹皮、金银花、连翘、赤芍。

（2）热毒内陷型

主要证候：面色晦暗，四肢厥冷，汗出而喘。舌质红绛，苔灰黄，脉微弱或细数。

治疗法则：益气固脱，回阳救逆。

方药举例：生脉散合参附汤加减。

人参、麦冬、五味子、制附片（先煎）。

2. 外敷法

①新鲜蒲公英250g，捣烂如泥，外敷下腹部，每日1~2次。治疗急性盆腔炎。

②大蒜泥外敷下腹部，每日1~2次（如皮肤起泡时暂停）。治疗急性盆腔炎包块形成。

第二节 慢性盆腔炎

慢性盆腔炎，多为急性盆腔炎治疗不彻底，或患者体质较差，病程迁延所致，但也可无急性炎症病史。病情较顽固，当机体抵抗力较差时，可有急性发作。慢性盆腔炎按其病理变化也可将其分为：慢性输卵管炎与输卵管积水；输卵管卵巢炎及输卵管卵巢囊肿，慢性盆腔结缔组织炎。

慢性盆腔炎在中医学中属于"妇人腹痛""带下"等范畴。

一、临床表现

全身症状多不明显，主要是下腹及腰痛。由于慢性炎症形成粘连及盆腔组织充血而引起下腹坠胀，疼痛及腰骶部酸痛，尤其在性交后、劳累、排便时及月经前后以上症状加重。

可能有白带增多，盆腔瘀血时可有月经增多，输卵管粘连阻塞时可致不孕。有时可有低热，易感疲乏。病程时间较长者，部分患者可有神经衰弱症状，如精神不振。周身不适，失眠等。当患者抵抗力差时，易有急性或亚急性发作。

妇科检查可见子宫常呈后位，活动受限。如为输卵管炎，可触及一侧或双侧增粗呈索条状的输卵管，伴有压痛。如为输卵管积水或输卵管卵巢囊肿，可在盆腔扪及周围粘连的囊性肿物。盆腔结缔组织炎时，在子宫一侧或双侧可触及有压痛的片状增厚，或子宫骶骨韧带增粗变硬，有压痛。

二、辅助检查

可作血常规、血沉检查。必要时作宫腔分泌物培养。B超于附件区可能测得包块。腹腔镜直视下见内生殖器周围粘连，组织增厚，包块形成。

三、诊断与鉴别诊断

（一）诊断

对于慢性盆腔炎患者，有急性盆腔炎史及症状、体征者，诊断多无困难。但有时患者症状较多，而无明显盆腔炎病史及阳性体征，此时对慢性盆腔炎的诊断须慎重，以免轻率做出诊断造成患者思想负担。

（二）鉴别诊断

1. 子宫内膜异位症

盆腔子宫内膜异位症在宫颈的后上方或骶韧带处可扪及一个或多个质硬的结节，有触痛，月经期结节增大，压痛明显，有助于鉴别。必要时可做腹腔镜检查辅助诊断。

2. 卵巢囊肿

输卵管积水，输卵管卵巢囊肿应与卵巢赘生性囊肿相鉴别。前者有盆腔炎史，包块多为腊肠样，囊性，壁薄，周围有粘连。卵巢囊肿无炎症病史，包块多呈圆形或椭圆形，表面光滑活动。

四、治疗

（一）一般治疗

解除患者思想顾虑，增强对治疗的信心。进行适当的体育锻炼。注意营养及劳逸结合。

（二）西医治疗

1. 药物治疗

急性发作或亚急性期可用抗生素。慢性结缔组织炎，单用抗生素疗效不明显，可加用短期小剂量肾上腺皮质素，如泼尼松 5mg，每日 1~2 次，口服，7~10d，也可第 1 周用泼尼松 5mg，每日 4 次口服，第 2 周 5mg，每日 3 次，口服，第 3 周 5mg，每日 2 次，口服，第 4 周 5mg，每日 1 次口服。第 1、2 周时加用抗生素，以后单用激素。亦可用前列腺素抑制剂，如吲哚美辛（消炎痛）栓 25mg，塞入肛门，每日 1 次，10d 为 1 疗程。盆腔粘连者可用药物消除，常用糜蛋白酶 2.5~5mg，肌注，隔日 1 次，共 10 次，为 1 疗程；或用透明质酸酶 1500U，肌注，隔日 1 次，10 次为 1 疗程。

2. 物理治疗

下腹短波或超短波透热理疗，每日 1 次，10 次为 1 疗程。

3. 手术治疗

①适应证：输卵管卵巢炎性肿块，保守治疗无效，症状明显或反复急性发作者，较大输卵管积水或输卵管卵巢囊肿，不能排除卵巢恶性肿瘤时，可进行腹腔镜检查或剖腹探查，以明确诊断，决定手术治疗范围。

②手术范围：年龄较大（>45 岁）可作全子宫双附件切除。炎症以输卵管为主，卵巢仅有周围炎，可考虑保留卵巢。有生育愿望者的附件周围炎，可酌情行输卵管卵巢周围粘连分解，输卵管整形术。

（三）中医治疗

1. 辨证治疗

（1）下焦湿热型

主要证候：低热起伏，腰酸腹痛，经前或经期及劳累后加重，月经不调，量多，带下黄稠，秽臭，尿黄、便干，舌质红，苔黄腻，脉滑数。

治疗法则：清热除湿，活血化瘀。

方药举例：银甲丸加减.

金银花、连翘、红藤、蒲公英、茵陈、紫花地丁、升麻、大青叶、椿根皮、桔梗、生蒲黄、琥珀末（冲服）、鳖甲（先煎）。

（2）寒凝气滞型

主要证候：小腹胀痛冷感，腰骶酸痛，畏寒肢冷，经血量少色黯，带下清稀量多，舌质黯或有瘀点，苔白腻，脉沉迟。

治疗法则：温经散寒，行气化瘀。

方药举例：少腹逐瘀汤加减。

小茴香、干姜、延胡索、没药、当归、川芎、肉桂、赤芍、蒲黄．五灵脂、木香。手足不温者，加附子、杜仲。兼小腹两胁胀痛者，加川楝子、橘核、郁金。

（3）气血瘀滞型

主要证候：少腹如针刺或长期隐痛，痛处不移，月经不调，经色紫黑有块，白带增多，头晕倦怠，舌质黯紫有瘀斑，苔白，脉涩或沉。

治疗法则：活血化瘀，理气止痛。

方药举例：膈下逐瘀汤加减。

当归、川芎、赤芍、桃仁、枳壳、延胡索、五灵脂、丹皮、乌药、香附、甘草。腹痛较重者可用活络效灵丹加味；盆腔有包块者，宜桂枝茯苓丸加殊；气虚者，加黄芪、党参；腰痛者，加桑寄生、续断、杜仲。

2. 单方验方

①生黄芪 30g，失笑散 15g（包），红藤 30g，桃仁、红花、丹皮、枳实、制大黄各 10g，生苡仁 30g。以上药味水煎服，每日 1 剂。

②当归 35g，丹参 25g，赤芍 15g，延胡索 15g，川楝子 15g，三棱 15g，山药 30g，芡实 25g，土茯苓 25g，香附 10g。湿热瘀结型加黄柏 15g，苦参 15g，寒凝气滞型加炮姜 10g，茴香 10g。以上各药按比例配方制成蜜丸，每丸 10g，每日 3 次口服，每次 1 丸，1 个月为 1 疗程。

③败酱草、红藤各 12g，治疗盆腔脓肿。

④白花蛇舌草 45g，入地金牛 10g，穿破石 10g。适用于下焦湿热型。

3. 外敷法

①消化膏：炒干姜 30g，红花 20g，肉桂 15g，白芥子 18g，胆南星 18g，麻黄 20g，生半夏 20g，生附子 20g，红娘子 3g，红芽大戟 3g，香油 2500g。将上药用香油炸枯去渣，然后按每 500g 兑入章丹 240g，即成膏油，再按每 750g 油兑入麝香 4g，藤黄面 30g，摊成膏药，大膏药每张重 6g，小膏药每张重 3g，下腹部微痛者，用小膏药微火温化后贴归来、水道穴，两侧穴位交替使用；以腰痛为主者，贴命门、肾俞、气海俞、阳关；腰骶坠痛者，贴关元俞、膀胱俞；有炎性包块者，用大药膏贴敷于局部皮肤上。一般夏季每 12h 换药 1 次，冬季 2d 换药 1 次。12 次为 1 疗程，逢月经停用。

②消结膏：生半夏、生天南星、生川乌、猪牙皂、大贝母、姜黄、黄芩、大黄各 30g，黄柏、败酱草、芙蓉叶各 60g，穿山甲 45g，白芷 15g，共研细末，加凡士林调膏外敷患处，每日换 1 次。治疗盆腔有局限性炎块或输卵管卵巢脓肿。

③甘遂末 120g，麝香 0.1g，细面粉加蜜调成糊，分 4 份，每日用 1 份，涂敷下腹部的积水肿突处。治疗输卵管积水。

④妇炎散：大黄、姜黄、败酱草、丹参、赤芍、乳香、元胡、羌活、独活、千年健、透骨草

研末，用温水加酒，调成糊状，敷下腹部，每日2次，每次30~60min。

4. 热熨法

①千年健、白芷、羌活、独活、红花、乳香、没药、血竭各90g，川断、五加皮、赤芍、归尾、防风、桑寄生各120g，追地风、川椒各60g，透骨草、艾叶各250g，共研细末装纱布袋如脉枕大小，每袋500g，隔水蒸开半小时后，用干毛中包好热敷下腹部半小时，每日1~2次。药袋用后放阴凉处晾干，翌日再用，10~15d更换新药。经期停敷。

②千里光、白花蛇舌草、蒲公英、野菊花各30g，栀子、没药各15g，元胡10g，包在布袋中，蒸热后敷下腹，冷后再换。

③胡椒6g，芒硝、桂枝各10g，小茴香、薤白、乌药各15g，葱须3~5棵。将上药用纱布包裹后煎煮，加水以浸透药物为度，以皮肤能耐受的温度放于下腹，上面可用热水袋保温。每日2次，每次30min，每剂药可用3次。治疗妇科下腹疼痛及促进炎性包块的吸收。

5. 佩带法

当归、桃仁、红花、桂枝各10g，川芎、赤芍、山慈菇各15g，刘寄奴30g，败酱草20g，白花蛇舌草40g，共研碎末，制成药带系于腰间，治疗慢性盆腔炎。

6. 塞法

①苦参、紫花地丁、紫草、蒲公英、败酱草为栓剂，每日1~2枚，用助推器纳入直肠7~15cm处，7d为1疗程。治疗盆腔炎及盆腔炎性包块。

②野菊花栓，每晚睡前30min将1粒放入肛门内约7~8cm处。10d为1疗程，一般3~4个疗程有明显效果。治疗慢性盆腔炎。

7. 针刺法

①一组穴：关元、中极，交替使用，中等度刺激。二组穴：三阴交、足三里，交替使用，强刺激。三组穴：肾俞、中极旁开2~3横指，强刺激。治疗慢性附件炎。

②梅花针：部位，采取脊柱两侧，下腹部，腹股沟。重点叩打腰、骶部。三阴交、期门、带脉区、阳性反应物处（条索、结节等），腹胀痛甚者重点叩刺下腹部。方法：中、重度刺激，叩刺顺序应从上到下，由外向里，反复叩刺3~4遍，隔日1次，10次为1疗程，疗程间隔5~6d。

③电针：取穴，子宫、肾俞、归来、气海、中极、三阴交。方法：每次取3~4个穴，中等刺激，得气后，接电针仪通电，使用疏密波，在能耐受强度下，留针20~30min，每日1次，7次为1疗程。

8. 灸法

主穴：气海、中极、归来。少数配用大肠俞。将直径1.5cm，高1.5cm的艾炷置于0.4cm厚的鲜姜片上点燃，每穴灸3壮，每壮6~7min。

9. 耳穴压迫法

将王不留行籽放在黄豆瓣大小胶布上，贴在耳部子宫、盆腔、交感等穴。经常按压敷贴部位，以耳部能忍受为度。3d换1次，1个月为1疗程。

10. 刮痧法

首先刮拭穴：大椎、大杼、膏肓俞、神堂。配合拭刮穴：冲门、章门、阴陵泉、涌泉、归来、三阴交、神阙、气海、关元、足三里、肾俞。治疗输卵管积水。

11. 灌肠法

鱼腥草30g，黄芪25g，败酱草、益母草、茯苓、蒲公英各20g，桃仁15g，丹参、赤芍、香附、半夏、胆南星、海藻各10g。水煎100mL，待药液温度降至50℃左右时作保留灌肠，每日1次，1月为1疗程。治疗慢性盆腔炎。

第三节 盆腔静脉瘀血综合征

盆腔瘀血综合征是一种由于慢性盆腔静脉瘀血所引起的特殊病变，产生一系列症状，主要表现为下腹部坠痛、腰骶部痛、痛经、经前期乳房胀痛、月经改变、性感不快以及抑郁、烦躁等，症状涉及范围极广，又无特殊体征，自觉症状与客观检查不相符合。多发生在生育年龄妇女，更年期或绝经后妇女极少见。其可能的病因一方面是解剖因素，女性盆腔循环的特点主要是静脉数量增多和构造薄弱，盆腔静脉较身体其他部位的静脉壁薄，弹性差，且中小静脉没有瓣膜。静脉穿行在疏松的结缔组织之中，因而容易扩张形成众多弯曲的静脉丛。其次某些患者血管壁组织显著薄弱、弹力纤维少、弹性差、易增生静脉瘀血和静脉曲张属个人体质因素。另外，各种不同力学因素证明能够影响熬煎血液的流速，从而改变局部血管的压力，静脉更易受其影响，如长期站立工作者，盆腔静冰压力持续增高，易导致盆腔瘀血综合征；相当部分的病例具有子宫后倾，有些患者纠正子宫位置后症状消失即可证明；早婚、早孕、多产、孕期大量雌、孕激素的影响，加上增大的子宫对于宫周围静脉的压迫，可引起子宫周围静脉扩张；习惯性便秘影响直肠的静脉回流，而直肠和子宫、阴道静脉互相吻合。此外，阔韧带裂伤和输卵管结扎术等也影响子宫卵巢静脉回流，造成盆腔静脉瘀血综合征。

一、临床表现

(一) 下腹部疼痛

最常见，于耻骨联合上区弥漫性痛或两侧下腹痛，常以一侧较重，累及同侧或双侧下肢。自月经中期开始呈慢性持续性坠痛，并逐渐加重，下午、晚上加重，疲劳、久站、仰卧睡眠、性交后及月经前几天加重。

(二) 低位腰痛

病人所指的疼痛部位相当于腰骶部，常伴有下腹部疼痛症状。经前期、长久站立和性交后加重。

(三) 月经、白带改变

一部分病人有月经过多的改变，常因子宫肥大被误诊为子宫肌瘤或子宫肥大症。还有一部分病人月经量反较前减少。相当一部分病人具有痛经，于月经的第一天前后疼痛最重，至月经净后逐渐缓解直至消失。一半以上的病人有白带过多的症状。白带的性状多为清晰的黏液，无感染征。

(四) 阴道坠胀

有时有阴唇肿胀及静脉充盈。性交及性交后痛，性感不快，主要是性交时可牵动内生殖器，导致盆腔瘀血加重。

(五) 乳房胀痛

多在月经中期后出现，于经前或经期加重。

(六) 泌尿道症状

少数患者于月经前期有明显的尿频、尿痛症状，但尿常规检查正常，有时做膀胱镜检查，个别患者在膀胱三角区见静脉充盈和水肿。

（七）直肠刺激症状

一部分患者有不同程度的直肠坠感、直肠痛或排便时直肠痛，以经前期较明显，尤以子宫Ⅲ°后位者较多见。

（八）自主神经系统症状

主要表现为烦躁、易激动、心情忧郁、恶梦、心悸、气短等自主神经功能紊乱症状。

（九）体征

妇科检查外阴、阴道呈紫蓝色，部分伴有静脉曲张；子宫颈肥大、软，略呈紫蓝色，有时有举痛，子宫体稍大，常呈后位；附件区可触及性质柔软的增厚感，有压痛，若慢慢加大压力，则增厚感与压痛反而消失。

二、辅助检查

（一）体位试验

取胸膝卧位，因盆腔静脉压降低，则下腹疼痛减轻或消失；若立即改为臀部向后紧紧坐在足根部，使头部与胸部略高于下腹部，由于腹股沟屈曲较紧，髂外动脉向股动脉的血流受阻，从而向盆腔的髂内动脉分流量加大，盆腔静脉回流增多，促使静脉压上升而瘀血，则又出现与平时相似的下腹痛感，这种现象称为体位试验阳性。

（二）超声波检查

B超显示子宫后位，呈均匀性增大，一侧或双侧卵巢略增大，子宫两侧见无回声暗带。彩色Doppler超声可见盆腔静脉扩张，弯曲，内径增厚，甚至静脉数量增多及静脉血流减慢或停滞。

（三）盆腔静脉造影

盆腔静脉造影术是将造影剂注射在于宫腔底肌层内，使子宫静脉、卵巢静脉及部分阴道静脉，髂内静脉显影，并以一定时间之间隔连续拍片，了解盆腔血液流出盆腔的时间，作为辅助诊断盆腔瘀血征的一个方法。在盆腔静脉血运正常时，造影剂通常20s内完全流出盆腔；而在盆腔瘀血综合征时，静脉回流速度明显变慢，造影剂流出盆腔，要20s以上的时间。

（四）放射性113mIn盆腔血池扫描

静脉注射113mIn洗脱液74MBg（不调pH），10min后扫描可见双侧髂总、髂内、髂外动脉及静脉影显清晰、匀称、耻骨上可见晕状子宫血管影，1h后扫描盆腔内无局部异常放射性浓聚区。盆腔瘀血综合征病人扫描显示盆腔内务段血管影粗糙，边缘欠光滑，盆腔一侧或双侧可见局部有异常放射性浓聚区，放射性浓聚区越大，瘀血程度越重。

（五）盆腔血流图

采用XK-I型血流图仪连续XDH-2型心电仪，分别测定左右两侧盆腔血流。其图形可分为正常波形及异常波形，盆腔瘀血征病人常出现异常波形。

（六）腹腔镜检查

子宫体均匀性增大，充血，表面呈紫蓝色或棕蓝色或有瘀血斑点。一侧或双侧卵巢呈囊性增大，水肿，卵巢静脉曲张，变粗，有时可见阔韧带基底部筋膜裂伤，以后叶多见。阔韧带内血管迂曲、怒张或形成瘤样静脉。

三、诊断与鉴别诊断

如前所述，盆腔瘀血征的症状涉及范围极广，而体征上又与某些其他病变混同，因此常造成临床诊断上的困难。但如能详细询问病史，注意症状与体征上的差异，除外其他有关疾病，适当行超声和盆腔静脉造影，亦可作出较为可靠的诊断。本病应与下列疾病相鉴别。

（一）慢性盆腔炎

盆腔炎往往多感下腹部或腰骶部疼痛、坠胀、白带增多及月经过多等表现，与盆腔瘀血综合征极相似，故应仔细鉴别。但本病有盆腔感染史、不孕史。妇科检查附件有明显增厚。B超检查、盆腔静脉造影可协助诊断，必要时腹腔镜检查以确定诊断。

（二）功能失调性子宫出血

多有月经过多、经期延长表现，妇科检查均无明显阳性体征，应予区别。有排卵型功血多见于生育年龄妇女。可通过各种卵巢功能测定，如基础体温、阴道脱落细胞检查、激素测定、诊刮等进行鉴别。

（三）盆腔静脉血栓形成

下腹部疼痛，盆腔有深压痛，宫旁有索状物与盆腔瘀血综合征类似。本病有盆腔感染史，附件肿块呈索状，质硬。腹腔镜检查可确诊。

（四）严重的子宫后倾后屈

与盆腔瘀血综合征相似，可有腰骶部、下腹部坠痛等不适。但本病双合诊检查时除子宫明显后翻后屈外，并无其他阳性体征。体位试验等辅助诊断均为阴性。

（五）腰部纤维组织炎

表现为腰背部。腰部僵硬感，弯腰困难，但本病常于清晨发生，活动、热敷或服止痛药后，疼痛减轻或消失，无白带增多，月经过多等症状。妇科检查无异常。

四、治疗

（一）一般治疗

1. 改变体位

改变习惯的仰卧为侧俯卧，长期从事站立或静坐工作的患者，可采用周期性休息，调节体位，以减轻盆腔静脉瘀血。

2. 体育锻炼

做适当的体育锻炼以增进盆腔肌张力及改善盆腔静脉血液循环。一般效果较好。

3. 膝胸卧位

有子宫后位的患者，每日坚持做2~3次持续10min的膝胸卧位，可使盆腔疼痛的症状得到减轻。

（二）西医治疗

1. 非手术治疗

可试用自主神经调节药、镇静药或肌肉营养药，如谷维素、维生素E、氢溴酸、加兰他敏、新斯的明、安定等。对有宫颈糜烂者，经电熨、激光、微波、冷冻等物理治疗，可减轻盆腔瘀血性痛经。

2. 手术治疗

（1）圆韧带悬吊术及骶韧带缩短术

适用于肥大、后位子宫却欲留子宫及附件的年轻患者。将后位的子宫复为前位，常能使肥大的子宫体及子宫颈缩小，盆腔疼痛等症状减轻或基本消失。

（2）经腹全子宫及附件切除术

对40岁以上，病情严重，尤其是合并月经过多或临近绝经期者，行经腹全子宫附件切除术，效果较好。经腹比经阴道手术优点多，可将曲张的盆腔静脉，特别是子宫静脉及卵巢静脉，尽多地切除，并有利于修复阔韧带及骶韧带的损伤，使阴道断端得到较好的固定。此外经腹手术不易损伤阔韧带内增多的曲张静脉，出血较少。需要保留一侧卵巢时，经腹操作可使卵巢得到适当的固定。

（3）阔韧带筋膜横行修补术

适用于年轻、尚需生育而因阔韧带裂伤所致的严重盆腔瘀血征。此方法使绝大多数患者获得了良好的效果。所有病人子宫都恢复了正常位置及正常大小，且症状及征象也几乎全部消失。但手术修补后的病人再次怀孕时需行剖宫手术，否则可使修补术失败。

（三）中医治疗

1. 辨证治疗

（1）气虚血瘀型

主要证候：月经量多，经行腹痛，平时倦怠乏力，短气懒言，腰腹坠胀，劳累后加重，舌淡，苔薄白，脉细涩。

治疗法则，益气活血，祛瘀止痛。

方药举例：补中益气汤加减。

党参、黄芪、白术、升麻、赤芍、柴胡、川芎、丹参、枳壳、坤草。

（2）气滞血瘀型

主要证候：经行不畅，痛经，两乳胀痛，烦躁易怒，小腹胀痛，舌质黯，苔薄白，脉弦涩。

治疗法则：行气活血，化瘀止痛。

方药举例：膈下逐瘀汤加减。

当归、川芎、赤芍、桃仁、红花、枳壳、元胡、灵脂、丹皮、乌药、香附、甘草。气滞明显加陈皮、厚朴；带下量多加茯苓、泽泻。

（3）寒凝血瘀型

主要证候：月经量少，色紫，经行腹痛且有冷感，得温则舒，四肢不温，平时小腹亦感冷痛，舌质黯，苔薄白，脉沉紧。

治疗法则：温经散寒，活血祛瘀。

方药举例：少腹逐瘀汤加减。

当归、元胡、赤芍、蒲黄、红花、川芎、没药、小茴香、肉桂、五灵脂。

（4）湿热血瘀型

主要证候：自觉内热，午后发热，口渴喜饮，头痛，口苦，便秘溲黄，下腹疼痛，月经量多，舌红，苔薄黄而干，脉数。

治疗法则：清热凉血，活血祛瘀。

方药举例：龙胆泻肝汤加减。

龙胆草、栀子、黄芩、车前子、木通、泽泻、生地、当归、赤芍、柴胡、甘草。带下量多加茯苓、猪苓。

（5）肾虚血瘀型

主要证候：腰骶坠痛明显，久站或性交后加剧，带下增多，性欲淡漠，小便频数或不禁，头晕耳鸣。舌淡，苔薄白，脉沉细。

治疗法则：补肾益气，活血化瘀。

方药举例：大补元煎加减。

人参、山药、熟地、杜仲、当归、山茱萸、枸杞子、三棱、莪术、赤芍、生地、甘草。

2. 单方验方

①痛舒冲剂：由三棱、莪术、牡丹皮、官桂、元胡、乌药、寄奴、当归、赤芍、地黄、川芎、牛膝等组成，具有行气活血化瘀之功效，一次一袋，每日2次，水冲服。

②延胡索汤：延胡索15g，当归15g，赤芍15g，蒲黄15g，官桂15g，黄连15g，木香15g，乳香10g，没药10g，甘草10g。日2次，口服。

③丹参30g，赤芍、乳香、没药、川楝子、桃仁、莪术各15g，煎取80~100mL，保留灌肠，每晚1次，7次为1疗程。

3. 针灸治疗

（1）针法

取关元、中极，气冲、肾俞、足三里等穴位，采用平补平泻手法，留针20min，每日1次，15次为1疗程。

（2）灸法

隔姜灸采用气海、中极、关元、归来等穴，少数配用大肠俞。将直径1.5cm，高1.8cm的艾炷置于0.4cm的鲜姜片上点燃，每穴灸3壮，每壮6~7min。

（桂 欣）

第六章　子宫内膜异位症和子宫腺肌病

第一节　子宫内膜异位症

当具有生长功能的子宫内膜组织出现在子宫腔被覆黏膜以外的其他部位时，称为子宫内膜异位症（EMS）。近年来，其发病率越来越高，已成为妇科常见病。本病虽为良性病变，但具有类似恶性肿瘤的局部种植、浸润生长及远处转移能力。

一、病理

异位子宫内膜可出现在身体不同部位，但绝大多数位于盆腔内，其中盆腔腹膜子宫内膜异位症约占75%；卵巢受累达半数以上，两侧卵巢同时波及者约50%；7%~37%累及肠管；16%累及泌尿系。盆腔外子宫内膜异位症常见于剖宫产和侧切手术的瘢痕处，罕见于脐、肺、肌肉骨骼、胃、肝脏、眼和脑等处。郎景和将子宫内膜异位症分为腹膜型、卵巢型、阴道直肠型和特殊部位型或盆腔外型4个类型。日本学者根据子宫内膜异位症病灶形态，在腹腔镜下可分为无色素性病灶，含色素性病灶和继发性病变等。无色素性病灶包括透明小水疱、浆液性囊泡和表面隆起等。含色素性病灶包括紫蓝色结节、血性囊泡、散在煤渣样灶、含铁血红素着色、点状出血斑、浆膜下出血等。Nezhat等对216个出血性囊肿（子宫内膜异位囊肿）进行了仔细的病理研究后，将卵巢子宫内膜异位囊肿分为两型。Ⅰ型子宫内膜异位囊肿（原发性子宫内膜异位囊肿）较少见，直径1~2cm大小，含深褐色液体，囊壁均由子宫内膜组织，是真正的子宫内膜异位囊肿。Ⅱ型子宫内膜异位囊肿（继发性子宫内膜异位囊肿）临床最常见，它是卵巢功能性囊肿如黄体囊肿或滤泡囊肿与子宫内膜异位症病灶共同形成的。根据内膜异位结节与囊肿的关系又分为ⅡA、ⅡB和ⅡC三种亚型。继发性病变包括粘连与挛缩状瘢痕。阔韧带后叶和直肠子宫陷凹处可见膜状粘连形成的腹膜袋，袋底有时可见紫蓝色结节。有作者报道这些腹膜袋内半数可找到异位病灶。

显微镜下检查早期子宫内膜异位病灶，在病灶中可见到子宫内膜上皮、内膜腺体或腺样结构、内膜间质及出血。有时临床表现典型，但子宫内膜异位症的组织病理特征极少，镜检时能找到少量内膜间质细胞即可确诊。异位子宫内膜可出现不典型增生，少数发生恶变，多为卵巢子宫内膜样癌或透明细胞癌。

二、诊断

育龄妇女有进行性痛经和（或）不孕史，妇科检查时扪及盆腔内有触痛性硬结或子宫旁有不活动的囊性包块，可初步诊断为子宫内膜异位症。超声、CT和MRI等主要适合于有子宫内膜异位囊肿的患者。MRI对深部浸润型子宫内膜异位症的诊断均较超声和CT准确，新近兴起的内镜超声诊断肠壁子宫内膜异位症的准确性甚至优于MRI。血CA125测定可作为一种非创伤性检查，Ⅰ~Ⅱ期子宫内膜异位症血CA125多正常，Ⅲ~Ⅳ期有卵巢子宫内膜异位囊肿、病灶浸润较深、盆腔粘连广泛者血CA125多为阳性。而腹腔镜诊断是国内外公认的诊断子宫内膜异位症的最准确的方法，镜下看到典型子宫内膜异位症病灶，即可确定诊断，可疑时取活体组织检查，镜下看到的病灶约70%能得到病理诊断。根据腹腔镜所见，按照美国生殖医学协会制定的子宫内膜异位症分期法（RAFS 1985）做出疾病分期，指导临床治疗。

三、治疗

腹腔镜手术是最好的手术治疗，抑制卵巢功能是最好的药物治疗；妊娠是最好的期待疗法。具体治疗时还要结合患者的年龄、婚育状态、妊娠希望、症状及病变程度和过去的治疗情况等，制定个体化治疗方案。

（一）手术治疗

微创外科技术在子宫内膜异位症治疗中的地位变得越来越重要。国外1997年已经开始使用机器人做腹腔镜手术。国内外经验均证明，腹腔镜手术较开腹手术创伤小、恢复快、腹部瘢痕小、术后粘连轻，已成为公认的治疗子宫内膜异位症的最佳方法。各期子宫内膜异位症均可以做手术，妇女有生育要求，而且其病变能解释其疼痛症状和不孕原因时应行保守性手术。如果医师可以做腹腔镜下肠切除术和输尿管吻合术，那么，腹腔镜治疗子宫内膜异位症几乎不再有禁忌证。国内多数医院腹腔镜技术尚不够娴熟，对估计有广泛肠粘连、需行肠切除术或判定为很复杂的手术仍以开腹手术为宜。有研究提示血清CA125水平>65IU/mL者可能有致密的盆腔粘连，对有肠道症状和（或）肿块、疑有深部浸润病灶者应做好肠道消毒准备。

1. 手术目的

去除异位病灶和巧克力囊肿、分离粘连、恢复盆腔器官正常的解剖及生理状态，以促进生育，缓解疼痛。对有严重痛经，同时患子宫肌瘤或腺肌病又无生育要求者切除子宫可缓解痛经，减少复发。

2. 常用的子宫内膜异位症病灶去除手段

可直接使用剪刀切除子宫内膜异位症病灶，一般出血不多，遇活动出血时用电凝止血。也常使用单极、双极电凝或热凝直接破坏子宫内膜异位症病灶。单极电凝最好用针状或钩形电极，否则因单极电凝热损伤范围较大，不够安全。双极电凝治疗小的、表浅的异位病灶较理想，热凝则只能破坏表浅病灶。电凝法较简单，但破坏的深度不易掌握，破坏浅时治疗可能不彻底，破坏深时又可能损伤位于其下方的重要脏器。为安全起见，输尿管上和肠管表面的异位病灶禁用单极电凝处理。国外学者推荐使用高能二氧化碳激光，因疗效肯定，安全性高。二氧化碳激光不能穿过水，若以水分离配合切除腹膜异位症病灶为最佳选择。一般认为其他激光穿透能力强，不适合做子宫内膜异位症手术。有作者用微波去除子宫内膜异位症病灶，认为疗效满意，有待于进一步积累经验。近年来有用超声刀治疗子宫内膜异位症的报道，近期疗效满意，但远期疗效有待于进一步观察。

3. 推荐的子宫内膜异位症病灶去除方法

（1）卵巢子宫内膜异位囊肿（异位囊肿）：单纯抽吸囊内液体或做部分囊壁切除术，异位囊肿复发率高达50%以上。国内外有报道腹腔镜下或超声监测下囊肿穿刺抽液注入无水乙醇，认为创伤小、恢复快，囊肿复发率减少。然而，近年来，子宫内膜异位症病灶非典型增生及恶变已引起人们的重视。Brosens和Puttemansi建议在治疗异位囊肿前先行囊肿穿刺抽吸，液体送细胞学检查，囊内衬行镜下观察，对可疑处取活体送冰冻病理检查，待病理证明为良性后，通过小型手术内镜使用激光或电凝破坏内壁深度3~4mm。该手术类似于宫内膜去除术，随访时超声检查及腹腔镜探查未见复发，但例数少，有待进一步证实。循证医学资料证明，囊肿剥离术临床效果优于囊肿切开内壁电凝术，已经成为国内外公认的最佳手术方法。

然而，囊肿剥离术式和技巧仍有待于改进与完善。近年来，无论是手术医师还是助孕专家均十分关注囊肿剥离术对卵巢的形态与功能及生育力的影响。许多研究表明，囊肿剥离术常伴有正常卵巢组织丢失，在卵巢门处剥离囊肿时还会有生长卵泡丢失。囊肿剥离术后卵巢体积缩小，排卵功能暂时性丧失。促排卵处理后患侧卵巢取卵数减少等。当然除剥离技巧外，过度电烧灼对卵巢的损伤也不容忽视。结合我们多年的临床经验，囊肿剥离术按顺序可以分为粘连分离、囊肿剥除、妥善止血和预防粘连等4个步骤。

①粘连分离：手术从分离粘连开始，充分暴露盆腔手术野，将卵巢从直肠子宫陷凹及（或）侧盆壁分离，异位囊肿还经常与子宫骶骨韧带有致密粘连，病灶纤维化甚至使卵巢固有韧带贴近子宫骶骨韧带，导致子宫后位后屈，活动受限。因此，应充分分离这些粘连，使卵巢远离侧盆壁粘连下方的输尿管和内侧的肠管，可大大减少损伤它们的机会，这是保证安全、彻底剥除异位囊肿的关键。由于异位囊肿在分离粘连时几乎均破裂，容易造成污染，尤其是大的囊肿破裂后还会污染腹腔，因此，对较大的异位囊肿我们喜欢先行穿刺抽吸冲洗，然后继续分离囊壁与周围的粘连。使用抓钳抓起卵巢向上提起，找到卵巢与阔韧带及子宫骶骨韧带粘连的界面，一般比较容易辨认，沿此界限分离卵巢，边分离，边冲洗。辨认困难时，可用吸引器头向上方对卵巢用力，将卵巢从阔韧带上分离，必要时用剪刀剪开致密粘连，有明显出血时需用双极电凝止血。粘连分离时注意不要将卵巢皮质残留到周围组织上，否则，即使做了子宫和两侧附件切除，仍有发生残余卵巢综合征导致以后再次甚至多次手术的可能。

②囊肿剥除：美国的Nezhat等将卵巢异位囊肿可分为两型，不同类型的异位囊肿可以采用略有不同的手术方式。Ⅰ型异位囊肿虽然较小，但因纤维化与粘连很难将其完整切除，可以用活检钳钳取，穿刺抽吸后使用激光、电凝等气化烧灼或行局部切除。ⅡA型异位囊肿通常粘连较轻，囊壁呈黄色时一般容易切除。ⅡB型异位囊肿粘连可以较重，但除异位结节附着处外，囊壁容易从卵巢皮质及间质剥离。ⅡC型异位囊肿粘连致密而广泛，剥除较为困难。

准确找到囊壁与卵巢组织之间的界面是剥离术成功的关键。囊肿穿刺抽吸冲洗可通过囊壁反复扩张与缩小，促使囊壁与周围卵巢组织的分离。之后用吸引器和弯钳深入囊肿的破口内将破口撕开接近囊肿周长的1/3~1/2，此时囊壁即已经与周围卵巢组织分离，容易找到正确的剥离面。也有的医师喜欢先在破口周围切除一些薄层卵巢组织，直到见到正确的剥离面再做剥离，不过这样做或多或少会丢失一些正常卵巢组织。较大的异位囊肿剥除时可能需要同时切除破口周围的部分卵巢组织。国外也有一些医师在卵巢间质与囊肿之间注射5~20mLLugol碘溶液，然后用抓钳抓住囊壁基底做囊肿剥除。囊肿剥除时用一把有齿爪钳抓住囊肿壁，用另一把抓钳抓住其外侧的正常卵巢，两把抓钳向相反方向用力，撕剥下囊肿壁。有时，将囊肿壁向一个方向旋转，可加快剥离速度。

应注意，一个卵巢内可能有多个异位囊肿（我们曾在一个复发子宫内膜异位症患者的左右两个卵巢内分别剥除5个和6个共计11个大小不等的异位囊肿），这种情况并不少见。除非异位囊肿较小而且位于卵巢的一端，否则囊肿剥除后的卵巢会成为凹陷的网盘状，对明显增厚或突起的组织内都应警惕有小型异位囊肿的可能。

根据Nezhat对异位囊肿的分型，大多数异位囊肿为继发性，因此，在彻底去除囊壁后，应寻找并破坏囊肿周围的异位结节即破坏其原发病灶。根据我们的经验，异位病灶多位于与囊肿粘连的子宫骶骨韧带上，靠近卵巢固有韧带的地方也常能发现紫蓝结节或微型异位囊肿，我们一般采用切除或电烧灼的方法处理。

最近，意大利Muzii等对59例患者共计70个>3cm的巧克力囊肿进行较为细致的病理检查，发现巧克力囊肿的囊壁上均能见到异位的子宫内膜组织，覆盖腔内面积平均为60%（10%~

98%），囊壁的厚度平均为 1.4mm±0.6mm，异位内膜侵入囊壁的深度平均为 0.6mm±0.4mm（0.1~2.0mm）。虽然与 Nezhat 报道的有所不同，认为异位囊肿并不存在所谓的两种或三种不同类型，不过，这一结果更加支持做囊肿剥离术。

如果仅一侧卵巢病变且粘连非常严重，症状也仅限于患侧，而对侧卵巢正常，也可考虑行患侧输卵管卵巢切除术。患侧卵巢切除后，异位症复发危险明显减少，同时由于只有健侧卵巢排卵，生育力可能还会得到提高。

③妥善止血：出血不多时囊肿剥除后再止血，有明显出血时可以一边剥离一边止血，以双极电凝为佳。冲洗创面后，只需电凝活动出血点，尽量不要对整个卵巢创面盲目电凝。靠近卵巢门的出血电凝要适度，电凝不易止血时可采用缝合止血，以免影响卵巢血供。

④预防粘连：根据动物实验及临床经验，卵巢的创面无须缝合。用低能激光或单、双极电凝持续烧灼创口内部 1~2s，卵巢皮质就会向内卷曲，使创口缩小，但要避免过度烧灼。对直径 5cm 以上囊肿剥除后较大的卵巢缺损，也可在卵巢间质内缝合 1 针，将切缘对合，线结打在卵巢内，不要穿透皮质或露出卵巢表面，以最大限度减少粘连形成。也有学者报道用 2-0Dexon 线做连续内翻缝合。不过，卵巢外露缝线的缝合法费时又易引起粘连。我们习惯于对较大的卵巢创面及粘连剥离面喷洒生物蛋白胶或透明质酸钠，术毕腹腔内留置地塞米松 10mg 以预防粘连。也有报道术毕将卵巢暂时悬吊在前腹壁上，术后 5~7 天待卵巢窝粘连面愈合后再放回卵巢，认为有助于预防卵巢与周围的粘连。

(2) 子宫内膜异位症病灶。

①表浅腹膜病灶较小时用电凝、气化或切除，5mm 以上时需使用连续气化或切除术，连续烧灼可以由浅至深破坏病灶，直到看见正常五色素组织。

输尿管上表浅异位种植病灶可用水分离技术治疗。比如在侧盆壁腹膜下注射 20~30mL 乳酸 Lugol 碘溶液，将腹膜掀起，形成水垫。在隆起表面切开 0.5cm 长小口。将吸引器头插入切口内，沿输尿管走行向后腹膜内加压注入乳酸 Lugol 碘溶液。使液体渗入到输尿管周围，将输尿管向后推移，这样，就可以做该部位表浅腹膜的激光切除或气化手术。水垫做好后，可用二氧化碳激光或其他任何切割器械做气化或切除。如果病灶较大，可围绕病灶周围边缘做环形切开。用无创伤钳提起腹膜，使用切除器械及吸引器探头将其撕下。如果异位病灶已埋入腹膜并在腹膜下结缔组织形成瘢痕，水分离时水会进入病灶下方，常常能松解瘢痕组织，这样就可协助安全地切除病灶。膀胱子宫内膜异位症如果病灶表浅，也可用水分离与气化法或切除法治疗。手术时经常用水冲洗，除去碳痂，看清气化或切除深度，确保病灶未累及膀胱肌层和粘膜层。

②深部浸润型子宫内膜异位症（DIE）：包括子宫骶骨韧带，直肠阴道隔，阴道后穹窿及子宫颈后方，输尿管及直结肠等部位的深部异位病灶（深度 5mm），越来越多的证据表明，子宫内膜异位症患者的痛经，深部性交痛和直肠部位疼痛症状与这些深部异位病灶有密切关系，而与巧克力囊肿关系较小。因此，只做囊肿剥除显然不是彻底治疗。实际上对这些病灶也可行腹腔镜手术或腹腔镜协助的经阴道切除术。Donnez 等通过对 500 例直肠阴道隔子宫内膜异位症患者的病灶进行组织学检查发现，直肠阴道隔病灶是平滑肌和内膜腺体及间质组成的，类似子宫腺肌病。而且雌孕激素受体含量与子宫内膜不同，提示它们与在位子宫内膜接受不同的调节机制。因此，作者认为直肠阴道隔子宫内膜异位症不同于腹膜与卵巢子宫内膜异位症，它来源于残留的苗勒管，应该作为一种独立疾病看待。当然，对此观点也有不同意见。

直肠子宫陷凹消失，表明直肠阴道隔有深部子宫内膜异位症及致密粘连，也表明局部区域包括肠管、阴道穹窿、子宫颈后方、输尿管和大血管等解剖异常。子宫内膜异位症罕见穿透直结肠粘膜，大多数情况下，病变即使侵犯直肠及直肠阴道隔，也不一定需做肠切除术。目前对肠道子宫内膜异位症的处理尽管有较大争议，但是多数学者的意见是如果病变侵犯肠粘膜引起出血、疼痛或梗阻症状则行肠管切除和吻合术，否则可行病灶部分切除，像刮胡子似的切除病灶，尽量不损伤肠管。

直肠子宫陷凹及阴道处的病灶手术时，为了更好地认清解剖关系及组织分界，可令助手站在患者两腿之间，一手将硬性带弯度的举宫器向上举，同时做直肠和（或）阴道检查。如果卵巢影响视野可将其暂时缝合到前外侧腹壁上，看清正常解剖后，用穿刺针向直肠侧窝里注入含血管升压素的稀释液体（12μL 溶于 50mL 生理盐水中），然后用二氧化碳激光、剪刀等分离腹膜粘连，打开盆底筋膜，将直肠游离，进入直肠阴道间隙。此时可继续在镜下，也可在镜下切开阴道后穹窿再转为经阴道手术切除病灶。术中若遇粗大血管出血，可用双极电凝、血管夹或缝合止血。如果切除病灶后发现已达肠粘膜层，要用 3-0 或 4-0 PSD 缝线间断缝合加固肠壁。直肠病变广泛时，可以同时行乙状结肠镜检查，指导医师操作，排除肠穿孔的可能。手术结束前向直肠子宫陷凹内注入冲洗液，再往直肠内灌气，镜下观察直肠子宫陷凹处，如见气泡表明有肠穿孔，需行修补或肠切除吻合术。美国的 Harry Reich 喜欢用直肠环形切割吻合器修补小的破损，简单易行，效果可靠，但费用较高。

直肠或直肠子宫陷凹粗糙面不必再腹膜化，因为已有数篇报道认为再腹膜化没有必要，还会促进粘连形成。我们在此类手术后习惯在直肠子宫陷凹粗糙面放置一块可吸收止血纱布。Nezhat 等对 185 名妇女做了此类手术，其中 80 例直肠子宫陷凹完全封闭，175 例患者腹腔镜手术成功并于术后 24 小时出院，9 例发生肠穿孔、1 例行部分肠管切除术者于术后 2~4 天出院。手术时间 55~245 分钟不等。185 例中 174 例术后随访 1~5 年，中度到完全疼痛缓解者 162 例（93%）。13 例（8%）需 2 次手术，4 例需 3 次手术，12 例（7%）术后疼痛持续存在或加重。

近年来，人们开始关注保留神经的异位病灶彻底切除术，可能会减少神经损伤带来的膀胱潴留和大便干结等，但是需要手术医师有高超的技巧。

必须强调，没有经验的腹腔镜医师，或者是不熟悉肠道及泌尿道手术的妇科医师不要贸然试着切除深部浸润型异位病灶或重建直肠子宫陷凹，否则出现大的并发症可能在所难免。我国妇科医师大多数缺乏手术经验，不敢或不愿做这些手术。然而，这些部位的异位结节若不切除，疗效往往较差。所以，对直肠阴道隔子宫内膜异位症的手术治疗已经成为一个摆在妇科医师面前急需解决的问题，相信妇科医师与肠道外科医师联手手术是以后发展的方向。

4. 恢复盆腔解剖，缓解疼痛

除重建直肠子宫陷凹外，一旦病灶清除、附件粘连分离后，应认真观察卵巢与同侧输卵管的解剖关系，要纠正任何因粘连造成的解剖扭曲，对有生育要求者更应如此。输卵管系膜常常沿壶腹部与卵巢皮质粘连，这些粘连通常覆盖相当一部分卵巢皮质，可能干扰排卵时卵细胞的释放。不仅如此，输卵管伞通常堆积在一起，限制了它的拾卵能力。松解输卵管伞的粘连时，水下松解粘连比起单纯气腹下松解粘连解剖更清晰。先向盆腔灌入乳酸 Lugol 碘溶液使输卵管伞的膜样粘连在清亮液体中漂浮散开，轻的伞漂浮在上面，与正常组织分开，当输卵管伞从伞端皱襞浮起时，用小钳子抓起粘连，使用显微剪刀可以无创伤地松解粘连，一般无出血，不会损伤正常组织。对不孕患者行亚甲蓝输卵管通液试验，子宫后位者可行子宫悬吊术，痛经严重者还可行骶前神经切除术。近年来提倡做腹腔镜子宫神经去除术（LUNA），即从子宫骶骨韧带根部 0.5cm 开始切除长 2~3cm、深 1cm 的子宫骶骨韧带，手术简单易行，但注意勿损伤输尿管，近期疗效同骶前神经切除术，痛经缓解率可达 80%，但远期效果不如骶前神经切除术。虽然有循证医学资料认为 LUNA 对缓解子宫内膜异位症引起的痛经无效，但我们认为如果子宫骶骨韧带有明显的子宫内膜异位症病灶，仍应争取彻底切除该处的病灶，实际上同时还是做了 LUNA。

保守性手术虽然少有能治愈者，但毕竟改善了患者的生育机会，并且可以暂时缓解疼痛。Adamson 和 Pasta 行文献荟萃分析发现，对 I～II 期子宫内膜异位症伴不孕者手术治疗效果优于药物治疗，腹腔镜手术可提高不孕患者的生育能力。保守性手术后大约 25% 的患者因子宫内膜异位症复发或残余（微小）病灶的进展需再次手术治疗。复发率和病变程度及术后是否妊娠直接相关，术后妊娠者需再次手术的只有 10%。

(二) 药物治疗

鉴于子宫内膜异位症手术难于治愈，术后又易于复发，因此，药物治疗仍占据重要地位。药物治疗可分为术前用药或术后用药。术前用药可缩小病灶、缩小子宫、减轻盆腔粘连及充血、抑制卵巢生理性囊肿的生成，对腹腔镜手术应该有利。然而，由于近年来人们对循证医学认识的加深，强调治疗前腹腔镜诊断的重要性，加上腹腔镜技术已广泛用于临床，往往患者在诊断明确的同时进行了腹腔镜手术治疗，所以术前药物治疗应用不多。当然，如果医师认为子宫内膜异位症诊断比较明确，而且病变范围较广或盆腔粘连严重，征求患者意见后也可以先行药物治疗 3 个月再行腹腔镜手术治疗。

目前子宫内膜异位症药物治疗多为术后用药，术后用药可减灭残余病灶、推迟子宫内膜异位症复发。主要适合于异位病灶广泛、未能彻底切除者或肉眼所见异位病灶已被清除，但无生育要求的有疼痛症状者。国外发表的循证医学资料表明，对有疼痛症状的患者在腹腔镜保守性手术后再用药治疗以 6 个月为宜。对肉眼所见异位病灶已被清除，希望近期生育者可鼓励患者尽早怀孕。对重度子宫内膜异位症有生育要求者，术后是否有必要行药物治疗仍有争议，虽然药物治疗推迟了患者的妊娠时机，但也有报道认为积极助孕治疗后妊娠机会还会增加。

治疗子宫内膜异位症常用而有效的药物有达那唑、内美通或孕三烯酮（gestri-none，三烯高诺酮），促性腺激素释放激素类似物或激动剂（GnRH-a），孕激素类药物及口服避孕药物等。达那唑是治疗子宫内膜异位症传统的有效的药物，但因有明显的雄激素副作用目前发达国家已少用。内美通或孕三烯酮疗效同达那唑，但副作用较轻，在我国使用较多。妇康片、地黄体酮（妇宁片）、和甲羟黄体酮（安宫黄体酮）等孕激素类药物易出现突破性出血，促生育作用较小，但控制症状有效，可用于经济负担较重者或作为治疗子宫内膜异位症的二线药物，比如于 GnRH-a 治疗后用其维持疗效使用。假孕疗法因副作用较大，已少用，现推荐采用短效口服避孕药，1 片/天，连服 6~9 个月，疗效和假孕疗法相似，而副作用轻。GnRH-a 是目前公认的治疗子宫内膜异位症最有效的药物，规定疗程为半年，是发达国家最常用的药物，在我国临床应用近年来明显增多，其不良反应主要为低雌激素引起的类似更年期的症状和骨质丢失。

循证医学资料表明，上述药物治疗子宫内膜异位症的疗效相差不大，然而副作用各不相同，价格也有很大差异。因此，在选择用药时应与患者充分交流沟通，共同制订治疗方案。

1. 达那唑

为 17-α-乙炔睾酮的衍生物，因此，有一定的雄激素作用。自月经期第 1~5 天内开始服用，每次 200mg，每天 2~3 次，以闭经为准，可适当调整药量，最大用量每日 800mg，连服半年。常见副作用有体重增加、痤疮、性情急躁、潮热、食欲增加、水肿、乳房缩小、头疼、皮肤油脂增多、阴道干涩、肌肉疼痛、血脂异常和肝功能异常等。较少见有毛发增多、关节疼痛及声音低沉。用药后闭经为药物疗效，但不少患者有少量淋漓出血，或发生突破性出血，加大药量后多可改善。不良反应虽较多见，但大多数不重，无须停药。用药期间应每月复诊并检查肝功能。对肝功能轻度升高者可加服联苯双酯继续用药。偶尔有肝功能过高者，宜及时停药并给予保肝治疗。停药后 2~4 周肝功能一般恢复正常。用药期间宜采用工具避孕，发现妊娠应立即停药。有生育要求者应于停药后月经正式恢复后试行妊娠。

2. 孕三烯酮（内美通，dl-18-methyl-norgestrienone，三烯高诺酮）

为 19-去甲睾酮的衍生物，其作用机制类似达那唑，也有一定的雄激素作用。自月经期第 1~5 天内开始服用，每次 2.5mg，每周 2 次，连服半年。以闭经为准，可加大用药量，但最大用量为每周 10mg。不良反应发生率与达那唑相似，但程度较轻，注意事项也同达那唑。

3. 促性腺激素释放激素类似物或激动剂（GnRH-a）

是目前公认的治疗子宫内膜异位症最有效的药物，规定疗程为半年，是发达国家最常用的药物，在我国临床应用近年来明显增多。它们与天然 GnRH 主要的不同之处在于，其第 6 位氨基酸（甘氨酸）为丝氨酸或亮氨酸或 D-色氨酸取代，第 10 位氨基酸也发生一些变化，由此所生成的药物分别为戈舍瑞林、醋酸亮丙瑞林和曲普瑞林。化学结构改变后，其生物活性为天然激素的 80~100 倍。正常情况下，下丘脑分泌 GnRH 呈脉冲式，使用戈舍瑞林后，药物持续作用于垂体，和垂体内的 GnRH 受体相结合，持续占用 GnRH 受体并移入细胞内，细胞膜 GnRH 受体缺乏，垂体 FSH 和 LH 节律分泌消失，从而抑制卵泡发育和排卵，血雌孕激素水平显著下降，首次注射 21 天后血雌激素水平达到绝经期水平，长期使用后，异位子宫内膜萎缩，甚至死亡。自月经期第 1~5 天内开始耻区皮下注射（戈舍瑞林埋植剂，3.6 毫克/支）或皮下注射（醋酸亮丙瑞林，3.75 毫克/支）或肌内注射（曲普瑞林，3.75 毫克/支），每 4 周一针，共用 6 针，6 个月。每次变换注射部位。注射部位勿揉搓。用量一般无须调整。用药后 2 周内可因短暂血雌激素水平上升引起一过性疼痛加重和乳房胀痛。此后副作用主要为低雌激素引起的类似更年期的症状，如潮热、出汗、性情急躁、头痛、失眠、阴道干涩、性欲改变、抑郁、乳房缩小等。雄激素作用如痤疮、皮油增多、水肿、多毛及声音变化等少见。曾有报道可引起皮疹，多为轻度，不影响治疗。用药后患者多从第 2 个月开始闭经，可有少量淋漓出血。体重增加不明显。对血脂及肝功能一般无影响。长期用药可引起骨钙丢失，但不增加骨折危险性，停药后可逐步恢复。用药期间宜采用工具避孕，发现妊娠应立即停药。有生育要求者应于停药月经正式恢复后试行妊娠。

GnRH-a 注射后患者血清 E_2 水平常 $<20pg/mL$。根据子宫内膜异位症治疗所需要的"雌激素窗口"学说，用药后患者血清 E_2 水平以 30~50pg/mL 较为理想。因此，现在多主张从用药第 2~3 个月即开始补充小剂量雌激素和孕激素，即所谓的"反向添加疗法"，如每天服倍美力 0.3~0.625mg 和甲羟黄体酮 2~5mg，或每天替勃龙（利维爱）1.25~2.5mg，即可防止骨质丢失，又减少了低雌激素的副作用，同时并不降低对子宫内膜异位症的疗效。用 GnRH-a 超过 6 个月时，必须行"反加治疗"。配合"反加治疗"可以较安全地延长 GnRH-a 的使用时间至 3~5 年甚至更长时间。不同 GnRH-a 对垂体的抑制强度有所不同，国产短效 GnRH-a 阿拉瑞林效价较低，治疗期间无须使用"反向添加疗法"。

由于目前使用 GnRH-a 的剂量可能偏大，国外已有数篇报道使用"减量治疗"即将现用 GnRH-a 剂量减半应用，Takeuchi 等发现接受"减量治疗"患者的血雌激素水平恰好处于子宫内膜异位症治疗所需要的"窗口"内，疗效同全量，低雌激素症状减轻，骨质丢失减少，究竟 GnRH-a 的剂量多少合适看来还得进一步探讨。

4. 孕激素类药物

常用药物有炔诺酮（妇康片）、甲地黄体酮（妇宁片）和醋酸甲羟黄体酮（安宫黄体酮）等。自月经期第 1~5 天内开始服用，每次剂量在 5~10mg 之间，一次顿服，以闭经为准，可适当调整药量。醋酸甲羟黄体酮有长效针剂 Depo-普维拉，每 3 个月注射一针（150mg），疗程一般均为半年。对病情重者可延长到 9 个月。炔诺酮副作用类似达那唑，有时还有恶心、呕吐等消化道症状。甲地黄体酮和醋酸甲羟黄体酮的雄激素副作用较轻。用药期间应定期检查肝功。孕激素治疗期间突破性出血较多见，量很少时不必处理，量较多或持续时间较长时可加用小剂量雌激素，这样实际上就成了假孕疗法。假孕疗法现已少用。

5. 复方雌孕激素类

为口服避孕药物。新型药物如复方去氧孕烯（妈福隆，Marvelon）等副作用较轻受到推崇，在逐步取代假孕疗法。自月经期第1~5天内开始服用，每次1~2片，连服半年。用药量以闭经为准调整。常见的副作用主要为恶心、呕吐等，随着服药时间延长会逐渐减轻或消失。还有体重增加和肝功能损伤。对血脂代谢有不良影响。另外，因为避孕药内的雌孕激素会刺激子宫肌瘤长大，故有肌瘤者慎用。

6. 其他药物

近年来文献报道用于治疗子宫内膜异位症的药物还有他莫昔芬（TMX）、米非司酮、含药物宫内节育器（LNG-IUS，曼月乐）、芳香化酶抑制剂、GnRH拮抗剂和环氧合酶抑制剂等，不过，均处于研究开发阶段，尚未通过国家药品监督管理局批准。

他莫昔芬可用于痛经患者，自月经周期第1~5天内开始服用，每次10mg，每天2~3次。不良反应有潮红、恶心呕吐及体重增加等。用药后部分患者出现月经稀发甚至闭经，也有的患者发生月经紊乱，如频发或淋漓不尽等。有子宫肌瘤的患者用药后肌瘤可能迅速长大，并出现相应的症状。用药期间还可能出现功能性卵巢囊肿。长期大剂量（每天用药量超过30mg）用药时，可引起子宫内膜息肉，内膜增生过长甚至诱发恶变，值得注意。用药期间还可能出现卵巢巧克力囊肿增大。

米非司酮治疗子宫内膜异位症国内近年来报道明显增多，认为闭经率高，副作用轻，控制疼痛效果满意，但有报道认为其消除异位病灶作用较差，长期用药时子宫内膜处于单纯雌激素刺激而无孕激素拮抗状态可能引发子宫内膜病变。用法为每天10~25mg，连服3~6个月。

用LNC-IUS治疗子宫内膜异位症，患者痛经、性交痛和盆腔痛症状明显改善，异位结节缩小，对中重度子宫内膜异位症者行腹腔镜保守性手术后即刻放置LNG-IUS可明显降低疼痛的复发率。还有用芳香化酶抑制剂阿那曲唑（anastrozole，瑞宁得）治疗绝经后子宫内膜异位症成功的个案报道。最近德国学者Kupker首次报道了GnRH拮抗剂西曲瑞克治疗子宫内膜异位症。15例患者皮下注射西曲瑞克，每次3mg，每周一次，共治疗8周，治疗期间患者症状均缓解，测定血雌二醇水平波动在50pg/mL，二次腹腔镜检查证实15例中9例异位病灶消退，子宫内膜异位症分期由治疗前平均Ⅲ期降至治疗后的Ⅱ期。和GnRH-a相比，GnRH拮抗剂治疗后不会出现血雌激素水平一过性升高的"点火效应"，作用理应更为迅速，但确切疗效需要与GnRH-a比较后才能下结论。

四、合并不孕的治疗

循证医学资料表明，对轻、中度子宫内膜异位症腹腔镜手术能提高患者的生育力。对不孕患者按子宫内膜异位症治疗后仍不能妊娠，或年龄较大妊娠困难者，应及时使用助孕技术如宫腔内人工授精及IVF-ET等促进妊娠。虽然剥离巧克力囊肿并不能提高患者的妊娠率，但一般认为对大于4cm的巧克力囊肿应先做腹腔镜手术，以降低感染风险，改善取卵条件，然后再行助孕治疗，对不孕患者行IVF-ET要比反复做手术成功率高。

第二节　子宫腺肌病

子宫内膜侵入子宫肌层达一个高倍视野以上称为子宫腺肌病。以往认为它是内在性的子宫内膜异位症，现认为是一种独立的疾病。子宫腺肌病发病率较高，已成为妇科常见病，因而受到人们的重视。

一、病理

子宫腺肌病病理特点为子宫内膜及腺体侵入子宫肌层。与正常子宫内膜相比，位于肌层内的内膜类似基底层子宫内膜，对孕激素缺乏反应，常处于增生期。本病20%~50%合并子宫内膜异位症，约30%合并子宫肌瘤，合并盆腔粘连也很常见。

二、诊断

痛经和月经过多是子宫腺肌病的主要症状，少数患者有不孕。查体子宫增大，多为均匀性，较硬，一般不超过12周大小，否则，可能合并子宫肌瘤。若为子宫腺肌瘤，也可表现为非对称性增大。根据症状和体征可做出初步诊断，依靠辅助检查可进一步明确诊断。MRI是国内外公认诊断子宫腺肌病最可靠的非创伤性方法，但因价格昂贵，仅在依靠其他非创伤性诊断方法仍不能诊断，而影响手术治疗的决策时才做。子宫腺肌病诊断的金标准仍然是病理学诊断。

超声检查是协助诊断子宫腺肌病最常用的方法，阴道超声较腹部超声诊断准确性高，子宫肌层内的小囊样回声是最特异的诊断指标，如果不合并子宫肌瘤，阴道超声诊断子宫腺肌病的准确性甚至可以和磁共振（MRI）媲美。经阴道彩色多普勒超声（TVCDS）观察，子宫肌壁间的异位病灶内呈星点状彩色血流信号，可探及低流速血流，病灶周围极少探及规则血流。经阴道三维能量图（3-DCPA）检查，可见子宫病灶内血管增粗、紊乱，管壁光滑、清晰，且为高速高阻动脉频谱；而子宫肌瘤的血流灌注呈球体网架结构，且为高速低阻动脉频谱。超声诊断虽然简便、无创伤，但不能确诊。Vercellini等比较阴道超声检查与超声引导下的穿刺活检对子宫腺肌病的诊断价值，阴道超声检查的敏感性及特异性分别为82.7%及67.1%，而穿刺活检的敏感性及特异性分别为44.8%及95.9%，两种方法的阳性预测率分别为50%及81.2%，穿刺活检诊断子宫腺肌病特异性高，但敏感性还有待于提高。

MRI诊断子宫腺肌病的特异性优于阴道超声，但对体积>400cm^3（>12孕周大小）的大子宫诊断效能也较差。宫腔镜检查子宫腔增大，有时可见异常腺体开口，并可除外子宫内膜病变。腹腔镜检查见子宫均匀增大，前后径更明显，子宫较硬，外观灰白或暗紫色，有时浆膜面突出紫蓝色结节。有条件时可行多点粗针穿刺活检确诊。子宫腺肌病患者血CA125水平明显升高，阳性率达80%，而子宫肌瘤CA125阳性率仅为20%，腺肌病患者CA125水平和子宫大小呈正相关，子宫越大，CA125水平越高。

三、治疗

（一）手术治疗

1. 子宫切除术

子宫切除术是主要的治疗方法，也是唯一经循证医学证实有效的方法，可以根治痛经和（或）月经过多，适用于年龄较大、无生育要求者。近年来，阴式子宫切除术应用日趋增多，单纯子宫腺肌病子宫多小于12孕周，行阴式子宫切除多无困难，若合并有子宫内膜异位症，有卵巢子宫内膜异位囊肿或估计有明显粘连，可行腹腔镜子宫切除术。虽然有研究表明腺肌病的子宫有10%稍多病变可累及宫颈，但也有研究表明腺肌病主要见于子宫体部，罕见于宫颈部位，只要保证切除全部子宫下段，仍可考虑行子宫次全切除术。

2. 保守性手术

主要有子宫腺肌病病灶挖除术、子宫内膜去除术和介入治疗。还有腹腔镜下子宫动脉阻断术和病灶消融术（使用电、射频和超声等能量）。近年来报道增多，但这些手术的效果均有待于循证医学研究证实。

（1）子宫腺肌病病灶挖除术：适用于年轻、要求保留生育功能的患者。子宫腺肌瘤一般能挖除干净，可以明显地改善症状、增加妊娠机会。对局限型子宫腺肌病可以切除大部分病灶，缓解症状。虽然弥漫型子宫肌腺病做病灶大部切除术后妊娠率较低，仍有一定的治疗价值。术前可使用 GnRH-a 治疗 3 个月，以缩小病灶利于手术。切除前在手术部位注射稀释的垂体后叶素盐水（12U 溶于 50mL 生理盐水中）可明显减少出血，降低手术难度。我们一般使用单极电钩，在病灶最突出处做横梭形切口，注意保留外围肌肉组织，之后分两层缝合创面。做病灶挖除术的同时还做子宫神经去除术或子宫动脉阻断术试图增加疗效。近年来已经有 30 例手术的经验，患者主要是已经生育过但要求保留子宫者，切除病灶称重在 15~120g 之间，术后痛经均缓解，随访一年痛经复发率为 10%左右，但疼痛程度仍轻于手术前，远期效果仍在观察中。最近日本学者 Takeuchi 等报道腹腔镜下手术的经验，先在手术部位注射稀释的垂体后叶素盐水，然后在病灶处做横 H 形切口，可挖出大部分病灶，且不容易穿透到宫腔，然后将包绕病灶的肌层折叠缝合。

（2）子宫内膜去除术：近年来，有报道在宫腔镜下行子宫内膜去除术治疗子宫腺肌病，术后患者月经量明显减少，甚至闭经，痛经好转或消失，对伴有月经过多的轻度子宫腺肌病可试行。夏恩兰等用 TCRE 治疗子宫腺肌病 28 例，术后随访 3~34 个月，26 例疗效满意，成功率 92.86%，患者月经均有改善，贫血治愈，18 例术前痛经者 77.8%术后痛经消失，22.2%减轻。国外也有类似报道。但对浸润肌层较深的严重子宫腺肌病有术后子宫大出血急诊行子宫切除的报道。有作者报道 TCRE 术毕宫腔即刻放置释放左旋 18-甲基炔诺酮的宫内节育器（LNG-IUS，曼月乐）明显增加了术后一年的闭经率，减少了再干预率。也有报道子宫腺肌病患者经行子宫内膜去除术后月经减少，痛经也消失。由于该方法简单、安全，值得进一步研究。

（3）介入治疗：近年来，有不少作者报道用动脉栓塞疗法（TAE）治疗子宫腺肌病。以 Seldinger 技术完成双子宫动脉或双髂内动脉前干起选择插管，造影证实后，用携带有抗生素的新鲜明胶海绵颗粒（直径 1~3mm）进行栓塞，近期效果明显，月经量减少约 50%，痛经缓解率达 90%以上，子宫及病灶体积缩小显著，彩色超声显示子宫肌层及病灶内血流信号明显减少。用明胶海绵为栓塞剂进行 TAE 治疗的子宫腺肌病患者，TAE 后 7 天，正常子宫肌层血流稀少，病灶内血流稀少或无血流，治疗后 7~30 天，子宫肌层的血液供应逐渐恢复，病灶的血液供应绝大部分不能恢复。但 TAE 治疗还有一些并发症尚未解决，远期疗效尚待观察，对日后生育功能的影响还不清楚，临床应用仍未普及，还有待于进一步积累经验。

（4）腹腔镜下子宫动脉阻断术：台湾 Wang CJ 等报道通过腹腔镜行子宫动脉阻断术治疗 20 例有症状的子宫腺肌病患者，术后半年子宫体积缩小 0.4%~74.0%，16 例月经过多中 13 例出血得到控制，5 例出血量恢复至正常或较前减少；16 例痛经者 12 例缓解，6 例无须再用止痛药。但有 9 例患者术后出现非周期性腹痛，其中 3 例随后做了子宫切除术。由于疼痛不能得到完全缓解，多数患者对手术效果并不满意。

（二）药物治疗

药物治疗子宫腺肌病疗效只是暂时性的，对年轻有生育要求，近绝经期者或不接受手术治疗者可试用达那唑、内美通、孕三烯酮或促性腺激素释放激素类似物或激动剂（GnRH-a）等，用药剂量及注意事项同子宫内膜异位症的治疗。假绝经药物治疗期间痛经虽然消失，但停药后疼痛经常很快复发。促性腺激素释放激素类似物或激动剂（GnRH-a）治疗也可以使子宫缩小，患者闭经，痛经消失。

近年来，国内有作者报道用米非司酮治疗围绝经期子宫腺肌病，患者于月经第1~3天口服米非司酮（10mg/d）3个月，治疗后患者停经，痛经消失，子宫体积明显缩小，副作用少见。我们曾做动物实验，发现米非司酮不但能明显阻断小鼠子宫腺肌病的发病，而且可以缩小子宫和腺肌病病灶，减轻病变程度，与人类子宫腺肌病药物治疗的结果一致。

左旋炔诺黄体酮埋植剂可治疗围绝经期子宫腺肌病，治疗后虽子宫体积无明显缩小，但痛经缓解率达100%。国内外报道用携带有左旋炔诺黄体酮的宫内节育器（LNC-IUS，曼月乐）治疗子宫腺肌病痛经及月经过多有一定效果。我们个别病例已观察到带器后3年多，初步看来，曼月乐对月经过多和轻、中度痛经效果较好，对重度痛经不够有效，还有一定副作用，目前北京正在开展一项多中心前瞻性研究探讨曼月乐治疗子宫腺肌病的确切疗效。

鉴于子宫腺肌病患者常出现月经过多和（或）贫血，子宫内膜的血管明显增生，微血管扩张，使用血管生长抑制剂抑制子宫内膜及肌层内的血管生长应该有助于减少月经量及减轻痛经症状。考虑到全身用药对人体健康可能会有一些不良影响，能否通过局部用药比如宫腔内用药，或将药物载入宫内节育器通过局部作用治疗患者的月经过多和（或）痛经很值得研究。

（桂 欣）

第七章 滋养细胞疾病

第一节 葡萄胎

葡萄胎是一种良性的绒毛病变，局限于子宫，主要是绒毛发生水肿变化，每一分支绒毛变成一个小水泡，其间有绒毛干梗相连，累累成串，形如未成熟葡萄，因而得名，也有称为水泡状胎块。水泡大小不一，小的如米粒，大的直径约1~2cm。由于病变的绒毛失去功能，尤其是营养功能，致使胚胎早期死亡，自溶而吸收。葡萄胎可分为完全性葡萄胎和部分性葡萄胎。完全性葡萄胎为全部胎盘绒毛变性，肿胀呈葡萄样无正常绒毛，无胚胎及脐带、羊膜等胎儿附属物；部分性葡萄胎为胎盘的部分绒毛变性，肿胀呈葡萄样，直径一般不超过5mm，偶达20mm。有时妊娠可持续到中期，总有部分正常绒毛可见，可伴有胚胎或胎儿、脐带和（或）羊膜。葡萄胎的发病率有地区性的差异，很不均衡。总的情况看，亚洲国家尤其是东南亚地区明显高于欧美国家。葡萄胎的真正发病原因尚不完全清楚，但可能与叶酸缺乏、病毒感染、卵巢功能失调、孕卵缺损、细胞遗传异常、种族等因素有关。1979年在香港召开的国际滋养细胞肿瘤会议上将妊娠滋养细胞肿瘤分期中的葡萄胎列为O期，其中又分O-A低危，O-B高危，高危者系指子宫大于停经月份，血HCG>100 000IU/mL，黄素囊肿直径>6cm，年龄40岁，妊高征，凝血障碍，以往有滋养细胞肿瘤史，甲状腺功能亢进和滋养细胞栓塞。21世纪50年代中期之前，滋养细胞肿瘤被视为一个高度恶性的肿瘤，常导致致命的结果，即使属于良性的葡萄胎，也可因各种并发症如出血、感染、肺动脉栓塞以及恶变等原因，其预后也不是均良性。因此葡萄胎在清除后的随诊亦非常重要。

本病在中医学中可归于"鬼胎""伪胎"范畴。

一、临床表现

良性葡萄胎的症状常和妊娠相似。有闭经和妊娠反应。但妊娠反应常比正常妊娠早而明显，闭经约6~8周即开始出现不规则阴道流血，最初出血量少，呈暗红色，时出时止，逐渐增多，连绵不断，因而病人常出现不同程度的贫血。当葡萄胎要自行排出时（常在妊娠4个月左右），可发生大出血，处理不及时，可导致病人休克，甚至死亡。在排出血液中，有时可见杂有透明的葡萄样物，如有发现则对诊断帮助很大。

在约10%病人中，除妊娠剧吐外，还可出现蛋白尿、水肿、高血压等妊娠高血压综合征，甚至可出现子痫症状，发生抽搐和昏迷。也有发生心功衰竭，因正常妊娠很少在妊娠20周前出现妊高征，如有发生即怀疑为葡萄胎。有时病人也可有心慌气短，过去认为是合并心脏病，近年来知道是由于HCG增加导致甲状腺功能亢进。在葡萄胎中腹痛并不常见，即使有也属急性腹痛，主要发生于初孕妇子宫异常增大者，但葡萄胎将排出时，可因子宫收缩而有阵发性腹痛，此时常伴有出血增多现象。不在排出时有急性腹痛，应考虑并发症发生。葡萄胎病人肺无明显转移，但有咳血，待葡萄胎排出后，咳血立即消失。过去认为有无咳血无重要意义，但长期随访结果证明具有咳血史者，将来恶变机会增加很多，应予重视。由于阴道长期流血，子宫内常有轻度感染，因而病人可出现低热和白细胞升高。部分性葡萄胎的临床症状和早期流产相似。

在妇科检查时，葡萄胎子宫常比相应月份子宫大（约占50%）。但葡萄胎在早期往往增大不明显。因此，不能单纯以子宫是否增大作为诊断葡萄胎的依据。如有异常增大有助于诊断。除子宫增大，检查时还可发现子宫比正常妊娠子宫下段宽而软，易因激惹而收缩。同时子宫即使已有4~5个月妊娠大小，仍不能听到胎心或摸到胎肢。在子宫一侧或双侧常可摸到卵巢黄素化囊肿。但如黄素化囊肿较小或隐藏在子宫后则不易摸到。黄素化囊肿易发生扭转，破溃时也可引起腹内出血，或导致腹水。部分性葡萄胎子宫常不见明显增大，黄素化囊肿也较少见。

在完全性葡萄胎中，一般找不到胚胎或胎儿和胎盘等组织。在部分性葡萄胎中，则可见到发育不良的胚胎及胎盘等组织。在双胎妊娠中，偶可见一胎已变为葡萄胎，而另一胎为正常胎儿或死亡胎儿受压而成一纸样胎儿。正常胎儿也有出生存活的。葡萄胎排出不净，部分葡萄胎组织残存宫内，可使子宫持续少量出血，子宫复旧欠佳，血或尿内HCG测定持续阳性。但若再次刮宫，将残余组织刮净，所有症状和体征均迅速消失，HCG即转正常，这种情况称"残存葡萄胎"，一般无严重后果。如上述情况经再次刮宫，仍未见症状和体征好转，血或尿内HCG持续3个月仍阳性，则称为"持续性葡萄胎"。虽有部分持续性葡萄胎过一定时期，可自行转为正常，但多数在不久后即出现血或尿内HCG含量上升或出现肺或阴道转移，则明确已发生恶变，应及时处理。据北京协和医院统计，良性葡萄胎恶变率为14.5%，40岁以上妇女恶变机会更高。有人认为良性葡萄胎也能发生阴道或肺转移。另外，在一次葡萄胎之后，再次妊娠又为葡萄胎者并不少见，称"重复性葡萄胎"。葡萄胎如处理不当，易发生各种并发症，常见的有：

①大出血。
②严重感染引起的腹膜炎或败血症。
③子宫穿孔合并出血、感染和内脏损伤。
④急性肺栓塞，大量小葡萄珠侵入肺动脉，可致病人迅速死亡。
⑤急性肺源性右心衰竭。

二、辅助检查

（一）血β-HCG的测定

正常妊娠时HCG高峰在孕50~70d，而葡萄胎在这儿以后仍不断上升。以前曾用患者尿做蟾蜍试验，目前多采用免疫法测定血或尿的HCG含量，葡萄胎病人外周血HCG水平比相同孕期的正常妊娠要高，但应注意要做连续的动态观察，各实验室的诊断也不尽相同，另外有些患者的绒毛呈退行性改变致使HCG升高并不明显。

（二）B型超声检查

目前国内外应用B超在滋养细胞肿瘤的诊断、治疗效果观察及随访已十分普遍，配合HCG测定可提高早期诊断率。具体应用于：

①对完全性葡萄胎的诊断，正确率最高可达90%以上。
②对部分性葡萄胎的诊断也较敏感，符合率也高，而临床上在胎块排出前不易发现，葡萄胎与胎儿共存者也易超声查出，而单靠临床很难确诊。
③对胎盘水泡样退行性变也可作出诊断。
④对持续滋养细胞疾病行超声检测，配合HCG测定可早期确诊。
⑤恶性滋养细胞肿瘤诊断，治疗过程中观察病灶消退情况，估计疗效。
⑥滋养细胞肿瘤远处转移灶（肝、肾转移）病灶探测。

（三）X线检查

X线检查是滋养细胞肿瘤诊断的一项重要手段，主要用于肺部检查，其他如子宫、骨、心脏、胃肠道、泌尿系等转移也需采用X线诊断。

（四）多聚酶链反应（PCR）技术

英国Fisher等报道采用DNA多聚酶链反应技术，通过检测夫妇血淋巴细胞和葡萄胎组织中的DNA，可将葡萄胎正确地分为部分性、单精于完全性和双精子完全性3种不同类型。

（五）核磁共振（MRI）检查

磁共振现象是近10年发展起来的影像新技术，具有无创、软组织对比度好及多断面成像等优点。对妇科疾病，尤其是肿瘤定位、定性诊断均较其他技术优越。葡萄胎主要由胎块囊状扩大的血管和出血组成，在MRI图像上主要是在横向恢复加权成像时呈小圆形高密度区和树样低明暗度，在纵向和横向恢复的加权成像上可见各种不同的高或低明暗度阴影，这些MRI上的发现与病理组织学改变相一致。

（六）宫腔穿刺及造影

经腹穿刺入宫腔，如能吸出大量羊水，则为正常妊娠，如抽不出或只能抽出极少量液体，则可基本除外宫内妊娠，迅速注入造影剂摄片，葡萄胎呈典型的蜂窝样显影。

（七）盆腔动脉造影

可行股动脉逆行插管造影。葡萄胎的典型特征为绒毛间隙显示光滑弧形外形，水泡则呈圆形或半圆形的边缘清楚的充盈缺损，静脉期亦常提前出现。

三、诊断与鉴别诊断

（一）诊断

典型的葡萄胎的诊断往往根据病史、临床表现及体征即可作出初步诊断。而部分性葡萄胎临床上常难以诊断。葡萄胎的确诊还必须依靠病理检查，但在症状、体征不典型时确诊尚有一定困难，常须采用有关辅助检查以协助诊断。

（二）鉴别诊断

1. 先兆流产

先兆流产临床表现有停经史，妊娠反应及不规则阴道出血，应与葡萄胎鉴别。但先兆流产时阴道出血量少于正常月经量，且伴有阵发性下腹痛。检查时子宫与停经月份相符，宫颈口未开。尿HCG滴定度在正常妊娠范围内．超声波检查可见胎体和胎心反射波。

2. 过期流产

过期流产亦有停经及不规则阴道出血史，与部分性葡萄胎常难以鉴别。但过期流产的子宫常比妊娠月份小。尿HCG滴定度低。刮宫后送病理检查可鉴别。

3. 输卵管妊娠

输卵管妊娠有停经史，妊娠反应及不规则阴道出血。但输卵管妊娠最常见症状为腹痛，未破裂前可有胀痛，破裂后为突发性剧痛，继之出现内出血症状。有时可排出"蜕膜管型"。妇科检查时宫颈有举痛，子宫正常或稍大。后穹窿穿刺可抽出不凝固的血液。

4. 羊水过多

羊水过多可使子宫迅速增大，超过相应妊娠月份大小，如发生在中期妊娠，触不到胎体并听不到胎心音，有时需与葡萄胎鉴别。葡萄胎多数伴有不规则阴道出血，羊水过多则无此症，多在妊娠6~7个月开始，子宫急剧增大，常伴有心慌、气急、腹痛等不适感，不能平卧。腹部检查时腹壁紧张，胎位不清，胎心遥远或听不清。X线腹部平片及超声波检查可协助诊断。

5. 子宫肌瘤合并妊娠

子宫肌瘤合并妊娠有停经史，早期妊娠反应，且子宫大于同期妊娠之子宫。但仔细的盆腔检查可发现子宫增大，形态不规则，有高低不平感，软硬不均。尿HCG滴定度不高。超声波检查除可见胎心、胎动波外，有时尚见到实质部分。

四、治疗

（一）一般治疗

加强营养，预防感染。

（二）西医治疗

1. 葡萄胎的清除

葡萄胎一经确诊，应及时予以清除。目前均采用吸宫方法。其优点为手术时间短，出血量少，比较安全。吸宫操作和处理流产时一样，但吸管应尽量选用大号，以免吸出物经常堵塞管腔而影响操作。为预防术中发生大出血，术前应作好输血准备。手术开始后可给静脉点滴催产素（5~10U加入500mL 50g/L葡萄糖液中），以加强子宫收缩，减少出血。但不宜在手术开始前使用，更不要用催产素或前列腺素引产，以免宫口未开，子宫收缩，把葡萄胎组织挤入宫壁血窦，向肺内扩散，形成急性广泛性肺栓塞或急性肺源性右心衰竭，以致病人死亡。子宫大于妊娠12周者，一次手术难以将组织彻底清除者，可于1周后再次刮宫。为预防感染扩散，术前后应给予抗生素或磺胺类消炎药。如子宫过大，宫底超过脐平线，为防止吸宫时发生大出血，也有人主张剖宫取出葡萄胎组织，术中需注意用纱布填好腹腔及切口，以免葡萄胎组织进入腹腔或遗留于切口，发生移植。

2. 全子宫切除术

有人认为由于40岁以上妇女患葡萄胎后易发生恶变，因此对无生育要求者且具有以下高危因素：

①血 β-HCG>10万 U/L。

②子宫明显大于停经月份。

③绒毛组织以小水泡为主者。

应考虑采用子宫切除方法，但实践证明，单纯切除子宫并不能完全防止恶变，现已很少应用。

3. 卵巢黄素，比囊肿的处理

卵巢黄素化囊肿在葡萄胎排出后，均能自然消失，无须特殊处理。但若发生扭转，如扭转时间不久，可在B超或腹腔镜下将囊内液体抽出，扭转多可缓解。但如扭转时间过长，卵巢已发紫黑色，有质变和坏死，则宜将患侧卵巢切除，保留健侧。但不宜通过腹部或后穹窿抽取囊液，盲目操作会产生不良后果。

4. 合并妊高征和甲亢的处理

如病人症状严重，需先对症治疗，待病人情况好转后，再清理宫腔。但不宜等待过久，因为葡萄胎不排除，一般情况也难恢复。一般来说葡萄胎排除后，妊高征和甲亢症状即迅速消失。

5. 恶变的预防

由于葡萄胎排出后仍有可能发生恶变，因此要做好随诊工作。目前为止尚无理想的预防恶变的方法，如前所述，全子宫切除并不能完全防止恶变，而化疗具有一定的毒副作用，使用不当，对病人也有一定的危险性，都不能作为常规的预防措施。一般要求在葡萄胎排出后每周测定血或尿 HCG_1 次，至正常后，每 3 个月测定 1 次，1 年后，每半年测定 1 次，至少随诊 2 年。在检查 HCG 同时，需作肺部 X 线检查。为避免再次妊娠，使尿或血 HCG 又出现阳性，造成诊断困难，一般劝告病人避孕 2 年。但现在应用 B 超诊断后，避孕 1 年即可。

对选择预防性化疗的患者，须符合以下指征：

①病人年龄大于 40 岁。

②子宫大小明显大于停经月份，HCG 值特高。

③有咳血史。

④吸出葡萄胎为小颗粒.

⑤二次刮宫仍可见增生活跃的滋养细胞。

⑥刮宫后 HCG 超过 2 个月持续不正常。

预防性化疗用药以 5-Fu 或 KSM 较好，用量和治疗相同。化疗最好于刮宫前 2~3d 开始，但如刮宫后发现有上述小葡萄颗粒或二次刮宫后仍见有生长活跃的滋养细胞，则发现后也可及时治疗。1 个疗程后如血或尿 HaG 仍未正常，宜继续治疗至正常为止。

（三）中医治疗

1. 辨证治疗

（1）阳虚血瘀型

主要证候：停经 2~3 个月或更长时间，阴道流血，色暗红，或有虾蟆子样物，恶心呕吐，腹痛，形体消瘦，面色萎黄或晦暗，舌紫暗，苔薄白，脉沉迟而涩。

治疗法则：温肾扶阳，活血行瘀。

方药举例：少腹逐瘀汤加减。

茴香、炮姜、元胡、灵脂、没药、川芎、当归、蒲黄、官桂、赤芍、益母草、白花蛇舌草. 血瘀重者，可加三棱、文术；恶心呕吐，可加竹茹、半夏；腹痛者可加白芍、元胡。

（2）瘀热互结型

主要证候：停经 2~3 个月或更长时间，阴道流血，色暗红，或有虾蟆子样物，伴低热、胸闷，恶心呕吐，口苦而腻，大便溏泻，舌质淡红，苔黄腻，脉濡数。

治疗法则：清热除湿，解毒化瘀。

方药举例：公英败酱汤加减。

蒲公英、败酱草、黄柏、白花蛇舌草、红花、红藤、丹皮、丹参、茯苓。低热、胸闷者可加黄芩、柴胡，恶心呕吐重者，加竹菇、半夏；大便溏泻，周身乏力者，可加党参、白术、山药。

2. 单方验方

①红花 50g，大黄 25g，雷丸 15g，每日 1 剂，水煎服。适用于治疗葡萄胎未刮宫时。

②甲珠 9g，软蜂房 6g，山楂 18g，每日 1 剂，水煎服，适用于治疗葡萄胎。

③加味失笑散：生蒲黄、当归、党参、川芎、白术各 9g，五灵脂、白芍、熟地各 12g，紫草 30g，水蛭 6g，蜈蚣 1 条。水煎服，每日 1 剂。

3. 针灸治疗

曲池穴直刺 1.0~1.2 寸，三阴交穴从内向外直刺 0.5~1.0 寸，每日 1 次。

第二节 侵蚀性葡萄胎

侵蚀性葡萄胎又称"恶性葡萄胎"或"破坏性绒毛膜瘤",它和良性葡萄胎不同之处是:良性葡萄胎的病变局限于子宫腔内,而侵蚀性葡萄胎的病变则已侵入肌层或转移至近处或远处器官。肌层内的葡萄组织继续发展,可以穿破子宫壁,引起腹腔内大出血,也可侵入阔韧带内形成宫旁肿物。转移至阴道、肺,甚至脑部可导致病人死亡。据协和医院统计441例侵蚀性葡萄胎中429例(97.3%)明确继发于良性葡萄胎,因此可以说,侵蚀性葡萄胎基本继发于良性葡萄胎,故其发病率直接依赖于葡萄胎发病率及恶变率。侵蚀性葡萄胎多发生于良性葡萄胎排出后半年以内,故其发病年龄与良性葡萄胎相仿。良性葡萄胎发生恶变的原因至今尚不明确,但可能与下述两方面因素有关:一方面是母体免疫力(排斥异体细胞的能力)的降低,另一方面是葡萄胎滋养细胞的侵蚀能力的增强。侵蚀性葡萄胎不仅可有近处浸润,向两侧宫旁侵入阔韧带,并可穿出子宫前壁侵犯膀胱。而远处转移也占半数以上,其中以肺转移最为多见,其次是阴道转移,脑及脊髓转移亦有时可见。近年来,由于化疗药物的应用,侵蚀性葡萄胎的死亡率逐年下降,甚至基本无死亡。

本病在中医学中可归于"鬼胎""伪胎"的范畴。

一、临床表现

侵蚀性葡萄胎主要临床表现常是在葡萄胎排出后,阴道持续不规则出血,血或尿内 HCG 含量持续不正常或一度正常又转为不正常,胸部 X 线摄片可见肺内有小圆形阴影。

如有阴道转移,则可见有紫蓝色结节。侵蚀性葡萄胎侵蚀子宫肌层,穿破浆膜,可引起腹内出血,发生急性腹痛。但更多见的是葡萄胎在即将穿破浆膜时,大网膜常先移行过来,黏附于出血处,出血缓慢,病人仅感觉轻微腹痛。如侵蚀性葡萄胎侵入阔韧带内,则在阔韧带内可形成巨大肿物。侵蚀性葡萄胎很早就可以发生转移,常见于肺和阴道。肺转移可使病人有咳血,阴道转移如破溃可出现阴道大量出血,短期可致病人休克。

妇科检查时,侵蚀性葡萄胎病人子宫常有增大,其大小常和宫壁病变大小有关,但也有子宫内病变不大,而子宫异常增大的。这可能是由于大量雌激素刺激,子宫肌层增厚所致。子宫上病灶如已接近于浆膜面达一定大小时,可触到该处子宫向外突出,质软且有压痛。检查不慎可导致破溃出血,须谨慎。侵蚀性葡萄胎如发生在葡萄胎排出后不久妇科检查中也可摸到一侧或两侧黄素化囊肿,但不常见。黄素化囊肿发生扭转或破裂也可出现腹痛,需和腹内其他出血相鉴别。

二、辅助检查

(一) 血 β-HCG 测定

血 β-HCG 测定是诊断、监测疗效及随访之重要指标。葡萄胎排空后 84~100d,人流后 30d,自然流产后 19d,足月妊娠分娩后 12d,异位妊娠清除后 8~9d,β-HCG 值降至正常,若超过上述时间,应考虑侵蚀性葡萄胎或绒癌。

(二) B 型超声检查

B 超检查配合 HCG 测定可早期确诊。另外,B 超可诊断恶性滋养细胞肿瘤,也可观察治疗过程中病灶消退情况,估计疗效,并可探测远处转移灶。

（三）X线检查

X线检查主要用于肺部检查，如为恶性滋养细胞肿瘤肺部转移，宜进行动态观察，一般在治疗期间至少每月摄片1次，常为正位片，必要时须加摄侧位片，以了解肺部病灶大小及部位。肺部转移灶有时X线摄片阴性者，亦不排除肺转移可能，可在CT下发现病灶。

（四）刮宫检查

若刮出葡萄胎组织后，血或尿内HCG下降至正常范围，可确诊为残存葡萄胎。若刮不出水泡，或刮出少量葡萄胎组织，但术后HCG不下降，则可协助诊断为恶性葡萄胎。

（五）子宫碘油造影

作子宫碘油造影，若见子宫壁边缘不整齐，甚至可见有碘油进入肌层，则可有助于诊断。

（六）盆腔动脉造影

盆腔血管造影术在确诊良性及恶性滋养细胞肿瘤上具有一定价值。由于侵蚀性葡萄胎的病理特征为葡萄组织侵入子宫肌层，破坏血管，在肌层内形成动静脉瘘，故动脉造影可见静脉提前显影，子宫肌壁血窦中有圆形或半圆形（水泡）边缘锐利之充盈缺损。

三、诊断与鉴别诊断

（一）诊断

良性葡萄胎后患者如能密切系统随诊，尤其是定期追随尿或血内HCG含量，常可于症状出现前即可确诊恶变，若胸片或肺内有小圆形影或阴道出现紫色结节，一般诊断多无困难，必要时可采用多种辅助检查方法协助诊断。

（二）鉴别诊断

1. 残存葡萄胎

良性葡萄胎排出后，若仍有不规则阴道出血，妇科检查时子宫大而软，尿与血中HCG测定仍呈阳性，则应与恶性葡萄胎相鉴别。可行诊断性刮宫术，如刮出葡萄胎组织，术后HCG测定转为阴性，即可明确诊断。

2. 葡萄胎后再次妊娠

葡萄胎后再次妊娠一般均有再次停经史、妊娠反应等，但无阴道出血症状。妇科检查子宫大小与妊娠月份相符。妊娠试验由阴性转为阳性，但滴度符合正常妊娠，停经8~10周后，可行超声波检查以协助诊断。

3. 绒毛膜癌

良性葡萄胎流产后，出现不规则阴道出血，子宫不能如期复旧，较大而软。妊娠试验呈阳性反应。并出现其他部位转移症状与体征时，应与恶性葡萄胎相鉴别。恶性葡萄胎只发生在葡萄胎之后，而绒毛膜癌发病多在葡萄胎排出后1年以上，此外还可在流产、足月产、异位妊娠之后发生；病理检查无绒毛结构。

四、治疗

一般治疗：注意饮食，避免过劳，预防感染。
西医治疗；中医治疗。

（桂 欣）

第八章 妇科内分泌失调性疾病

第一节 高泌乳素血症

机体受到内外环境因素（生理性或病理性）的影响，血中催乳激素（PRL）水平升高，其升高值达到或超过 30ng/mL 时，称高泌乳血症（HPRL）。发生高泌乳血症时，除有泌乳外常伴性功能低下，女性则有闭经不孕等表现。若临床上妇女停止授乳半年到 1 年仍有持续性溢乳，或非妊娠妇女有溢乳伴有闭经者，称闭经-溢乳综合征（AGS）。HPRL 在妇科内分泌疾患中较常见，其发病率约 29.8%（12.9%~75%）。引起催乳激素增高的原因十分复杂。

一、催乳激素的来源和内分泌调节

PRL 来源于垂体前叶分泌细胞，妊娠和产褥期此种分泌细胞占垂体 20%~40%，其余时间占 10%。下丘脑分泌多巴胺，经门脉系统进入垂体抑制 PRL 的分泌。也有人认为下丘脑分泌 PRL 抑制因子（PIF）抑制 PRL 分泌。下丘脑的促甲状腺释放激素（TRH）在促使垂体释放促甲状腺激素（TSH）的同时又能促使 PRL 的释放。5-羟色胺亦可促使 PRL 的分泌。通常 PRL 的分泌是受下丘脑的控制和调节。正常情况下，PRL 主要受下丘脑的持续性抑制控制。

二、病因

正常情况 PRL 的分泌呈脉冲式释放，其昼夜节律对乳腺的发育、泌乳和卵巢功能起重要调节作用，一旦此调节作用失衡即可引起 HPRL。

（一）生理性高催乳素血症

日常的生理活动可使 PRL 暂时性升高，如夜间睡眠（2~6Am）、妊娠期、产褥期 3~4 周，乳头受吸吮性刺激、性交、运动和应激性刺激，低血糖等均可使 PRL 有所升高，但升高幅度不会太大，持续时间不会太长，否则可能为病理状态。

（二）病理性高催乳素血症

1. 下丘脑-垂体病变

垂体 PRL 腺瘤是造成高催乳素血症主要原因，一般认为大于 10mm 为大 PRL 腺瘤，小于 10mm 称 PRL 微腺瘤，一般说来血中 PRL 大于 250ng/mL 者多为大腺瘤，100~250ng/mL 多为微腺瘤。随着 CT、MRI、放免测定使 PRL 腺瘤的检出率逐年提高。微小腺瘤有时在临床长期治疗观察中才能确诊。

颅底炎症、损伤、手术，空泡蝶鞍综合征，垂体柄病变、压迫等亦可引起发病。

2. 原发性和（或）继发性甲状腺功能低下

由于甲状腺素分泌减少，解除了下丘脑-垂体的抑制作用，使 TRH 分泌增加，从而使 TSH 分泌增加，也刺激 PRL 分泌增加并影响卵巢与生殖功能。

（三）医源性高催乳血症

药物治疗其他疾病时往往造成 PRL 的增高。

1. 抗精神失常药物

氯丙嗪、阿米替林、丙咪嗪、舒必利、苯海索、罗拉、奋乃近、甲丙氨酯、胃复安、灭吐灵等，以上药物可影响多巴胺的产生，影响 PIF 的作用而导致 PRL 分泌增多。

2. 甾体激素

雌激素和口服避孕药可通过对丘脑抑制 PIF 的作用或直接刺激 PRL 细胞分泌，使 PRL 升高。

3. 其他药物

α-甲基多巴、利血平、苯丙胺、异烟肼、吗啡等也可使 PRL 升高。

(四) 其他疾病

亦可同时引起 PRL 的升高，例如：未分化支气管肺癌、肾上腺瘤、胚胎癌、艾迪生病、慢性肾衰竭、肝硬化、妇科手术、乳头炎、胸壁外伤、带状疱疹等。

(五) 特发性闭经-溢乳综合征

此类患者与妊娠无关，临床亦查不到垂体肿瘤或其他器质性病变，许多学者认为可能系下丘脑-垂体功能紊乱，促性腺激素分泌受到抑制，而 PRL 分泌增加。其中部分病例经数年临床观察，最后发现垂体 PRL 腺瘤，故此类患者可能无症状性潜在垂体瘤。所以对所有 HPRL 患者应定期随诊，早期发现肿瘤。

三、临床表现

(一) 月经失调-闭经

当 PRL 升高超过生理水平时，则对性功能有影响，可表现功能性出血、月经稀发以至闭经。有人报告 PRL 小于 60ng/mL 仅表现月经稀发，PRL 大于 60ng/mL 易产生闭经。月经的改变可能是渐进而非急剧的变化，病早期时可能有正常排卵性月经，然后发展到虽有排卵而黄体功能不全、无排卵月经、月经稀发以至闭经。

(二) 溢乳

溢乳的程度可表现不同，从挤压出一些清水或乳汁到自然分泌出不等量的乳汁。多数患者在检查乳房时挤压乳房才发现溢乳。有人报道，当 PRL 很高时则雌激素很低，而泌乳反停止，故溢乳与 PRL 水平不呈正相关。

(三) 不孕/习惯性早期流产史

(1) 高 PRL 血症伴无排卵，即使少数患者不闭经，但从 BBT、宫内膜活检及黄体酮测定均证实无排卵，所以常有原发不孕。

(2) 高 PRL 血症伴黄体功能不全，主要表现为：①BBT 示黄体期短于 12d，黄体期温度上升不到 0.3℃；②宫内膜活检显示发育迟缓；③黄体中期黄体酮值小于 5ng/mL。故高 PRL 血症患者易不孕，有习惯性早期流产史。

(四) 其他表现

若发病在青春期前，第 2 性征不发育。成年妇女可有子宫萎缩，性功能减退，部分患者由于雌激素水平低落而出现更年期症状。微小腺瘤（小于 1cm 直径）时，很少有自觉症状，肿瘤长大向上压迫视交叉时，则有头痛、视力障碍、复视、偏盲，甚至失明等。

四、诊断

（一）病史及体格检查

重点了解月经史、婚育史、闭经和溢乳出现的始因、诱因、全身疾病史和引起 HPRL 相关的药物治疗史。查体时应注意有无肢端肥大和黏液性水肿。妇科检查了解性器官和性征有无萎缩或器质性病变。乳房检查注意乳房发育、形态、有无肿块、炎症、观察溢乳（多用双手轻挤压乳房）溢出物性状和数量。

（二）内分泌检查

1. PRL 的测定

取血前患者至少 1 个月未服用激素类药物或多巴胺拮抗剂，当天未做乳房检查，一般在晨 8~10 点空腹取血，取血前静坐半小时，两次测定值均不低于 30ng/mL 为异常。药物引起的 HPRL 很少超过 80ng/mL，停药后则 PRL 恢复正常。当 PRL 大于 100ng/mL 时应首先除外垂体瘤可能性。一般认为 PRL 值的升高与垂体瘤体积呈正相关。巨大腺瘤出血坏死时 PRL 值可不升高。需指出的是目前所用 PRL 放免药盒仅测定小分子 PRL（MW25000），而不能测定大分子（MW5万~10万）PRL，故某些临床症状明显而 PRL 正常者，不能排除所谓隐匿型高泌乳素血症。

2. 其他相关内分泌测定

各种原发的或继发的内分泌疾病均可能与高泌乳血症有关。除测定 PRL 外应测 FSH、LH、E2、P，了解卵巢及垂体功能。TRH 测定除外原发性甲状腺功能低下，肾上腺功能检查和生长激素测定等。

（三）泌乳素功能试验

1. 泌乳素兴奋试验

（1）促甲状腺激素释放激素试验（TRH Test）：正常妇女 1 次静脉注射 TRH 100~400μg 后，25~30min PRL 较注药前升高 5~10 倍，TSH 升高 2 倍，垂体瘤不升高。

（2）氯丙嗪试验：氯丙嗪促进 PRL 分泌。正常妇女肌注 25~50mg 后 60~90min 血 PRL 较用药前升高 1~2 倍。持续 3h，垂体瘤时不升高。

（3）灭吐灵试验：该药为多巴胺受体拮抗剂，促进 PRL 合成和释放。正常妇女静注 10mg 后 30~60min，PRL 较注药前升高 3 倍以上。垂体瘤时不升高。

2. 泌乳素抑制试验

（1）左旋多巴试验：该药为多巴胺前体物，经脱羧酶作用生成多巴胺，抑制 PRL 分泌。正常妇女口服 500mg 后 2~3h PRL 明显降低。垂体瘤时不降低。

（2）溴隐亭试验：该药为多巴胺受体激动剂，强力抑制 PRL 合成和释放。正常妇女口服 2.5~5mg 后 2~4h PRL 下降达到 50%，持续 20~30h，特发性 HPRL 和 PRL 腺瘤时下降明显。

（四）医学影像学检查

1. 蝶鞍断层

正常妇女蝶鞍前后径小于 17mm、深度小于 13mm、面积小于 130mm^2，若出现以下现象应做 CT 或 MRI 检查：①风船状扩大；②双蝶底或重像；③鞍内高/低密度区或不均质；④平面变形；⑤鞍上钙化灶；⑥前后床突骨质疏松或鞍内空泡样变；⑦骨质破坏。

2. CT 和 MRI

可进一步确定颅内病灶定位和放射测量。

3. 各种颅内造影

包括海绵窦造影，气脑造影和脑血管造影。

（五）眼科检查

明确颅内病变压迫现象，包括视力、眼压、眼底检查等。

五、治疗

针对病因不同，治疗目的不同，合理选择药物和手术方式等。

（一）病因治疗

若病因是由原发性甲状腺功能低下引起的 HPRL，可用甲状腺素替代疗法。由药物引起者，停药后一般短期 PRL 可自然恢复正常，如停药后半年 PRL 仍未恢复，再采用药物治疗。

（二）药物治疗

1. 溴隐亭

为治疗高 PRl 血症的首选药物，它是麦角生物碱的衍生物，多巴胺受体激动剂，直接作用于下丘脑和垂体，抑制 PRL 合成与分泌，且抑制垂体瘤的生长使肿瘤缩小或消失。用药方法较多，一般先每日 2.5mg，5~7d，若无不良反应可增加到 5~7.5mg/d（分 2~3 次服），根据 PRL 水平增加剂量，连续治疗 3~6 个月或更长时间。一般治疗 4 周左右，血 PRL 降到正常。2~14 周溢乳停止，月经恢复。治疗期间一旦妊娠即应停药。

不良反应：治疗初期有恶心、头痛、眩晕、腹痛、便秘、腹泻，有时尚可出现直立性低血压等。不良反应一般症状不重，在 1~2 周内自行消失。

2. 溢乳停（甲磺酸硫丙麦角林）

20 世纪 80 年代新开发的拟多巴胺药物，其药理作用和临床疗效与溴隐亭相似，但剂量小，毒副作用少，作用时间长。目前已由天津药物研究院 1995 年完成 II 期临床研究，并开始临床试用，剂量每片 50μg。用法每日 25~50μg，1 周后无不良反应加量，根据 PRL 水平增加剂量，直至 PRL 水平降至正常。

3. 左旋多巴

左旋多巴在体内转化为多巴胺作用于下丘脑，抑制 PRL 分泌，但作用时间短，需长期服药。剂量每日 0.5mg，3 次/d，连续半年。大部分患者用药后 1 个月恢复月经，1.5~2 个月溢乳消失。此药对垂体瘤无效。

4. 维生素 B6 可抑制泌乳

其作用机理可能是作为多巴脱羧酶的辅酶，增加下丘脑内多巴向多巴胺转化，刺激 PIF 作用，而抑制 PRL 分泌。用法为每日 200~600mg，可长期应用。

5. 其他药物

长效溴隐亭（LA）注射剂每次 50mg，每日肌内注射 1 次，最大剂量可达 100mg。CV205-562（苯并喹啉衍生物）是一种新的长效非麦角类多巴胺激动剂，作用时间长达 24h。剂量每日 0.06~0.075mg。

(三) 促排卵治疗

对 HPRL 患者中无排卵和不孕者,单纯用以上药物不能恢复排卵和妊娠。因此除用溴隐亭治疗外,应配伍促排卵药物的治疗,具体方法有以下 3 种方式。

(1) 溴隐亭-CC-HCG。

(2) 溴隐亭-HMG-HCG。

(3) GnRH 脉冲疗法-溴隐亭。

综合治疗,除缩短治疗的周期并可提高排卵率和妊娠率。

(四) 手术治疗

对垂体瘤患者手术切除效果良好,对微腺瘤治疗率可达 85%。目前经蝶鞍显微手术切除垂体瘤安全、方便、易行,损伤正常组织少,多恢复排卵性月经。但对较大垂体瘤,因垂体肿瘤没有包膜,与正常组织界限不清,不易切除彻底,故遗留 HPRL 血症,多伴有垂体功能不全症状。因此有人建议对较大肿瘤术前选用溴隐亭治疗,待肿瘤缩小再手术,可提高手术疗效。如术后肿瘤切除不完全,症状未完全消除,服用溴隐亭等药物仍可获得疗效,术后出现部分垂体功能不全,PRL 仍高可用 HMG/HCG 联合治疗,加用溴隐亭等药物,若有其他内分泌腺功能不全现象,可根据检查结果补充甲状腺素、泼尼松等。

(五) 放射治疗

适用肿瘤已扩展到蝶鞍外或手术未能切除干净术后持续 PRL 高水平者。方法可行深部 X 线、^{60}Co、α 粒子和质子射线治疗,同位素 ^{198}Au 种植照射。

(六) 综合疗法

对那些 HPRL 合并有垂体瘤患者单纯手术或单纯放疗疗效均不满意。1988 年 Chun 报告垂体瘤单纯手术、放疗、手术后加放疗,肿瘤的控制率分别为 85%、50%、93%,而平均复发时间为 3、7、4.5 年。因此有人主张对有浸润性 PRL 大腺瘤先用溴隐亭治疗使肿瘤缩小再手术,术后加放疗,可提高肿瘤的治愈率。对溢乳闭经综合征患者,不论采用何种疗法均应定期随访检查,包括 PRL 测定和蝶鞍 X 线复查。

第二节 多囊卵巢综合征

多囊卵巢综合征 (PCOS) 是青春期少女和育龄期妇女最常见的妇科内分泌疾病之一,据估计其在育龄期妇女中的发生率为 5%~10%。1935 年 Stein 和 Leventhal 首次描述了多囊卵巢综合征,因此它又被称为 Stein-Leventhal 综合征。PCOS 在临床上主要表现为功能性高雄激素血症和不排卵,近年来发现继发于胰岛素抵抗的高胰岛素血症也是它的特征性表现之一。

1970 年以来,已对 PCOS 做了大量的研究工作,可是其发病机制迄今仍不清楚。20 世纪 70 年代发现许多 PCOS 患者的血清 LH/FSH 比值偏高,因此当时认为促性腺激素分泌紊乱是 PCOS 发病的主要原因。从 20 世纪 80—90 年代迄今对 PCOS 发病机制的研究主要集中在雄激素分泌过多和胰岛素抵抗方面。目前认为 PCOS 的发病机制非常复杂,H-P-O 轴紊乱、胰岛素抵抗、肾上腺皮质功能异常,一些生长因子和遗传因素都牵涉其中。

PCOS 不但影响生殖健康,而且还引起糖尿病、高血压、子宫内膜癌等远期并发症,对健康的危害很大。但是由于 PCOS 的发病机制尚不清楚,因此现在的治疗往往都达不到根治的目的。

一、病理生理机制

关于PCOS发病的病理生理机制,人们做了许多研究,提出了一些假说,如促性腺激素分泌失调、性激素分泌失调、胰岛素抵抗和遗传因素等。近年又发现,脂肪细胞分泌的一些激素也可能与PCOS的发生有关。

(一) 促性腺激素分泌失调和性激素分泌失调

卵巢合成雄激素受促性腺激素调节,LH刺激卵泡膜细胞分泌雄激素。20世纪70年代发现PCOS患者体内的LH水平异常升高,FSH水平相对偏低,当时认为PCOS患者体内过多的雄激素是促性腺激素分泌紊乱的结果。

PCOS患者体内过多的雄激素在周围组织的芳香化酶作用下转化成雌酮。与排卵正常的妇女相比,PCOS患者体内的雌酮/雌二醇比值偏高。雌激素对促性腺激素的分泌有反馈调节作用,过去认为雌酮/雌二醇的比值不同,反馈作用也有差异。当雌酮/雌二醇比值偏高时可引起LH分泌增加,从而加重PCOS的促性腺激素分泌紊乱。

过去认为在PCOS患者体内,促性腺激素分泌失调和性激素分泌失调相互影响形成恶性循环是PCOS发病的关键,因此当时把LH/FSH比值作为PCOS的诊断标准之一。目前认为,促性腺激素分泌失调和性激素分泌失调很可能只是PCOS的临床表现,因此新的PCOS诊断标准没有考虑LH/FSH比值。

(二) 胰岛素抵抗

胰岛素抵抗指机体对胰岛素不敏感,在正常人群中的发生率为10%~25%,在PCOS妇女中的发生率为50%以上。在胰岛素抵抗时,机体为代偿糖代谢紊乱会分泌大量的胰岛素,从而导致高胰岛素血症。PCOS患者往往同时存在高胰岛素血症和高雄激素血症,目前认为高胰岛素血症与高雄激素血症之间存在因果关系。

1. 在PCOS中高胰岛素血症引起高雄激素血症

由于人们观察到有胰岛素抵抗和高胰岛素血症的妇女常常有男性化表现,因此考虑胰岛素可能影响雄激素代谢。Taylor第一次提出有胰岛素抵抗的PCOS者体内过多的睾酮是高胰岛素血症直接作用于卵巢的结果。以后又有许多临床观察结果支持这一假说,部分或全部切除卵巢或用长效GnRH-A抑制卵巢雄激素合成后,胰岛素抵抗依然存在,高胰岛素血症没有得到改善。黑棘皮症患者在青春期就存在胰岛素抵抗和高胰岛素血症,可是在若干年后才能观察到血雄激素水平升高。因此,如果说高胰岛素血症与高雄激素血症之间存在因果关系,很可能是高胰岛素血症引起高雄激素血症。

近年来许多实验证实胰岛素对血雄激素水平具有一定的调节作用。这些实验一般采用高胰岛素——正常血糖钳夹技术或口服葡萄糖方法,使胰岛素水平在短期内迅速提高,结果发现无论是胰岛素水平正常的妇女还是高胰岛素血症患者的血雄激素水平都有不同程度的升高。笔者也发现高胰岛素血症患者体内的雄激素水平明显高于胰岛素水平正常的妇女,尽管她们体内的LH水平及LH/FSH差别无统计学意义,这提示胰岛素能刺激卵巢合成更多的睾酮,胰岛素水平升高可能会引起高雄激素血症。为研究慢性高胰岛素血症对雄激素合成的影响,一些实验用二甲双胍改善胰岛素抵抗降低胰岛素水平,结果发现睾酮水平也相应降低。口服二甲双胍并不影响血LH的脉冲频率和振幅、LH/FSH值、LH对LHRH的反应和体内性类固醇激素合成。这些研究的结果从反面进一步证实,胰岛素能增加卵巢雄激素的合成。

2. 高胰岛素血症引起高雄激素血症的机制

胰岛素增强细胞色素 $P_{450c}17\alpha$ 的活性，从而刺激卵巢雄激素的合成。细胞色素 $P_{450c}17\alpha$ 是一种双功能酶，同时有 17α-羟化酶和 17,20 裂解酶活性，是性类固醇激素合成的关键酶。在许多 PCOS 者的卵巢内，细胞色素 $P_{450c}17\alpha$ 的活性显著增强。二甲双胍能抑制肝糖原的合成，提高周围组织对胰岛素的敏感性，从而减少胰岛素的分泌，降低胰岛素水平。伴有高胰岛素血症的 PCOS 者口服二甲双胍 4～8 周后，血胰岛素水平降低，细胞色素 $P_{450c}17\alpha$ 的活性也显著降低，睾酮的合成也受到抑制。用控制饮食的方法改善肥胖型 PCOS 者的胰岛素抵抗做类似实验得到同样的结果。这表明 PCOS 者卵巢中细胞色素 $P_{450c}17\alpha$ 活性增强可能是高胰岛素直接刺激的结果。

高胰岛素增强胰岛素样生长因子-1（IGF-1）的生物活性。IGF-1 是一种能促进合成代谢的多肽，其结构类似于胰岛素。IGF-1 的作用是由 IGF-1 受体介导的，该受体在结构和功能上类似于胰岛素受体，与胰岛素也有一定的亲和力。另外体内还存在胰岛素和 IGF-1 的杂交受体，其两条链中一条来自胰岛素受体，另一条来自 IGF-1 受体，同胰岛素和 IGF-1 均有较高的亲和力。体内大多数 IGF-1 与 IGF 结合球蛋白（IGFBP）结合，只有少部分是游离的，具有生物活性。体内共有 6 种 IGFBP，其中 IGFBP-1 是由肝脏合成的，在调节 IGF-1 活性方面最重要。

IGF-1 能直接刺激卵泡膜细胞合成雄激素，也能协同 LH 的促雄激素合成作用。许多研究证明胰岛素能通过影响 IGF-1 系统促进卵巢雄激素的生物合成，这可能是高胰岛素诱发高雄激素的机制之一。体内升高的胰岛素则竞争性地结合于 IGF-1 受体或杂交受体，发挥类似 IGF-1 的生物学效应，从而促进卵巢雄激素的合成。

更多的研究表明胰岛素主要通过影响 IGFBP-1 的合成来促进卵巢雄激素的合成，胰岛素能抑制肝脏 IGFBP-1 的合成，提高卵巢组织 IGF-1 的生物活性，促进雄激素的合成。PCOS 者血胰岛素水平升高时，血 IGFBP-1 浓度明显降低。PCOS 者胰岛素抵抗得到改善，胰岛素水平降低后，血 IGFBP-1 会相应升高。

LH 主要作用于已分化的卵泡膜细胞，促进其合成雄激素。LH 是促进雄激素合成的最重要的因子，它能增强细胞色素 $P_{450c}17\alpha$ 的活性，促进雄激素的生物合成。体外实验发现胰岛素能协同 LH 促进卵巢雄激素的合成，这可能是高胰岛素血症引起高雄激素血症的又一机制。另外有学者认为胰岛素可能在垂体水平调节 LH 的分泌，从而增强卵巢雄激素的合成。

近年来的研究还表明，高胰岛素对雄激素代谢的调控不仅与直接参与卵巢雄激素的合成有关，而且还可能与影响性激素结合球蛋白（SHBG）合成有关。SHBG 是由肝脏合成的，与睾酮有很高的亲和力，而与其他性类固醇激素的亲和力则较低。体内大多数睾酮都与 SHBG 结合，只有小部分是游离的。被组织直接利用的只是游离的睾酮，而不是与 SHBG 结合的部分。因此，SHBG 能调节雄激素的生物利用度。

胰岛素能抑制肝细胞 SHBG 的生物合成，SHBG 降低能增加游离睾酮浓度，诱发高雄激素血症。青春期性成熟过程中常伴有胰岛素抵抗和高胰岛素血症，此时女孩体内 SHBG 水平偏低。生育年龄妇女中也发现血胰岛素水平与 SHBG 水平呈负相关，高胰岛素血症患者的血 SHBG 水平显著低于胰岛素正常的正常妇女。当高胰岛素血症患者的胰岛素抵抗改善后，胰岛素水平下降，SHBG 水平也明显升高。在离体培养的肝细胞中发现，胰岛素能直接抑制 SHBG 的生物合成。

高胰岛素血症引起高雄激素血症的机制非常复杂，一些脂肪细胞分泌的激素或因子也可能参与其中，如瘦素、脂联素和抵抗素等。

（三）肾上腺皮质与 PCOS

肾上腺皮质是雄激素的又一重要来源，由于 95% 以上的硫酸脱氢表雄酮（DHEAS）来自于肾上腺皮质，因此临床上把 DHEAS 水平作为衡量肾上腺皮质雄激素分泌的指标。研究发现一半以上的 PCOS 患者伴有 DHEAS 的分泌增加，这提示肾上腺皮质可能在 PCOS 的发病机制中发挥一定的作用。

有学者认为肾上腺皮质功能早现与 PCOS 的发生有关。作为第二性征的阴毛和腋毛是肾上腺皮质分泌的雄激素作用的结果，正常女孩在 8 岁以后，肾上腺皮质分泌的雄激素开始增加，临床上主要表现为血脱氢表雄酮和硫酸脱氢表雄酮水平升高及阴毛出现，这被称为肾上腺皮质功能初现。另外，青春期阴毛的出现称为阴毛初现。8 岁以前发生肾上腺皮质功能启动称为肾上腺皮质功能早现，许多研究发现肾上腺功能早现在 PCOS 的发病机制中可能扮演一定的角色。

（四）遗传因素

PCOS 具有家族集聚性。与普通人群相比，多囊卵巢（PCO）患者的姐妹更容易发生月经紊乱、高雄激素血症和多囊卵巢；PCOS 患者的姐妹发生 PCOS 的概率是普通人群的 4 倍左右；早秃是男性雄激素过多的临床表现，PCOS 患者的一级男性亲属有较高的早秃发病风险。目前许多学者认为遗传因素在 PCOS 的发病机制中起重要作用，但是 PCOS 的高度异质性却提示 PCOS 的遗传模式可能非常复杂。

目前国内外学者对 PCOS 的相关基因做了大量研究，其中包括类固醇激素代谢相关基因、糖代谢和能量平衡基因、与下丘脑和垂体激素活动有关的基因等。目前对调节类固醇激素合成和代谢的酶的基因研究较多。文献表明 PCOS 患者的 CYP11A、CYP17、CYP11B2、SHBG、雄激素受体、GnRH、LH、ISNR、IGF 和瘦素的基因都可以发生表达水平或单核苷酸多态性变化。虽然已对 PCOS 的遗传学做了很多研究，可是迄今仍未发现能导致 PCOS 的特异基因。目前发现的与 PCOS 有关的基因，只是对 PCOS 临床表现的严重程度有所修饰，而对 PCOS 的发生没有决定作用。疾病基因连锁分析和关联分析均不能证明这些基因与 PCOS 存在特异的遗传学关系。

随着遗传学的发展，人们发现人类疾病有半数原因与基因遗传有关，另一半则取决于基因组外遗传变化，这种基因组外遗传变化不改变遗传信息，但可导致细胞遗传性质发生变化，这就是表观遗传学。表观遗传调控可以影响基因转录活性而不涉及 DNA 序列改变，其分子基础是 DNA 甲基化以及染色质的化学修饰和物理重塑。大量的临床和基础研究结果表明环境因素在疾病发生、发展中有巨大的影响，而表观遗传调控在遗传因素和环境因素的互动关系中起着桥梁的作用。

PCOS 除了有高雄激素血症、排卵障碍和多囊卵巢以外，还常伴有胰岛素、血糖和血脂的变化，因此近年来人们认为 PCOS 也是一种代谢性疾病。饮食结构、生活方式可以影响 PCOS 的发生，控制饮食、增加锻炼、降低体重等措施能明显改善 PCOS 的症状，这提示 PCOS 的发生、发展与环境因素有密切关系。由于一直没找到导致 PCOS 的特异基因，因此笔者推测，PCOS 的发生可能是 PCOS 易感基因与环境因素共同作用的结果。也就是说，在环境因素的影响下，人体启动了表观遗传调控，PCOS 易感患者的相关基因表达发生了变化，从而导致了 PCOS 的发生。虽然目前关于其他代谢性疾病与表观遗传学关系的研究已经有了大量的报道，可是关于 PCOS 与表观遗传学变化关系的研究国内外却鲜有报道。

二、临床表现

PCOS 临床表现呈高度异质性，有月经稀发或闭经、多毛、痤疮、肥胖、黑棘皮症、多囊卵巢、不孕、LH/FSH 升高、血睾酮水平升高、血清性激素结合球蛋白（SHBG）降低和空腹胰岛素水平升高等。

（一）症状

1. 月经失调

月经失调是由排卵障碍引起的，多表现为月经稀发或闭经，少数可表现为月经频发或月经不规则。

2. 不孕

PCOS 是排卵障碍性不孕的主要病因，许多患者正是由于不孕才来就诊的。有统计表明，约75%的 PCOS 患者有不孕。

（二）体征

1. 肥胖

一半以上的 PCOS 患者有肥胖表现。体重指数 [BMI，体重（kg）/身高^2（m^2）] 是常用的衡量肥胖的指标。肥胖的标准为 BMI≥25。

腰臀围比（WHR）腰围/臀围，WHR 的大小与腹部脂肪的量呈正相关。根据 WHR 可以把肥胖分为两类：WHR≥0.85 时称为男性肥胖、腹部型肥胖、上身肥胖或中心型肥胖；WHR<0.85 时称为女性肥胖、臀股肥胖、下身肥胖或外周型肥胖。PCOS 多与男性肥胖有关。

2. 多毛、雄激素性脱发和痤疮

多毛、雄激素性脱发和痤疮是由高雄激素血症引起的。多毛是指性毛过多，妇女的性毛主要分布于上唇、下唇、腋下、胸中线、腹中线和外阴，雄激素水平过高时这些部位的毫毛就会变成恒毛，临床上表现为多毛。四肢和躯干的毛发生长受雄激素的影响较少，它们主要与体质和遗传有关，这些部位的毛发增多不一定与高雄激素血症有关。约 2/3 的 PCOS 患者有多毛。

临床上多用 Ferriman-Gallway 半定量评分法（即 FG 评分）来评判多毛的严重程度。Ferriman 和 Gallway 把对雄激素敏感的毛发分为 9 个区，根据性毛生长情况，分别评 0~4 分。对每个区进行评分，最后把 9 个区的评分相加作为总评分。如果总评分>7 分，则诊断为多毛。

雄激素性脱发为进行性头发密度减少，男女均可发生，但女性症状较轻。临床上表现为头顶部毛发变得稀疏，其病理特点是生长期毛囊与休止期毛囊比例下降，毛囊逐渐缩小，毛囊密度减少。

痤疮主要分布于面部，部分患者的背部和胸部也可有较多的痤疮。痤疮是高雄激素血症的一个重要体征，不少患者因面部痤疮过多而就诊。

3. 黑棘皮症

继发于胰岛素抵抗的高胰岛素血症患者常有黑棘皮症。黑棘皮症是一种较常见的皮肤病变，受累部位皮肤增厚成乳头瘤样斑块，外观像天鹅绒；病变皮肤常伴有色素沉着，呈灰褐色至黑色，故称为黑棘皮症。黑棘皮症多发生于皮肤皱褶处，如腋、颈部和项部、腹股沟、肛门生殖器等部位，且呈对称性分布。黑棘皮症评分标准如下。

0：无黑棘皮症。

1+：颈部和腋窝有细小的疣状斑块，伴有或不伴有受累皮肤色素沉着。

2+：颈部和腋窝有粗糙的疣状斑块，伴有或不伴有受累皮肤色素沉着。

3+：颈部、腋窝及躯干有粗糙的疣状斑块，伴有或不伴有受累皮肤色素沉着。

4. 妇科检查

可发现阴毛呈男性分布，有时阴毛可延伸至肛周和腹股沟外侧；阴道、子宫、卵巢和输卵管无异常。

(三) 辅助检查

1. 内分泌检查

测定血清促卵泡素（FSH）、黄体生成素（LH）、泌乳素（PRL）、睾酮、硫酸脱氢表雄酮（DHEAS）、性激素结合球蛋白（SHBG）、雌二醇、雌酮和空腹胰岛素。有月经者在月经周期的第3~5d抽血检测，闭经者随时抽血检测。

PCOS患者的FSH在正常卵泡早期水平范围，为3~10 IU/L。约60%患者的LH水平较正常妇女高，LH/FSH>2.5，如LH/FSH≥3，有助于诊断。多数患者的PRL水平在正常范围（25ng/mL），少部分患者的PRL水平可轻度升高（40ng/mL）。

妇女体内的睾酮水平往往升高，如伴有肾上腺皮质分泌雄激素过多时，DHEAS水平也可升高。一般来说，大多数PCOS患者体内的睾酮水平偏高（>0.55ng/mL），一半患者体内的DHEAS水平偏高。妇女体内的大多数睾酮是与SHBG结合的，只有少部分是游离的。当SHBG水平降低时，游离睾酮会增加，此时即使总睾酮在正常范围，也可有多毛和痤疮等表现。PCOS患者的SHBG水平往往较低。

PCOS患者的雌二醇水平往往低于雌酮水平，这是过多的雄激素在周围组织中转化成雌酮的缘故。

有胰岛素抵抗的患者空腹胰岛素水平升高，大于20mu/L。

2. 超声检查

已常规用于PCOS的诊断和随访，PCOS患者在做超声检查时常发现卵巢体积增大，皮质增厚，皮质内有多个直径为2~10mm的小卵泡。

3. 基础体温（BBT）

由于患者存在排卵障碍，因此BBT呈单相反应。

4. 腹腔镜检查

腹腔镜下见卵巢体积增大，皮质增厚，皮质内有多个小卵泡。

(四) PCOS临床表现的异质性

不同的PCOS患者，临床表现不完全相同。前面介绍的各种表现可以有多种组合，这些不同的组合均可以诊断为PCOS。

三、诊断标准

PCOS是一个综合征，因此严格来说没有一个诊断标准能完全满足临床诊断要求。目前，临床上最为广泛接受的诊断标准是2003年鹿特丹诊断标准。该标准是从1990年NIH诊断标准发展而来的，其依据的基础是10多年来的临床研究结果。鹿特丹诊断标准不可能是PCOS的最终诊断标准。随着对PCOS认识的深入，将来可能会在鹿特丹诊断标准的基础上修订出一个更好的诊断标准。由于国内缺乏大样本、多中心的PCOS临床流行病学资料，因此国内学者无法基于自己的资料建立一个适合中国人的诊断标准。目前国内多采用鹿特丹诊断标准。

(一) 排卵障碍的诊断

多数患者有月经稀发或继发性闭经，故排卵障碍不难诊断。如患者月经正常，则需要测定基础体温或做卵泡监测来了解有无排卵。

（二）高雄激素血症的诊断标准

女性体内雄激素有 3 个来源：卵巢、肾上腺皮质和周围组织转化。人体内的雄激素有雄烯二酮、睾酮、双氢睾酮、DHEA 和 DHEAS 等，任何一种雄激素水平的异常升高都可引起高雄激素血症的临床表现。目前临床上能常规测定的雄激素是睾酮，由于游离睾酮测定的技术要求高，因此国内包括上海市各医院只测定总睾酮。多数 PCOS 有总睾酮的升高，但总睾酮不升高并不意味着可除外高雄激素血症。

多毛是指性毛异常增多，单纯的临床诊断不需要做 FG 评分。上唇、颏、胸部中线、乳头周围、下腹中线等部位出现毛发即可诊断，阴毛增多也可诊断。脱发也是高雄激素血症的临床表现，但临床上较少见。

痤疮出现也是高雄激素血症存在的标志，单纯的临床诊断不需要做 Rosenfield 评分。反复出现的痤疮是诊断高雄激素血症的有力证据。

（三）多囊卵巢的诊断

由于卵巢体积也是多囊卵巢的诊断标准之一，因此在做超声检查时应同时测定卵巢的 3 个径线。该诊断标准不适用于正在口服避孕药的妇女，因为使用口服避孕药能改变正常妇女和 PCOS 妇女的卵巢形态。如果存在优势卵泡（>10mm）或黄体的证据，需在下个周期再做超声检查和测定基础体温。

（四）排除相关疾病

排除先天性肾上腺皮质增生、库欣综合征和分泌雄激素的肿瘤等临床表现相似的疾病，对诊断 PCOS 非常重要。当血睾酮水平 ≥1.5ng/mL 时应除外分泌雄激素的肿瘤，患者有向心性肥胖、满月脸等体征时应除外库欣综合征。当环丙孕酮/炔雌醇对降低雄激素的疗效不明显时，应考虑排除 21-羟化酶缺陷引起的不典型肾上腺皮质增生症。

高雄激素血症患者常规除外甲状腺功能失调的意义有限，因为其在高雄激素血症患者中的发生率并不比正常生育年龄妇女中的发病率高。在评估高雄激素血症患者时应常规测定泌乳素，目的是排除高泌乳素血症。需要注意的是许多高雄激素血症患者的泌乳素水平可处于正常范围的上限或稍微超过正常范围。严重的胰岛素抵抗综合征（如高雄激素血症-胰岛素抵抗-黑棘皮综合征或 Hairan 综合征）不难诊断，因为这些患者往往有典型的黑棘皮症。

（五）胰岛素抵抗

胰岛素抵抗在 PCOS 妇女中，无论是肥胖的还是不肥胖的，都很常见（高达 50%）。但基于以下理由鹿特丹标准并未把胰岛素抵抗列为 PCOS 的诊断标准。

（1）PCOS 妇女中所报道的胰岛素抵抗的发生率，因所使用试验的敏感性和特异性的不同以及 PCOS 的异质性而不同。

（2）缺乏标准的全球性的胰岛素分析。

（3）目前尚没有在普通人群中探查胰岛素抵抗的临床试验。公认的评估胰岛素抵抗的最佳方法是正常血糖钳夹试验，但该方法操作复杂，患者依从性差，因此只适于小样本的科学研究，不适于临床应用。

国内、外许多学者都通过计算 OGTT 试验的胰岛素水平曲线下面积与血糖水平曲线下面积比值，来评估胰岛素抵抗状况，可是该方法无法给出判断胰岛素抵抗的参考值，因此不能用于胰岛素抵抗的诊断。目前，临床上常用的诊断胰岛素抵抗的指标有胰岛素敏感指数（ISI）和 HOMA-IR，这两个指数都是根据空腹胰岛素水平和葡萄糖水平计算出来的。它们的优点是计算简便，患者依从性高；缺点是不能反映胰岛素水平的正常生理变化和 β 细胞的功能变化。目前使用的 ISI 和 HOMA-IR 的参考值不是来自大规模的多中心研究，因此其可靠程度令人质疑。

（4）目前缺少资料证明，胰岛素抵抗的指标可预测对治疗的反应，因此这些指标在诊断 PCOS 及筛选治疗方面的作用尚不明确。2003 年鹿特丹共识关于代谢紊乱筛选的总结如下。①对诊断 PCOS 来说没有一项胰岛素抵抗试验是必需的，它们也不需要选择治疗。②应该对肥胖型 PCOS 妇女做代谢综合征的筛选，包括用口服糖耐量试验筛选葡萄糖不耐受。③对不肥胖的 PCOS 妇女有必要做进一步的研究以确定这些试验的使用，尽管在胰岛素抵抗额外危险因素如糖尿病家族史存在时需要对这些试验加以考虑。

（六）鉴别诊断

1. 多囊卵巢

虽然患者的卵巢皮质内见多个小卵泡，呈多囊改变，但患者的月经周期规则、有排卵，内分泌激素测定无异常发现。

2. 库欣综合征

由于肾上腺皮质增生，肾上腺皮质分泌大量的皮质醇和雄激素。临床上表现为月经失调、向心性肥胖、紫纹和多毛等症状。内分泌激素测定：LH 在正常范围、皮质醇水平升高，小剂量的地塞米松试验无抑制作用。

3. 迟发性 21-羟化酶缺陷症

临床表现与 PCOS 非常相似，诊断的依据是 17-羟孕酮的升高和有昼夜规律的 ACTH-皮质醇分泌。

4. 卵巢雄激素肿瘤

患者体内的雄激素水平更高，睾酮多数>3ng/mL，男性化体征也更显著。超声检查可协助诊断。

5. 高泌乳素血症

患者虽有月经稀发或闭经，可是常伴有溢乳。内分泌激素测定除发现泌乳素水平升高外，余无特殊。

四、治疗

由于 PCOS 的具体发病机制尚不清楚，因此现在的治疗都达不到治愈的目的。PCOS 治疗的目的是解决患者的需求，减少远期并发症。

（一）一般治疗

对于肥胖的 PCOS 患者来说，控制体重是最重要的治疗手段之一。控制体重的关键是减少饮食和适当增加体育锻炼。一般来说不主张使用药物控制体重，除非患者极度肥胖。

1. 控制饮食

节食是治疗肥胖最常见的方法，优点是短时间内就可使体重下降。如果每天膳食能量缺乏 5 021kJ（1 200kcal），10~20 周后患者的体重就可以下降 15%。节食的缺点是不容易坚持，为了达到长期控制体重的目的，现在不主张过度节食。刚开始减肥时，每天膳食能量缺乏 2 092kJ（500kcal），坚持 6~12 个月体重可以下降 5~10kg。每天膳食缺乏 418kJ（100kcal）时，可以保持体重不增加。

在节食的同时，还应注意食物结构。建议患者总的能量摄入不低于 5 021kJ/d，其中 15%~30% 的能量来自脂肪，15% 的能量来自蛋白质，55%~60% 来自糖类。患者应不吃零食，少吃或不吃油炸食品和含油脂高的食品，多吃蔬菜和水果。喝牛奶时，应选择脱脂牛奶或脂肪含量少的牛奶。另外，每天的膳食还应保证提供足够的维生素和微量元素。

2. 增加体力活动

体力活动可以消耗能量，因此对控制体重有帮助。为降低体重，患者每天应坚持中等强度的体育锻炼60min。如果做不到上述要求，那么适当增加体力活动也是有意义的。步行或骑自行车1h，可以消耗能量251~836kJ（60~200kcal）。

每天坚持体育锻炼对很多人来说不现实。但是，每天适当增加体力活动还是可行的。为此建议患者尽量避免长时间的久坐少动，每天坚持有目的的步行30~60min（有条件的可以做中等强度的体育锻炼），这对控制体重很有帮助。

体重减少5%~10%后，患者有可能恢复自发排卵。体重减轻对改善胰岛素抵抗和高雄激素血症也有益，临床上表现为空腹胰岛素、睾酮水平降低，SHBG水平升高，黑棘皮症、多毛和痤疮症状得到改善。另外，控制体重对减少远期并发症，如糖尿病、心血管疾病、子宫内膜癌等也有帮助。

（二）治疗高雄激素血症

高雄激素血症是PCOS的主要临床表现。当患者有高雄激素血症，但无生育要求时，采用抗高雄激素血症疗法。有生育要求的患者，也应在雄激素水平恢复正常或下降后，再治疗不孕症。

1. 螺内酯

螺内酯又名安体舒通。该药原本用作利尿剂，后来发现它有抗雄激素的作用，所以又被用于治疗高雄激素血症。治疗方案：螺内酯20mg，每天3次，口服，最大剂量每天可用至200mg，连续使用3~6个月。在治疗的早期患者可能有多尿表现，数天以后尿量会恢复正常。肾功能正常者一般不会发生水和电解质的代谢紊乱。如果患者有肾功能损害，应禁用或慎用该药。在使用螺内酯时，往往会出现少量、不规则出血。由于螺内酯没有调节月经的作用，因此如果患者仍然有月经稀发或闭经，须定期补充孕激素，以免发生子宫内膜增生症或子宫内膜癌。

2. 复方口服避孕药

PCOS的雄激素主要来自卵巢，卵巢分泌雄激素的细胞主要是卵泡膜细胞。LH能刺激卵泡膜细胞分泌雄激素，当LH水平降低时，卵泡膜细胞分泌的雄激素减少。复方口服避孕药能负反馈地抑制垂体分泌LH，减少卵巢雄激素的分泌，因此可用于治疗多毛和痤疮。另外，复方口服避孕药还有调整月经周期的作用。

（1）复方甲地孕酮片：又称避孕片2号，每片含甲地孕酮1mg、炔雌醇35μg。治疗方案：从月经周期的第3~5d开始每天服用1片，连服21d后等待月经来潮。

（2）复方去氧孕烯片：为短效复方口服避孕药，每片复方去氧孕烯片含去氧孕烯150μg、炔雌醇30μg，治疗方案：从月经周期的第3~5d开始每天服用1片，连服21d后等待月经来潮。

（3）环丙孕酮/炔雌醇：为短效复方口服避孕药，每片环丙孕酮/炔雌醇含环丙孕酮2mg、炔雌醇35μg。由于环丙孕酮具有很强的抗雄激素活性，因此环丙孕酮/炔雌醇除了能通过抑制LH的分泌来治疗高雄激素血症外，还能通过环丙孕酮直接对抗雄激素来治疗高雄激素血症。总的来讲，环丙孕酮/炔雌醇的疗效优于复方甲地孕酮片和复方去氧孕烯片。治疗方案：从月经周期的第3~5d开始每天服用1片，连服21d后等待月经来潮。

3. 地塞米松

地塞米松为人工合成的长效糖皮质激素制剂，它对下丘脑-垂体-肾上腺皮质轴有负反馈抑制作用，对肾上腺皮质雄激素的分泌有抑制作用。如果患者体内的DHEAS水平升高，提示肾上腺皮质来源的雄激素增多，可给予地塞米松治疗。一般情况下较少使用地塞米松，往往在氯米芬疗效欠佳且 DHEAS 升高时才使用地塞米松。方法：地塞米松 0.5～0.75mg/d。一旦确诊怀孕，应立即停用地塞米松。为了避免肾上腺皮质功能受到抑制，地塞米松治疗时间一般不超过 3 个月。

4. 非那雄胺

非那雄胺是 20 世纪 90 年代研制开发的新一类 II 型 5α-还原酶抑制剂，其结构与睾酮相似，临床上主要用于治疗前列腺疾病，近年也开始用于治疗女性高雄激素血症。非那雄胺每片 5mg，治疗前列腺增生时的剂量是 5mg/d，女性用药的剂量需要摸索。

5. 氟他胺

氟他胺为非类固醇类雄激素受体拮抗剂。临床证据表明，其抗高雄激素血症的疗效不亚于螺内酯。用法：氟他胺 250mg/次，每天 1～3 次。抗雄激素治疗 1～2 个月后痤疮体征就会得到改善，6～12 个月后多毛体征得到改善。在治疗高雄激素血症时，一般至少治疗 6 个月才停药。在高雄激素血症改善后，改用孕激素疗法。患者往往在停止抗高雄激素血症治疗一段时间后又复发，复发后可以再选用抗高雄激素疗法。有学者认为没有必要在高雄激素血症缓解后仍长期使用抗高雄激素疗法。

(三) 治疗高胰岛素血症

1. 控制体重

对肥胖患者来说，治疗高胰岛素血症首选控制体重。控制体重的关键是减少饮食和适当增加体育锻炼。

2. 二甲双胍

能抑制肝糖原的合成，提高周围组织对胰岛素的敏感性，从而减少胰岛素的分泌。降低血胰岛素水平，是目前用于改善胰岛素抵抗最常见的药物。由于 PCOS 中胰岛素抵抗的发生率较高，因此从 20 世纪 90 年代以来二甲双胍越来越普遍地用于治疗 PCOS。治疗方案：二甲双胍 250～500mg，每天 3 次，口服。部分患者服用后有恶心、呕吐、腹胀或腹泻不适，继续服药 1～2 周后症状会减轻或消失，少部分患者会因无法耐受该药而终止治疗。

许多研究均报道二甲双胍能通过改善胰岛素抵抗来降低雄激素水平，促进排卵。因此，许多作者在联合使用二甲双胍和氯米酚治疗耐氯米酚的 PCOS 患者时取得了很好的疗效。可是，在对 1966—2002 年发表的有关文献分析后却发现，根据当时的资料无法确定二甲双胍治疗 PCOS 不孕症的疗效。二甲双胍也可用于无生育要求的育龄期 PCOS 患者，研究报道胰岛素抵抗和高雄激素血症可因此得到改善。无胰岛素抵抗的育龄期 PCOS 患者可否使用二甲双胍，尚有待进一步的研究。

青春期 PCOS 患者可否使用二甲双胍治疗，目前还存在很大的争议。理论上讲，二甲双胍能改善胰岛素抵抗，减少糖尿病和心血管疾病的发生率。可是糖尿病和心血管疾病多发生在 40 岁以后，青春期 P-COS 患者使用二甲双胍治疗 20 年（或以上）是否安全，根据目前的文献无法回答该问题。间断或短期使用二甲双胍与不使用二甲双胍有何区别一，目前也不清楚。

3. 罗格列酮

该药为噻唑烷二酮类药物，其主要功能是改善胰岛素抵抗，因此被称为胰岛素增敏剂。用法：罗格列酮 2～8mg/d。其疗效优于二甲双胍。罗格列酮可能有肝毒性作用，因此在使用期间应严密随访肝功能。目前，在治疗胰岛素抵抗时往往首选二甲双胍，如果二甲双胍疗效欠佳，则加用罗格列酮。对重度胰岛素抵抗，开始时就可以联合使用二甲双胍和罗格列酮。

改善胰岛素抵抗时首选饮食控制和体育锻炼，当饮食控制和体育锻炼效果不佳时才加用二甲双胍和罗格列酮。在药物治疗时应继续坚持饮食控制和体育锻炼，一旦确诊患者怀孕应停用二甲双胍或罗格列酮。

一般来说，一旦选用二甲双胍治疗，至少使用6个月。有学者一般在使用二甲双胍6个月后对患者进行评价，如果胰岛素抵抗得到改善，则停用二甲双胍。在停药随访期间，如果再次出现明显的胰岛素抵抗，则再选用二甲双胍治疗。

（四）建立规律的月经周期

如果多毛和痤疮不严重，且又无生育要求，可采用补充激素的方式让患者定期来月经，这样可以避免将来发生子宫内膜增生或子宫内膜癌。

1. 孕激素疗法

每月使用孕激素5~7d，停药后1~7d可有月经来潮。例如，甲羟孕酮8~12mg，每天1次，连续服用5~7d。甲地孕酮6~10mg，每天1次，连续服用5~7d。该方案适用于体内有一定雌激素水平的患者（如子宫内膜厚度≥7mm），停药后1周左右会有月经来潮。如果撤药性出血较多，可适当延长孕激素的使用天数。

孕激素疗法的优点是使用方便，患者容易接受。如果没有特殊情况，该方案可以长期使用。在采用孕激素治疗时，如果患者出现明显的高雄激素血症的临床表现，需要改用降雄激素治疗。如果患者有生育要求，可改用促排卵治疗。

2. 雌、孕激素序贯治疗

每月使用雌激素20~22d，在使用雌激素的最后5~7d加用孕激素。例如，戊酸雌二醇1~2mg，每天1次，连续服用21d；从使用戊酸雌二醇的第15d开始加用甲羟孕酮10mg，每天1次，连续服用7d。停药后1~7d有月经来潮。使用3~6个周期后可停药，观察患者下一周期有无月经自发来潮，如果有月经自发来潮可继续观察下去；如无月经自发来潮，则继续使用激素治疗。

由于许多PCOS患者体内的雌激素水平并不低，所以大多数情况下不需要采用此方案。如果患者体内雌激素水平偏低，单用孕激素治疗。患者的月经量偏少或无月经，可以选择该方案。

3. 雌、孕激素联合治疗

每月同时使用雌激素和孕激素20~22d。例如，戊酸雌二醇1~2mg，每天1次，连续服用21d；在使用戊酸雌二醇的同时服用甲羟孕酮4mg。停药后1~7d就有月经来潮。长期使用雌、孕激素联合治疗，患者的月经会逐步减少，如果停药后无月经来潮，应首先排除妊娠可能，如果没有怀孕则说明子宫内膜生长受到抑制，此时可改用雌、孕激素序贯治疗。雌、孕激素连续治疗3~6个周期后可停药，观察下一周期有无月经自发来潮，如果有月经自发来潮则继续观察下去；如无月经自发来潮，可继续使用激素治疗。

复方口服避孕药属于雌、孕激素联合治疗。由于复方口服避孕药使用方便，治疗高雄激素血症和多囊卵巢综合征的疗效好，因此临床上在考虑雌、孕激素联合治疗时往往选择复方口服避孕药。

（五）促卵泡发育和诱发排卵

仅适用于有生育要求者。无生育要求者一般不采用此治疗方法。为提高受孕的成功率，在促排卵之前往往先治疗高雄激素血症和胰岛素抵抗，使血睾酮、LH和胰岛素水平恢复至正常范围，增大的卵巢恢复正常，卵泡数减少。

1. 氯米芬

氯米芬为雌激素受体拮抗剂，它能竞争性地结合下丘脑、垂体上的雌激素受体，解除雌激素对下丘脑-垂体-卵巢轴的抑制，促进卵泡的发育。氯米芬为 PCOS 患者促卵泡发育的首选药。氯米芬治疗 PCOS 时，排卵成功率可高达 80%，但受孕率却只有 40%，目前认为受孕率低下与氯米芬拮抗雌激素对子宫内膜和宫颈的作用有关。

从月经周期的第 2~5d 开始服用氯米芬，开始剂量为 50mg，每天 1 次，连续服用 5d。停药 5d 开始进行卵泡监测。宫颈粘液评分，可了解氯米芬是否抑制宫颈粘液的分泌。超声检查，可了解卵泡发育情况和子宫内膜厚度。

一般停用氯米芬 5~10d 内会出现直径>10mm 的卵泡。如果停药 10d 还没有出现直径>10mm 的卵泡，则视为氯米芬无效。卵泡直径>10mm 时，应每 2~3d 做一次卵泡监测。当成熟卵泡直径>16mm 时，肌内注射 HCG6 000~10 000IU 诱发排卵，一般在注射 HCG36h 后发生排卵。

如果低剂量的氯米芬无效，下个周期可以增加剂量。氯米芬的最大剂量可以用到 200mg/d。不过，许多医生认为没必要使用大剂量的氯米芬（>100mg/d），有研究表明使用大剂量的氯米芬并不增加诱发排卵的成功率。当氯米芬治疗无效时，应改用 HMG+HCG。与 HMG 治疗相比，氯米芬治疗的受孕率较低，不易引起严重的卵巢过度刺激综合征（OHSS）。

如果氯米芬抑制宫颈粘液分泌，就表现为卵泡发育与宫颈粘液不同步。此时可加用戊酸雌二醇 1~2mg/d，以改善宫颈粘液。部分患者的宫颈粘液因此得到改善，但是也有许多患者无效。如果无效，则采用人工授精。肌内注射 HCG 前停用戊酸雌二醇。

如果氯米芬抑制子宫内膜的生长，就表现为卵泡发育与子宫内膜的厚度不一致。此时也可加用戊酸雌二醇 2mg/d，以刺激内膜生长。但是该治疗方法往往无效。临床上如果出现氯米芬抑制内膜生长的情况，往往改用其他药物治疗，如 HMG 等。对诊断为氯米芬抵抗的患者来说，加用地塞米松或二甲双胍可能有效。许多报道发现地塞米松或二甲双胍，尤其是二甲双胍，能提高氯米芬治疗的成功率。

氯米芬的不良反应有多胎和卵巢过度刺激。一般来说，氯米芬很少引起严重的卵巢过度刺激综合征，所以还是很安全的。

2. 他莫昔芬

与氯米芬一样也是雌激素受体拮抗剂，其作用机制与氯米芬相似，也是通过解除雌激素对下丘脑-垂体-卵巢轴的抑制，促进卵泡的发育。临床上较少使用他莫昔芬。从月经周期的第 2~5d 开始服用他莫昔芬 20~40mg，每天 1 次，连续服用 5d。用药过程中需监测卵泡的发育。当成熟卵泡的直径达到 18~20mm 时，肌内注射 HCG6 000~10 000IU，36h 后发生排卵。

他莫昔芬也可以抑制宫颈粘液的分泌和子宫内膜的生长。如果出现这些情况，可以参考氯米芬的处理方法。

3. 来曲唑

来曲唑是第三代非类固醇芳香化酶抑制剂，临床上主要用于治疗乳腺癌，近年来也开始用于诱发排卵的治疗。来曲唑能抑制雌激素的合成，减轻雌激素对下丘脑-垂体-卵巢轴的抑制作用，这是来曲唑诱发排卵的机制。用法：从月经周期的第 2~4d 开始服用来曲唑 2.5~7.5mg，每天 1 次，连续服用 5d。用药过程中需监测卵泡的发育。当成熟卵泡的直径达到 18~20mm 时，肌内注射 HCG6 000~10 000IU，36h 后发生排卵。

有研究表明来曲唑诱发排卵的成功率优于氯米芬，另外来曲唑没有对抗宫颈和子宫内膜的缺点。由于来曲唑半衰期短，因此有作者推测它可能对胎儿无不利影响。来曲唑用于诱发排卵的时间还很短，远期不良反应还有待于进一步的观察。

由于来曲唑治疗的资料还很少，因此临床上应慎用。

4. 人绝经期促性腺激素（HMG）

该药是从绝经妇女的尿液中提取的，每支含 FSH 和 LH 各 75U，适用于氯米芬治疗无效的患者。

从月经周期的第 2~5d 开始每天肌内注射 HMG，起步剂量是 1 支/天，治疗期间必须监测卵泡发育的情况。一般在使用 3~5d 后做第一次超声监测，如果卵泡直径>10mm，应缩短卵泡监测间隔时间。当 B 超提示优势卵泡直径达 16~20mm 时，停用 HMG，肌内注射 HCG5 000~10 000IU，48h 后复查 B 超了解是否排卵。

如果卵泡持续 1 周不增大，则增加剂量至 2 支/天。如果治疗 2 周还没有优势卵泡出现，应考虑该周期治疗失败。

HMG 治疗的并发症有卵巢过度刺激综合征（OHSS）和多胎妊娠。严重的 OHSS 可危及患者的生命，因此在使用 HMG 时应严密监测卵泡的发育，一旦发现有 OHSS 的征象，应立即采取适当的措施。当超声检查发现一侧卵巢有 3 个以上直径>14mm 的优势卵泡或卵巢直径>5cm 时容易发生严重的 OHSS，此时应建议患者放弃使用 HCG。在采用雌激素测定监测卵泡发育时，雌二醇浓度>2 000pg/mL 提示有发生 OHSS 的可能。

HMG+FSH 治疗可能对减少 OHSS 的发生有帮助。由于患者不同，具体用法也不相同。临床上应根据卵泡监测的结果调整剂量。

在使用 HMG 治疗前，如果发现卵巢体积大、卵泡数多，可以先用环丙孕酮/炔雌醇或 GnRH-a 治疗，待卵巢体积缩小后，再给予促排卵治疗。

使用药物怀孕的患者常有黄体功能不全，因此一旦确诊怀孕，立即给予黄体酮或 HCG 肌内注射。用法：黄体酮 20~40mg/d 或 HCG1 000~2 000IU/d。有卵巢过度刺激的患者，不宜采用 HCG 保胎。

5. 体外受精-胚胎移植术（IVF-ET）

当患者经上述治疗仍达不到怀孕目的时，可以选择 IVF-ET。

6. 未成熟卵泡体外培养

近年来未成熟卵泡体外培养也开始用于治疗 PCOS 引起的不孕，该方法的优点是可以避免 OHSS。

（六）手术治疗

由于手术疗效有限，因此近年来不主张手术治疗。手术治疗仅限于迫切要求生育且要求手术治疗的患者。在手术治疗后的 3~6 个月内，由于卵泡液的丢失，卵巢局部雄激素水平有所降低，所以患者可能有自发排卵。手术 6 个月后，卵巢局部雄激素水平又恢复至手术前水平，卵泡发育及排卵存在障碍，此时患者很难自然怀孕。

1. 腹腔镜下行皮质内卵泡穿刺及多点活检

术中注意避免过多使用电凝，否则会灼伤周围组织，从而影响卵巢的功能，引起卵巢早衰。

2. 经腹卵巢楔形切除术

此法是最早用于多囊卵巢的手术方法，由于术后输卵管、卵巢周围的粘连率高，近年来已被腹腔镜手术所替代。本手术楔形切除的卵巢组织不应大于原卵巢组织的 1/3，以免引起卵巢早衰。

第三节 多毛症

人体的毛发生长和分布与性别、家族、种族的不同而有明显差异。多毛症是指女性与同族同年龄的女性相比，在正常部位或异常部位的毛发过度生长、变粗、变黑。统计资料表明，多数患者体内雄激素增高。体毛的生长大致可分3种情况。

(1) 不受性激素影响的毛发：头发、睫毛、眉毛、前臂和小腿处的毛。
(2) 受性激素影响的毛发：腋毛、阴毛、四肢和下腹部。
(3) 受雄激素影响的毛发：面部胡须、耳毛、胸肩部、乳房之间、乳头周围、耻骨上三角、肛门周围、臀间、大腿、手足背等处。

若女性表现受雄激素影响毛发增多时，常伴其他男性性征，如喉结生长、阴蒂肥大、肌肉发达、乳房萎缩等症状。临床常见的女性多毛，除毛发有不同程度的生长外，月经生育等均正常，此种情况可能与家族遗传有关，称特发性多毛。少数多毛症潜在性内分泌功能紊乱或其他疾患，多毛只是以一种症状出现，应引起临床重视。

一、病因

(一) 遗传因素

少数女性体毛比正常人略多，甚至全身性多毛，毛发分布有男性倾向，多与遗传种族有关。可能体内毛囊对雄激素过于敏感所致。常为体质性多毛症，20%~50%有家族史，青春发育期常见。

(二) 中枢神经性因素

颅脑外伤，某些脑炎和多发生性脑脊髓硬化症等症有多毛。可能是大脑皮质或下丘脑损伤，产生雄激素过多所致，不伴男性化表现。

(三) 脑垂体肿瘤

促肾上腺激素分泌过多，引起肾上腺功能亢进，造成库欣综合征和肢端肥大症。以上两类患者都有多毛表现，但常伴身体其他重要改变。

(四) 肾上腺皮质增生或肿瘤

可有多毛表现。

(五) 卵巢疾患

多囊卵巢综合征、男性化肿瘤时，可出现多毛，但同时出现月经异常和不孕。

(六) 绝经后妇女

有轻度多毛现象。

(七) 医源性多毛症

长期服用含有雄激素类药物如苯妥英钠、米诺地尔、二氮嗪等。

综上原因，可见女性多毛症的直接发病原因与体内雄激素过多有关。有人研究，多毛妇女皮肤比正常妇女皮肤能利用更多的雄激素前体转化为有生物活性的雄激素，此种转化能力仅次于正常男性皮肤。

二、诊断

轻度多毛多为体质性,少数病例继发于神经内分泌变化。因此,首先通过以下各种手段除外合并其他病症。

(一) 病史

需注意中枢神经性疾患,如颅脑外伤、炎症和颅脑肿瘤病史以及长期服药史。数以月计的短期出现多毛,很可能肾上腺或卵巢产生男性化肿瘤。伴发月经紊乱病因在卵巢可能性大。若伴有库欣综合征,则病因在肾上腺。

(二) 体检

全面检查毛发生长情况,正常妇女有时可在上唇、鬓角、乳晕周围、腹部及四肢等部位有毛发,但需与原来毛发现象相对比,若比原来增粗,颜色变深,有潜在病因可能。如近来胸前、耻骨上三角、大腿内侧、腰骶部和背部毛发出现粗毛,耳鼻处亦出现粗毛,对临床诊断起重要作用。有时可出现秃顶和颞侧脱发。除注意毛发外,仍应注意其他男性性征的表现和外生殖器改变。妇科检查盆腔和卵巢是否存在肿块和卵巢异常增大。

(三) 化验检查

1. 尿激素代谢物测定

妇女 24h 尿 17-酮排量过高 (大于 20mg/24h) 伴有 17-羟类固醇排量同时增高,过多雄激素来自肾上腺可能性大。若尿中 17-酮排出量轻度增高 (小于 20mg/24h) 且 17-羟类固醇排出量在正常范围,则雄激素来源卵巢可能性大。先天性肾上腺皮质增生尿 17-酮及孕三醇排出量增高。

2. 血睾酮测定

正常妇女血睾酮值为 0.69~2.77nmol/L (0.2~0.8ng/mL),多毛症患者明显增高于此值,若血睾酮水平大于 6.93nmol/L (2ng/mL),应怀疑肾上腺或卵巢部位是否有产生雄激素肿瘤。有人提出从肾上腺或卵巢静脉直接取标本测睾酮水平诊断比较准确,此法较难,无临床实用价值。

3. 其他

地塞米松肾上腺抑制试验和绒毛膜促性腺激素临床兴奋试验用来鉴别多毛症患者,其雄激素来源是从肾上腺或卵巢。

(四) 放射线检查

颅骨蝶鞍 X 线检查、盆腔充气造影、B 超、CT 和 MRI 等现代化手段,寻找病因达到鉴别诊断目的。一般由于家族遗传性多毛症患者,患者雄激素多属正常。异常的雄激素过高通过以上手段查找多毛原因。

三、治疗

根据不同病因和病理进行治疗,基本上抑制雄激素的生成。

(一) 手术治疗

对颅内肿瘤、肾上腺、卵巢肿瘤手术切除,多囊卵巢综合征者行卵巢楔形切除。

(二) 药物治疗

单纯雄激素过多患者可采用口服避孕药,用法如正常口服避孕一样。它可抑制 LH 和 FSH 分泌,使依赖 LH 的卵巢雄激素产生减少,同时雌激素又使血浆中结合睾酮增多,故血中活性睾酮减少，此外能影响或阻断雄烯二酮转变为睾酮或阻断睾酮代谢为双氢睾酮，起抑制毛发生长和毫毛变为终毛作用。

该药不良反应：水肿、体重增加、恶心、乳房压痛、高血压、原有子宫纤维瘤增大。禁忌证有乳腺癌、妊娠、肝病、糖尿病、偏头痛、高血脂、血栓性静脉炎、血栓瘤及不明原因子宫出血、依赖性雌激素肿瘤等慎用。

用地塞米松 0.25mg，3~4 次/d，或泼尼松每日 5~7.5mg 来抑制肾上腺来源的雄激素的增多。

有时口服避孕药与地塞米松联合用药。但激素治疗对多毛效果较缓慢，需半年或半年以上。

醋酸塞普罗特隆作用于靶器官，与雄激素争夺结合部位，自月经周期第 5d 开始用药每日 100~200mg，共 10d。一般常同时加炔雌醇 50μg，保持月经周期规律，并防止妊娠。

(三) 其他

影响美观部位多毛，可用剃毛或脱毛剂，不宜人工拔除，以免感染，造成瘢痕，影响美观，电针凝法破坏毛囊也可考虑。

第四节 肥胖症

机体过量的脂肪堆积或脂肪组织与其他软组织的比例过高称为肥胖症。一般认为肥胖症是一种营养过剩造成的营养不良性疾病，也可视为是一种能量代谢紊乱性疾病。造成肥胖的原因不十分清楚，但进食过多，摄入热量超过机体消耗，多余的营养物质，则以脂肪的形式储存体内，使机体脂肪过多，脂肪组织增生是造成肥胖病的直接原因。

随着生活水平的提高和生活方式的转变，肥胖病的发病率逐渐增高，在城市妇女和独生子女中尤为突出。不论国内还是国外，当前肥胖病已成最广泛的较严重的威胁人民健康的疾病之一。有的学者提出目前其危害性仅次于吸烟对人类的危害。患肥胖症自然死亡率较高，易患糖尿病、高血压、冠心病、动脉硬化、痛风、胆石症等并发症。对感染抵抗力差，应激性能下降。

人的一生中易发生肥胖的时期：①婴幼儿期；②青春发育期；③成年 40 岁以后；④妇女妊娠哺乳期和绝经期。

一、诊断标准和计算方法

(一) 身高体重测量法

该法简单易行，标准体重 (kg)：身高 (不超过 165cm) −100；身高 (166~175cm) −105；身高 (175~185cm) −110。

正常人体重波动在此计算数的 ±10%，超过标准体重 25%~34% 者为轻度肥胖，超过 35%~49% 为中度肥胖，超过 50% 为重度肥胖。

(二) 体重指数测定法 (BMI)

$BMI = W(kg)/H^2(m)$；BMI 大于 26 为轻度肥胖，大于 28 为中度肥胖，大于 30 为重度肥胖。

(三) 精确判断

肥胖时应分别测量机体的脂肪含量最为准确。所以有人用同位素 85 氪、40 钾、42 钾稀释法测定人体脂肪含量。此法复杂需特殊仪器设备，故提出测量人体皮下脂肪的厚度来判断肥胖。用特制皮脂厚度测量器，压力保持 $10g/mm^2$ 用拇指及食指捏起皮肤皱襞，二指间距约 1.27cm，夹

2～3s 后，读了 mm 数。

1. 肱三头肌皮下脂肪测定

正常：男性 17～23mm；女性 24～30mm。

2. 肩胛下角皮下脂肪测定

正常：男性 12～15mm；女性 13～20mm。

3. 腹壁皮下脂肪测定

正常：男性 5～15mm；女性 12～20mm。

根据脂肪厚度应用以下公式算出身体密度：①公式：男性 D＝1.0913－0.0016×（肩胛下角＋上臂脂肪厚度）mm；女性 D＝1.0897－0.00133×（肩胛下角＋上臂脂肪厚度）mm；②由密度计算身体脂肪百分数：身体脂肪%＝（4.570÷身体密度－4.142）×100（以上为 Brozke 改良公式）。女性体内脂肪可达体重的 30%，男性为 20%，若男性脂肪大于体重的 25%，女性大于 30% 即为肥胖。

由此可以计算出身体净重量＝体重（kg）－脂肪重量（均）。利用以上计算方法可检查出那些体重虽然没有达到肥胖诊断标准，但身体内脂肪含量已超正常比例，亦可诊断为肥胖病。

二、病因及分类

过量进食，多余的热量在体内转化成脂肪积存是肥胖的直接原因，但以下许多因素亦是发病原因。

（一）遗传因素

临床发现许多患者有明显家族史。统计表明父母为肥胖者其子女的 60%～70% 为肥胖，若其父或母单方肥胖者，其子女的 40%～50% 为肥胖，研究发现为多基因遗传，其遗传率为 83.1%，同卵孪生儿体重近似。不同种族男女脂肪沉积部位也有所不同。

（二）进食过多

过量进食是造成肥胖的主要原因，每天摄入饮食的热量超过机体的消耗称之为入超。入超之热在体内转换成脂肪积存体内。久之则全身脂肪含量增高，最终发生肥胖病。入超可有以下 3 种情况。

（1）每天的饮食量超过机体的消耗。

（2）每天饮食量正常，但机体消耗减少。

（3）每天过度进食而消耗又减少。

在日常生活中以上 3 种情况均可见到。但以上情况为什么许多代谢正常人不发病，而个别人发生肥胖病，尚需进一步观察。

（三）社会因素和生活习惯

儿童肥胖病独生子女发病率较高。一般人错误地认为婴儿喂的越胖越好。不良饮食习惯、零食不断、糖果甜食过多、不必要的营养补品、缺乏体育锻炼等。都是致胖原因。有人在禁烟后，体重增加，这是由于烟草中尼古丁刺激分泌生长激素，后者有减肥作用，故禁烟应节制饮食。高级神经活动，在调节饥饿感和饱满感方面发挥作用，当精神紧张时易饥饿，进食多发生肥胖，当精神紧张缓解，食欲减少，自然体重下降。

（四）神经内分泌变化

神经内分泌变化往往存在肥胖病患者中，例如胰岛素分泌亢进、肾上腺功能亢进、性功能下降等，但还不是致胖原因。减肥后这些变化则恢复正常。临床上绝大多数肥胖患者属此类，故称单纯性肥胖。然而有些肥胖病是某些疾病的主要体征，当病因得到控制则肥胖表现自然消失，称为继发性肥胖。

三、临床表现

（一）单纯性肥胖

一般轻度中度肥胖往往无明显自觉症状，随着肥胖程度加重，上楼气喘，体力活动不便易疲劳、腰酸腿痛、喜静不喜动、终日卧床不起、嗜睡、多食善饥，男性性欲减退，女性月经稀少、甚至闭经。

此型肥胖发病多在机体发生内分泌重大变化期，例如青春期、孕期和更年期。脂肪沉积全身较为均匀分布，随着饮食控制加强锻炼等减肥措施，体重可明显下降，从肥胖开始即酝酿许多重要合并症，例如糖尿病、高血压、动脉硬化、冠心病、胆石症、痛风等。严重肥胖可出现肺心综合征，即因肥胖通气功能不足，循环负担过重，最后可出现呼吸循环衰竭。

肥胖病可存在不少内分泌变化：例如早期胰岛素分泌增多，晚期分泌不足，肾上腺皮质增生。生长激素分泌低下等。以上变化随减肥成功后可恢复正常。

（二）继发性肥胖病

少数患者肥胖病是由于内分泌或新陈代谢障碍造成，肥胖病是这些疾病的一个主要体征，常见有以下几种情况。

1. 下丘脑性肥胖

当患有颅咽管瘤、脑膜炎后遗症、颅底损伤等病变，损伤下丘脑腹内侧核附近食欲中枢或因下丘脑、垂体间功能失调，失去对食欲中枢控制，出现贪食症而致发胖。

其发胖特点：脂肪多集中在乳房、臀部、下腹部及大腿内侧。常伴有性功能低下、闭经、生殖器发育不全或萎缩、周身发育呈幼稚型、感觉迟钝、思想缓慢、故称肥胖性生殖无能性营养不良综合征。

2. 肾上腺皮质功能亢进

肾上腺皮质增生或肿瘤，垂体嗜碱性细胞瘤造成的 ACTH 过量分泌，造成继发性肾上腺皮质功能亢进，主要为糖皮质激素代谢异常，通过糖原异生和蛋白质转化为脂肪，过量脂肪堆积。

发胖特点：脂肪堆积主要颜面部、颈躯干部，四肢不受影响，由于蛋白代谢障碍、肌肉萎缩、皮下紫纹现象。此外表现高血压、闭经、性器官萎缩、女性性征退化，进而表现多毛、声音嘶哑、阴蒂肥大、痤疮等男性性征。血皮质醇高、尿 17-酮排泄率正常或偏高。空腹血糖高，糖耐量曲线不正常。钙磷代谢障碍，表现骨质疏松，血磷高、血钙低、尿钙增多。

3. 性腺功能异常

体重与性腺功能轴关系密切，一般认为青春期当体重达 47kg 后月经来潮。过重垂体促性腺激素分泌减少，性腺功能低下，出现闭经，而当体重减轻后月经则复现。

卵巢功能不全：常伴发肥胖病，例如多囊卵巢综合征，血浆游离雄激素过多，刺激食欲中枢产生贪食现象而呈发胖。肥胖患者雌激素代谢异常，血中雌酮增高，游离雌二醇增高，与球蛋白结合的雌激素水平降低。肥胖患者常患子宫内膜癌，可能由雌激素长期刺激子宫内膜所致。

4. 甲状腺功能低下

过去误认为甲状腺功能低下，基础代谢率低，易形成肥胖，实际机能低下常为黏液性水肿，大部分是组织积液的结果,常与真正肥胖混淆。此时临床上伴有怕冷、无力、食欲低下等症状。

四、诊断与鉴别诊断

掌握前面提到的诊断肥胖标准,故诊断不存在问题,在此说明的是,所谓标准体重是引用国外或其他地区的统计资料,不能把它绝对化,因为人类体内脂肪的多少和沉积部位,与种族、性别、地区和年代等有所不同。因此诊断时应着重因肥胖引起体内的异常变化和危害,对以后的治疗更有实际意义。鉴别诊断中主要应将单纯性肥胖和继发性肥胖正确区分开来。后者病程早期难以与前者区分,因此需做各种医学检查工作,有的患者需严密观察,才能最后得出正确诊断。

五、治疗

继发性肥胖需病因治疗。单纯性肥胖患者的治疗应从以下各方面努力。

(一) 饮食管理

主要解决肥胖患者饮食上每天入超问题。

1. 制定低热量、高蛋白、低脂肪和低碳水化合物的食谱

治疗前热量的规定应根据病情、年龄、劳动强度各方面的具体情况来定。一般成年患者进食热量从每日5024kJ开始,逐渐降到1675kJ为止。治疗期间患者应熟悉各种食品的单位热值,以便随时计算热量的摄取。在此管理情况下,为了满足饱腹感可选有低碳水化合物低热量的蔬菜充饥。每天蛋白质和各种维生素的摄取不容忽视。患者合作,食谱每天总热量可定在1675～2512kJ水平。一个中等肥胖患者如此可每周体重下降0.5kg,每月下降2kg,治疗就算满意。本减肥方案使患者感到轻松有力,维持正常体力及脑力活动。

2. 间歇饥饿疗法

若低热量食谱疗效欠佳,可在原食谱的基础上,每周完全禁食24h,饮水不限。常规进餐时间可用一个苹果充饥。坚持下来1年可减轻体重10kg。必须强调的是饥饿日前后1d禁止过多进食,以免抵消疗效。

3. 全饥饿疗法

即10～14d内全部禁食,只允许饮水,每日补充鸡蛋蛋白40～60g,以免过度消耗体内蛋白质。最初1～2d感到不适,3～4d后饥饿感及食欲消失;偶有血压下降,心律不齐。平均每日体重可下降0.5kg。此疗效肯定,但必须患者具有信心和配合治疗。治疗后仍以低热量食谱维持才能巩固疗效。

(二) 体育锻炼增加脂肪消耗治疗

该治疗手段仅次于饮食管理,与饮食管理治疗肥胖起到相辅相成作用。可适合轻微肥胖而不愿接受饮食管理的患者。体育锻炼能促进脂肪的分解,促进肌肉蛋白的合成,改变糖耐量,降低胰岛素分泌。为了取得运动减肥的良好效果不论何种锻炼方式,应注意运动强度。有人推荐"170-年龄=运动时心率"的公式。作为运动强度的参考,对老年患者1h的散步,爬楼梯、爬山、划船等都是良好的运动方式。有人测算平地散步半小时可消耗热量419kJ,坚持1个月可使体重下降0.5kJ年约为6kg,对一个肥胖患者是一个可观数字。

(三) 药物治疗

目前在减肥过程,药物治疗不占重要地位。因为目前尚未找到理想减肥药物。而且可使患者对药物治疗产生心理依赖,忽视饮食管理治疗和体育锻炼。

1. 苯丙胺类药物

此类药物主要抑制食欲，促进肌肉细胞摄取葡萄糖，抑制甘油三酸酯合成。开始用 5mg 每日 2~3 次逐渐加大到 10mg 3 次/d。长期连续用药易成瘾，合并有高血压、冠心病、糖尿病的肥胖患者禁用此药。

2. 芬氟拉明

抑制食欲，能减少脂肪吸收促进脂肪分解，降低血糖。用法 20mg 2 次/d，以后增加 3~4 次/d，8~12 周为一疗程。其不良反应为大便次数增多、腹痛、头痛、嗜睡、恶心夜尿增多等。

药物治疗肥胖过程，过去曾利用甲状腺素片提高基础代谢，达到减肥目的。利用利尿剂利尿达到降低体重的目的。这些药物可以暂时起到降低体重，但都不符合肥胖致病机理，而且产生许多不良反应现已不用。

(四) 外科手术

对应用以上治疗方法，效果不佳患者，有人利用空肠与末端回肠吻合短路手术，减少食物营养成分吸收，达到减肥目的。术后可能严重脱水和电解质紊乱，需严密监护。体重在术后第 1 年下降最快，第 2 年下降速度减慢，第 3 年下降速度只维持在第 1 年下降速度的 1 倍以上。术后可产生严重营养不良，肝脂肪变性、肝硬化、肾结石、维生素缺乏和贫血。因此选用此手术时应当慎重。

六、预防

肥胖症的治疗往往不令人满意，这是因为治疗方案选择不当，治疗期间痛苦太大失去信心，或治疗后不能坚持，体重反弹等。所以提出预防比治疗还要重要，有人提出预防肥胖应从胎儿妊娠时期开始。新生儿直到 5 岁幼儿期机体最富生长力，营养过度丰富，促使脂肪组织和脂肪细胞增生肥大。将为终生脂肪库容量增大打下解剖学基础。新生儿 4~5 个月期间脂肪组织约占体重 25% 以上，直到 1 岁脂肪组织才与其他组织并行增长，抓好这一时期正确的喂养，预防不必要的过度营养有其重要意义。

统计证明肥胖患者约 1/3 的有儿童期肥胖史，而肥胖儿童约 80% 到成年仍是胖人。儿童期肥胖治疗较成人困难，因为此期间尚应兼顾生长发育问题。预防的重点是建立正确进食习惯，避免过多的甜性零食，禁止暴饮暴食。从儿童期开始培养体育锻炼，防止饮食上的入超行为。尤其是青春期，妊娠哺乳期。绝经期和进入老年，注意饮食习惯，以免肥胖的产生。

第五节　女性性早熟

女性性早熟是指女性任何一个性征出现的年龄、早于正常人群平均年龄的 2 个标准差（一般来说，女孩在 8 岁以前），即性征提前出现。临床上分为真性性早熟和假性性早熟两大类：真性性早熟是指患者下丘脑-垂体-卵巢轴的功能提前激活，有排卵性月经周期和生育能力，又称中枢性性早熟或完全性性早熟；假性者无排卵，是来源于其他方面的雌激素，刺激了乳腺及子宫内膜，引起单纯的乳房早熟或子宫出血。其他方面的雌激素包括外源性雌激素，如误服含雌激素的药物（口服避孕药）、含雌激素的保健品等以及可能存在的内源性分泌雌激素的肿瘤如卵巢细胞瘤等，又称不完全性性早熟。真性性早熟和假性性早熟病因不同，处理原则也有区别，因此，鉴别二者非常重要。

由于生活水平的提高，滋补品摄入增多等原因，儿童进入青春期以及达到性成熟的年龄，在世界范围内有逐渐提前的趋势,因此,正常的性成熟与儿童的性早熟,有时在年龄上很难界定一个分界线。

一、女性真性性早熟

(一) 病因及发病机制

女性真性性早熟病因有特发性(或称体质性)和器质性两类。80%~90%属于体质性,找不到明显原因。

1. 特发性

女性下丘脑-垂体-卵巢轴的功能在胎儿时即已建立,儿童期只是停留在抑制状态,当这种抑制状态被解除时,青春期发育即提前。目前,为什么下丘脑-垂体-卵巢轴的抑制状态被提前解除,尚无定论。

2. 器质性

脑部肿瘤、炎症、创伤、下丘脑病变、松果体疾病和药物等引起。

(二) 临床表现

(1) 提前出现的女性性征发育,阴道出血、乳房发育,臀部变宽,阴毛及腋毛的长出。

(2) 骨龄提前2年以上。

(3) 性早熟同时伴随身体的发育和生长加速使身体增高和肌肉发育加快,骨骺提前闭合以及较早的生长停止。

(三) 诊断依据

1. 病史及临床表现

询问性征发育、阴道出血情况等,有无服用内分泌药物。

2. 体格检查

包括身高、体重、指间距、骨骼检查、基础体温等。

3. 血激素水平的测定

雌激素水平升高,FSH和LH水平增高,有周期性波动,有助于鉴别真性和假性性早熟。

4. 阴道细胞涂片

观察角化细胞指数。

5. 其他

性成熟越早,进展越快,肿瘤的可能性越大。

(四) 治疗

需抑制已经激发的下丘脑-垂体-卵巢轴,停止卵泡发育,减少雌激素分泌。治疗应针对具体病因而定,如有卵巢或肾上腺皮质肿瘤就必须手术治疗。可供选择的方法仅有长效甲孕酮注射或口服甲羟孕酮。GnRH费用昂贵,注射不方便,目前难以推广。

另外,要除外一切显而易见的导致性早熟的原因,如有无误服内分泌药物等。对于性早熟的儿童在积极检查和治疗的同时,还应实施适当的性教育,让他们懂得性成熟是自然现象,同时应了解到真正性早熟的女孩已经具备了生育能力,需要注意防范受孕的可能。

二、女性假性性早熟

(一) 病因及发病机制

由于其他原因所致的雌激素增多造成性早熟。

1. 外源性雌激素

口服避孕药,含雌激素的保健品或化妆品。

2. 内源性雌激素

来自卵巢颗粒细胞分泌的雌激素。

3. 乳房早熟

单纯乳房发育,单侧或双侧,病因不明。

4. 原发性甲状腺功能减退

原发性甲状腺功能减退时,促甲状腺激素水平升高,可能影响促性腺激素,出现第二性征发育。

5. McCune Albright 综合征

是一种先天性、全身性、多发性骨纤维发育不良疾病,常伴无排卵月经。

(二) 临床表现

(1) 单纯乳房早熟患者无阴道出血,外源性雌激素致乳晕着色较深。
(2) 骨龄不提前。
(3) 生殖器不发育。
(4) McCune Albright 综合征有其典型的临床表现。

(三) 诊断

包括临床表现、实验室及特殊检查、病理。

1. 临床表现和体格检查

见上所述。

2. 雌激素

不高。

3. 其他激素

检测甲状腺激素、肾上腺激素,排除其他原发病。

(四) 治疗

(1) 寻找雌激素来源,并停止接触。
(2) 内源性雌激素,如卵巢肿瘤分泌,须手术切除肿瘤。
(3) 单纯性乳房发育无特殊治疗,但应密切观察,是否真正发展为真性性早熟。
(4) 甲低者补充甲状腺激素,McCime Albrighi 综合征给予对症治疗。

第六节 卵巢早衰

一、概述

卵巢早衰（POF）是指初潮年龄正常或青春期延迟，第二性征发育正常的女性在40岁之前出现闭经，尿促卵泡素（FSH）及黄体生成素（LH）水平升高，雌激素水平降低的一种综合征。

目前对卵巢早衰的确切病因尚不清楚，认为与遗传性因素、染色体异常、自身免疫功能异常、代谢异常、医源性及感染性因素等有关。染色体异常多以性染色体数目、结构异常为多见。卵巢早衰患者卵巢活检中发现卵巢内存在原始卵泡、初级卵泡和生长卵泡，各级卵泡周围存在淋巴细胞和白细胞浸润，体内出现抗卵巢抗体（AoAb）、抗透明带抗体、抗颗粒细胞抗体等。半乳糖血症、放疗、化疗、盆腔手术影响卵巢血供，幼女腮腺炎、严重的盆腔结核、淋菌性和化脓性盆腔炎等疾病也可引起卵巢损害，致卵巢功能破坏而发生卵巢早衰。烟草含多环芳香烃，可促进卵巢 Bax 基因表达，促进卵母细胞破坏、卵泡凋亡，导致卵巢早衰发生。

二、诊断与鉴别诊断

（一）诊断要点

1. 病史

40岁前闭经，伴有低雌激素所致的潮热、出汗、烦躁、失眠等症状。

2. 妇科检查

子宫缩小，阴道黏膜变薄、潮红，阴道干燥。

3. 辅助检查

血清 FSH 大于 40U/L，FSH 水平明显高于 LH，卵巢功能低下时首先表现为 FSH 升高，早期 LH 并无明显变化，E_2 小于 146.4pmol/L（40pg/mL）（两次检查间隔1个月以上）。阴道脱落细胞检查提示卵巢功能低下。B 超检查示卵巢缩小。腹腔镜检查见卵巢萎缩。活检可见卵巢间质细胞纤维化，始基卵泡明显减少。

（二）鉴别诊断

1. 多囊卵巢综合征

患者也可表现为闭经、不孕，但多有肥胖、多毛、痤疮等，血中雄激素水平升高，B 超示双侧卵巢呈多囊样改变。

2. 高催乳素血症

患者也可表现为闭经、不孕，阴道分泌物减少，性欲减退，妇检也可出现阴道壁变薄或萎缩，但多伴有溢乳、头痛、眼花、视觉障碍等，血中 LH、FSH 虽有增高，但主要为 PRL 增高，超过正常水平，必要时须行蝶鞍 CT 或 MRI 检查明确是否存在微腺瘤或腺瘤。

三、治疗

偶有卵巢早衰患者在未经治疗情况下可自然缓解，甚至受孕。卵巢早衰的治疗理念是卵巢功能的恢复、保存、替代。目前对恢复卵巢功能尚无有效方法，通过卵巢低温冷冻保存或自体、异体卵巢移植尚处于研究中。采用雌、孕激素人工周期的替代疗法是目前常用的方法。替代疗法配合卵子捐赠可使卵巢早衰妇女获得妊娠生育的机会。

（一）对症治疗

加强锻炼，注意饮食平衡，适当补充多种维生素及矿物质，钙剂可减缓骨质丢失，如氨基酸螯合钙，每日口服1粒（含1g）。

（二）激素替代治疗（HRT）

雌激素对中枢的负反馈作用可抑制促性腺激素（Gn）的分泌，雌激素可直接作用于卵巢，使颗粒细胞增殖，卵巢对FSH的感受性增加，LH受体增加，因而有助于卵泡发育、成熟。孕激素使增生期子宫内膜转为分泌期。用药须合理、规范，且须定期监测，可将雌激素的有害因素降至最低限度。但妊娠、不明原因子宫出血、血栓性静脉炎、胆囊疾病、肝脏疾病、乳癌病史、复发性血栓性静脉炎病史或血栓、血管栓塞疾病等则禁用本疗法。

1. 制剂及剂量的选择

主要药物为雌激素，常同时使用孕激素。剂量应个体化，以最小有效量为佳。

（1）雌激素制剂：按化学结构可分为天然雌激素和合成雌激素，原则上应选择天然制剂。天然雌激素主要包括雌酮、雌二醇和二者各自的结合型以及妊马雌酮。合成雌激素主要为己烯雌酚。

结合雌激素片（妊马雌酮，倍美力）：为天然雌激素，剂量为每日口服0.625~1.25mg。

微粒化雌二醇：是天然雌激素，每日口服1~2mg。

己烯雌酚：为合成雌激素，每日口服0.5~1mg。

（2）孕激素制剂：最常用的是甲羟孕酮，为合成孕激素，每日口服2.5~5mg。其他药物有黄体酮胶丸，为天然孕激素，每日口服100~200mg。

2. 用药途径及方案

（1）口服：主要优点是血药浓度稳定，改善血脂。但对肝脏有一定损害，还可刺激产生激素底物及凝血因子。口服法方案如下。

雌激素+周期性孕激素：雌激素每周期应用21~25d，后12~14d加用孕激素，每周期停用6~8d。模拟自然月经周期，可预测撤药性出血。

雌激素+连续性孕激素：每日同时口服雌激素及孕激素，不发生撤药性出血，但可发生不规则淋漓出血。

（2）胃肠道外途径：能解除潮热，防止骨质疏松，但尚未证明能否降低心血管疾病发生率。

经阴道给药：常用药物有妊马雌酮，0.3~0.625mg，每周2~7次；17β-雌二醇，1.0mg，每周1~3次。主要用于治疗下泌尿生殖道局部低雌激素症状。

经皮肤给药：包括皮肤贴膜及涂胶，主要药物为17β-雌二醇，每周1~2次。可提供恒定的雌激素水平，方法简便。

3. 不良反应及危险性

（1）子宫出血：HRT时的异常出血，多为突破性出血所致，但必须高度重视，查明原因，必要时做诊断性刮宫以排除子宫内膜病变。

（2）性激素不良反应：雌激素，剂量过大时可引起乳房胀、白带多、头痛、水肿、色素沉着等，应酌情减量，或改用雌三醇。孕激素的不良反应包括抑郁、易怒、乳房痛和水肿，患者常不易耐受。

（3）子宫内膜癌：单一雌激素的长期应用，可使子宫内膜异常增生和子宫内膜癌危险性增加，此种危险性依赖于用药持续时间长短及用药剂量的大小，强调雌孕激素联合使用，可降低

(4) 乳癌：据流行病学研究，雌激素替代治疗短于 5 年者，并不增加乳癌危险性；长期用药 10~15 年，是否增加乳癌的危险性尚无定论。

(三) 促性腺激素释放激素激动药 (Gn-RHa) 疗法

Gn-RHa 的持续应用导致垂体分泌促性腺激素 (Gn) 减少，最后甚至完全抑制其分泌，称为 Gn-RHa 对垂体的降调节作用。在 Gn 的分泌中止一段时间以后，即过多的 Gn 分泌对卵巢的 Gn 受体抑制作用缓解以后，继续使用 HMG-HCG 疗法，可使卵泡发育，甚至有排卵诱发成功并妊娠的报道。用该方法后体内雌激素水平不升高，B 超也不见卵泡发育提示无卵泡存在，不宜继续进行排卵诱发。卵巢早衰患者常伴有内膜发育不良，即使排卵、受精成功，妊娠率也较低，最好在应用该疗法前进行 3~6 周期的雌、孕激素序贯疗法，以改善子宫内膜的反应性。具体应用方法各家报道不一，一般在撤退出血第 1d 开始用 Gn-RHa 900μg/d 滴鼻，连续应用 3~8 周，再合并用 HMG-HCG 疗法。

(四) 卵巢移植

早在一百多年以前，卵巢组织的移植就在人类和动物模型中试用，但效果不理想。随着 20 世纪 90 年代卵巢冷冻保存技术和免疫移植学的发展，卵巢移植技术为失去卵巢功能的患者提供了新的恢复生殖功能和内分泌功能的方法。移植的卵巢可以是整体卵巢，也可是卵巢皮质、卵泡组织。

卵巢移植分为卵巢异种移植、卵巢异体移植和卵巢自体移植。目前自体卵巢移植技术已较为成熟，但应用有限，主要限于恶性肿瘤未累及卵巢者；异体卵巢移植适应性较广，却面临很多问题，如供体来源。由于胚胎器官在移植上较成年器官具有优越性，胎儿细胞有较强的分化能力及与其他组织细胞间建立功能联系的可能性，胎儿器官组织相容性抗原呈低水平表达，降低移植后的排斥反应等，因此胚胎卵巢作为移植供体比较理想，但应用于临床，除伦理道德等，胎儿卵巢中是否隐藏有还未能检测出的基因异常，移植后所娩子代的心理健康等问题，还需要进一步研究和解决。当然，还有最佳移植时机，如何进一步减少免疫排斥反应，延长移植后的卵巢功能维持时间，卵巢移植后，如何使自然生育能力得到保存等都需要进一步研究和解决。

第七节 功能失调性子宫出血

功能失调性子宫出血 (dysfunctional uterine bleeding，DUB) 简称功血，是由于性腺轴功能失调，而并非器质性病变引起的异常子宫出血。无排卵性功血多见于青春期及绝经过渡期女性，有排卵性功血多见于生育期女性。

一、无排卵性功能失调性子宫出血

(一) 临床表现

最常见的症状是子宫不规则出血。表现为月经周期紊乱，经期长短不一，经量多少不一。出血期间一般无腹痛或其他不适，出血时间长或多常呈贫血貌，大量出血时可导致休克。异常子宫出血包括。月经过多，周期规则，经期延长（超过 7d），或经量过多（超过 80mL）。子宫不规则过多出血，周期不规则，经期延长，经量增多。子宫不规则出血，周期不规则，经期延长而经量正常。月经过频，月经稀发，周期缩短，不足 21d。

（二）病因与病理

1. 病因

正常月经是基于排卵后黄体生命期结束，雌激素和孕激素撤退，使子宫内膜功能层皱缩坏死而脱落出血。无排卵性功血好发于青春期和绝经过渡期，也可以发生于生育期。在青春期，下丘脑-垂体-卵巢轴激素间的反馈调节尚未成熟，大脑中枢对雌激素的正反馈作用存在缺陷，FSH呈持续低水平，无促排卵性LH陡直高峰形成而不能排卵；在绝经过渡期，卵巢功能不断衰退，卵巢对垂体促性腺激素的反应性低下，卵泡发育受阻而不能排卵；生育期妇女有时因应激等因素干扰，也可发生无排卵。因卵巢不排卵，导致子宫内膜受单一雌激素刺激且无黄体酮对抗下持续增生，发生雌激素突破性出血或雌激素水平下降而发生撤退性出血。

2. 病理

（1）子宫内膜增生症。

①单纯型增生：镜下特点是腺体密集、腺腔囊性扩大，犹如瑞士干酪，腺上皮为单层或假复层，细胞呈高柱状，无异型性；间质也有增生，发展为子宫内膜腺癌的概率约为1%。

②复杂型增生：腺体增生明显，出现背靠背现象。腺上皮高度增生，致使间质减少。腺上皮细胞呈复层排列，但细胞无不典型性改变。发展为子宫内膜腺癌的概率约为3%。

③不典型增生：指腺体增生并有细胞不典型。表现为腺上皮细胞增生，层次增多，排列紊乱，核深染，见分裂象，核浆比例增加。此类改变不属于功血范畴。

（2）增殖期子宫内膜：子宫内膜形态表现与正常月经周期中的增生期内膜无区别，只是在月经周期后半期甚至月经期仍表现为增生期形态。

（3）萎缩型子宫内膜：子宫内膜萎缩菲薄，腺体少而小，腺管狭而直，腺上皮为单层立方形或砥柱状细胞，间质少而致密，胶原纤维相对增多。

（三）诊断与鉴别诊断

1. 诊断

主要依据病史、体格检查及辅助检查做出诊断。

（1）病史：详细了解异常子宫出血的类型、发病时间、病程经过、出血前有无停经史及以往治疗经过。

（2）体格检查：包括妇科检查和全身检查，排除生殖器官及全身性器质性病变。

（3）辅助检查。①诊断性刮宫适用于已婚者，可达到止血、诊断及治疗的目的。刮出物必须送病理检查。了解有无排卵及黄体功能情况应于月经前或月经来潮6h内刮宫。不规则阴道出血或阴道大量出血，应随时刮宫。②B型超声检查了解子宫形态、内膜情况。③基础体温测定单相型提示无排卵。④激素测定可了解有无排卵及黄体情况。⑤凝血功能测定除外血液系统疾病。

2. 鉴别诊断

应排除异常妊娠或妊娠并发症：如流产、异位妊娠、葡萄胎等。

生殖器官肿瘤：如子宫内膜癌、宫颈癌、子宫肌瘤等。

生殖器官感染：如子宫内膜炎、子宫肌炎、生殖道支原体和衣原体感染等。

全身性疾病：如血液病、肝肾衰竭等。激素类药物使用不当及宫内节育器或异物引起的子宫不规则出血。

（四）处理

1. 一般治疗

对于贫血者补充铁剂、维生素 C、蛋白质，必要时输血。出血时间长者给予抗生素预防感染。

2. 药物治疗

功血的一线治疗方法。青春期及生育期无排卵性功血以止血、调整周期、促排卵为主；绝经过渡期功血以止血、调整周期、减少经量、防止子宫内膜病变为治疗原则。

（1）止血：对少量出血的患者，使用最低有效剂量性激素，减少药物不良反应。

雌激素：应用大剂量雌激素可迅速促使子宫内膜生长，短期内修复创面而止血，适用于急性大量出血时。口服结合雌激素 2.5mg，每 4~6h 1 次，血止后每 3d 递减 1/3 量直至维持量 1.25mg，每日 1 次，血止后第 21d 停药。

孕激素：止血机制是使雌激素作用下持续增生的子宫内膜转化为分泌期，使内膜不再增厚。停药后子宫内膜脱落较完全，可起到药物性刮宫的作用，从而达到止血效果。

雄激素：雄激素有拮抗雌激素、增强子宫平滑肌及子宫血管张力的作用，减少盆腔充血而减少经量。适用于绝经过渡期功血，大出血时单独应用效果不佳。

联合用药：青春期和生育期功血患者，口服复方低剂量避孕药，于月经第 1 天开始，连服 21d，停药 7d，28d 为 1 个周期。急性大出血者可口服复方单相避孕药，每 6~8h 1 片，血止后第 3 天递减 1/3 量直至维持量，共 21d 停药。

宫内孕激素释放系统：常用于治疗严重月经过多。含黄体酮或左炔诺孕酮的宫内节育器放置宫腔，使孕激素在局部直接作用于子宫内膜，常能有效减少经量，有时甚至出现闭经。

（2）调整月经周期：对于青春期和生育期无排卵性功血患者，使其建立正常的月经周期及诱导正常月经的建立。对绝经过渡期患者需控制出血、预防子宫内膜增生性病变甚至子宫内膜癌的发生。

雌激素、孕激素序贯疗法：即人工周期。适用于青春期功血或生育期功血内源性雌激素水平较低者。雌激素自月经来潮第 5 天起用药，戊酸雌二醇 2mg 或结合雌激素 1.25mg，每晚 1 次，连服 21d，至服药第 11 天，每日加用醋酸甲羟孕酮 10mg，连用 10d。用药 3 个周期后，若正常月经仍未建立，应重复上述序贯疗法。

雌激素、孕激素联合法：适用于生育期功血内源性雌激素水平较高者或绝经过渡期功血者。开始即用孕激素以限制雌激素促进内膜生长作用，减少撤药性出血，其中雌激素可预防治疗过程中孕激素突破性出血。常用低剂量给药，可用口服避孕药自月经来潮第 5 天起，每晚 1 片，连服 21d，1 周为撤退性出血间隔，连用 3 个周期为 1 个疗程。对停药后仍未建立正常月经周期者，可重复。

后半周期疗法：适用于青春期或活组织检查为增殖期内膜功血者。

（3）促排卵：主要用于有生育要求的无排卵性功血患者，可针对病因采取促排卵治疗。

3. 手术治疗

（1）刮宫术：适用于急性大出血或存在子宫内膜癌高危因素的功血患者，可起到止血和取得病理的作用。

（2）子宫内膜切除术：利用宫腔镜下电切割、激光、滚动球电凝或热疗等方法，使子宫内膜组织凝固或坏死。

（3）子宫切除术：患者经各种治疗效果不佳，无生育要求，可知情选择接受子宫切除。

二、排卵性功能失调性子宫出血

有排卵性功血较无排卵性功血少见,多发生于生育期妇女。患者能自行排卵,但黄体功能异常。常见有两种类型:黄体功能不足和子宫内膜不规则脱落。

(一) 黄体功能不足

月经周期中有卵泡发育及排卵,但黄体期孕激素分泌不足或黄体过早衰退导致子宫内膜分泌反应不良和黄体期缩短。

1. 临床表现

主要表现为月经周期缩短。有时月经周期虽在正常范围内,但卵泡期延长、黄体期缩短,以致患者不易受孕或在孕早期流产。

2. 病因及病理

(1) 病因:黄体健全发育的必要前提是有足够水平的 FSH 和 LH 及卵巢对 LH 的良好反应。

(2) 病理:子宫内膜形态一般表现为分泌期内膜腺体分泌不良,间质水肿不明显或腺体与间质发育不同步。内膜活检显示分泌反应落后 2d。

3. 诊断

根据月经周期缩短、不孕或孕早期时流产病史,基础体温双相型,但高温相短于 11d;子宫内膜活检显示分泌反应至少落后 2d,并排除引起功血的生殖器官器质性病变,即可做出诊断。

4. 处理

(1) 促进卵泡发育:卵泡期使用低剂量雌激素,可协同 FSH 促进优势卵泡发育;氯米芬,可通过与内源性雌激素受体竞争性结合而促使垂体释放 FSH 和 LH,达到促进卵泡发育的目的。

(2) 促进月经中期 LH 峰形成:在检测到卵泡成熟时,使用绒促性素 5 000~10 000U 一次或分两次肌内注射,达到不使黄体过早衰退和提高其分泌黄体酮的效果。

(3) 黄体功能替代疗法:一般选用天然黄体酮制剂。自排卵后开始肌内注射黄体酮10mg/d,共 10~14d,以补充黄体分泌黄体酮不足。

(二) 子宫内膜不规则脱落

1. 临床表现

主要表现为月经周期正常,但月经期延长,达 9~10d,且出血量多。

2. 病因与病理

(1) 病因:下丘脑-垂体-卵巢轴调节功能紊乱,或溶黄体机制失常,引起黄体萎缩不全,内膜持续受孕激素影响,以致不能如期完整脱落。

(2) 病理:正常月经第 3~4d 时,分泌期子宫内膜已完全脱落。

3. 诊断

临床表现为经期延长,基础体温双相型,但下降缓慢。在月经第 5~6d 行诊断性刮宫,仍可见到分泌期内膜,病理检查作为确诊依据。

4. 处理

(1) 孕激素:有生育要求者肌内注射黄体酮注射液。

(2) 绒促性素:用法同黄体功能不足,HCG 有促进黄体功能的作用。

(刘佳妮)

第九章 月经病

第一节 异常出血性月经病

【概述】

异常出血性月经病包括了月经先期，月经过多，月经延长，某种月经先后无定期，经间期出血，崩漏和经断复行等。临床上此数种病证可单一出现，亦常有数者合并出现，其病机、证候和治法方药多有相同，故将此数者放在一篇论述。

临床表现有月经周期提前7天以上；月经周期基本正常、月经量明显增多和经期超过7天以上；月经先后无定期；两次月经中间周期性少量阴道出血；老年绝经后复出现阴道出血以及月经周期、经期、经量严重失调的崩漏出血等。

总的病因病机大概为：脾虚血失统摄；肾虚封藏失司；肝郁疏泄、藏血失常；热伤冲任，血热妄行以及瘀血阻络，血不循经等。然前述数种病症与崩漏有轻重程度之不同，又存在着互相转化。崩漏为冲任不固，不能制约经血，经血从胞宫非时妄行使月经周期、经期、经量严重失常的一种月经病，《景岳全书·妇人规》谓之："经乱之甚也。"其经血非时暴下不止为崩，淋漓不尽称漏。

【证治经验】

1. 血热类　泄热芩连且养阴，利湿滑通佐化瘀

（1）阳盛血热证

素体阳盛，过食辛燥，外感邪热等，以致热伏血分，扰及血海，冲任不固，经血妄行而致多种异常出血性月经病。以阴道出血量多，色红，质稠为主症。并有口渴心烦，腹痛，便结。舌红，苔黄，脉滑数。治宜清热凉血，固冲止血调经。若仅月经先期，量多者方用《傅青主女科》清经散加减：熟地黄12g，地骨皮15g，丹皮10g，白芍15g，黄柏10g，茯苓10g，青蒿6g。

方中黄柏、丹皮、青蒿清热泻火；熟地黄、地骨皮养血凉血、清虚火；白芍柔肝敛阴；茯苓行水泻热。全方清热而养阴，使血安而经调。出血量多者去茯苓，加地榆炭15g、岗稔根30g以凉血止血。伤阴脉细者去茯苓，加生地黄10g、玄参10g、旱莲草15g，以加强滋阴之功。其他如栀子、黄芩、党参、麦冬、五味子可随症加用。

若崩漏，月经量多者，用经验方清热固冲汤加减：黄连6g，黄芩10g，生地炭10g，白芍12g，大黄炭10g，蒲黄炭10g，丹皮10g。方中黄连、黄芩清热止血。生地炭、丹皮凉血养阴、白芍敛阴柔肝，缓解急止痛。大黄炭、蒲黄炭活血止血而不留瘀。热清则血不妄行，血凉则冲任得固，血止经调。出血量多者选加地榆炭10g、紫草根15g、侧柏炭10g以凉血止血。出血腹痛者选加当归10g、益母草30g、三七粉6g（吞服），以止痛止血。腹痛拒按者加败酱草20g、红藤20g以清热解毒、活血化瘀、止痛止血。大便干结者去大黄炭，加生大黄6~10g以泻热止血。

若月经量多，经期延长不净，以及崩漏，用保阴煎（《景岳全书》）加减以清热养阴，固冲止血，复旧调经：生地黄10g，熟地黄10g，山药10g，续断15g，黄芩10g，黄柏10g，生甘草6g。方中生地黄养阴凉血止血；熟地黄补肾滋阴；白芍柔肝敛阴；山药健脾益肾固精；续断补肝肾、活血止血；黄柏、黄芩清虚热泻火止血、生甘草调和诸药。全方壮水滋阴，泻火止血。出血

量多者加岗稔根30g、地榆炭15g，以增强止血之功。腹痛夹瘀酌加赤芍15g、丹参15g、白花舌蛇草20g、红藤20g，以清热解毒，化瘀止痛。伤阴脉细口干者加玄参15g、女贞子15g、旱莲草15g，以滋阴。气阴两伤，倦怠口干，脉虚者加党参12g、麦冬10g、五味子10g，以益气养阴。

以上三方均可清热凉血。清热固冲汤重在直折火热，兼以活血止血，止血不留瘀；其余二方同为清热凉血，兼以养阴，保阴煎清热之功强于清经散。

（2）湿热内蕴证

脾胃内伤、积湿化热，外感时令湿热，经期，人工流产等手术损伤，摄身不慎，均可使湿热之邪下扰血海，迫血妄行而致多种出血性月经病。以下血量或多或少，色黯红，质黏稠，小便短黄，苔黄腻为主症。伴有胸闷恶心。舌红，脉滑数或濡数。治宜清热利湿，固冲止血。方用经验方清利固冲汤加减：黄连10g，黄芩10g，当归10g，白芍12g，白茅根15g，通草10g，滑石30g，蒲黄炭10g，大黄炭6g，地榆炭15g，益母草30g。

湿热蕴结者单清热则湿不去，只利湿则热愈盛。方中黄连、黄芩清心肺热，热清则血海安宁；滑石、通草、白茅根清热利湿；当归、白芍养肝血，固冲任调经；益母草、蒲黄炭活血化瘀利水，止血而不留瘀；大黄炭、地榆炭泻热止血。腹痛甚者选加五灵脂12g、玄胡15g、三七粉6g（吞服），以活血止痛止血；便结去大黄炭，加生大黄6~10g以泻热止血。

临床所见，夏季妇女血证较多。30余年前，有一年夏暑时节，酷热而多雨，患湿热经期延长、崩漏者明显多于其他年份，正如《妇科玉尺》所谓："天暑地热，阳来乘阴，经水沸溢。"清利固冲汤即当时所形成。湿热蕴结，缠绵难愈，用黄连配滑石等"清心利小便"，正合治暑之法，湿热之治。使湿邪去热孤易清。再则湿热蕴结，冲任胞宫损伤易为血瘀，大队清热之品亦易滞血，清热止血不忘化瘀，因而本方具清热利湿、化瘀固冲之功。但不可囿于夏暑之季，只要辨证属湿热出血者，任何季节均可用之而获良效。余曾以此方治疗妇科出血症83例，总有效率94%。以《清利固冲汤治疗妇科血证83例疗效观察》为题，发表于湖北中医杂志1993年，第1期。

2. 肝郁类　疏肝养血清血海，调和气血固冲任

（1）肝郁化火证

情志抑郁，肝失疏泄，郁久化热，扰及血海，冲任不固，经血妄行而发月经失调和崩漏。以月经先期，延长不净，或崩或漏，色深红质稠夹血块，心烦易怒，胸乳胁痛为主症。或伴有口苦而干，少腹胀痛。舌黯红，苔薄黄，脉弦数。治宜疏肝清热，凉血固冲。用经验方加减平肝开郁止血汤主之：当归10g，白术15g，白芍30g，炒栀子10g，丹皮10g，生地黄12g，甘草6g，黑荆芥6g，柴胡6g，三七粉6g（吞服），岗稔根30g。

傅青主曰："盖肝之性急，气结则其急更甚，更急则血不能藏，故崩不免也，治法宜以开郁为主，方用平肝开郁止血汤。"并谓："方中妙在白芍之平肝，柴胡之开郁，白术利腰脐，则血无积住之虞。荆芥通经络，则血有归还之乐。丹皮又清骨髓之热，生地黄复清脏腑之炎。当归、三七于补血之中以行止血之法，自然郁结散而血崩止矣。"余宗傅氏之论，在其方基础上加入栀子直清郁热，或益入阿胶助白芍、生地黄滋阴血壮水以滋木，则木性条畅，加入岭南药草岗稔根之补血摄血作用以止血为急务。用之数十年多效。热重者加黄芩10g，以加强清热泻火。出血多者加阿胶12g（烊化），以固冲止血。腹痛明显者加蒲黄炭10g，以止痛止血而不留瘀。乳、腹胀甚者加炒香附12g以理气。其他如大黄炭、益母草、女贞子、旱莲草可随症加用。

（2）气血失调证

肝血不足之人，易于疏泄失常，气机不畅，影响其藏血功能，以致气血失调，冲任失固而发崩漏。以崩漏时有时止，或多或少，淋漓不断，色黯红，质稠，少腹略有胀痛为主症。或心烦抑

郁，舌黯，脉弦。治宜理气和血，固冲止血。方用黑蒲黄散（《陈素庵妇科补解》）加减：蒲黄炭10g，当归10g，川芎10g，熟地黄10g，生地炭10g，白芍10g，香附12g，地榆炭15g，丹皮10g，阿胶12g，荆芥炭10g，棕榈炭10g，血余炭10g。

方中四物汤养血活血，丹皮清血中之热，阿胶补血养血而固冲任。在养血活血的基础上更佐以蒲黄炭等炭类药以止血且不留瘀。又妙在香附行气以活血，气血调和，血循经行，则崩漏止。脉弦数者加炒栀子10g，以清郁热。口渴便结者去川芎、熟地黄，加黄芩10g、大黄6~10g、生地黄10g，以清热泻火凉血。气短倦怠者酌加黄芪30g、党参15g，佐以益气。

黑蒲黄散出自《素庵医要》。书中以此一方治多种原因所致之崩漏。其中载有"妇人血崩当辨虚实。实者，清热凉血，兼补血药。虚者，升阳补阴，兼凉血药。宜服黑蒲黄散。"余师刘云鹏先生谓："气血失调，迁延日久，必致冲任失养而受损，以致崩漏下血不止。"先生善用该方，云："此方是一个调气养血、活血止血的方剂。其临床主要表现为崩漏略感腹胀腹痛。"能掌握辨证要点，自有效验。

若月经先期属肝郁化火，或上证血止后，则宜疏肝清热，调经复旧。方用丹栀逍遥散（《校注妇人良方》）加减主之：柴胡10g，当归10g，白芍12g，白术10g，茯苓10g，丹皮10g，栀子10g，甘草6g。

方中柴胡、当归、白芍疏肝解郁，养血柔肝。白术、茯苓、甘草健脾补中。丹皮、栀子清郁热、凉血。热重口苦者加黄芩10g，以增强清热之力。腹胀者加香附10g、素馨花6g，以解郁理气。月经先期，口干者去白术、茯苓，加地骨皮15g、生地黄12g，以凉血养阴。

3. 血瘀类　通因通用冲任和，血活瘀化血归经

瘀血阻滞证

六淫、七情所伤，脏腑功能失调，经期、产后失于调摄，手术损伤，寒凉补涩杂投等，均可致瘀。瘀血阻络，血不循经则发多种出血性月经病。以经血时下时止，或淋沥不断，色黯有块为主症。并有小腹疼痛拒按，舌黯有瘀点瘀斑，脉弦或涩。治宜活血化瘀，固冲止血。轻者用经验方益母生化汤加减（方药及加减见产后恶露不绝）。余曾用此方治疗经期延长和崩漏80例，治愈35例，显效28例，有效11例，无效6例。总有效率为92%。以《益母生化汤治疗经期延长和崩漏》为题，发表于《湖北中医杂志》1997年第二期。

瘀血较甚，崩漏日久者，则用师传经验方活血化瘀方加减：赤芍10g，泽兰10g，川芎10g，桃仁10g，红花10g，莪术10g，卷柏10g，续断10g，甘草6g，蒲黄炭10g，茜草炭10g，乌贼骨15g。方中川芎、赤芍、泽兰、桃仁、红花活血化瘀止痛。莪术化瘀消癥。续断治腰痛补肾而止血。卷柏活血化瘀而止血。炙甘草调和诸药。瘀血不去，新血不生，血不循经。血活瘀化，血循经而不妄行，则血止经调。出血量少，淋滴不尽加三七粉6g（吞服），以加强化瘀止血之功。腹痛甚加五灵脂10g、赤芍10g，以化瘀止痛。可随症选加栀子、丹皮、黄芩、香附、黄芪、党参等。

瘀血出血之治，犹如沟壑疏壅，流畅不溢，"通因通用"，血流归经。

4. 脾虚类　益气固摄血归经，健脾坚阴血崩止

（1）脾虚失统证

体质虚弱，思虑过度，饮食劳倦，久病等均可伤脾，脾虚气陷，冲任不固，血失统摄则经水先期，量多不净，甚至崩漏。以月经先期，经血量多，延长不净，或暴崩，血色淡红，质稀薄为主症。或伴头晕面色白光白，心慌气短，唇舌色淡，脉细弱或疾数无力。治宜益气摄血，固冲止崩。若为暴崩或晕厥，月经过多者，用经验方固本固冲汤加减，以止崩固脱：人参10~20g，黄芪30g，白术15g，熟地黄30g，姜炭6g，山茱萸15g，阿胶15g（烊化），煅牡蛎30g，煅龙骨

30g，三七粉 6g（吞服），岗稔根 30g。

出血过多、大崩之际最易气随血脱。《傅青主女科》谓："盖血崩而至于黑暗昏仆，则血已尽去，仅存一线之气，以为护持，若不急补其气以止血，而先补其血而遗气，则有形之血恐不能遽生，而无形之气，必且至尽散，此所以不先补血而先补气也。"故重用人参、黄芪、白术益气摄血，大补元气，复脉固脱，固后天之本而统血归经；熟地黄、山茱萸、阿胶补肾阴、养肝血，固涩冲任以固先天封藏之本；岗稔根补血固冲止血；离经之血，固涩之药可滞血成瘀，故用三七粉、姜炭化瘀生新，止血而不留瘀；龙骨、牡蛎镇心安神，收敛止血，加强人参、黄芪、山茱萸固脱之功。多年证诸临床，其效颇佳。口干加麦冬 10g、五味子 10g，以养阴；肢冷汗出，脉微细者加熟附子 10g，以回阳救逆。

若见少腹或二阴下坠者，须用经验方妇科补中益气汤以益气升阳，固摄冲任（方药及加减见恶露不绝）。

若下血势缓量少，经期延长不净，而心慌失眠明显者，可用经验方调经归脾汤加减以补益心脾，摄血归经，复旧固本为治：人参 10g，黄芪 30g，白术 15g，茯神 10g，甘草 6g，酸枣仁 15g，当归 10g，龙眼肉 10g，阿胶 10g，香附 10g，益母草 30g。方中人参大补元气，黄芪补中益气，二者配合补气摄血，使血循经不致溢出脉外；白术健脾，助参芪补脾而统血、生血；当归补血和血，调经，配黄芪以补血；龙眼肉、酸枣仁养心安神；茯神健脾宁心；香附理气，使补而不滞；益母草活血，祛瘀以止血调经；阿胶补血固冲；甘草和中调药。腹痛加三七粉 6g（吞服）、白芍 20g，以活血止血止痛。出血日久，口干者去香附、益母草、茯苓，加麦冬 10g、五味子 10g、生地炭 10g，以养阴固冲。

以上三方之证，有轻重缓急之分，也各有辨证要点：固本固冲汤以崩漏血多而欲厥脱为急；补中益气汤出血量多，以气短少腹或二阴下坠为辨；归脾汤，虽有出血，但其较缓，以头晕心慌失眠为辨证要点。

（2）脾虚阴伤证

脾为统血之脏，脾气不足，或中老年脾胃亏虚，失于统摄而发崩漏，月经量多，日久伤阴而成脾虚阴伤之血证。业师刘云鹏先生云："脾虚不能摄血，故血外溢，日久伤阴，冲任不固，而崩漏下血量多。"以崩漏量多，经血色红，纳差口干为主症，少腹不痛不胀，或经期延长不净，舌红或淡红，苔薄黄，脉虚数。治宜健脾坚阴，固冲止血。方用经验方健脾固冲汤主之：赤石脂 30~60g，白术 12g，黄芩 10g，生地黄 10g，地黄炭 10g，白芍 12g，阿胶 12g（兑），姜炭 6g，甘草 6g。

方中赤石脂涩血固冲任；白术健脾益气；阿胶、生地黄、白芍养血滋阴，固冲任止血；黄芩苦寒坚阴；姜炭既可引血归经，更有温经止血之妙；甘草调和诸药。舌红、脉细数，手足心热者加女贞子 15g、旱莲草 15g，以滋阴清热，固冲止血。舌苔黄，热甚者加黄柏 10g，以加强清热之功。倦怠乏力，脉虚者加人参 10g、麦冬 10g、五味子 10g，以益气养阴固冲。腰痛加杜仲 15g、续断 15g，以补肾止血。

本方乃刘云鹏先生家传经验方，以治中老年血崩为主。健脾而不温燥，养阴而不碍脾，用之对证，效果颇佳。也可用于其他年龄属脾虚阴伤之崩漏，或经期延长亦有佳效。余曾用本方治疗崩漏 50 例，设对照组进行临床观察，治疗组治愈 15 例，显效 22 例，有效 9 例，无效 4 例，总有效率 92%。对照组治愈 7 例，显效 9 例，有效 9 例，无效 9 例，总有效率 72.72%。两组疗效比较有显著差异（$P<0.05$），曾以"健脾固冲汤治疗崩漏疗效观察"为题，发表于湖北中医杂志，1994 第 16 卷。血止后，即用归脾汤加味以复旧固本，补虚调经。

5. 肾虚类　阴虚阳虚和虚火，兼及肝脾或夹瘀

(1) 肾阴亏虚证

多种因素如少女禀赋不足、天癸初至、失血久病、七七之年，房劳多产等均可致肾虚阴亏，冲任失调失固，而发出血性月经病。以月经先期，量多不净，或经间期出血，或崩或漏，色鲜红，头晕耳鸣，腰膝酸软为主症。或手足心热。舌红，苔少，脉细数。治宜滋肾益阴，止血调经。方用左归丸（《景岳全书》）和二至丸（《医方集解》）加减：熟地黄20g，山药10g，山茱萸15g，龟板胶10g，鹿角胶10g，枸杞15g，菟丝子20g，女贞子15g，旱莲草15g。方中重用熟地黄配菟丝子、枸杞子滋阴补肾，填精补血；山药、山茱萸肝脾肾同补而涩精；鹿角胶补督脉之精血而益阳气；龟甲胶滋补肝肾阴血，善补任脉，二者均为血肉有情之品，填补奇经，峻补精髓且有止血之功；牛膝，补肝肾，强腰膝，活血祛瘀，并引药下行；二至丸滋补肝肾之阴而止血。腰痛加续断15g、桑寄生15g以补肾止血。出血多者加侧柏炭10g、生地炭10g、煅龙骨30g、煅牡蛎30g，以固涩冲任。倦怠气短加西洋参20g，以益气阴。

若阴虚血热，在上述证候的同时见口干咽燥，五心烦热，出血量多，或崩漏不止，舌红苔黄，脉弦细数者，则用经验方养阴固冲汤加减：生地黄15g，白芍12g，女贞子15g，旱莲草15g，丹皮10g，地骨皮15g，黄柏10g，枸杞15g，阿胶12g，玄参15g，以滋阴清热，止血调经。方中女贞子、旱莲草、玄参、生地黄、枸杞子、白芍养肝肾之阴，壮水以制阳；地骨皮、丹皮、黄柏清热养血；阿胶合旱莲草养血固冲止血，阴复热清则血宁经调。出血多而难止者加紫草根15g、岗稔根30g、贯众炭15g，以凉血止血。夹瘀腹痛者加蒲黄炭10g、三七粉6g（吞服），以化瘀止血止痛。其他如麦冬、续断、桑寄生等可随症加用。

上二方均为"壮水之主以制阳光"之剂。然前者以壮水为主，后者在壮水的同时加强制阳热之力。两方均可用以固冲止血，也可用于血止经净之后复旧调经。

(2) 肾阳虚弱证

素体阳虚，久病伤阳，房劳多产，年届七七等均可致肾阳虚衰，封藏失司，冲任不固而发经来量多，甚至崩漏。以月经量多，经期延长，或崩或漏，色淡红，质稀，腰酸膝软为主症。并有畏寒肢冷，尿清便溏，舌淡，苔白，脉沉细。治宜温肾固冲，止血调经。方用右归丸（《景岳全书》）加减：熟地黄20g，当归10g，山药10g，山茱萸15g，枸杞15g，菟丝子30g，肉桂6g，鹿角胶10g，杜仲15g，制附子6~10g。

熟地黄、山茱萸、枸杞、菟丝子滋肾养肝，补肾填精；肉桂、附子温补肾中元阳；鹿角胶补督脉精血而益阳气；山药健脾补肾；当归养血活血；杜仲补肝肾，强腰膝。上药合而具温肾壮阳、填精益髓，调固冲任之功。气短倦怠加黄芪30g、人参10g，以益气摄血。腰痛甚加巴戟天15g，以补肾强腰。出血多去肉桂、当归，选加赤石脂30g、煅龙骨30g、煅牡蛎30g或高丽参20g，浓煎服。若崩漏止、月经净后仍宜用本方随症加减以复旧调经。

妇女经、孕、产、乳，耗血伤精，其以血为贵，以精为本。虽为阳虚，治需温阳，然大辛大热之药，用之须慎，防其伤阴动血。宜于温润之中，行止血之法。时时顾及精血，此为阳虚血证之重要治则。

(3) 肝肾不足证

多种因素所致肾气虚，封藏失司；肝血虚，血失所藏。以致冲任受损，不能调摄经水而发经期延长，经间期出血和崩漏。以月经量多不净，非时而下，或经间期出血，或崩或漏，色淡红，质稀，面色萎黄，心慌乏力，腰酸膝软为主症。或小腹隐痛，舌淡红，苔薄，脉弦细软。治宜养血益肾，固冲止血。方用经验方固冲汤加减（方药及加减见产后恶露不绝）。

若月经过多或经断复行不止（排除肿瘤）者，用师传调补肝肾方加味：熟地黄30g，地黄炭

10g，白芍15g，枸杞30g，酸枣仁15g。本方由魏之琇"不补补之"之法变化而来。方中重用熟地黄补肾益阴，填精生血；地黄炭养血止血；白芍、枸杞养血柔肝敛阴；酸枣仁养心阴、益肝血而安神。有热加黄连3~6g，以清热。下血过多加阿胶12g或赤石脂30g，以固冲止血。岗稔根、三七粉、黄芪、人参等可随症加用。

（4）肝肾脾虚夹瘀证

肝肾不足，崩漏日久，气血亏耗，冲任失固；或过用误用清热、补益、固涩、止血之药而致离经之血，积而成瘀，阻于胞络，血不循经而成虚中夹实之崩漏证。以崩漏日久不止，时多时少，色黯有小血块，倦怠气短，小腹按之痛为主症。或有面黄头昏，腰酸，舌黯淡，苔薄，脉弦细无力。治宜补养肝肾，益气化瘀。方用将军斩关汤加减：大黄炭5~6g，巴戟天15g，茯神15g，蒲黄炭10g，阿胶12g，当归10g，熟地黄15g，地黄炭10g，炒谷芽10g，黄芪30g，藏红花3g，白术15g，仙鹤草20g，三七粉6g（吞服）。

本方创始人已故名医朱南山先生指出："该方专门治疗虚中夹实的崩漏症。方中以熟军炭为君，熟军炭的性能不同于生大黄，用数分至3g，不仅无泻下作用，反而能厚肠胃，振饮食，并有清热祛瘀之功……即使久病，如尚有残余瘀滞，徒用补养固涩诸药无效，若如此一味，一、二剂后，崩停漏止。盖遵《内经》通因通用的治则，勿误认为熟军炭为峻剂而有所顾虑。方中还佐以红花、三七末化瘀结而止血。用生、熟地黄、当归补血。黄芪益气增强摄血之能力；巴戟天补肾气、益任脉；仙鹤草、蒲黄炒阿胶强化止血；茯神、白术、焦谷芽健脾化湿。故本方补气血而驱余邪，祛瘀而不伤正。"可用益母草30g代藏红花。兼热者选加栀子10g、黄芩10g，兼以清热。气虚甚者加人参10g，以增强益气之功。癥瘕出血者加茜草炭10g、乌贼骨15g，以增强化瘀止血之力。余30年前从《上海中医学流派集》中获得此方，用之多效。因当时藏红花物稀价昂，以益母草30g代之，其余药物剂量稍有调整，用于崩漏日久不愈，虚中夹瘀者，效果颇佳。也用于癥瘕出血，产后恶露不绝，同样有佳效。

本病症与西医多种疾病相关。如功能失调性子宫出血，子宫内膜息肉，子宫内膜炎，多囊卵巢综合征等。感染，肿瘤，子宫内膜癌，宫内放置节育器，药物避孕，不规则使用激素，以及子宫瘢痕憩室等，也都有类似的出血表现。由于本病病因多端，证候多种，一旦出现异常出血，即应尽早作相应诊查，如详细询问病史、妇科检查、B超检查、诊断性刮宫、宫腔镜检查、性激素检测以助诊断和鉴别诊断。

第二节 稀少性月经失调

【概述】

稀少性月经失调包括月经后期（月经稀发），月经过少，也包括月经先后无定期之后期部分。月经后期（月经稀发），是指月经周期延后7天以上，甚至40~50日一行，但不超过3个月，超过则是闭经。

月经过少是指经量明显较少，甚至点滴即净，或量少，行经时间过短，不足两天。由于二者病因病机类同，临床症候往往同时出现，治疗亦大致相同，故一并论述。

其总的发病机理，分虚实两类。虚者多为气血不足，或肾气亏虚，生化不及，冲任不充；实者多为气滞血瘀，血寒，痰湿阻滞冲任、胞脉，以致血海不能如期满溢则月经稀发或满溢不多而经量过少。

【证治经验】

1. 阴虚阳虚肝肾亏，三归肾气阴阳补

肝肾不足证

禀赋不足，房劳多产，手术损伤等均可致精血不足，冲任不充，血海不能如期满溢，而发月经延迟而量少。以月经延后，或经来量少，经色黯淡或质稀，腰膝酸软为主症。或伴有头晕耳鸣，带下量少，夜尿频多，舌淡，苔薄，脉沉细弱。治宜补肾气，益精血，养冲任。方用经验方补肾调经方加减（见闭经）。可随症选加阿胶、女贞子、旱莲草、紫河车、紫石英、仙灵脾等。若见形寒肢冷，腰膝小腹冷痛，面色白光白等肾阳虚证，治宜温补肾阳，填精调经。方用右归丸加减（方见异常出血性月经病）。可随症选加紫河车、紫石英、仙灵脾、人参等。若经少色红而稠，口干咽燥，或五心烦热，舌红少苔或无苔，脉细数等肾阴虚证。则治应以滋肾益阴，养血调经为法，方用左归丸加减（方见异常出血性月经病）。可随症选加知母、丹皮、二至丸等。

所用补肾调经汤乃《景岳全书》之归肾丸加味而成。景岳谓之："左归、右归二丸之次者也。"为平补阴阳之剂。在其基础上加入滋养肝肾、活血调经之药而成本方。证诸临床效果良好，有促进子宫内膜生长和健黄体作用。右归丸、左归丸二方为治肾阳虚、肾阴虚之代表方剂。张景岳提出"善补阳者，必于阴中求阳，则阳得阴助，而生化无穷；善补阴者，必于阳中求阴，则阴得阳升，而泉源不竭。"二方一以壮水补元阴，一以益火壮元阳，阳升阴长，源足则流畅，血海如期满溢而经来正常。

2. 气血虚弱经涩少，补益适时引经血

气血虚弱证

脾为气血生化之源，脾气健运，生化有常，统摄有节，则经血如期而下且经量正常。若思虑过度，数脱于血，大病、久病未复等，而脾气受损，气血生化不足，气血亏虚，均可致血海不盈，或满溢不多而发月经不以时下，经量过少。以经量逐渐减少，色淡质稀，后期而至，甚至过期1~2月才潮，头晕眼花，面色萎黄，气短倦怠为主症。或有心悸失眠，纳少便溏，唇舌色淡，苔薄白，脉细无力。治宜益气补血，充养冲任。方用人参养荣汤（《太平惠民和剂局方》）加减：人参10g，黄芪30g，白术12g，茯苓10g，当归12g，熟地黄12g，白芍10g，桂心3g，炙甘草6g，远志10g，陈皮10g，五味子10g。

方中四君子为补气之首方，配黄芪补气之功更者著，配合当归、白芍、熟地黄益气生血；少佐肉桂之温热以鼓舞气血生长；陈皮理气和胃，使补而不滞；远志、五味子养心安神，合而气血双补。《素问·阴阳应象大论》指出："形不足者，温之以气；精不足者，补之以味。"本方组成及加减，颇合经旨，用于是证，必需待以时日，方能奏效。且可加入鸡血藤30g，阿胶12g，以补养阴血。食少纳差者加炒谷芽15g、砂仁10g，以醒脾开胃。心悸失眠甚者加枣仁15g、夜交藤30g，以养心安神。临近经期去五味子，酌加香10g、川芎10g、益母草15g等理气活血之味以引经行经。

3. 阳虚生寒气血滞，调经毓麟加减宜

阳虚血寒证

先后天诸多因素形成阳气不足，阳虚生内寒，血为寒滞可致冲任、胞脉阻滞而经期延后，经来涩少。以月经后期而潮，或量少，色淡黯，小腹冷痛喜温，舌黯，苔白为主症。或伴腰膝冷痛，肢冷畏寒。脉沉弦软。治宜温阳散寒，活血调经为法。方用经验方调经毓麟汤加减主之（方见闭经）。

4. 肝郁血瘀分轻重，二调经方血府别

气滞血瘀证

外感内伤，人工流产等手术，均可损伤血脉而成瘀，阻滞冲任气血，血海不能如期满溢而发月经后期，涩少。以经来量少不畅，色黯有块，或后期而潮，小腹胀痛为主症。或伴精神郁闷，胁痛乳胀。舌黯，脉弦。偏肝郁气滞，乳胀胁痛明显者，治宜疏肝理气。经验方调经1号方加减主之：柴胡10g，当归10g，白芍10g，甘草6g，香附12g，郁金10g，川芎10g，益母草15g。

方中柴胡疏肝解郁；当归、白芍养血调肝，益冲任；白芍尚具敛阴之功；甘草和中；香附、郁金疏肝郁、理肝气，为气中血药；川芎行血滞，为血中气药；益母草活血调经，肝血得养郁可解，气血调和经可调。肝郁化热，舌红脉弦数者加丹皮10g、栀子10g，以清郁热。兼脾虚纳少便溏者加白术10g、茯苓10g，以健脾。高泌乳血症或泌乳闭经者加麦芽50~100g，或鸡内金10g，以回乳调经。熟地黄、鸡血藤、素馨花、玫瑰花、党参、乌药、牛膝等可随症加用。

属血虚气滞，气血失和而见头晕、纳少、腹胀或腹痛，舌淡黯明显者，则治宜活血调经为法。经验方益母调经汤加减主之：益母草15g，丹参15g，熟地黄15g，当归15g，白芍12g，川芎10g，香附12g，茺蔚子10g，白术10g，肉桂3g，牛膝10g。

方中四物汤补血养肝，活血调经；香附理气，气行则血行；丹参、茺蔚子、益母草活血调经；白术健脾补中而扶正；肉桂温心阳、通血脉；牛膝活血通经，引血下行。合而共具补血养肝，温阳健脾，调理冲任之功。兼阳虚冷肢畏寒者加仙茅10g、淫羊藿10g，以温肾阳。兼热而口渴脉数者去肉桂，加丹皮10g、栀子10g，以清热。可随症加用乌药、桃仁、红花、党参等。

气滞血瘀较甚，经来腹痛，经色黯而有块，舌黯者，治宜疏肝理气，活血化瘀。血府逐瘀汤（《医林改错》）加减主之：桃仁10g，红花10g，当归10g，生地黄10g，川芎10g，赤芍10g，牛膝10g，桔梗6g，柴胡10g，枳壳10g，甘草6g。

方中桃红四物汤养血、活血化瘀；四逆散疏肝理气、止痛；柴胡升达清阳于上；桔梗开宣肺气，载药上行入胸中，合枳壳一升一降，开胸行气，气行则血行；牛膝活血通经，引瘀血下行；甘草和中调药。如此则上中下及全身气血通畅，血活瘀化。胸胁腹部胀闷，经行量少不畅者选加香附10g、郁金10g、青皮10g，以理气止痛。病久兼气虚倦怠，经量少者加黄芪30g、党参15g、白术12g，以益气扶正。黄芩、桂枝、仙茅、仙灵脾等可随症加用。

5. 痰湿阻滞有虚实，实证导痰虚六君

痰湿阻滞证

脾气素虚，肥胖之体，嗜食肥甘等均可使运化失常，聚湿生痰。痰湿下注，壅滞冲任，气血不畅以致月经延后，涩少。以月经延后，经来量少，色淡质黏。胸脘满闷，呕恶痰多为主症。或伴有形体肥胖，眩晕心悸，白带多而质黏稠。舌苔白腻，脉滑。痰湿偏盛，舌黯者，治宜燥湿化痰，活血调经为法。经验方加味导痰汤加减主之：半夏10g，陈皮10g，茯苓10g，胆南星10g，川芎10g，当归10g，苍术10g，香附10g，枳壳10g，神曲10g，菟丝子25g，牛膝10g。

方中二陈汤、南星、苍术燥湿化痰，和胃降逆，气滞则痰阻，行气则痰行。香附、枳壳理气化痰；甘草、神曲健脾和中消食滞；当归、川芎养血活血调经；菟丝子补益肝肾、温养冲任；牛膝活血调经，引药下至病所。兼血瘀经闭或量少者选加丹参20g、山楂20g、桃仁10g，以活血化瘀。伴癥瘕，B超见卵巢多囊者选加昆布15g、海藻15g、皂角刺15g、穿山甲10g、夏枯草12g，去甘草，以消癥散结。兼痰热者加浙贝10g、黄芩10g，以清热化痰散结。仙茅、仙灵脾、附子、白术、鸡血藤等可随症选用。

偏于脾虚，倦怠气短，舌淡，脉滑无力者，治宜益气健脾，化痰调经为法。六君子汤（《太平惠民和剂局方》）加味治之：党参15g，白术15g，茯苓12g，炙甘草6g，法半夏10g，陈皮

10g，香附12g，当归12g，川芎10g，生姜10g，大枣10g。方中四君子益气健脾，以杜生痰之源；陈皮、法半夏理气化痰，降逆和中；香附加强理气消痰之力；当归、川芎养血活血调经；生姜、大枣温中化痰、调和营卫。眩晕加天麻10g，以除风定眩。胸闷呕吐甚者加砂仁10g，以理气化湿。痰多者加制南星10g、枳壳10g，以理气化痰。经前经期酌加益母草15g、牛膝12g、桃仁10g，以活血引经。

本病虚证宜补之，需长时间才能渐充渐复，不宜求效过急，投以活血化瘀方药，反而易损伤气血，于病无利，欲速则不达也。实证属气滞血瘀，痰湿阻滞。以活血化瘀，燥湿化痰为治，然有兼虚者则应加当归、党参、白术、熟地黄等兼顾其虚。宫腔手术后之宫腔粘连者，可借助扩宫或宫腔镜手术处理后，继续予以活血化瘀调治；痰湿证亦非短时间可获效果，尤其是多囊卵巢综合征，可考虑针灸配合治疗。

稀少性月经失调，与多种疾病相关。多囊卵巢综合征，高泌乳素血症，卵巢功能失调，宫腔手术所致子宫内膜损伤，宫腔粘连等。临床除详细询问病史外，还须进行内分泌检测、B超检查，必要时进行宫、腹腔镜检查和处理，脑垂体CT或MRI检查，以明确病因与相关疾病，以利辨证与辨病而施治。此外还须排除妊娠。

第三节　闭　经

【概述】

女子年逾十八周岁，月经尚未来潮者，称原发性闭经。或已行经而又中断达6个月者，称继发性闭经。本篇所论述属后者。

闭经一病，发病涉及肾、肝、脾、心、天癸、冲任、胞脉、胞宫。其中任何一个环节发生功能失调都可导致闭经。本病总的病机分虚实两端。虚者精血不足，血海空虚，无余血可下；实者邪气阻隔，脉道不通，经血不得下。然而虚实相兼者亦多。

【证治经验】

1. 肝肾不足治较难，补益精血分阴阳

肝肾不足证

多种原因如禀赋不足，房劳多产，久病，手术损伤子宫内膜等，均可引起肾虚精不化血，以致冲任不充，而发经闭不行。以经行后期，量少色红，渐至经闭不行，腰酸腿软为主症。或伴头晕耳鸣，阴干带少。舌淡红，苔薄，脉细虚。其治以补养肝肾，调养冲任为法。经验方补肾调经方加减主之：熟地黄20g，山药10g，山茱萸10g，枸杞15g，菟丝子30g，杜仲15g，当归10g，白芍10g，茯苓10g，何首乌15g，党参15g，鸡血藤20g。

本方以熟地黄、菟丝子、杜仲补肾益精；山茱萸、白芍、何首乌养肝并滋肾；山药、茯苓、党参健脾资化源以养肝肾；当归、鸡血藤养肝血、益冲任而调经，肾精肝血渐充，冲任得养，经水可通。偏阴虚加女贞子15g、龟板胶12g，以滋阴养血。偏阳虚加仙灵脾10g、仙茅10g、鹿角胶12g，以温阳益精血。子宫偏小者加紫河车12g、紫石英30g，以温补精血而养胞。阴虚有热者加知母10g、丹皮10g，以清虚热。服药一段时间后，见阴道分泌物增多时，可酌加益母草15g、牛膝12g、川芎10g，以活血引经。

2. 肾虚血少脉道滞，调经毓麟补并通

肾虚血少血滞证

多种因素引起肾气不足，脾气损伤等，气血生化不足，可致肾虚血虚，冲任失养，胞脉滞涩而发闭经。以月经后期，量少色淡不畅，渐至经闭，腰酸怕冷，舌淡黯为主症。或伴头晕倦怠，腹痛。苔白，脉弦细软。其治以补肾益精，养血活血为法。经验方调经毓麟汤加减主之（方药及加减见内分泌失调性不孕）。

3. 气血虚弱难化经，补益适时引经血

气血虚弱证

脾胃虚弱，饮食劳倦，大病久病或数脱于血，节食防肥等均可损伤脾胃而化源不足，气血虚弱以致冲任失充，经闭不行。以月经延后，量少，色淡质薄，渐至停闭不行，面色萎黄，气短心悸为主症。或伴有头晕眼花，倦怠失眠，饮欲不振。舌淡，脉虚。其治以益气养血，温养冲任为法。经验方调经十全汤加减主之：熟地黄12g，当归10g，川芎10g，白芍10g，人参10g，茯苓10g，白术10g，炙甘草6g，黄芪30g，肉桂3g，香附12g，益母草15g，鸡血藤20g。

本方以十全大补汤，气血双补以资经血之源为主，辅以香附、益母草、鸡血藤理气活血以防血因虚而滞并调理冲任，使气血充盈而引导之。腰痛者加巴戟天10g、杜仲10g，以补肾壮腰。伴阳虚畏冷者加淫羊藿10g，以温肾阳。心悸失眠者加柏子仁15g、酸枣仁20g，以养心安神。精血大伤见性欲淡漠、毛发脱落、阴道干涩、生殖器官萎缩者选加紫河车15g、菟丝子30g、鹿角胶10g、淫羊藿10g，以大补精血。纳差食少者加砂仁10g、炒谷芽15g，以理气开胃。

虚证闭经以肝肾不足、气血亏虚为多，其病程长，较为难治。系逐渐形成，切忌盲目通经，以犯虚虚，宜补养充之，亦须待以时日，非短期可见功效。"欲以通之，无如充之。但使雪消而春水自来，血盈则经脉自至。"（《景岳全书·妇人规》）闭经虚证固多，然而虚中夹瘀者亦常有之。其治或补虚为主，兼以活血调经，或先补虚，待其虚渐充后再活血引经，上述三证之治法方药均体现此治则。不论虚证或虚中夹瘀，均宜在补益一段时间后，如果B超见子宫内膜厚度达8~10mm时，亦应投以活血之剂。如果月经来潮，须重复使用。一般要持续三、四周期。若欲孕者，则应审慎，不宜活血，此时有可能受孕。若BBT双相，即表示有排卵，月经将至。正常经潮2~3次才可称为痊愈。如果见经潮即停药，多会再次停经。

4. 血瘀冲任与胞宫，血实决之血府用

气滞血瘀证

内伤外感，人工流产，手术损伤等，均可导致气滞血瘀，阻于冲任、胞脉胞宫而经闭不行。以经停数月，胸胁胀满为主症。或伴有心烦易怒，或少腹周期性胀坠疼痛拒按。舌黯，脉沉弦或涩。治宜理气活血，祛瘀通经为法。方用血府逐瘀汤加减（方药见稀少性月经病）。

此证为气滞血瘀实证。若属宫腔手术后宫颈、宫腔粘连者，可配合扩宫或宫腔镜手术处理可提高疗效。

5. 阳虚痰阻脂膜塞，温肾化痰兼活血

阳虚痰阻证

肾阳素虚，肥胖之体，饮食不节等均可致脾阳失运，湿聚痰生，气血不畅，冲任、胞宫为痰湿脂膜壅塞而致经闭不行。以月经数月不行，或经常闭经，形体肥胖，神倦胸闷为主症。或伴有呕恶痰多，头晕心悸，畏冷腰酸。舌淡黯，苔腻，脉沉而滑。治宜温肾健脾，化痰活血为法。经验方温肾化痰汤主之：陈皮10g，法半夏10g，茯苓12g，香附12g，胆南星10g，神曲12g，白芥子10g，当归12g，川芎10g，菟丝子30g，仙茅10g，淫羊藿10g，巴戟天12g。

方中二仙、菟丝子、巴戟天补肾阳、养冲任；陈皮、法半夏、胆南星除湿化痰；白芥子去"皮里膜外之痰"散顽痰之结；神曲健脾消食；当归、川芎养血；香附理气；配合温阳化痰药以温化通利冲任之痰阻，配合养血补肾药以调养冲任之气血。如此则阳气得复，运化得健，痰湿得化，气机宣畅，冲任得养则能经调。伴癥瘕和B超见卵巢增大，多囊者选加昆布15g、海藻15g、三棱 15g、莪术 15g、皂角刺 15g、穿山甲 10g、以消癥散结。余如党参、白术、苍术、山楂等可随症选加。

6. 烧热闭经毒伤胞，解毒调经加减妙

毒伤胞脉证

血虚之体，长期服食含毒药食，积毒为害，化热生湿，损伤心与胞脉，阻滞冲任而致烧热闭经。以经闭，烧热，日晒则周身如针刺为主症。或伴有头晕心悸，烦躁胸闷，小便短黄。舌黯红，苔黄腻，脉细数或涩。治以清热解毒，活血通经为法。经验方解毒调经汤加减主之：黄连10g，金银花30g，通草10g，柏子仁15g，泽兰10g，卷柏10g，熟地黄10g，当归12g，川芎10g，牛膝10g，香附12g，益母草15g，丹参15g，生甘草6g。

方中黄连清泻心经火毒；金银花、生甘草清热解毒；通草利湿通经；柏子仁养心通心气；当归、熟地黄养血，配合柏子仁使心得营血滋养，能下达胞脉并且补肝肾，以资冲任；泽兰、卷柏、当归、川芎、益母草活血通脉以调经；香附理气以助活血；牛膝引诸药下通胞脉。热甚口苦便结者加黄芩10g、连翘20g、大黄10g，以清热解毒。湿盛见胸痞，舌苔厚腻者去熟地黄，加薏苡仁20g、滑石30g，以利水除湿。腹痛酌加桃仁10g、赤芍15g、蒲黄10g，以活血化瘀止痛。毒解热清湿利则烧热烦闷得除，心脉得宁，心气下达，气顺血活则胞脉通，月事得下。

此类闭经多发于产棉区而有口服黑棉籽油史者，属棉酚中毒，毒邪所伤而发病。民间称之为"烧热病"。其证候多端，病变在气血，病位在胞脉、胞宫、冲任，涉及心、肝、脾诸脏。本方乃余针对此病拟订，用以治之有佳效。曾有同仁得此方，用于此类病证，也取得很好效果，并且撰文发表。服雷公藤而致闭经者可参考本证辨治。

闭经有"血枯""血隔"之分，其治有充、通之别，然纯实证较少，实中兼虚或虚实相兼者为多见。如气滞血瘀日久，多有气虚血亏，其属实多虚少，不应一味化瘀通经，损伤气血，应于活血理气之中，佐以黄芪、党参、鸡血藤或补肾之品等以助药力可效。痰湿之证，多兼阳虚。于化痰调经之时，用仙茅、淫羊藿、肉桂、巴戟天、菟丝子等同时温阳，标本同治。此类治之较难，尤其是多囊卵巢综合征之闭经，需数月，疗效才显。同样经潮后须继续巩固，直至痊愈。B超、BBT可观察效果。还须注意调摄寒温，忌寒凉肥甘饮食，减少精神压力，加强锻炼身体，减少人工流产等手术损伤。

中西医的闭经概念基本相同。对继发性闭经的诊断是停经6个月者，以往多数主张停经3个月以上，这样有利于患者早期治疗，以便早日痊愈。西医认为闭经是由多种妇科疾病引起的一种症状。引起闭经常见的疾病有宫颈、宫腔粘连，生殖器结核，卵巢早衰，卵巢功能低下，多囊卵巢综合征，高催乳素血症（闭经泌乳综合征），席汉氏综合征；精神性闭经，药物性闭经，运动型闭经以及甲状腺疾病和肾上腺疾病等。由于闭经的病因复杂，涉及多种疾病，因此不但要详细询问病史，还要根据病情选择作必要的相关检查，如妇科检查，基础体温，血清性激素测定（FSH、LH、E2、P、T、PRL），B超，子宫输卵管造影，诊断性刮宫，头颅蝶鞍部CT、MRI检查，宫、腹腔镜，染色体以及甲状腺、肾上腺功能测定等。可明确病因和与闭经相关疾病，以利辨病、辨证施治，并可发现先天性生殖器官发育缺陷、后天器质性损伤导致的闭经。此外还须排除妊娠和与并月、季经、避年、暗经相鉴别。

第四节 痛 经

【概述】

妇女经期或行经前后，周期性出现小腹疼痛或痛引腰骶，甚至剧痛至昏厥者，称"痛经"，也称"经行腹痛"。

本病总的发病机理是在经期以及经期前后这一女性特殊生理时期，致病因素的干扰，影响冲任气血的变化，冲任胞宫经血流通受阻则"不通则痛"；冲任胞宫失于温煦濡养，滞涩血脉则"不荣而痛"。之所以痛经周期性发作，是与经期冲任气血变化有关。非经期冲任气血平和，致病因素尚未能引起"不通""不荣"，但其并未消除，潜于体内，待机再动。

痛经一病，全虚者少见，全实者较多，更常见的是虚中有实，实中有虚。痛经性质不可仅以一项为凭，须全面合参，才能辨清其虚实寒热以及在气在血。一般痛经发生在经前经期属实；发生在经期或将净之时，或延至经净之后为虚。掣痛、绞痛、刺痛、剧痛属实；隐痛、空痛、痛轻属虚。拒揉拒按属实；喜揉喜按属虚。得热痛甚属热；得热痛减属寒。经血黯红有块属实；经血淡红质稀属虚。胀甚于痛为气滞；痛甚于胀为血瘀。

本病之治，一般而言，经期治标以止痛为急，于辨证方中适当加入相应之止痛药，或配合针灸；非经期应辨证或治疗原发病以治本。临床常用止痛中药散寒止痛类：艾叶、干姜、小茴香、桂枝、吴茱萸等。行气止痛类：香附、乌药、枳实、木香、青皮等。活血止痛类：当归、川芎、蒲黄、五灵脂、乳香、没药、延胡索、三七、血竭等。清热止痛类：川楝子、丹参、赤芍等。缓急止痛类：白芍、甘草。临床辨证选用可增强止痛效果。

【证治经验】

1. 宣郁通经金铃散，木郁达之热者清

肝郁热结证

情志失调、肝气郁滞，化火灼血成块，以致经行不畅而作痛。以经前腹痛，经色黯而有块，胸胁乳房胀痛为主症。伴有口苦心烦。舌红，苔黄，脉弦数。治宜疏肝清热，通经止痛为法。方用经验方加减宣郁通经汤出入主之：柴胡10g，当归15g，白芍15g，黄芩10g，香附10g，丹皮10g，白芥子6g，益母草15g，郁金10g，延胡索15g，川楝子10g，生甘草6g。

方中柴胡疏肝解郁；香附、郁金疏肝理气以行血滞；白芥子辛散开郁止痛；黄芩清泄肝热；丹皮清泄郁火；当归、白芍养血柔肝；生甘草调和诸药；配合当归、白芍缓急止痛；延胡索既能入血分以活血化瘀止痛，又能入气分行气散滞；川楝子既能疏理肝气郁滞，又善调理脾胃滞气，清热止痛；益母草活血调经。诸药配合，郁开痛能止，火清经可调。

本方由《傅青主女科》宣郁通经汤加减而成。其适应证病因病机为肝郁气滞，化火灼血成块，经行不畅而作痛经、月经不调。傅青主认为："妇人有经前腹痛数日而后经水行者，其经来多是紫黑块……谁知是热极而火不化乎！夫肝属木，其中有火，疏则通畅，郁则不扬，经欲行而肝不应，则抑拂其气而痛生。"余宗傅氏"治法似宜大泄肝中之火。然泄肝之火而不解肝之郁，则热之标可去，而热之本未除也，其何能益"之意。于原方中去栀子以防凉泄太过，反而血滞。加入金铃子散加强理气疏肝，清热止痛之功。更加益母草以调畅经血，以标本兼治之。若肝热犯胃见呕吐酸水者加黄连10g、吴茱萸6g，以泻肝和胃而止呕。腹痛甚者加蒲黄10g、五灵脂12g以活血止痛。

2. 不通则痛气血阻，活血化瘀通不痛

气滞血瘀证

多种因素导致气滞血瘀，以致经血运行不畅，不通则痛，而发痛经。《沈氏女科辑要笺疏》所谓"经前疼痛无非厥阴气滞，络脉不疏。"即指此类痛经。以经前经期小腹疼痛且胀，拒按，量少或经行不畅，色黯有块，块出痛减为主症。伴胸胁乳胀。舌黯或有瘀点紫斑，脉弦或涩。治宜理气活血，化瘀止痛为法。轻者用经验方益母生化汤加味（方药见产后恶露不绝）。痛经重者用膈下逐瘀汤加减：当归10g，川芎10g，赤芍10g，桃仁10g，红花10g，香附10g，乌药10g，五灵脂 12g，延胡索 15g，枳壳 10g，丹皮 10g，甘草 10g。

方中当归养血活血以调经；川芎、赤芍、丹皮、红花、桃仁活血散瘀，清热消癥；乌药、枳壳、香附行气散结，调经止痛；再用五灵脂、延胡索活血散瘀，行气止痛，加强本方止痛之功；甘草调和诸药，缓急止痛。诸药合用，行气散瘀。气行则血活，瘀散则块消。气血畅通，通则不痛。痛经甚者加蒲黄 10g、血竭 6g，以消瘀止痛。口苦苔黄者加黄芩 10g，以清热。腹痛日久有癥瘕者加三棱 12g、莪术 12g、土鳖虫 10g 等，以消癥散结。兼气短倦怠者加黄芪 30g 以益气扶正而运血。

3. 湿热经期止标痛，平时治本病可除

湿热蕴结证

宿有湿热内蕴，阻滞气血，或经期、产后、堕胎、人工流产等，感染湿热邪毒，稽留冲任，蕴结于胞中，湿热与经血相结，以致气血不畅，发为痛经。以经行小腹胀痛，拒按，经色深红有块，舌苔黄腻为主症。伴有腰骶部胀痛，月经先期，量多，经期延长。平时或有腹痛，经来加剧；带下色黄，或赤白相兼气臭，小便短黄。舌红，苔黄腻，脉弦数。治宜清热除湿，化瘀止痛为法。方用师传经验方柴枳败酱汤加减：柴胡 10g，枳实 10g，赤芍 15g，甘草 6g，丹参 15g，败酱草 20g，红藤 20g，大黄 6g，牛膝 10g，桃仁 10g，蒲黄 10g，五灵脂 12g，薏苡仁 20g。

方中四逆散疏肝理气止痛；败酱草、红藤、大黄、薏苡仁清热解毒除湿；丹参、桃仁、蒲黄、五灵脂活血化瘀止痛；牛膝活血、引药下达病所。有癥瘕者选加三棱 10g、莪术 10g、昆布 15g、海藻 15g，去甘草，以消癥散结。腹痛甚者加川楝子 10g、延胡索 15g，以活血止痛。湿重苔厚腻者加茯苓 10g、通草 10g，以利湿。月经量多者酌加黄芩 12g、蒲黄炭 10g、贯众炭 15g，去枳实、牛膝，以清热固冲。先师刘云鹏先生之科研课题"妇炎康冲剂治疗盆腔炎性包块的临床研究"，即将本方制成冲剂，成果达国内先进水平。

本证型是感染湿热邪气，与血相结成瘀，（盆腔炎）甚至形成癥瘕，阻滞气血。其痛在平时，只是经期加重。其治重在非经期，经期只是治标。湿热清化于平时，则经期不痛也。可参照盆腔炎节辨证施治。

4. 寒凝血瘀痛经重，寒则温之瘀则通

寒凝胞中证

平素摄生不慎，经期感受寒湿之邪，贪凉饮冷等，以致寒湿客于胞中，气血凝滞，经行不利，发为痛经。以经前经期小腹冷痛，得热痛减，经量少，色黯有块，或经期迟至为主症。并有面色苍白，四肢不温，畏冷身痛，甚者呕吐、昏厥。舌淡黯，苔白腻，脉沉紧。治宜温散寒湿，活血化瘀，理气止痛为法。用少腹逐瘀汤（《医林改错》）加减：小茴香 6g，干姜 6g，延胡索 10g，没药 10g，当归 10g，川芎 10g，肉桂 5g，赤芍 15g，蒲黄 10g，五灵脂 10g。

《素问·调经论》云："寒独留，则血凝泣，凝则脉不通。"不通则痛，血得寒则凝，得温则行。方中肉桂、小茴香、干姜温经散寒，通达下焦，温暖冲任胞宫，此三味属温经散寒部分。当归养肝活血，川芎、赤芍活血祛瘀，此三味为活血化瘀调经部分；蒲黄配五灵脂活血化瘀止痛；延胡索辛散温通、活血行气止痛；没药活血祛瘀，行气止痛。此四味属止痛部分。寒散血行，下焦胞宫气血通畅，自无疼痛之虞，且有种子之效。本方以温经、活血化瘀以治本，止痛治其标。痛甚而厥者加附子 10g、细辛 5g，以回阳散寒。痛甚经量少者加桃仁 10g、红花 10g、血竭 5g，以增强化瘀止痛之功。腹胀者加乌药 10g、香附 10g，以理气。气短倦怠者加黄芪 30g、党参 15g，以益气扶正。

5. 虚寒痛经或兼实，温经汤方兼活血

阳虚胞寒证

素属肾阳虚弱，阳虚则生内寒，冲任胞宫失于温煦，滞碍气机，血为寒凝，以致经血运行迟滞，经行不畅而发为痛经。以经行小腹冷痛，喜按喜温，经量或少或多，经行后期为主症。并有面色苍白，形寒肢冷，甚者汗出，呕吐便溏，腰膝酸冷。舌淡红，苔白，脉沉细。治宜温经暖胞，养血止痛为法。方用温经汤（《金匮要略》）加减：吴茱萸10g，当归10g，白芍10g，川芎10g，桂枝10g，阿胶10g，丹皮10g，党参10g，半夏10g，麦冬10g，生姜10g，甘草6g。

方中吴茱萸入肝经，散寒止痛。桂枝温经散寒，通利血脉以止痛。川芎、当归养血调经，白芍柔肝止痛。丹皮祛瘀行血，兼退虚热。阿胶、麦冬养血益阴，并可制吴茱萸、桂枝之燥。半夏降逆和胃。生姜温胃散寒。甘草补中调和诸药，与白芍配合以缓急止痛。人参益气补虚。下腹冷痛甚者去丹皮，加艾叶10g、附子10g，以增强温阳止痛之功。腹痛甚夹血块者去党参、阿胶，加蒲黄10g、五灵脂15g、山楂20g，以化瘀止痛。经血量多者加艾叶炭10g、三七粉6g（吞服），以止血止痛。无呕吐去半夏。

本方证应与少腹逐瘀汤证区别：彼为寒凝血瘀实证，痛经少腹拒按，经血有块，脉沉弦紧为主证；此则为阳虚胞寒虚证，以痛经小腹喜按，得温通减，舌淡脉弦细为辨证要点。

6. 肾虚血亏不荣痛，调肝归芍经后用

肝肾不足证

肝肾亏虚，冲任精血不足。行经时血脉滞涩，经行后血脉空虚，冲任胞宫失于荣濡而致"不荣而痛"之痛经。以经期或经后1、2日小腹绵绵作痛，喜按，经色淡，量少质薄为主症。或伴头晕耳鸣，心悸腰酸。舌淡红，苔少，脉弦细弱。治宜补益肝肾，养血止痛为法。痛于经后伴腰痛，头晕耳鸣者，为肝肾亏虚证。经验方加味调肝汤主之：当归10g，白芍30g，川芎10g，山茱萸10g，巴戟天15g，山药12g，阿胶10g，香附10g，艾叶6g，甘草6g。

方中当归补血养肝。川芎与当归相配，活血调经。白芍养血和营，缓急止痛。"肝肾同源"，配伍山茱萸，益精血，补肝肾。巴戟天温肾阳，益冲任。艾叶暖胞止痛。阿胶养阴补血。香附理肝气使补而不滞而调经。山药健脾益肾。甘草调中和药，配白芍加强缓急止痛之效。诸药合用，以奏养肝益精，止痛调经之功。

痛于经期而经血少，伴面色萎黄，心悸倦怠者，为肝血不足证。用当归芍药散（《金匮要略》）加味为治：当归12g，白芍30g，川芎10g，白术10g，茯苓10g，泽泻10g。

方中以芍药养血柔肝，缓急止痛为主。当归、川芎调肝养血，活血止痛。白术健脾益气。茯苓、泽泻健脾除湿。并常规加入炙甘草以增缓急止痛，健脾补中之功。以上二方之加减：经量少者加熟地黄10g、鸡血藤25g，以补血调经。心悸气短者加黄芪30g、党参15g，以益气。兼胁痛胀者加柴胡10g，以疏肝。腰痛明显者加杜仲15g、菟丝子25g，以补肾益精。有热者加黄芩10g，以兼清热。有寒者加吴茱萸6g，以暖肝缓急。

盖血虚之体，脉道不充，血行迟缓，瘀滞胞脉胞中。此即《竹林女科》所说："经后腹痛，此虚中有滞也。"因此用加味调肝汤调肝益肾，养血止痛，临床用之数十年多效。俾木得精濡，肝得血柔，胞得温养，气疏血活，痛经可止。当归芍药散为健脾柔肝、养血止痛之方。《金匮要略·妇人杂病脉并治》谓："妇人腹中诸疾痛，当归芍药散主之。"余常用于肝血不足，经脉失养之经后腹痛，随症加味有良效。

上述六证型之外，尚有蛔虫内扰，脏腑功能失调之上热下寒证可见痛经，但目前较少，宜用乌梅丸加减，以调理寒热，驱虫止痛。余曾用该方加减治疗此类痛经42例，治愈24例，显效10例，有效5例，无效3例。以"乌梅止痛汤治疗痛经42例临床观察"为题，发表于《湖北中医杂志》1990年第3期。

还应重视调摄以预防发生痛经，如注意经期、产后卫生及保暖；调情志；消除紧张情绪；注意饮食，不宜过服生冷寒凉药食；注意计划生育，减少人工流产手术。

西医学痛经分原发性和继发性两种。原发性痛经又称功能性痛经，是指生殖器官无器质性病变者，以青少年为多见。继发性痛经是由于盆腔器质疾病如子宫发育不良、子宫内膜异位症、子宫腺肌病、子宫肌瘤、盆腔炎、宫颈炎、宫腔粘连等引起，常见于育龄期妇女。因此临床须详细询问病史，已婚妇女应行妇科检查。或行B超、子宫输卵管造影、宫腹腔镜检查以明显病因与相关疾病，以利辨证与辨病相结合而施治。同时须与异位妊娠、流产相鉴别。

（崔阳阳）

第十章 不孕症

第一节 先天性发育异常

先天性发育异常所导致的不孕，主要是指女性生殖器官在胚胎期发育形成过程中，受到某些内在或外来因素干扰，导致其生殖器官发育异常从而造成不孕而言。严重的先天性生殖系统发育异常，如无阴道、无子宫或无卵巢的患者显然不能受孕。这一类先天性生殖系统发育异常者常伴有原发性闭经，特别是累及卵巢者还伴有周期性发育障碍。轻度的先天性生殖系统发育异常，如处女膜闭锁，阴道横隔，可妨碍精子和卵子相遇，使之不能结合而致不孕，此类患者皆伴有原发性闭经及发育期后经血潴留的症状。此外，幼稚子宫因子宫发育不良，不能为受精卵准备足够的着床条件也可致不孕。

本节主要把先天性发育异常所导致的不孕分为外阴及阴道发育异常、子宫发育异常、输卵管发育异常、卵巢发育异常和两性畸形五个方面进行论述。其中外阴，阴道发育异常有处女膜闭锁、先天性无阴道、阴道横隔、阴道纵隔之分；子宫发育异常包括先天性无子宫、始基子宫、残角子宫、实质子宫、幼稚子宫等，输卵管发育异常较少见，也不容易被发现，常与生殖道发育异常并存，卵巢发育不全则可见于一侧或双侧，伴随或不伴随泌尿系统的发育异常，两性畸形甚为罕见，可分为真两性畸形和假两性畸形两大类。

本病与中医学中"五不女"的范畴相类似。

一、临床表现

（一）外阴、阴道发育异常

处女膜闭锁的病人可见性征发育正常，但无月经来潮，青春期后出现周期性下腹痛，病程久者有持续性下腹痛。严重者伴便秘、肛门坠胀、尿频或尿潴留等。妇科检查可见外阴部发育正常，但未见阴道口，处女膜无孔，向外膨隆，呈紫蓝色。阴道横隔者可见经血排放不畅，痛经，经血潴留可合并感染，性交痛，性生活不满意。妇科检查，阴道较短，其中上部见1小孔，但看不到宫颈，或仅见阴道盲端，而看不见宫颈。阴道纵隔的患者多无症状，妇查可见阴道被一纵形膜襞分为两条纵形通道。先天无阴道的患者亦有性征发育正常，但无月经来潮，周期性下腹痛，性生活困难等表现，妇查可见，无阴道开口，有时呈一浅凹或深约2~3cm的凹陷。

（二）子宫发育异常

子宫发育异常者约25%患者无症状，亦可见月经稀少，痛经，或从无月经来潮。妇科检查：子宫小，为始基子宫或幼稚子宫，若子宫偏向一侧可能为残角子宫或单角子宫；子宫底部较宽提示有纵隔子宫或鞍状子宫；子宫底部有凹陷可能为双角子宫或鞍状子宫。

（三）输卵管发育异常

输卵管先天发育异常的患者一般无特异性临床表现，不易被发现。

（四）卵巢发育异常

双侧卵巢未发育者常伴发其他严重畸形而不能存活。单侧卵巢缺少可见于单角子宫。先天性卵巢发育不全者可见"条索状"卵巢。卵巢发育异常的患者主要表现为原发性闭经，第二性征未发育，身材矮小，智力低下，伴蹼状颈，肘外翻等其他畸形。

（五）真两性畸形

真两性畸形的患者体内常有卵巢和睾丸两种生殖腺同时存在。部分患者于青春期乳房发育，月经来潮。有些出现喉结，声哑和体毛、性毛增加，但外生殖器异常难以区分男女。妇科检查示：外生殖器异常，大部分患者盆腔内有子宫，但发育程度不一，有的患者可在阴唇内扪及睾丸。

二、辅助检查

（一）外阴、阴道发育异常

处女膜闭锁的患者B超提示：阴道积血，子宫增大，宫腔内积血或附件处肿块。在膨隆的处女膜中心用7~8号针穿刺，抽出积血可明确诊断；对于阴道横隔的患者经阴道对横隔可作穿刺，抽出积血可明确诊断，B超显像：宫颈以下部位有积血，适合未婚者，碘油造影可见到横隔以上的间隙，有时可见子宫颈阴影。先天无阴道患者可通过超声显像了解子宫及盆腔肿块情况，并通过肾盂静脉造影除外并存的泌尿道畸形。

（二）子宫发育异常

超声显像可以显示单子宫或双子宫以及子宫的大小。先天性无子宫可见膀胱后方不显示子宫图像，双侧卵巢形态正常，但测值大多较正常小。始基子宫可见子宫体积小，不具备正常子宫形态，多无子宫内膜回声，可有卵巢。幼稚子宫可见子宫测值小于正常，子宫内膜薄或显示不清，宫体、宫颈比例小于1。另外，盆腔充气和子宫输卵管碘油双重造影检查可同时了解盆腔内有无子宫、子宫外形和子宫腔形态，可诊断单角子宫、鞍形子宫、双角子宫、双子宫等。当影像诊断有困难时，可在宫腔镜、腹腔镜下直接观察。

（三）真两性畸形

染色体核型呈现为46XX、46XY、46XX/46XY或其他嵌合体。核型与体征不符时或出现嵌合体时具有很大提示意义，腹腔镜检查可观察子宫，输卵管和性腺情况，协助诊断；剖腹探查可明确为两性腺并存从而确立诊断。

三、诊断与鉴别诊断

（一）诊断

本病根据临床表现，妇科检查，结合B超等影像学检查及宫腔镜，腹腔镜检查即可诊断。

（二）鉴别诊断

1. 先天无阴道与阴道疤痕性畸形

二者临床症状大体相同。但阴道疤痕性畸形往往有难产或阴道手术损伤，阴道内置放过腐蚀性药物，幼时患过猩红热、白喉、化脓性感染及老年性阴道炎病史。

2. 盆腔肿块与子宫发育异常

子宫发育异常应与盆腔肿块，尤其应与子宫关系密切的浆膜下子宫肌瘤、卵巢肿瘤或附件炎性包块等鉴别。子宫发育异常者病史中易发生胎位不正或流产史。或有产后在非妊娠侧的宫角或子宫排出蜕膜而发生出血史。炎性肿块常有发热及下腹痛史。B型超声对鉴别炎性肿块有帮助。部分患者在作腹腔镜或剖腹探查中确诊。

3. 卵巢肿瘤、肾上腺皮质瘤与两性畸形

女性两性畸形应与能产生雄激素的卵巢肿瘤（如睾丸母细胞瘤）、肾上腺皮质肿瘤相鉴别。鉴别点是后者一般在妇科检查时能触及附件肿瘤；而肾上腺皮质肿瘤时常有其他全身症状，如肥胖、高血压等。

四、治疗

（一）西医治疗

1. 外阴、阴道发育异常

处女膜闭锁患者可在无菌操作下，将处女膜作"X"形切开，并切除部分处女膜使处女膜口呈环形。阴道横隔可行放射形切开术后放置阴道模型，定期更换，直到上皮愈合。对于影响性交及妊娠的阴道纵隔患者，应切除纵隔。先天性无阴道患者可行阴道成形术。

2. 子宫发育异常

对于子宫发育不良的患者可采用激素治疗。已烯雌酚 1mg 自月经周期第 5d 起连服 20d，停药 2~7d，月经来潮。下次月经来潮后继续服用，连用 3~6 个月，待子宫增大后，再于月经后半周期给适量孕激素，共 3 个月，以使黄体功能旺盛，易于受孕。双子宫、双角子宫和鞍形子宫一般不予处理，幼稚子宫有痛经者可对症治疗。纵隔子宫影响生育可切除纵隔。

3. 输卵管发育异常

对由于输卵管异常引起不孕者，可在腹腔镜或剖腹术下行输卵管整形术。对于输卵管畸形不要轻易切除，应采取显微手术技巧进行整复工作，以保留功能。

4. 卵巢发育异常

对于 XY 单纯生殖发育不全的病人因其生殖腺发生恶变的概率大，确诊后应立即行手术切除双侧生殖腺。

5. 两性畸形

对于真两性畸形的患者原则上是应切除睾丸防止恶变。个别患者（含有子宫）在切除睾丸组织后，月经来潮，具有正常生育能力。

（二）中医治疗

1. 辨证治疗

①对于子宫发育不良的患者中成药可内服女金丹、乌鸡白凤丸等。也可用嗣宝散，成分包括鹿角霜、紫河车、茺蔚子、紫珠、苁蓉、覆盆子、当归、女贞子各 500g，珍珠 25g，紫石英 100g。研细末，过 120 目筛。每次 10g，每日 3 次，吞服。3 个月为 1 疗程，以 3 个疗程为限。

②对 XY 单纯生殖腺发育不全的患者可用中药脾肾两补法，方用自拟并提汤加减：熟地 30g，巴戟 30g，黄芪 15g，山萸肉 9g，枸杞 6g，柴胡 3g。

2. 割脂疗法

于双手 2、3 掌骨间隙远端掌侧部位皮肤常规消毒，行局麻，切开一长 0.7cm、深 1.0cm 的纵形切口，以止血钳摘除一些皮下脂肪，并行钳夹刺激周围神经分支，刺激强度要适中（太轻影响效果，过重易损伤神经）。术后不缝合压痕止血包扎。治疗子宫发育不良所致的不孕。

第二节 内分泌功能失调

内分泌功能失调引起的不孕主要包括排卵障碍和黄体功能不足两大主要因素。成熟卵子自卵泡中逸出的过程，称排卵。此生理现象必须有中枢神经系统下丘脑-垂体-卵巢轴的正常功能，及其良好的反馈调节。其中任何一个部位功能障碍都可能导致不排卵而引起不孕。如下丘脑—垂体功能低下性闭经、多囊卵巢综合征包括高胰岛素高睾酮性无排卵症、高泌乳血症、未破裂滤泡黄素化综合征等，还有因甲状腺和肾上腺功能失调影响性腺功能的无排卵症，其他有卵巢因素如先天性卵巢发育不良、无反应卵巢综合征、卵巢早衰和各种因素造成的卵巢功能低下等，黄体功能不足亦称黄体期不全，主要是指卵巢黄体分泌孕酮不足或分泌孕酮时间短所引起的临床综合征，由于子宫内膜发育不良不利于孕卵的种植，常发生有排卵性功血、不孕症和早期流产。

一、临床表现

由于引起本病的原因很多且复杂，故本病的临床表现因病因不同，其症状、体征也就不相同，常引起闭经、月经稀发、功能性子宫出血等症状。如高催乳素血症除了月经异常、闭经、不孕，还可表现为单纯溢乳，乳房检查有乳汁分泌者占高催乳血症的72.5%；多囊卵巢综合征除具有月经稀发、闭经、不孕。还具有多毛、肥胖等症状；高睾酮血症除具有上述常见症状外，有的患者尚具有男性化改变，如多毛、喉结增大、音调低沉，尚可有肥胖、痤疮、乳房发育不良、子宫发育较差、卵巢增大，少数病例阴蒂肥大等。

二、辅助检查

①LH、FSH值测定：卵泡期血中的FSH正常值是$5.2\sim14.4\text{mu/mL}$，LH正常值是$1.8\sim7.4\text{mu/mL}$。FSH、LH值过低提示丘脑-垂体功能障碍。两者都高提示卵巢功能障碍。LH高值、FSH正常时高度怀疑多囊卵巢。

②垂体兴奋试验：被试者清晨空腹经静脉快速注入合成促黄体生成激素释放激素（LH-RH）$25\sim100\mu g$，于注射后15、30、60及120min分别取血标本用放射免疫法测定血清黄体生成素（LH）值。经注射LH-RH后，血清LH不上升者为无反应（阴性），提示患病部位在垂体。若注射LH值上升，表明垂体促性腺功能良好，而卵泡不发育成熟的病因下丘脑或下丘脑以上（中枢性因素）。

③克罗米芬试验：给予被试者口服克罗米芬100mg，每日1次，连服5d。在服药前，服药期间第3日、5日及服药后5日作血清FSH和LH放射免疫测定。试验结果如为阳性反应，可见FSH和LH值于停药后较用药前基数增高$3\sim10$倍。这是由于克罗米芬对下丘脑区域雌激素受体形成的阻断作用，在停药后引起的FSH和LH反馈性大量分泌所致。阴性反应提示下丘脑调节功能失常。

④黄体酮试验：黄体酮试验可区别闭经的程度。轻度闭经或短期继发性闭经用黄体酮试验，停药后可来经（撤药性出血）。重度闭经多由于子宫内膜缺如，或因缺乏雌激素作用子宫内膜发育不良，增殖欠佳，故经黄体酮试验不能引起撤药性出血（妊娠生理性闭经除外）。黄体酮试验一般用黄体酮20mg，每日肌肉注射1次，连用4d，停药后$3\sim8d$来经。

⑤雌激素试验及人工周期试验：雌激素试验一般多在黄体酮试验未引起撤药性出血者进行。方法是每日口服己烯雌酚1mg，连服21d。如停药后$3\sim6d$内可出现撤药性出血，表明内膜对雌

激素有生理性增殖反应。如无撤药性出血则表明子宫内膜已遭严重损坏或内膜缺如（子宫性闭经）。

有时，单用雌激素不一定引起撤药性出血，故临床上常在口服21d己烯雌酚的最后4d，每日加肌肉注射黄体酮20mg，停药3~8d内多可出现撤药性出血。

⑥人绝经期促性腺激素试验：对黄体酮试验和雌激素试验均为阴性的患者，可进行人绝经期促性腺激素（HMG）试验，以进一步了解卵巢功能不足是否由卵巢本身造成，抑或下丘脑—垂体所引起。方法是每日肌注射HMG 150IU，连续4~6d。用药后逐日复查阴道脱落细胞、子宫颈、子宫颈粘液改变及B型超声波检查，观察卵泡发育情况：有无卵泡生长、成熟及雌激素水平上升反应。如无反应，表明疾病原因在卵巢本身，有反应则病因在垂体或垂体以上部位。

⑦基础体温测定：基础体温测定是评价黄体功能最简单常用的方法。从来经第1天开始，连续测2个周期。基础体温高温相不足10d，高温相与低温相的差在0.3℃以上，高温相缓慢上升，高温相中间有陷落等都提示黄体功能障碍。

⑧血中孕酮浓度：血中孕酮浓度的测定是判断黄体功能的重要可靠指标。5ng/mL以上有排卵，黄体中期10ng/mL以上黄体功能正常，不足10ng/mL可诊断为黄体功能不全。

⑨子宫内膜活检：经前1~2d从宫底向前壁或侧壁刮取内膜活组织1~2条送病检。黄体功能不足的患者可见子宫内膜分泌现象不足。迟缓2d以上为轻度，迟缓5d以上为重度。

⑩对于各种器质性的病变随着近年来一些新的诊断技术方法如CT或MRI摄影，宫、腹腔镜等的开展，可进一步帮助诊断。

三、诊断与鉴别诊断

排卵障碍所致不孕，可根据各种疾病的特殊临床表现，并结合辅助检查（包括CT、MRI、腹腔镜等），做出正确诊断，黄体功能不全所致不孕，可根据基础体温、血中孕酮浓度和子宫内膜活检等明确论断。

四、治疗

（一）西医治疗

1. 克罗米芬

为首选促排卵药物，适于体内有一定雌激素水平者。于月经周期第5d起，每日口服50mg，（最大剂量达200mg），连用5d，3个周期为1疗程。

2. 促性腺激素

①绒促性素（HCG）：具有类似黄体生成激素（LH）作用，常与克罗米芬合用，即于克罗米芬停药后7d加用HCG 2 000~5 000IU，1次肌注。

②绝经促性素（HMG）：含有FSH和LH两种激素各75IU，促使卵泡生长发育成熟。自月经第6天每日肌注HMG 1支，共7d。用药过程需观察宫颈粘液，测血雌激素水平及用B型超声监视卵泡发育，一旦卵泡发育成熟即停用HMG。停药后24~36h，加用HCG 5 000~10 000IU肌注，促进排卵及黄体生成。

3. 黄体生成激素释放激素（LH-RH）

适用于下丘脑性无排卵。采用微泵脉冲式静脉注射，也可皮下注射，脉冲间隔为90~120min。所用剂量有：小剂量1~5μg/脉冲效佳；大剂量10~29μg/脉冲。用药17~20d。

4. 溴隐亭

能抑制垂体分泌催乳激素，适用于无排卵伴有高催乳激素血症者。从小剂量（1.25 ms）开始，每日 2 次，若无反应，1 周后改为 2.5mg，每日 2 次。一般连续用药 3~4 周时垂体催乳激素降至正常，多可排卵。

5. 促进或补充黄体分泌功能

于月经周期第 15 天开始，每日肌注 HCG1 000~2 000IU，或于月经周期第 20d 开始，每日肌注黄体酮 10~20mg，连用 5d。

（二）中医治疗

1. 辨证治疗

①对于排卵障碍者，可用中药人工调整周期法：此系列方是根据女性生殖周期的变化，将月经分为经后（卵泡期）、经间（排卵期）、经前（黄体期）、经后（行经期），再据此四期的生理变化，选择方药，分别施治，主方如下。

卵泡期：熟地、白芍、当归、枸杞、甘草、山药、龟胶、丹皮、山萸肉、太子参、菟丝子、茯苓。有滋补肝肾，养血调经之效。

排卵期：熟地、泽兰、当归、香附、茯苓、丹参、仙茅、仙灵脾、菟丝子、党参、桃仁、炙甘草。有补肾益气，温阳活血之效。

黄体期：党参、茯苓、炙甘草、枸杞子、菟丝子、鹿角霜、熟地、当归、山药、巴戟天、仙灵脾、香附。有温肾益精，补脾养血之功。

行经期：当归、川芎、香附、益母草、丹参、泽兰、茯苓、赤芍、甘草。有活血调经之功。

②对于黄体功能不足的患者，临床上以肾虚肝郁多见，方药用毓麟珠及开郁种玉汤加减。

毓麟珠：人参、白术、茯苓、白芍、当归、川芎、热地、炙甘草、菟丝子、杜仲、鹿角霜、川椒。

开郁种玉汤：当归、白芍、白术、茯苓、花粉、丹参、香附。

2. 针灸治疗

体针促排卵，在月经周期第 12 天开始，取关元、中极、子宫穴、三阴交（双），进针得气后通电约 30min，每日 1 次，共 3d。如不出现 BBT 双相，按同法再治 3d。

（三）中西医结合治疗

卵巢排卵功能失常，或不排卵所致的不孕，单纯依靠激素诱发排卵有时难以达到满意疗效，长期应用又可使输卵管功能减退。而中药具有良好的促排卵作用，可替代激素疗法。如能在应用仪器监测卵泡的同时，掌握适当时机投以中药制剂，效果较好，具体方法是在排卵前后，自测基础体温，用 B 超监测卵泡发育，如卵泡直径≥1.8cm 时，加服中药，以益气活血，温补肾阳法为主，常选用补骨脂、羊藿叶、巴戟天、枸杞子、川芎、当归、赤芍、丹参、黄芪、山药等。一般需服用三剂，在此期间合房，然后停药观察。此法避免了用药的盲目性，同时增加了受孕的机会。

第三节 炎性不孕

女性生殖系统炎症是妇产科常见病。感染可发生于下生殖道如外阴炎、阴道炎及宫颈炎，也可侵袭上生殖道即内生殖器，发生于子宫及其周围结缔组织、输卵管、卵巢及盆腔腹膜。炎症作为女性不孕的主要原因之一，往往造成生殖器管道狭窄或阻塞，使精子与卵子无法相遇；或由于输卵管和周围附属器官或组织相粘连妨碍其正常蠕动功能；某些病例即使输卵管通畅，但因粘膜细胞的纤毛受损而功能不良，结果导致不能孕育。例如：宫颈炎症时，所分泌的带菌脓性液体可有杀精作用而使受孕率降低。又如子宫内膜结核破坏了子宫内膜环境，以致不利于孕卵着床，导致不孕。输卵管炎引起输卵管堵塞是女性不孕症的重要原因。有人统计输卵管病变约占女性不孕原因中的1/3。炎症不仅引起输卵管阻塞，且因瘢痕形成，使输卵管僵硬和输卵管周围粘连，影响输卵管正常蠕动。同时输卵管内膜因炎症而影响纤毛运动，都能妨碍精子的通过从而造成不孕。

一、临床表现

除不孕外，还可见其他炎性表现。如慢性输卵管炎可见下腹隐痛，腰骶部坠胀痛，性交后或劳累时加重，平时带下量增多，月经量较多，经期延长，痛经等。子宫内膜炎可表现为发热，阴道脓性排液，子宫压痛，白细胞上升等。

二、辅助检查

（一）显微镜检查

对疑有阴道炎的患者可作阴道液镜检或白带化验。

（二）输卵管通畅试验

①输卵管通液（气）术：此法是将一定量的液体加压注入宫腔，使之通过双侧输卵管，以试验输卵管是否通畅，但应注意存在漏液造成的假通畅。

②输卵管造影术：此法应用碘油或泛影葡胺在 x 线下的显影作用，将其注入宫腔及输卵管，可准确地反映输卵管是否有病损或阻塞，另外还可反映宫腔内的病变，尤其对结核所致的病损有特殊诊断意义。

（三）B 超或 CT

B 超或 CT 等影像检查可显示输卵管、子宫等盆腔脏器的炎症疾患。

（四）腹腔镜检查

腹腔镜检查可用于了解子宫、输卵管和卵巢的形态、大小，周围粘连，同时可作输卵管通液试验了解其通畅度。

三、诊断与鉴别诊断

根据各种炎症的临床表现结合辅助检查加以诊断。伴有各种炎症表现是本病与其他原因所导致的不孕症的主要鉴别点。

四、治疗

（一）西医治疗

1. 抗感染治疗

根据炎症发生的不同部位采用不同的方法治疗。

2. 药物宫腔灌注法

对输卵管堵塞不通的不孕者，可灌注药物促进炎症吸收，对轻度粘连可起到液压分离作用。

药液配制方：庆大霉素8万U，透明质酸酶1 500U或α-糜蛋白酶1万U、地塞米松5~10mg、加生理盐水至10mL混匀后备用。用双腔通液管缓慢注入宫腔，停留5~30min再取出导管，卧床休息1~2h。

3. 物理疗法

对于输卵管慢性炎症及阻塞的患者可进行超短波、透热、离子透入等物理疗法，以促进局部血液循环，消除水肿，缓解组织粘连。

4. 手术治疗

用于保守疗法无效的输卵管阻塞病例。根据输卵管阻塞的情况及其部位，可行粘连分离术、输卵管造口术、输卵管吻合术或子宫输卵管植入术等。决定手术前，应经过全面不孕症的检查，查明不孕确实因输卵管阻塞所致，且经子宫输卵管造影了解阻塞部位。

(二) 中医治疗

1. 辨证治疗

中医认为输卵管是肝经所在部位，病变以瘀突出，故多治以疏肝理气，活血通络的原则，可使部分病人获愈，对于输卵管不通的患者，临床上主要分为以下两种证型。

(1) 肝郁气滞型

主要证候：婚久不孕，月经先后无定期，经前胸胁及乳房胀痛，经行不畅，色暗有块，情志抑郁，喜叹息，舌质黯苔薄，脉弦。

治疗法则：疏肝解郁，调理冲任。

方药举例：逍遥散加味。

柴胡、白芍、当归、白术、香附、夜交藤、青皮、炙穿山甲、王不留行。口干渴者，加枸杞子；口苦便燥者，加龙胆草。

(2) 气血瘀阻型

主要证候：婚后久不受孕，月经后期量少，色紫黯有块，经行不畅，小腹疼痛连及腰骶，或小腹部可扪及包块，舌质黯或有瘀点，苔薄，脉弦涩。

治疗法则：活血理气，调理冲任。

方经举例：膈下逐瘀汤加减。

当归、川芎、赤芍、桃仁、枳壳、延胡索、五灵脂、丹皮、香附、红花、乌药、甘草。若小腹痛甚加制乳香、制没药；瘀阻较甚加丹参、毛冬青、田七、黄芪。

2. 单方验方

①对于急慢性盆腔炎、附件炎、炎性包块，输卵管不通者，可用活血化瘀，清热解毒，软坚消症的中药如双柏散（黄柏、侧柏、大黄、泽兰、薄荷）外敷下腹患部。表面置热水袋，使药物的温度维持在45~60℃，疗效更好。

②保留灌肠法：对于输卵管阻塞不通的患者可用三棱30g，莪术15g，赤芍30g，丹参30g，王不留行20g，路路通20g，当归15g，地丁12g，制乳香10g，制没药10g，穿山甲10g，小茴香2g，共浓煎200mL，保留灌肠。

③中药离子导入法：滚法是利用直流电将药物离子通过穴位、皮肤、粘膜导入人体。可应用通管Ⅰ号（败酱草、地丁、丹参、赤芍、路路通、三棱、莪术、穿山甲、橘核、元胡）治疗急性炎症；通管Ⅱ号（Ⅰ号去地丁、元胡，加三七粉、地龙、桃仁、蒲公英）治疗慢性炎症。

3. 针灸治疗

李灿瑜采用针药并举治疗输卵管病变所致不孕 150 例，在服用中药同时，配合针刺，隔天 1 次，取穴中极、归来、子宫、三阴交、寒凝加关元、足三里，瘀热加太冲、血海，结果输卵管通畅或妊娠者 130 例占 86.7%，其中妊娠 120 例。梁雪雯运用中药、针刺综合治疗输卵管阻塞性不孕 85 例，针刺选用子宫，关元与阴陵泉，三阴交两组交替运用，穴位注射选用双侧子宫穴交替，以鱼胆草注射液、当归注射液或胎盘组织液，每次选用 2 种药物，每穴注药 2mL，针刺和穴位注射每日 1 次，经期暂停，结果治愈 59 例，妊娠 48 例。临床资料表明，使用针刺治疗不孕症，疗效卓佳，尤其是中药与针刺联合使用，可以提高妊娠率。

第四节　免疫性不孕

在正常性生活情况下，机体对生殖过程中任何一环节产生自发性免疫，延迟，受孕两年以上（符合不孕症的诊断），称为免疫性不孕。据统计，在已婚夫妇中约 10% 患者患有不孕症，其中 20% 左右不孕的原因不明，随着生殖免疫学研究的进展，认为这部分患者可能由于生殖系统抗原的自身免疫或同种免疫所引起。如卵透明带及卵巢内产生甾体激素的细胞均为特异性抗原，可引起免疫反应，产生相应的抗体，阻碍精子与卵子结合及受精，从而导致不孕。

女性方面免疫因素造成不孕症，一为同种免疫，一为自身免疫。同种免疫是指精子、精液或受精后的受精卵，为抗原物质，被阴道及子宫上皮吸收后，通过免疫反应产生抗体物质，使精卵不能结合，或受精卵不能种植。自身免疫包括不孕妇女血清中存在的透明带自身抗体，这种自身抗体与透明带起反应后，可防止精子穿透卵子，因而阻止受精，导致不孕。

免疫性不孕是相对概念，不孕状态是否持续取决于免疫力与生育力间的相互作用，若免疫力强于生育力，则不孕发生，若后者强于前者则妊娠发生。

祖国医学中无免疫性不孕症的记载，但归属于不孕症范畴，有"不子"、"无子"、"断续"、"绝产"等名。

一、辅助检查

(一) 抗精子免疫不孕的检查

1. 性交后试验

于性交后 6~24h 内取宫颈粘液，在高倍镜下观察计数精子数。每高倍视野中，有 ≥ 21 条极度活泼的精子者为最好，有 6~20 条很活泼的精子为良好，有 1~5 条活动精子属尚好，仅有少数不活动精子者为较差，无精子者为阴性。

2. 精子-宫颈粘液接触或穿透试验（SCMC 或 S-CMPT）

SCMC 是将精液与排卵前宫颈粘液混合孵育，镜下观察精子震颤现象，>50% 为阳性，提示可能有局部抗精子抗体存在，S-CMPT 是将宫颈粘液装于毛细血管中，开口端加精液孵育后镜下观察 5 个以上活精子到达的最远距离，<20mm 为穿透不良，>20mm 为穿透良好。本试验可受非免疫因素影响，如精子的活力，宫颈粘液的理化性质等。

3. 精卵相互作用直接检查法

即精子-透明带结合或穿透试验：自腹腔镜检查中获得的人卵与精子在一定条件下孵育后，观察精子能否穿过透明带进入卵细胞周围的空间，若精子不能穿过透明带，考虑有制动抗体存在。此试验亦受其他因素干扰。

（二）抗透明带免疫性不孕症的检测

1. 透明带沉淀反应

透明带表面结合抗体后，在光镜或暗视野镜下呈现折光改变。本法多用于鉴定血清，敏感性低。

2. ELISA 及 BA-ELISA 法

以猪透明带抗原包被固相载体，另加待测血清，酶标第二抗体及底物，分步培养洗涤，最后根据底物颜色变化情况判断结果。BA-ELISA 具有常规 ELISA 的优点，而其敏感性大为提高。

3. 精子-透明带结合或穿透试验

若存在透明带抗体或抗精子抗体，此法均可阳性。由于试验受培养环境因素影响较大，故应与其它方法配合应用，相互补充，以保证结果的可靠性。

二、诊断与鉴别诊断

（一）诊断

主要依靠各种辅助检查加以诊断。本病参考诊断标准如下：

①不孕期超过二年。
②除外致不孕的其他原因。
③可靠的检测方法证明体内存在抗生育免疫。
④体外实验证实抗生育免疫干扰人精卵结合。

以上述四项标准中，满足前三项，即可作出免疫性不孕症的临床诊断；若同时满足四项标准则肯定临床诊断。

（二）鉴别诊断

1. 内分泌功能失调所致不孕症

主要分为排卵障碍及黄体功能不全两大类。无排卵型基础体温连续记录单相 3 个月以上；阴道脱落细胞涂片检查无周期性变化；宫颈粘液结晶检查无椭圆体出现，月经前 6d 子宫内膜检查无典型分泌期变化。黄体功能不全型：基础体温双相，经前期子宫内膜呈分泌期变化，黄体期卵巢 B 超显像见黄体表现而不孕。基础体温后期上升少于 12d。分泌期子宫内膜反应与正常月经周期的反应日期相比差 2d 以上。

2. 子宫内膜异位症所致不孕症

子宫内膜异位症除不孕外，还可有痛经、月经失调、深位性交痛、尿频、尿痛等症状。

病理切片可见，子宫内膜腺体，子宫内膜间质：有组织内出血证据，见血细胞、含铁血黄素，局部结缔组织。

3. 输卵管炎所致不孕症

慢性输卵管炎可表现为下腹疼痛，月经紊乱，痛经，白带增多等。进行子宫输卵管造影可证实输卵管不畅通、阻塞，或积水等。必要时可在腹腔镜检查下做输卵管通水，证实输卵管不通畅或不通。

4. 宫腔粘连所致不孕症

有宫腔炎症或刮宫病史，痛经或周期性下腹痛而闭经或经量少，不孕；经宫腔镜证实宫腔有粘连。

三、治疗

(一) 西医治疗

1. 隔绝疗法

是一种简单而最早使用的方法。每次性生活时使用避孕套可避免精子抗原对女方的进一步刺激。待女方精子抗体水平降至最低限度时，鼓励患者在排卵期去避孕套进行性生活，受孕成功率在40%~60%。

2. 免疫抑制疗法

国外首选肾上腺皮质激素，具体用法：

①低剂量持续疗法：强的松每日15mg，连用3~12个月；

②大剂量疗法：强的松每日60mg，用1~2周，或甲基强的松龙每日96mg，用3~5d。

3. 宫腔内人工授精

当不孕妇女宫颈粘液中存在抗精子抗体干扰生育时，可将其丈夫的精液在体外进行处理，分离出高质量精子行宫腔内人工授精。避开了宫颈粘液中抗精子抗体对精子通过的限制。

(二) 中医治疗

1. 辨证治疗

（1）肾阴亏损型

主要证候：婚久不孕，月经先期量少，色红质稠，无血块，或月经正常，形体消瘦，腰膝酸软，头晕心悸，五心烦热，口干咽燥，舌质红，苔少，脉细数。

治疗法则：滋肾填精。

方药举例：抗免疫Ⅰ号加减。

生地12g，山萸肉9g，麦冬9g，白芍9g，旱莲草12g，龟板30g，鳖甲30g，丹皮10g。丹参30g，黄芪30g，制黄精15g，黄芩9g，徐长卿9g，生甘草9g。午后潮热者，加地骨皮20g，黄柏15g。

（2）肾阳不足型

主要证候：婚久不孕，畏寒肢冷，面色白，头晕耳鸣，腰膝酸软，小便清长，舌质淡，苔薄白，脉沉细。

治疗法则：温肾壮阳。

方药举例：温凝汤加减。

仙灵脾15g，巴戟天9g，附子6g，肉桂6g，菟丝子9g，人参6g，当归9g，黄芪30g，白芍9g，徐长卿9g，生甘草6g。若腰痛如折者，加川断20g，杜仲20g；若下腹冷痛，脉沉迟者，加仙茅15g，补骨脂15g。

（3）肝经湿热型

主要证候：婚久不孕，胸闷心悸，头晕而胀，口中干粘，渴不欲饮，小便短黄，舌质红，苔黄腻，脉滑数。

治疗法则：清热化湿。

方药举例：除凝汤加减。

龙胆草10g，黄连5g，黄芩9g，制大黄10g，生地15g，丹皮10g，当归15g，金银花20g，连翘10g，蒲公英10g，白花蛇舌草15s，生甘草6g。若纳呆恶心者，加半夏15g，竹茹10g；腹胀便秘者加大腹皮15g。

（4）寒凝血瘀

主要证候：婚久不孕，月经后期量少，色紫黑，有血块，或月经正常，平时小腹作痛，遇寒加重，得热则舒，舌质紫黯，或舌边有瘀点，脉弦细或沉细。

治疗法则：温阳化瘀。

方药举例：抗免疫Ⅱ号加减。

当归9g，白芍9g，川芎8g，桃仁9g，红花9g，元胡9g，丹参30g，坤草18g，肉桂6g，仙灵脾15g，菟丝子9g，黄芪30g，徐长卿9g，生甘草9g。若手足不温者，加桂枝10g，鸡血藤15g。

2. 中成药

①右归丸：具有温肾壮阳之功效，主治肾阴不足所致之不孕症。每次1~2丸，1日3次口服。

②龙胆泻肝丸：具有清热解毒，化湿泻火之功效。主治肝经湿热，机体免疫系统功能亢进所致之不孕症。每次1丸，每日3次，宜饭前服。

③知柏地黄丸：具有滋阴降火之功效，主治肾阳不足，阴虚火旺所致之不孕。每次1丸，1日3次，宜饭前服。

④少腹逐瘀丸：具有温经活血化瘀之功效，用于寒凝血瘀之不孕症。每次1~2丸，1日3次，宜饭前服。

3. 单方验方

①肉桂6g，附子9g，川贝12g，母丁香6g，肉豆蔻3g，红枣40枚，黄酒500mL。用黄酒煎药，待酒尽，取出红枣，每日1枚。用于肾阳虚之不孕症。

②柏鹿种子仙方：柏子仁、鹿茸等分，研末加炼蜜丸如梧桐子大，每日空腹服15g，淡盐水送下。治疗心肾不交，阳虚精薄者，服之神验。

4. 针灸治疗

取穴曲泽、腰俞，配穴阴陵泉、委阳，操作即用三棱针点刺放血，若出血量少，可配合针刺后拔罐。

（钟焰英）

第十一章 常见妇科肿瘤护理

第一节 宫颈癌的护理

宫颈癌是妇女常见的恶性肿瘤，发病率仅次于乳腺癌，位居第二，在女性生殖道恶性肿瘤中占首位。患者年龄分布呈双峰状态，即35~39岁和60~64岁，平均年龄为52.2岁。近年来，随着宫颈癌病因学的进展，癌前病变和早期癌筛查技术的成熟以及妇女筛查意识的提高，癌前病变和早期癌得到及时治疗，晚期癌的比例明显减少，但仍是严重威胁女性健康与生命的"元凶"。在我国，宫颈癌患病率居妇科恶性肿瘤之首。

一、病因

发病因素目前尚未完全明了。多种迹象表明，宫颈癌的发病可能是多种因素综合引起的，至于各种因素间有无协同或对抗作用，尚待进一步研究。国内外大量临床和流行病学资料表明，性活跃、初次性生活<16岁、早婚、早育、多产、宫颈慢性炎症以及有性乱史者宫颈癌的发病率明显增高。凡有阴茎癌、前列腺癌或前妻患宫颈癌者均为高危男性，与高危男性有性接触的妇女易患宫颈癌。高危型人乳头瘤病毒（HPV）感染是宫颈癌的主要危险因素，90%以上的宫颈癌患者伴有高危型HPV感染，且吸烟可增加感染HPV效应。此外，宫颈癌发病率还与经济状况、种族和地理因素等有关。近年来还发现，通过性交而传播的某些病毒，如单纯疱疹病毒Ⅱ型、人巨细胞病毒（HCMV）等也与宫颈癌的发病有关。

二、病理

宫颈上皮是由宫颈阴道部的鳞状上皮和宫颈管柱状上皮共同组成，两者交接部位在子宫颈外口，称为原始鳞—柱交接部或鳞柱交界。但此交接部并非固定不变，大量雌激素可使其外移。这种随着体内雌激素水平变化而移位的鳞—柱交接部和生理性鳞—柱交接部之间所形成的区域称为移行带区。

（一）病理类型

1. 子宫颈上皮内瘤变（CIN）

上皮细胞有核的异常。根据上皮是否有层次，胞质有无分化及细胞核分裂象的情况可分为3级。

CIN1：异型细胞占宫颈鳞状上皮层内下1/3。

CIN2：异型细胞占宫颈鳞状上皮层内下2/3。

CIN3：异型细胞占宫颈鳞状上皮层内2/3至全层。其中异型细胞占据宫颈鳞状上皮层内全层者，又称原位癌。

2. 宫颈原位癌累及腺体

癌变局限于上皮内，尚未穿透基底膜，病变可累及腺体，但无间质浸润。上皮全层极性消失、细胞显著异型，核大、深染，染色质分布不均，有核分裂象。

3. 宫颈浸润癌

癌细胞进一步增殖,破坏上皮细胞基底膜,并侵入间质。

(1) 大体分型:根据肿瘤的生长方式和大体形态可有以下4型。

①外生型:此型最常见,又称菜花型。癌组织向外生长,最初呈息肉样或乳头状隆起,继而发展为向阴道内突出的菜花样赘生物,质脆易出血。

②内生型:又称浸润型。癌组织向宫颈深部组织浸润,宫颈肥大、质硬,表面光滑或仅有表浅溃疡,整个宫颈段膨大如桶状。

③溃疡型:不论外生型或内生型病变进一步发展,癌组织坏死脱落,可形成凹陷性溃疡,严重者宫颈被空洞所代替,形如火山口。

④颈管型:癌灶发生在子宫颈外口内,隐蔽于宫颈管,侵入宫颈及子宫下段供血层,并转移到盆壁的淋巴结。不同于内生型,该型是由特殊的浸润性生长扩散到宫颈管。

(2) 病理分型:根据细胞形态可分为3型,即大细胞角化型、大细胞非角化型、小细胞型。

(3) 根据细胞的来源主要分为3大类型:鳞状细胞癌、腺癌、混合癌。

(4) 根据组织分化程度分为高、中、低及未分化癌。

(二) 浸润与转移

以直接扩散和淋巴转移为主,血行转移极少见。

1. 直接扩散

癌组织局部浸润,向邻近器官及组织扩散,向下累及阴道壁及穹窿,极少向上由宫颈管累及宫腔,癌灶向两侧可扩散至主韧带及子宫颈旁、阴道旁组织,甚至延伸至骨盆壁;癌灶压迫或侵及输尿管时,可引起输尿管阻塞或肾积水;晚期癌灶向前、后蔓延,可侵犯膀胱或直肠,形成膀胱阴道瘘或直肠阴道瘘。

2. 淋巴转移

癌组织局部浸润后,侵入淋巴管,形成癌栓,随淋巴液引流进入局部淋巴结,并在淋巴管内扩散。淋巴转移的发生率与临床分期直接相关。最初受累的淋巴结有宫旁、宫颈旁或输尿管旁、闭孔、髂内、髂外淋巴结;继而累及髂前、髂总、腹主动脉旁淋巴结和腹股沟深、浅淋巴结。晚期还可出现左锁骨上淋巴结转移。

3. 血行转移

极少见,多发生在晚期。癌组织破坏小血管后,可经体循环转移到肺、肾或脊柱等。

三、临床表现

(一) 症状

早期患者无症状,与慢性宫颈炎患者无明显区别。有时可见于宫颈光滑的患者,尤其是老年妇第二十磊菱暑:311女性生殖系统肿瘤的女宫颈已经萎缩。病灶位于宫颈管内,宫颈阴道部的外观可以正常,容易被漏诊或误诊,随病情发展,可出现以下表现。

(1) 接触性出血或阴道不规则流血:早期多为接触性出血,表现为性生活后或妇科检查后少量出血。以后可有月经间期或绝经后少量断续不规则出血,晚期为不规则阴道流血。出血量根据病灶大小、侵及间质内血管情况而不同,早期出血量少,晚期则尿血量较多. 一旦侵蚀较大血管可能引起致命性大出血。年轻患者也可表现为经期延长,周期缩短,经量增多等;老年患者常为绝经后不规则阴道流血。

(2) 阴道排液、有异味：多发生在阴道流血之后，出现白色或血性阴道排液，稀薄如水样或米泔样，有腥臭味。晚期患者因癌组织坏死继发感染时，则出现大量米汤样或脓性恶臭白带。

(3) 晚期症状：根据癌灶累及范围出现不同的继发性症状。如尿频、尿急、血尿；排便习惯改变，便血或排便困难等。当病变累及盆腔、腰骶神经、闭孔神经、坐骨神经时，患者出现严重持续性腰骶部疼痛、会阴部疼痛或坐骨神经痛。当盆腔病变广泛时，患者因静脉和淋巴回流受阻，导致下肢肿痛、肾盂积水、输尿管阻塞。癌症末期患者表现为贫血、恶病质等全身衰竭症状。

（二）体征

早期无明显体征，宫颈上皮内瘤样病变、原位癌、镜下早期浸润癌和极早期宫颈浸润癌患者可无明显病灶，宫颈光滑或仅为慢性宫颈炎表现。随着宫颈浸润癌的生长发展，根据类型不同，宫颈局部表现也不同。①外生型癌可见宫颈表面有呈息肉状或乳头状突起的赘生物向外生长，继而向阴道突起，形成菜花状赘生物；合并感染时，表面有灰白色渗出物，质脆极易出血。②内生型则表现为宫颈肥大、质硬、宫颈管膨大如桶状，宫颈表面光滑或有表浅溃疡。晚期癌组织坏死脱落，宫颈表面形成凹陷性溃疡或空洞，并有坏死组织覆盖，伴恶臭。阴道壁受累时，可见赘生物生长或阴道壁变硬。宫旁组织受累时，双合诊、三合诊检查可扪及宫颈旁组织增厚、结节状、质硬，或形成"冰冻骨盆"状。

四、辅助检查

1. 妇科检查

(1) 视诊：①外阴检查：有无癌瘤侵犯及湿疣等病毒感染病灶。②窥器检查：阴道穹深浅，有无肿瘤浸润及浸润范围；宫颈及其赘生物大小、部位、类型、子宫颈口位置等。

(2) 双合诊：②阴道壁、宫颈及宫颈管：诊查其质地，以及癌灶的部位、大小、浸润的范围和深度，有无接触性出血等。②子宫体：诊查其位置、大小、活动度、质地等。③两侧附件及宫旁结缔组织：诊查有无增厚、肿块、结节、癌灶浸润，组织的质地及弹性等。

(3) 三合诊：可检查盆腔后半部及盆壁情况，如宫颈的粗细和硬度，宫旁组织及宫骶韧带等的弹性，有无增厚、结节形成，癌灶浸润是否已达盆壁，盆腔淋巴结有无肿大以及直肠有无浸润等。

2. HPV 检测

HPV 是一种 DNA 病毒，人类是 HPV 唯一的宿主。HPV 进入机体皮肤粘膜后，主要潜伏于表皮内基底细胞间，一旦时机成熟它就会致病。目前科学家已证明了经性生活传染的 HPV 是引起宫颈癌的主要病因，高危型 HPV 检测捕获早期宫颈癌是近几年开展起来的一种快速、有效的检测方法，可一次检测所有引致宫颈癌的 13 个高危型 HPV 病毒，使宫颈癌检出率达 99% 以上。这种方法简便易行、无创伤、无痛苦，定期接受高危型 HPV 病毒检测，可以及早发现有无 HPV 病毒感染，及早治疗。

3. 宫颈细胞病理学

(1) 普通细胞学检查。

(2) 液基细胞学检查。

(3) 有下列情况之一者需做阴道镜：①非典型鳞状上皮细胞（ASC）。②无明确诊断意义的非典型鳞状上皮细胞（AS-US）。③不除外高度鳞状上皮内病变的非典型鳞状上皮细胞（ASC-H）。④低度鳞状上皮内病变（LSIL）。⑤高度鳞状上皮内病变（HSII）。⑥非典型腺细胞。

4. 肉眼醋酸碘试验

可协助诊断。

5. 阴道镜检查

（1）醋白上皮：涂醋酸后，移行带区域出现的逐渐增厚的白色上皮，界限清晰，消退时间延长。

（2）血管形态：异常血管形态呈点状及异型表现。

（3）毛细血管间距：正常上皮血管间距近，当病变加重时间距增宽。

（4）上皮表面：正常上皮为粉红色，平滑；柱状上皮呈葡萄样结构，病变上皮隆起，呈发白、黄色或暗红色。

（5）病变界限：炎症呈弥漫性充血，癌变早期为局灶性，边界清楚。

6. 子宫颈活体组织检查及子宫颈管内膜刮取术

是确诊宫颈癌和宫颈癌前期病变的最可靠依据。宫颈有明显病灶时，可直接在癌灶部位取材。宫颈无明显可疑癌变区时，选择宫颈鳞-柱状交接部3、6、9、12点处取4处活体组织送检，或在碘试验、阴道镜下取材做病理检查，所取组织应包括间质及邻近正常组织。宫颈刮片细胞学检查为Ⅲ级或Ⅲ级以上，宫颈光滑或宫颈活检为阴性时，需用小刮匙搔刮宫颈管，将刮出物送病理检查。

7. 宫颈锥形切除术

阴道脱落细胞学检查多次找到癌细胞，但阴道镜下定位活检及宫颈管刮取术活检为阴性者，或当活检诊断为原位癌但临床不能排除浸润癌时，可将宫颈阴道部及宫颈管做圆锥形或圆柱形切除，即宫颈锥形切除术，以明确诊断。

8. 其他辅助检查

胸部X线检查、静脉肾盂造影、肾图、骨扫描、膀胱镜、B超、CT及MRI检查等。

五、处理原则

根据患者的临床分期、年龄、生育要求和全身状况，以及医院设备、医疗技术水平等综合分析后确定处理方案。常用治疗方法有手术、放疗、化疗及综合治疗等。

（一）手术治疗

适用于早期病例（ⅠA~ⅡA期）且无严重内外科合并症、无手术禁忌证的患者，根据病情选择不同术式。

1. ⅠA1期

选用全子宫切除术。

2. ⅠA2期

选用改良根治性子宫切除术及盆腔淋巴结清扫术。

3. ⅠB~ⅡA期

选用根治性子宫切除术及盆腔淋巴结清扫术。髂总淋巴结有癌转移者，做腹主动脉旁淋巴结清扫术。年轻患者正常卵巢可保留。

4. 要求保留生育功能的年轻患者

ⅠA期可行宫颈锥形切除术。ⅠA2~ⅠB期、肿瘤直径<2cm者可行根治性宫颈锥形切除术

及盆腔淋巴结清扫术。

（二）放疗

适用于各期宫颈癌，包括腔内治疗和体外照射，是宫颈鳞状细胞癌的主要治疗手段，能达到根治的目的。目前早期病例主张以腔内照射为主，体外照射为辅；晚期患者以体外照射为主，腔内照射为辅。放射治疗的优点是危险少、疗效高；缺点是个别患者对放疗不敏感，并能引起放射性膀胱炎、放射性直肠炎等并发症。

（三）化疗

适用于晚期及复发患者的综合治疗或姑息治疗。近年也用术前静脉或动脉灌注化疗，以缩小肿瘤病灶为手术创造条件，并控制亚临床转移，称为新辅助化疗。用以治疗局部巨大肿瘤。单一用药有效率较低，一般多采用联合化疗。常用的单一有效药物有顺铂、卡铂、环磷酰胺、氟尿嘧啶、博来霉素、丝裂霉素、紫杉醇、长春新碱、吉西他滨（健择）等，其中以顺铂效果较好。

推荐化疗方案：一般按鳞癌或腺癌选择不同方案。

1. 鳞癌 PVB 方案

顺铂十长春新碱十博来霉素，每 3 周重复。TC 方案：紫杉醇十卡铂，每 3 周重复。

2. 腺癌 TC 方案

紫杉醇十卡铂，每 3 周重复。FAP 方案：氟尿嘧啶（5-Fu）+多柔比星十顺铂，每 4 周重复。

（四）同步放化疗

循证医学证据表明，铂类单药或以铂为基础的联合化疗能增加肿瘤细胞对放疗的敏感性。

（五）手术及放射综合疗法

适用于宫颈大块病灶的术前放疗，待癌灶缩小后再行手术；手术治疗后病理检查发现有高危因素，证实淋巴结或宫旁组织有转移或切除残端有癌细胞残留者，放疗可作为术后的补充治疗。

六、护理

（一）围手术期护理

1. 术前护理

（1）一般护理：早期患者一般无自觉症状，随病程进展出现典型的临床表现，可有点滴样出血，或因性交、阴道灌洗、妇科检查而引起接触性出血，出血量增多或出血时间延长可致贫血。注意观察患者阴道流血的量及有无贫血症状，给予相应的护理指导，避免因贫血导致乏力、昏厥而引发跌倒、坠床等；阴道排液呈恶臭味，指导患者做好会阴护理；当恶性肿瘤穿透邻近器官壁时可形成瘘管，如出现直肠阴道瘘的患者应注意保护阴道及外口的粘膜及皮肤，因长期便液刺激阴道粘膜可导致剧烈疼痛，必要时给予止痛治疗；晚期患者出现消瘦、发热等全身衰竭状况，注意加强营养补充。

（2）心理护理：早期宫颈癌患者在普查中发现宫颈刮片报告异常时，会感到震惊，常表现为发呆，或出现一些令人费解的自发性行为。几乎所有的患者都会产生恐惧感，当确定诊断后，与其他恶性肿瘤患者一样会经历否认、愤怒、妥协、忧郁、接受期的心理反应阶段。给予恰当的心理疏导，鼓励患者发泄不良情绪，避免发生轻生等不良行为。

（3）协助患者接受各种诊疗方案：评估患者目前的身心状况及接受诊疗方案的反应，利用挂图、实物、宣传资料等向患者及家属介绍有关宫颈癌的医学常识；介绍各种诊疗过程、可能出现的不适及有效的应对措施。为患者提供安全、隐蔽的环境，鼓励患者提问。对确诊为 CIN Ⅰ 级者，可按炎症处理，每3~6个月随访刮片检查结果，必要时再次活检；确认为 CIN Ⅱ 级者，应选用电熨、冷冻等宫颈炎的物理疗法，术后每3~6个月随访一次；诊断为 CIN Ⅲ 级者，多主张子宫全切除术。对有生育要求的年轻患者，可行宫颈锥形切除术，术后定期随访。与护理对象共同讨论问题，解除其疑虑，缓解其不安情绪，使患者能以积极态度接受诊疗过程。

（4）阴道大出血护理：若发生溃破大出血时，应立即通知医生并配合抢救。用长纱条填塞阴道压迫止血。严密观察阴道出血情况及生命体征。填塞的纱条必须于24~48小时内取出，若出血未止可再用无菌纱条重新填塞。取出时必须做好输液、输血及抢救的准备工作，按医嘱用抗生素预防感染，同时观察有无感染及休克。

（5）术前准备：让患者了解各项操作的目的、时间、可能的感受、配合的方法等，以取得其合作。①遵医嘱于术前三天开始阴道冲洗，并观察有无出血。②术前一日做好相关术前准备并指导患者进流质饮食，可口服泻药或术前晚清洁灌肠。③指导患者保证良好睡眠，必要时遵医嘱使用镇静剂。④术前8小时禁食，4~6小时禁饮。⑤术日晨测量生命体征，行阴道消毒、填塞纱布等处理（采用腹腔镜微创手术的患者可不填塞纱布）。⑥术前备皮，腹部手术备皮范围上至剑突下，两侧至腋中线，下至阴阜和大腿上1/3处。⑦注意脐部清洁，先用棉签蘸取液状石蜡油湿润脐孔，再用干棉签将脐孔内

2. 术后护理

（1）患者全麻清醒返回病房后，去枕平卧，头偏向一侧。

（2）床旁交接患者，测量生命体征，检查腹部切口有无渗血、阴道有无流血、各引流管道是否通畅。切口束缚带，切口有少量渗出时可用沙袋间断压迫48小时。

（3）术后严密监测患者生命体征变化及疼痛情况，遵医嘱及时使用止痛药物，减少患者因疼痛导致的血压升高、心率加快。因腹腔镜微创手术须向腹腔内注入医用气体，术后的患者可因气体残留出现腹部胀痛。

（4）遵医嘱给予氧气吸入，以纠正全麻引起的低氧血症。

（5）保持引流管固定通畅，防止打折、扭曲、受压，避免脱管，注意引流液颜色、性质、量。

（6）根据患者自身情况，无禁忌证者可使用抗血栓压力泵预防下肢深静脉血栓。

（7）术后4小时给予垫枕，6小时后协助患者床上翻身活动，术后1~2日指导患者下床活动，促进血液循环与肠蠕动。

（8）术后第1日可鼓励患者进食少量温水，刺激肠道蠕动。逐渐从流食、半流食过渡到普食。评估患者对摄入足够营养的认知水平、目前的营养状况及饮食习惯。注意纠正患者不良的饮食习惯，兼顾患者的喜好，必要时与营养师联系，以多样化食谱满足患者需要，维持营养平衡。

（9）未绝经的患者切除卵巢后，短时间内即可出现更年期综合征的症状，应多给予患者相关知识的讲解，避免患者产生焦虑，症状严重者可适当配合使用药物治疗。

（10）根据患者病情给予患者阶段性康复指导。

（11）做好会阴护理，预防尿路感染。子宫广泛性切除及盆腔淋巴结清扫术后的患者导尿管一般于术后7~14日拔除，并协助患者进行膀胱功能训练，以促进膀胱功能的恢复；拔除尿管当日应进行残余尿测量，方法如下：晨起将导尿管拔除，嘱患者多饮水，多练习排尿，若拔除尿管后排尿不畅或不能自主排尿应及时处理，必要时重新留置尿管，如患者排尿正常6~8小时后可进行残余尿测量，即待患者排净尿液后需重新置入尿管，引出膀胱内残余的尿量，若<100mL即

为合格。

（12）指导患者保持个人卫生，协助患者勤洗澡、更衣，保持床单清洁，注意室内空气流通，促进舒适。指导患者每日清洁会阴部，预防泌尿系统感染。

3. 术后并发症的护理

主要介绍泌尿系统并发症的护理，泌尿系统并发症护理如下。

①尿潴留：是指宫颈癌术后2周残余尿>100mL者。术后尿潴留者，可继续保留导尿管1周，同时加强护理，每日清洁，擦洗外阴和尿道口，每周2次尿常规检查，必要时使用抗生素治疗。

②尿失禁：可嘱患者坐浴，指导患者做提肛训练、腹肌锻炼（腹式呼吸）等，以锻炼盆底肌肉收缩，恢复尿道括约肌功能。

③肾盂肾炎：临床症状有发热、寒战、肾区叩击痛明显，尿常规检查找到大量白细胞，应及时应用足量抗生素控制感染，同时注意尿路通畅，尽可能去除保留的导尿管，增加水分摄入和营养等。

④肾功能受损（输尿管梗阻）：如发现输尿管某部狭窄明显，狭窄上段输尿管扩张和肾盂积水严重，需考虑抗感染治疗或在输尿管镜下放置输尿管支架管等手术治疗；如插管失败，可以考虑超声介入下行肾盂穿刺造瘘。并注意妥善固定肾造瘘引出的支架管，防止脱出打折，保持穿刺处清洁干燥，预防逆行感染。

⑤输尿管瘘和（或）膀胱瘘：发生率为3%以下，一般临床发现输尿管瘘多在术后3~10日，偶有发生于术后30日以上。如瘘口不大，一般可自行愈合，可留置导尿或经输尿管镜放置输尿管支架管；如瘘口较大、不能自愈者，可先做患侧肾盂造瘘，3个月后做输尿管吻合、输尿管膀胱置入术或回肠代膀胱等手术。

⑥盆腔淋巴囊肿：淋巴囊肿指淋巴液和渗液汇集于局部形成假性囊肿，一般多发生于术后2~7日。囊肿较小且无症状者可不处理；囊肿较大并贴近髂外区，可采用硫酸镁湿热敷，应用抗生素，必要时协助医生在无菌操作下进行穿刺置管引流；个别淋巴囊肿合并感染者，应行手术治疗。

（二）放疗的护理

1. 放疗的禁忌证

各期浸润癌及某些不适于手术的原位癌均可采用放疗，但当出现以下情况之一者，不适合做放疗。

（1）骨髓抑制，白细胞总数<3×10^9/L，血小板<70×10^9/L。

（2）急性或亚急性盆腔炎症未获得控制。

（3）肿瘤广泛转移、恶病质、尿毒症。

（4）急性肝炎、精神病发作期、严重心脑血管疾病未获控制。

2. 护理措施

（1）告知患者放疗前需排空大、小便，避免膀胱及直肠的损伤。

（2）穿棉质内衣裤，避免皮肤不良刺激，并保持放射野标记清楚，护士在护理操作时避免在放射区域皮肤进行注射。告知患者可预防性地在照射皮肤处涂抹保护性软膏（如医用修复膜等），预防放射性皮肤损伤。

（3）告知患者按时阴道冲洗，预防感染，定期复查血象，血象过低时应停止放疗，对症处置，注意保护隔离，减少出入公共场所。

（4）饮食富含营养，易消化。

（5）如出现皮肤反应、阴道流血、腹泻、尿路刺激等症状时及时告知医护人员处理，必要时暂停放疗。

（6）近期并发症护理：发生在治疗中或治疗后3个月内，一般不严重。

①全身反应：主要表现为头痛、眩晕、乏力、食欲不振、恶心、呕吐以及血象变化等。应注意嘱患者放疗后多休息，防止跌倒。饮食上以易消化的食物为主。

②直肠反应：表现为里急后重、排便疼痛、粘液便、腹泻、便血等。必要时暂停放疗，给予对症治疗，待症状好转后，再恢复照射。期间要嘱患者避免进食辛辣刺激性食物，排便后做好肛周皮肤的清洁护理。

③膀胱反应：表现为尿急、尿频、尿痛、血尿，排尿困难等。经抗感染、止血及对症治疗，症状很快消退，必要时暂停放疗。注意加强患者的基础护理，保持会阴部清洁，依据患者个人情况适当增加饮水量，促进排尿，必要时行留置导尿。

（7）远期并发症护理

①放射性直肠炎：详见"肿瘤放疗并发症的护理"。

②放射性膀胱炎：详见"放疗患者并发症护理"。

(三) 化疗护理

（1）顺铂在使用时要保证患者足够的入液量，并遵医嘱正确使用利尿剂．保证化疗期间尿量应该达到每日2 500mL左右，以减少肾脏毒性。

（2）博来霉素或平阳霉素应用后会出现发热，故在用药前予以非类固醇类抗炎药。化疗间隔期间，尤其是在进行博来霉素注射前需要询问患者活动后有无憋气的现象，出现症状应及时到医院检查肺功能。使用博来霉素时，尽量不要给患者吸氧，因为会加重肺纤维化。

（3）长春新碱可以引起严重的末梢神经炎，注意观察患者有无末梢神经反应。

（4）使用紫杉醇药物应监测生命体征，化疗第1小时每15分钟测血压、量脉搏1次，此后每半小时测量1次至用药结束2个小时。遵照紫杉醇说明书用前一定要进行正确的预处理：①应用紫杉醇学前12小时及6小时，分别口服地塞米松20mg。②应用紫杉醇前30分钟，苯海拉明50mg肌内注射。③应用紫杉醇前30分钟，西咪替丁300mg静脉滴注。由于紫杉醇较昂贵，一定先给实验量，如果无异常表现，再配余量的紫杉醇。

（5）如果在应用紫杉醇时出现轻微的输液反应，通常需要减慢输液速度，仔细观察，多数患者可以继续用药，甚至可以将余下的药物稀释，在24小时内用完。如果出现明显的过敏反应，应该立即停药，并且相应进行紧急处理，如吸氧、抗过敏药物等。

（6）紫杉醇用药后常有脱发现象，应减少脱发带给患者的不良视觉刺激，可使用假发、头巾等美化外在形象，并给予患者心理上的疏导，使其能积极配合治疗。

（7）化疗的用药顺序为先用紫杉醇，再用卡铂。

（8）卡铂可溶于等渗液体，如5%葡萄糖溶液、5%糖盐水、格林液等均可以应用。如果化疗期间患者有反应，先不要将化疗完全停掉，可以在严密监测下试着将化疗速度减慢，如果情况好转，可以继续使用。

（9）卡铂的过敏反应少见，但通常表现较严重，需要积极处理。一旦患者出现胸闷、憋气、面色潮红、瘙痒等反应时，应立即按照过敏反应的流程进行抢救。

(四) 健康指导

1. 出院指导

告知随访的重要性，核实通信信息。一般出院后1个月行首次随访，以后每2~3个月复查1

次；出院后第 2 年，每 3~6 个月复查 1 次；出院后第 3~5 年，每半年复查 1 次；第 6 年开始，每年复查 1 次，如出现症状应及时就诊。护士应注意帮助患者调整心态，重新评价自我能力，根据患者具体状况提供有关生活方式的指导，包括根据机体康复情况逐渐增加活动量和强度，适当参加社会交往活动，或恢复日常工作。性生活的恢复需依术后复查结果而定，护士应认真听取患者对性生活问题的看法和疑虑，提供针对性帮助。

2. 提供预防保健知识

一般认为，子宫颈癌在发生浸润前几乎可以全部治愈，因此应全面评估患者，力争做到早期发现、早期诊断、早期治疗，提高患者 5 年存活率。大力宣传与宫颈癌发病有关的高危因素，积极治疗宫颈炎，及时诊疗宫颈上皮内瘤变（CIN），以防止宫颈癌的发生。30 岁以上妇女到妇科门诊就医时，应常规接受宫颈刮片检查，一般妇女每 1~2 年普查 1 次，有异常者应进一步处理。已婚妇女，尤其是绝经前后有月经异常或有接触性出血者，应及时就医，警惕生殖道肿瘤的可能。

第二节　子宫内膜癌的护理

子宫内膜癌是原发于子宫内膜的上皮性恶性肿瘤，由于原发于子宫体部，故也称子宫体癌，以腺癌为主，是女性生殖器三大恶性肿瘤之一，约占女性癌症总数 7%，占女性生殖道恶性肿瘤的 20%~30%。子宫内膜癌的发生可自生殖年龄到绝经后，高峰发病年龄为 50~69 岁。与其他妇科恶性肿瘤相比，大多数子宫内膜癌的病程发展相对较缓慢，临床症状出现较早，发生转移较晚。但是，一旦蔓延至子宫颈，侵犯子宫肌层或子宫外，其预后极差。近年来，随着人口平均寿命的增加以及生活习惯的改变，子宫内膜癌的发病率不断上升，在经济发达国家，其发病占妇科恶性肿瘤的首位；在我国，发生率亦出现上升趋势。

一、病因

子宫内膜癌的确切病因仍不清楚，长期以来已公认可能与子宫内膜增生过快有关。目前认为子宫内膜癌可能有两种发病类型。

1. 雌激素依赖型

其发生可能是由于缺乏孕激素对抗而长期接受雌激素刺激的情况下，发生子宫内膜增生症，从而导致子宫内膜癌的发生。常见于无排卵性疾病（无排卵性功血、多囊卵巢综合征）、分泌雌激素的卵巢肿瘤（卵巢颗粒细胞瘤、卵泡膜细胞瘤）及长期服用雌激素的绝经妇女。这种类型占子宫内膜癌的大多数，均为子宫内膜样腺癌，患者较年轻，肿瘤分化较好，预后好。

2. 非雌激素依赖型

发病与雌激素无明确关系，这类子宫内膜癌属少见类型，常见于绝经后老年、体型瘦的妇女。在癌灶周围可以是萎缩的子宫内膜，肿瘤恶性度高，分化差，预后不良。实验研究及临床观察结果提示，未婚、未育、少育及绝经延迟、肥胖、糖尿病、高血压、其他心血管疾病的患者或家庭中有癌症史的妇女发生子宫内膜癌的机会增多。

二、病理

(一) 病理类型

1. 子宫内膜不典型增生及原位癌

子宫内膜腺上皮增生，伴细胞形态及结构异型性。依其程度可为轻、中、重度，后者累及范围较广时，可诊断为原位癌。

2. 子宫内膜样腺癌类型

(1) 局限型：癌灶局限于宫腔的某部分，多见于子宫底或宫角部，呈息肉或小菜花状。

(2) 弥漫型：子宫内膜大部或全部为癌组织侵犯，病灶呈规则菜花样物突出于宫腔。癌组织呈灰白色或淡黄色，表面有出血、坏死，有时形成溃疡。

3. 组织学类型

(1) 子宫内膜样腺癌：约占80%，镜下可见内膜腺体异常增生，上皮复层，并形成筛孔状结构。

(2) 乳头状浆液性癌：约占10%，复杂的乳头样结构，裂隙样腺体，明显的细胞复层和芽状结构形成，核异型性明显，恶性程度很高。

(3) 粘液性腺癌：肿瘤以胞质内含有粘液的腺癌细胞为主，预后较好。

(4) 透明细胞癌：约占4%，癌细胞呈实性片状、腺管状或乳头状排列，癌细胞的胞质丰富、透亮，核异型性居中，或由鞋钉状细胞组成。恶性程度较高，易早期转移。

(5) 混合性癌：子宫内膜癌中有两种或更多上述组织类型的癌同时存在，并且其中一种癌至少要占全肿瘤的10%时，称为子宫内膜混合性癌，分类和分级则根据占优势的成分而定。

(6) 移行细胞癌：子宫内膜原发性移行细胞癌非常罕见，多为绝经后。

(7) 小细胞癌：包括大细胞和梭形细胞变异，非常罕见，不到子宫内膜癌的1%。

(8) 鳞状细胞癌：少见，应仔细除外来自宫颈。

(9) 未分化癌：此癌十分少见。

(10) 其他罕见的类型：包括产生甲胎蛋白（AFP）的肝样腺癌、腺样囊性癌、伴性索分化的子宫内膜样腺癌、嗜酸性细胞癌、伴绒癌分化的子宫内膜癌、印戒细胞癌、玻璃样细胞癌、中肾癌等。

4. 组织分化程度

按分化程度可分为高分化癌、中分化癌和低分化癌。

(二) 浸润与转移

多数子宫内膜癌生长缓慢，病变局限于子宫内膜和子宫腔内的时间比较长，部分特殊病理类型和低分化癌可发展很快，短期内出现转移。

1. 直接扩散

癌灶沿子宫内膜生长扩散并向肌层浸润，向上可沿子宫角波及输卵管，向下可累及宫颈管和阴道。若癌肿向肌壁浸润，可穿透子宫肌层，累及子宫浆膜层，并可广泛种植于盆腔腹膜、直肠子宫陷凹及大网膜。

2. 淋巴转移

淋巴转移是子宫内膜癌的主要转移途径。当癌肿侵犯宫颈管、深肌层或癌组织分化不良时，易早期发生淋巴转移，淋巴转移途径与癌肿生长部位有关。

3. 血行转移

晚期患者经血行转移至全身各器官，常见部位为肺、肝、骨等处。

三、临床表现

1. 症状极早期的患者

无明显症状，随着病程进展后可出现下列症状。

（1）不规则阴道流血：是子宫内膜癌的最主要症状，一般量不多。绝经后患者多表现为持续性或间歇性流血；尚未绝经者主诉经量增多、经期延长或月经间期出血。

（2）阴道分泌物增多：早期多为浆液性或浆液血性分泌物，晚期合并感染则有脓性或脓血性分泌物，并可有臭味。

（3）腹部肿块：当子宫增大超出盆腔或腹腔，有较大转移灶时，患者可自行触及腹部包块。

（4）疼痛：晚期癌瘤浸润周围组织或压迫神经时可引起腰、腹及下肢疼痛，并可伴有下肢水肿。

（5）大小便障碍：为肿瘤压迫或刺激膀胱、直肠所致，可表现为尿频、排尿不畅、肛门坠胀不适、大便性状改变等。

（6）其他症状：晚期患者可出现肺、肝、骨等处转移的症状，出血多者则可出现贫血症状，少数患者可因宫腔或宫旁感染严重而以发热等为主要表现。

2. 体征体检

可发现许多患者是肥胖者，腹部和盆腔检查通常并无明显的子宫增大或只有轻度到中度的子宫增大。绝经后患者子宫大小往往与生育年龄妇女的子宫大小相同，而不是变小或萎缩，但由于肿瘤的增大，子宫可明显增大。子宫在盆腔内粘连固定多发生在晚期或以往有盆腔炎病史的患者。

四、辅助检查

1. 妇科检查

早期患者妇科检查时无明显异常，随着病程的进展，盆腔检查可发现子宫大于其相应年龄应有大小，质稍软；晚期病例则出现与病程相对应的体征。

2. 细胞学检查

包括常规宫颈涂片、宫腔及后穹隆吸片、阴道壁涂片，以及液基细胞学检查。

3. 分段刮取子宫内膜

分段刮取子宫内膜是目前早期诊断子宫内膜癌最常用的刮取子宫内膜组织的方法。通常要求先环刮宫颈管，后探宫腔，再行宫腔搔刮内膜，标本分瓶做好标记，送病理检查。病理检查结果是确认子宫内膜癌的依据。

4. 宫颈活检

当宫颈外观有明显病变时，应进行宫颈活检。

5. 宫腔镜检查

此法优于盲目刮宫，可在直视情况下准确采取可疑内膜组织，全面了解子宫内有无异常。也有报道宫腔镜检查有可能促进肿瘤细胞扩散，故在子宫出血较多，宫腔内有感染或宫腔病灶较大时不宜行宫腔镜检查。

6. B 超、CT、MRI

对判断子宫大小、子宫内膜、宫腔、肌层、淋巴结情况均有参照价值。MRI 对软组织浸润判断优于 CT，从而有助于治疗方案的制订。

7. CA125

CA125 是从上皮性卵巢癌抗原检测出的可被单克隆抗体 OC125 结合的一种糖蛋白，它不仅是卵巢癌的特异性标志物，输卵管腺癌、子宫内膜癌、宫颈癌、胰腺癌、肠癌、乳腺癌和肺癌患者 CA125 的水平也会升高，故作为参考项目，常规检查。

8. 其他

X 线检查、静脉肾盂造影、膀胱镜、直肠镜、肾图、骨扫描、肝肾功能、血糖、阴拭培养等，视患者情况而行。

五、处理原则

根据患者病情、全身情况、癌变累及范围及恶性程度选择手术、放疗或药物治疗，可单用或综合应用。

（一）手术治疗

为首选方案，尤其是早期病例。根据病情及医疗技术条件选择术式及手术范围。

1. 临床 I 期

术式为筋膜外子宫全切及双附件切除术。根据术中发现及冷冻切片检查结果确定是否进行淋巴结切除术。若疑有宫颈可疑受累，可选用改良广泛子宫切除术。由于腹腔镜设备及医生操作技巧的提高和改进，在腹腔镜协助下经阴道全子宫及双附件切除术亦更多地用于治疗子宫内膜癌 I 期的患者。

2. 临床 II 期

术式为广泛性子宫切除及腹膜后淋巴结切除（盆腔及主动脉旁淋巴切除）。

3. 临床 III 期

以上应以综合治疗为主，部分患者可首选手术治疗。手术目的是确诊、缩瘤，为术后选择辅助治疗创造条件。

（二）手术加放疗

适用于已有转移或可疑淋巴结转移者，可于术前或术后加用放疗，提高疗效。术前放射的目的在于给肿瘤以致死量，减少肿瘤范围或体积，使手术顺利进行。针对腹水癌细胞阳性、细胞分化差者进行放疗可提高治疗效果。

（三）放疗

子宫内膜癌已被认为是放射敏感性肿瘤，目前子宫内膜癌单纯放疗总的 5 年生存率已达 50%~70%，尤其对老年或有严重合并症不能耐受手术或晚期不宜手术的病例，均应考虑放疗。包括阴道后装治疗（即腔内后装治疗）、盆腔体外大野放疗、肿瘤靶向放疗。

（四）药物治疗

（1）孕激素：适用于晚期或癌症复发者，不能手术切除或年轻、早期、要求保留生育功能者，选用大剂量孕激素，也可获得一定效果。

（2）抗雌激素制剂：他莫昔芬（TMX）是一类非甾体类抗雌激素药物，适应证与孕激素治疗相同，可与孕激素配合使用，或同时使用可增加疗效。

（3）化学药物：适用于晚期不能手术或治疗后复发者，也用于术后有高危复发因素的患者，以减少盆腔外的远处转移。可单独使用，也可几种药物联合应用，还可与孕激素合并应用。化疗途径有静脉给药、腹腔给药和动脉介入化疗。在患者能耐受的情况下，化疗推荐多药联合方案。常用的方案有：①AP 方案：顺铂+多柔比星（阿霉素）。②TC 方案：卡铂+紫杉醇（多西他赛）。③顺铂+多柔比星（阿霉素）+紫杉醇。④环磷酰胺+顺铂+多柔比星（阿霉素）。

需要注意的是如果有使用紫杉醇的禁忌证，可使用多西他赛。当患者接受细胞毒性药物化疗后肿瘤仍发生进展，可考虑使用贝伐单克隆抗体。

六、护理

（一）围手术期护理

1. 术前护理

（1）心理护理，提供疾病知识：评估患者对疾病及有关诊治过程的认知程度，鼓励患者及其家属讨论有关疾病及治疗的疑虑，耐心解答；针对个案需求及学习能力，采用有效形式向护理对象介绍住院环境、诊断检查、治疗过程、可能出现的不适，以求得主动配合。为患者提供安静、舒适的睡眠环境，减少夜间不必要的治疗程序，教会患者应用放松等技巧促进睡眠，必要时按医嘱使用镇静剂。向患者讲解子宫内膜癌的病程发展缓慢，是女性生殖器官恶性肿瘤中预后较好的一种，缓解其焦虑程度，增强治病信心。

（2）协助患者完善各项检查：指导患者完成各项检查，需要进行妇科检查的，如分段刮取子宫内膜、阴道活检等需要告知患者注意观察阴道流血情况，若出血量较多应给与止血、阴道填塞等对症处置。并遵医嘱指导患者口服用药避免生殖道感染。

（3）术前准备：同"宫颈癌"。

2. 术后护理

（1）一般护理：按全麻术后护理，监测生命体征，加强病情观察，保持引流通畅并准确记录性状及量，观察有无出血倾向，预防血栓的发生，遵医嘱应用抗凝剂、气压泵、弹力袜等。同宫颈癌术后护理。

（2）特殊护理：术后 6~7 日阴道残端缝合线吸收或感染可致残端出血，需严密观察并记录出血情况，此间患者应减少活动。

（二）化疗护理

使用多柔比星时注意液体通路需非常流畅，用前和用后均需冲管，同时防止外渗，及时处理。多柔比星具有较严重的心肌毒性，在使用过程中需注意观察患者有无心脏毒性的临床表现。其他用药注意事项同"宫颈癌"。

（三）内分泌治疗护理

孕激素治疗通常用药剂量大，至少 8~12 周才能评价疗效，患者需具备配合治疗的耐心。用药后的副作用为水钠潴留、药物性肝炎等，但停药后即好转。护理上要向患者仔细讲解可能出现的不良反应，增强患者配合治疗的信心，并根据患者出现的症状给予对症处理；他莫昔芬用药后的副作用有潮热、急躁等类似围绝经期综合征的表现，以及轻度的白细胞、血小板计数下降等骨髓抑制表现，还可有头晕、恶心、呕吐、不规则少量阴道流血、闭经等。应适当给予患者心理疏导，帮助患者逐渐适应围绝经期综合征的症状。注意监测患者的血象，并给予保护性措施。注意防止患者因头晕等症状出现跌倒、坠床。饮食上要以营养丰富、易消化、低脂饮食为主。注意观察阴道流血的情况，有异常及时处理．并保证会阴部清洁，预防感染。

（四）放疗护理

同"宫颈癌"。

（五）健康指导

1. 出院指导

完成治疗后应定期随访，一般术后2年内，每3~6个月复查1次；术后3~5年，每6~12个月复查1次，及时发现异常情况，确定处理方案，同时确定恢复性生活的时间及体力活动的程度。随访中注意有无复发病灶，并根据患者康复情况调整随访间期。子宫根治术后、服药或放射治疗后，患者可能出现阴道分泌物减少、性交痛等症状，可提供局部水溶性润滑剂以增进性生活舒适度。

2. 普及防癌知识

大力宣传定期进行防癌检查的重要性，中年妇女每年接受一次妇科检查，尤其注意子宫内膜癌的高危因素和人群。严格掌握雌激素的用药指征，加强用药期间的监护和随访措施。督促围绝经期、月经紊乱及绝经后出现不规则阴道流血者，进行必要检查以排除子宫内膜癌的可能，并接受正规治疗。

【病理、转移播散途径及诊断要点】

一、病理特点

（一）大体形态

可有程度不同的子宫增大，多为饱满子宫到8~12周妊娠大小子宫，少数老年妇女患者子宫可正常大小，甚至比正常略小、子宫表面可光滑，或结节不平。子宫内膜癌的生长方式一般有二种：

1. 弥漫型

癌组织累及大部分子宫内膜，肿瘤充满宫腔，可向肌层及颈管浸润。晚期可浸透浆膜层并累及盆腔邻近器官膀胱、直肠。

2. 局限型

癌组织局限于宫腔内某一部分．呈菜花状或结节样生长。

（二）组织分类

2003年WHO子宫内膜癌分类如下。

1. 普通腺癌

为子宫内膜癌最主要的病理类型，细胞分化程度可有高、中、低之分以往的腺棘癌、腺鳞癌已不再列为独立的类型，而包括在此类伴鳞状分化的亚型中。

2. 粘液性腺癌

肿瘤细胞内含有明显的粘液。对放化疗均不敏感。

3. 浆液性腺癌

多含乳头，恶性度高，预后差。

4. 透明细胞癌

肿瘤由透明细胞组成，此种类型预后差。

5. 混合性腺癌

包含Ⅰ型及Ⅱ型两类癌细胞。

6. 鳞癌

颇为少见。

7. 移行细胞癌

颇为少见：肿瘤细胞类似泌尿道移行上皮细胞。

8. 小细胞癌

细胞小，核分裂多。类似肺的小细胞癌，少见。

9. 未分化癌

缺少任何子宫内膜细胞特点的癌。

(三) 分级

子宫内膜癌按其结构及细胞分化程度分为三级，即 G_1、G_2、G_3。

1. 按肿瘤的结构特征分级

G_1：高分化腺癌非鳞状或非桑葚实体状生长形态<5%。

G_2：中分化腺癌非鳞状或非桑葚实体状生长形态在6%~50%间。

G_3：低分化腺癌非鳞状或非桑葚实体状生长形态在50ck 以上。

2. 按细胞核的异型性程度分级

G_1：细胞核长圆形，染色质及核仁变化轻微，偶见核分裂。

G_3：细胞核圆形，不规则增大，核仁明显，嗜酸型，核分裂多见。

G_2：细胞核的异型性程度介于 G_1 和 G_3 之间。

在分级时注意：有明显的核异型性时，应将 G_1 或 G_2 提高一级；对浆液性癌、透明细胞癌按细胞核的异型性程度分级；对有鳞状细胞分化的腺癌按腺癌成分分级。

二、扩散与转移途径

子宫内膜癌可通过卤接蔓延、淋巴、血行转移及种植性方式侵犯临近组织及器官或转移至远处器官。

(一) 直接蔓延

沿子宫内膜直接蔓延至颈管、附件、阴道及邻近器官。

(二) 淋巴转移

子宫内膜癌淋巴转移主要有下述引流途径。

(1) 子宫底部—阔韧带上部—输卵管、卵巢—腹主动脉旁淋巴结。

(2) 子宫中、下段—髂内、外淋巴结—髂总淋巴结—主动脉旁淋巴结。

(3) 子宫后壁—子宫骶骨韧带—骶前淋巴结。

(4) 子宫角部—子宫圆韧带—腹股沟淋巴结。

由于子宫肌层淋巴管丰富，互相交汇，可同时出现多方向淋巴转移。

(三) 血行转移

可转移至肺、肝、脾、脑、骨等处。

(四) 种植转移

癌细胞可经由输卵管种植于盆腔、腹腔，癌细胞也可脱落导致阴道残端种植转移。

三、临床诊断及治疗

(一) 临床表现

1. 阴道不规则出血

是子宫内膜癌的最主要症状，出血量一般不多，绝经前可表现为经期延长或经间期出血。

2. 阴道分泌物

增多。

3. 腹部肿块

当子宫增大超出盆腔或腹腔有较大转移灶时，患者可自行触及腹部包块。

4. 疼痛

肿瘤晚期可压迫神经导致腰、腹及下肢疼痛，并可伴有下肢水肿。

5. 其他症状

晚期患者可出现肺、肝、骨等处转移的症状，出血多者则可出现贫血症状，少数患者可因宫腔或宫旁感染严重而以发热等为主要表现。

6. 体征体检

可发现许多患者是肥胖者、子宫常呈不同程度增大。

(二) 诊断

子宫内膜癌的诊断需要对患者的病史、临床检查和病理检查进行全面的综合分析，病理学检查取材方法包括有内膜活检、分段取内膜及全面刮宫，其中以分段取内膜最为常用。

影像学检查也是重要辅助诊断方法，对肿瘤的浸润、转移颇有价值。子宫内膜癌的诊断需要对患者的病史、临床检查和病理检查进行全面的综合分析，采取正确检查方法，以免漏诊或误诊。

1. 病史

对于有上述症状，特别是具有高危因素的患者，应仔细进行有关检查、子宫内膜癌的高危因素已介绍。

2. 临床检查

应仔细进行妇科三合诊检查，同时注意子宫不大者，亦有发生子宫内膜癌的可能。

3. 辅助检查

(1) 细胞学检查：子宫内膜细胞与子宫颈上皮不同。除行经期外，平时不易脱落，一旦脱落往往发生退化、变形、溶解等一系列变化而难于辨认，因此子宫内膜脱落细胞学检查准确率较低，为提高阳性率，目前对取材工具和方法作了许多改进，如宫腔吸片、子宫内膜刷、宫腔喷水收集等，但均不够简便实用，结果也只具有辅助及参考价值，最后诊断仍需取内膜行病理组织学检查证实。

(2) 病理组织学检查：疑有子宫内膜癌者应行组织学检查来确诊。组织学检查取材方法包括有内膜活检、分段取内膜及全面刮宫，其中以分段取内膜最为常用。分段取内膜应首先估计子宫颈阴道部的长短，然后刮取颈管内膜，最后再取子宫内膜，这样可避免子宫内膜污染颈管造成颈管病理检查假阳性。只有各项检查均未能确诊，而临床仍疑癌时，才考虑全面刮宫。

(3) 宫腔镜检查：是直视下观察宫腔病变的方法，检查时对可疑内膜组织直接取活检送病理确定病变性质，可以提高诊断准确率及避免颈管假阳性。但并不是所有内膜癌患者的诊断均需采用宫腔镜检查，宫腔肿瘤较大时作此检查易于出血，且检查时膨宫剂的使用，有可能促使癌细胞进入盆腔或发生种植转移。

(4) 影像学检查：目前最常用的检查有 B 超、CT 及磁共振（MRI）检查，可根据内膜厚度及内膜线的情况协助诊断；MRI 对判断肌层受累有所帮助。影像学检查均能提供盆、腹腔淋巴结有价值的信息，对确定病变范同及制定治疗方案有帮助。PET-CT 是全身性检查，对治疗方案的选择有所帮助。但影像学检查均有假阳性、假阴性存在。

(5) 肿瘤标志物：无特定的肿瘤标志物但 CAl 25、CAl 9-9 等有一定的参考价值，前者对晚期病变、后者对粘液性癌有一定意义。

【子宫内膜癌的治疗】

一、子宫内膜癌的手术治疗

手术是子宫内膜癌的基本疗法。早年即有手术对宫体，放疗在宫颈的说法。全子宫双附件切除为治疗子宫内膜癌的基本术式。1988 年手术分期出现后，手术范围扩大了，但时至今日仍有学者持有此观点而且认为早期子宫内膜癌淋巴清扫意义不大。国内学者也有几个报道认为早期子宫内膜癌广泛手术并无益处。由于绝大多数子宫内膜癌为雌激素依赖性，且卵巢转移率高达 5%~12%，故应同时作双侧附件切除；因术后阴道复发率为 10%~20%，主张手术时切除阴道穹隆或阴道上段 1~2cm，以期减少术后复发。而曹泽毅等认为对 40 岁以下子宫内膜癌患者若病变属早期或临床 I 期，仔细探查卵巢未见异常可考虑保留一侧卵巢以维持女性生理功能。对于特殊病理类型（腺鳞癌、透明细胞癌、浆液性乳头状腺癌）或低分化（G_3）者，仍以切除双侧附件为宜。我们强调，在开腹前应将宫口 8 字缝合，以防术中癌细胞脱落致阴道种植。

手术分期对病变的范围有了病理的依据，可以更准确地确定病变的范围。为此对内膜癌首选手术的病例均应做广泛子宫切除+盆腔及腹主动脉旁淋巴清扫。子宫内膜癌 I、II 期病例为多，无疑对相当病例是过度手术，实际上内膜癌的淋巴转移是有一定"规律"的，而且淋巴结转移毕竟是少数。

二、子宫内膜癌的放射治疗

20 世纪 40 年代 Heyman 宫腔填充技术，将子宫内膜癌的单纯放疗的 5 年生存率达到 60% 以上，放疗也被确认为子宫内膜癌的根治疗法。但 Heyman 宫腔填充技术存在技术困难，我国仅有个别单位、个别病例采用过此技术，且效果不满意。虽然有 60%~80% 子宫内膜癌病例治疗与放疗有关，但大多是作为综合治疗的一部分，单纯放疗占少数二但是子宫内膜腺癌不是放射不敏感的肿瘤，近年一些临床工作已进一步确认。当前，子宫内膜癌单纯放疗的 5 年生存率已可与子宫颈癌媲美。一些放疗后手术的病例，手术标本检查，宫内肿瘤已消失，手术分期出现后，虽首选放疗者为不适手术的病例，但放疗效果仍满意。近年来，放疗技术，包括剂量学和影像学的进步都为子宫内膜癌治疗创造了条件。但也应知道，子宫内膜癌放疗存在着一定的难度，有技术困难，特别是腔内治疗有一定的盲目性，宫颈癌的腔内治疗方法用到子宫内膜癌治疗，影响了子宫内膜癌放疗效果，不同单位放疗效果差异甚大。子宫内膜癌的放疗包括腔内放疗和体外照射两部分，两者合理配合也是治疗子宫内膜癌的基本方法。

(一) 腔内放疗

子宫内膜癌的腔内放疗是治疗的主要部分，以往长时间放疗效果不好，重要原因是按宫颈癌的方法治疗—宫颈癌腔内放疗的标准剂量分布是梨形，依北京型容器的剂量计算，若A点80Gy，宫底部中轴旁开2cm处剂量（F点）为18~20Gy；若按宫颈癌宫腔管治疗时，宫角部受量不足消灭肿瘤剂量70Gy的1/3，当宫腔管倾斜时，可能不足1/5。子宫内膜癌病变多由宫底部及上段和宫角部起始，从剂量分部而言应是倒梨形分布，中国医学科学院肿瘤医院在总结了以往放疗病例之后提出另一参照点F点，位于A点同一轴线，宫底部子宫中轴旁2cm，并以传统的宫颈癌A点两个参照点来评估子宫内膜癌的腔内放疗量分布的合理性。当F点剂量大于A点剂量时为倒梨形剂量分布，适于内膜癌的治疗。当A点剂量大于F点剂量时为梨形剂量分布，适于宫颈癌的治疗。

前文已指出，近距离放疗的有效区为离放射源2cm以内，2cm以外则需体外照射补充剂量。所以早期内膜癌可以单纯腔内放疗。当今影像学检查对肌层浸润、淋巴转移的诊断颇有帮助。若考虑单纯腔内放疗，需在影像学帮助下仔细评估。对内膜腺癌G_3、Ⅱ型内膜癌及子宫>12周妊娠、宫腔>10cm者不主张单纯腔内放疗。

当今腔内治疗均为后装放疗，多为铱-192源，部分为锎-252中子源。锎-252中子治疗考虑了RBE，故剂量与铱-192相同，但单位应是Gy(i)。

腔内剂量：临床ⅠA期：F点予45~50Gy，A点可予40~45Gy。单纯腔内放疗，剂量各可增加5Gy。

临床ⅠB期以晚：F点、A点均予50Gy，若子宫大、宫腔宽可增加5Gy。

根据影像学显示肿瘤部位，可以调节与肿瘤部位相对应的放射源贮留点的时间，增加局部剂量。

肿瘤侵及宫颈口及穹隆部，可依具体情况，用阴道容器予V点剂量10~20Gy。

腔内放疗多采用每周一次，A点剂量6~10Gy，可直接采用IPS标准程序或一体化腔内后装放疗。

(二) 体外照射

体外照射弥补腔内照射的不足，子宫内膜癌宫体部往往较大，所以内膜癌的体外照射，即使是盆腔四野照射也包括了部分宫体，体外照射多以加速器实施，少数使用钴-60机。照射野用全盆及盆腔四野垂直照射。内膜癌患者合并肥胖者，可采用Box野治疗。体外照射每周4~5次。后装当日不作体外。一般均采用先作全盆照射，中平面剂量20~30Gy。全盆照射骨，再前再四野照射。注意当全盆照射未完成时，腔内照射剂量每次不要超过7Gy，特别是中子腔内治疗。四野照射盆腔中平面剂量25~30Gy，体外中平面总剂量不小于45~50Gy。

治疗计划完成，盆腔局部仍见病变或淋巴结未控时，可采用三维适形调强照射追加照射。剂量以具体治疗情况而定。

(三) 放疗与手术的综合治疗

放疗与手术的综合治疗可分为术前和术后放射治疗及腔内和体外两种方式。一般不愿作术前体外照射，考虑剂量高可能影响手术，剂量低作用不大。特别是肥胖内膜癌患者，术前体外放疗更为不利。术后放疗的优点为：①先进行手术探查及病理分期可准确地判断癌瘤播散的范围，选择对患者最适宜的术后放射或其他辅助治疗；②对放射治疗必要性及其治疗剂量作出正确的估计，减少盲目性；③避免了术前放射治疗组织充血、水肿、粘连而增加的损伤危险性；④对晚期患者来说，若能成功地切除大部肿瘤进行子宫双附件切除术后再行放射或其他综合治疗，其5年生存率可达68%，明显高于未进行手术而单纯放疗者。术后放疗多采用阴道后装+体外全盆照射：、阴道后装V点20Gy/2~3次、2周，体外盆腔中平面40~45Gy/4~5周。其所以后装阴道量不高是考虑术后膀胱、直肠可能粘连于阴道残端之故。

一般说，单纯手术者多为病期早或危险因素少的病例，阴道后装术后放疗意义被肯定，而术后体外照射争论较多，评价术后化疗作用根据不够。

四、子宫内膜癌的化疗

当前子宫内膜癌化疗有增加趋势，但单纯化疗不是根治疗法，化疗是综合治疗的一部分有术前及放疗前化疗（新辅助疗法），术后化疗。但其价值意见不一。

（一）子宫内膜癌的化学药物治疗

1. 单一药物化疗

单一药物化疗最早试用于治疗子宫内膜癌，主要用于治疗晚期不能手术或经手术及放射治疗后复发的子宫内膜癌患者，其中常用的化疗药物有塞替派（thiotepa）、顺铂（DDP）、氟尿嘧啶（5-FU）、多柔比星（ADM）、环磷酰胺（CTX）、卡铂（CBP）、依托白苷（VP-16）、异环磷酰胺（1FO）、丝裂霉素（MMC）、长春新碱（VCR）、紫杉醇（Taxol）、放线菌素（ACTD）等二有完全缓解、部分缓解病例

2. 联合药物化疗

目前联合药物化疗使用较多，主要有CA方案、CAP方案、CAF方案、EP方案、AP方案、EAP方案等。

3. 激素

主要为黄体酮类药用于晚期患者或受体（ER、PR）阳性病例。可单独使用作姑息治疗或与放化疗合并使用、但近年来使用已减少。

【预后因素】

一、年龄

患者年龄是影响子宫内膜癌预后的显著因素。Frick等报告，Ⅰ期内膜癌诊断时，年龄在59岁以下者与59岁以上者比较，其5年生存率前者明显高于后者，59岁以下患者5年生存率为80%，而60岁以上者5年生存率低于56%。Jones报道了相近的结果，并指出较年轻患者生存率的提高是由于在诊断时其病变多为早期，病变分化较好，且常无肌层浸润。有报道认为，曾使用过口服避孕药，或曾妊娠过的子宫内膜癌患者可有较高的生存率。其他因素如有免疫活性的降低也可影响老年患者生存率，但上海医科大学将40岁以上及40岁以下子宫内膜癌患者各64例进行对比研究，并随访5、10、15、20、25年时的生存率，其结果基本相同，认为预后与年龄无关。

二、病理类型与分级

病理类型与分级是影响子宫内膜癌预后的重要因素，已被国内外学者所公认。一般认为浆液性乳头状腺癌、透明细胞癌、G_3、未分化腺癌5年生存率低于腺癌。高危病理类型比例不高，但其生物学行为险恶，浸润、转移性强，易于早期发生盆腔及盈外转移。所以，我们主张对这类

肿瘤均需采用综合治疗（包括化疗）。据多数学者报道，随病理级别的增高，深肌层浸润百分率增高，在 G_1 与 G_2 及 G_3 病变间差异有显著性。淋巴结转移阳性率也与此有关。

四、肌层侵犯深度

肌层浸润深度一直被认为是癌肿恶性度的指标，多数学者报道，随肌层浸润深度的增加，生存率从 80% 下降到 60%，但亦有组织学者认为肌层浸润的深度不如浸润的癌肿距子宫肌壁浆膜层的距离重要。浸入肌层的癌距子宫浆膜层在 5mm 之内，其 5 年生存率为 65%，>10mm 为 95%。肌层受累愈深则淋巴转移率愈高，肌层受累愈深则生存率愈低。

手术前接受放射治疗的患者，由于放射后的改变，手术时难以精确测定肌层受侵的深度。现代多采用首次手术探查治疗的方法，可提供更精确的有关肌层浸润深度的资料。有学者提出为更准确地了解癌肿大小、在宫腔内位置以及受累范围（包括肌层浸润的深度），应术前常规作子宫腔造影，并报道了根据术前宫腔造影发现的缺损类型可判断肌层浸润的深度，若为浅层缺损则常无确切的肌层浸润存在，若有大的缺损时则可提示有肌层受累，我们认为对术前要进行放射治疗的患者制定放射治疗计划时，以上的资料是有帮助的，但首次采用手术治疗此种辅助检查是不必要的。目前影像学检查已成为术前了解肌层有无浸润的较准确的检查手段。

五、有无淋巴结转移

因较长时间以来子宫+双附件切除术是子宫内膜癌治疗的主要手术方式，故淋巴结受累的真实发生率难以确定。近 50 年来文献对淋巴转移报道逐渐增多，多数报道指出在子宫内膜癌患者中，甚至是 I 期病例中亦有相当数量的患者存在淋巴结转移，腹膜后淋巴结是子宫内膜癌转移可能性较大的部位之一，在一些医院并没有常规地包括在手术探查和治疗计划中，加上部分老年及有内科合并症患者或中晚期患者手术探查取样困难，或选用放射治疗增加了准确了解淋巴结转移率的难度最近 GOG 报道 I 期子宫内膜癌中约 11% 的盆腔淋巴结转移，10%~17% 的腹主动脉旁淋巴结转移。转移与子宫大小、肿瘤分化、肌层浸润深度及癌肿在宫腔中的位置有关，但此资料仅限于选择性的淋巴结切除，因而仅代表最低的发生率。盆腔淋巴结和腹主动脉旁淋巴结转移的一致性，已有较多的报道。

六、腹水及腹腔冲洗液细胞学检查情况

阳性者多见于组织分级 G_3、附件转移或淋巴结阳性病。GOG 报道在 697 例行细胞学检查病例中，86 例阳性，其中有 25 例肿瘤复发（29%），在 611 例细胞学检查阴性的病例中，只有 10..5% 肿瘤复发，而且细胞学阳性者常伴远处转移（68%）。腹水及腹腔冲洗液细胞学检查的阳性率与病理分级及肌层浸润深度亦有关系，Milosevic 复习 I 期子宫内膜癌患者中，G_1、G_2、G_3 腹水细胞学阳性率分别为 5.5%、12.1% 和 18.9%，浅肌层与深肌层阳性率分别为 7.6% 与 17.0%。细胞学阴性患者 5 年生存率为 81.4%，阳性者则为 49.8%。

七、脉管间隙浸润

脉管间隙浸润（Vascularspace involvemenet）与淋巴转移、肌层侵犯及病理分级均有关。

文献报道在 I 期子宫内膜癌中约 15.0% 有脉管间隙受累。Hanson 等报告，内 1/3 肌层受累，脉管受累约 5%，当肌层外 1/3 受累时则上升为 10.0%，在病理分级中 G_1 脉管受累发生率仅 2.0%，而 G_3 则为 42.0%。Abeler 报道 1974 例子宫内膜癌，无脉管间隙浸润的 5 年生存率达 83.5%，而有脉管间隙浸润的生存率降至 64.5%。但对脉管间隙浸润存在不同解读和界定的不统

一,故对其意义也有不同意见。

八、子宫腔深度与子宫大小

1971年的临床分期中,以宫腔深度8cm为界,将临床Ⅰ期分为ⅠA、ⅠB两个亚期。孙建衡等报道一组放疗结果,宫腔>8cm的ⅠB的5年生存率低于Ⅱ期中宫腔<8cm者(37.5%对51.4%)。在Ⅱ、Ⅲ期中,宫腔>8cm者72.2%的患者5年内死亡,而宫腔<8cm者5年生存率为81.5%。当子宫大小超过10孕周时,仅11.1%的患者生存5年以上。

九、子宫腔内肿瘤大小

Schink报道肿瘤>2cm时,淋巴转移率为15.0%,而<2cm时,淋巴转移率为4%。当肿瘤累及全宫腔时,淋巴转移率高达35.0%。肿瘤≤2cm时,5年生存率达98.0%,肿瘤>2cm时,5年生存率84.0%,累及全宫腔则仅为64.0%。

十、雌激素受体(ER)与孕激素受体(PR)状态

通常认为ER、PR阳性者预后好于阴性者,受体阳性者在分化好的腺癌中比例高,肿瘤侵袭性较低,而且对激素治疗反应好。ER、PR测定目前已是子宫内膜癌常规检查项目,作为选择治疗方案及判断预后的指标。

十一、DNA倍体

以流式细胞仪测定肿瘤组织内DNA倍体已成为判断子宫内膜癌预后的指标,根据测定的异倍体数量可以估计肿瘤恶性程度的高低。Friberg对88例Ⅰ、Ⅱ期子宫内膜癌新鲜组织研究表明,二倍体肿瘤的5年生存率达92.0%,异倍体肿瘤仅36.0%。在组织分级为G_3,异倍体占86.0%。

十二、治疗方法

对子宫内膜癌患者的治疗必须区别对待,需在对癌变播散范围进行准确了解和对患者全身状况全面评估的基础上制定治疗方案。目前治疗方法主要是早期给予手术或手术与放疗配合治疗,晚期患者则应是合理的综合治疗。对有预后不良因素的高危患者特别应重视术后辅助治疗的选择,使患者获得充分的合理的治疗。老年及有严重内科疾患(心血管疾患、糖尿病或肝肾功能不全等),则应对全身状况、能否承受放射治疗、放射方式及剂量、化疗药物选择等作全面考虑,制订出适合于每个患者的个体化治疗方案,方可获得最佳疗效。对有子宫外播散或其他预后不良因素未能给相应的重视,治疗不充分或治疗不当均将影响预后。

综上所述,子宫内膜癌患者预后有关的诸多因素是相互联系和相互影响的,但概括来说可分为与患者自身状况(年龄、免疫状况、有无合并症等)、癌肿生物学行为(病理类型、组织分级、分期、淋巴转移、肌层浸润等)及治疗是否充分和适当等三个方面,其中组织分级肌层浸润深度及淋巴转移状况被认为是对预后有重要影响的因素。

第三节 卵巢癌的护理

卵巢癌是女性生殖器官常见的恶性肿瘤之一,发病率仅次于宫颈癌和子宫体癌而列居第三位。近40年来,卵巢恶性肿瘤发病率增加2~3倍,并有逐渐上升势,20%~25%的卵巢恶性肿瘤有家族史。由于卵巢的胚胎发育、组织解剖及内分泌功能较复杂,早期症状不典型,又缺乏完

善的早期诊断和鉴别方法,一旦发现恶性肿瘤时,往往已属于晚期病变。卵巢恶性肿瘤中以上皮癌最多见,其次是恶性生殖细胞肿瘤。晚期病变疗效不佳,故死亡率高居妇科恶性肿瘤之首。

一、病因

1. 内分泌因素

初潮年龄早、未婚、未育以及第一次生产年龄>35岁的妇女比自然对照组妇女发生卵巢恶性肿瘤的概率增加。口服雌激素、孕激素的复合避孕药的妇女以及25岁以前妊娠的妇女,发生卵巢恶性肿瘤的概率减少。

2. 遗传及家族因素

5%的卵巢上皮癌的患者有遗传史或家族史,而有卵巢癌家族史及自身子宫内膜癌或乳腺癌的患者,发生卵巢癌的风险是普通妇女的2倍。

3. 饮食及经济因素

经济发达国家及上层社会妇女患卵巢恶性肿瘤的发病率较高,这可能与物理、化学及饮食因素有关。

4. 其他因素

放射线、病毒感染(尤其是腮腺炎病毒)、化学致癌因素等都可能与卵巢恶性肿瘤的发病有关。

二、病理

(一)病理组织类型

1. 表面上皮间质肿瘤

(1)浆液性肿瘤:占卵巢恶性肿瘤40%~60%。30岁以下较少发生,10%左右为双侧性,预后差。

(2)粘液性肿瘤。

(3)内膜样肿瘤:占卵巢癌的10%-20%,约1/3为双侧性。

(4)透明细胞肿瘤:占卵巢癌的6%以下。单侧性,双侧性少见。

(5)移性细胞肿瘤。

(6)鳞状细胞肿瘤。

(7)混合性上皮肿瘤。

(8)未分化和未分类肿瘤。

2. 性索间质肿瘤

占卵巢肿瘤的6%,大多数为功能性。

(1)颗粒—间质细胞瘤:占卵巢肿瘤的1.5%。

(2)支持细胞间质细胞肿瘤。

(3)混合性或未分类细胞性索间质肿瘤。

(4)类固醇细胞肿瘤间质黄体瘤。

3. 生殖细胞瘤

(1)原始生殖细胞肿瘤。

(2)双相或三相性畸胎瘤。

(3) 单胚层畸胎瘤和伴皮样囊肿的体细胞型肿瘤。
(4) 生殖细胞性索间质肿瘤。
(5) 卵巢网肿瘤。
(6) 杂类肿瘤。
(7) 瘤样病变。

(二) 浸润与转移

卵巢恶性肿瘤很容易转移和播散,就诊时60%~70%的患者已属晚期。卵巢恶性肿瘤的转移途径,既往认为以直接蔓延和种植转移为主,近年来发现,淋巴结转移也是卵巢癌的重要转移途径之一。

1. 直接扩散

晚期的卵巢癌,不仅与周围组织粘连,而且可直接浸润这些组织,如子宫、壁腹膜、阔韧带、输卵管、结肠及小肠,甚至可通过输卵管而蔓延至子宫腔。

2. 淋巴转移

淋巴道转移是卵巢癌的常见转移方式。通常是转移至腹主动脉旁淋巴结,但也可沿圆韧带而转移到腹股沟淋巴结。

3. 植入性转移

卵巢癌可穿破包膜、肠管等处,形成大量的结节状或乳头状的转移癌,特别是浆液性囊腺癌的乳头状组织,更容易穿破瘤体包膜,而扩散在腹腔各处,并引起大量腹水。

4. 血行转移

卵巢恶性肿瘤除肉瘤、恶性畸胎瘤及晚期者外,很少经血行转移。一般远隔部位转移可达肝、胸膜、肺等部位。

三、临床表现

(一) 症状

1. 疼痛

卵巢恶性肿瘤可能由于瘤内的变化,如出血、坏死、迅速增长而引起相当程度的持续性胀痛。在检查时发现其局部有压痛。

2. 月经不调

偶见不规则子宫出血,绝经后出血。

3. 消瘦

晚期呈进行性消瘦。

(二) 体征

1. 下腹包块

恶性卵巢瘤双侧生长者占75%,而良性卵巢瘤双侧者仅占15%。

2. 腹腔积液

虽然良性卵巢瘤如纤维瘤或乳头状囊腺瘤亦可并发腹腔积液,但卵巢恶性肿瘤合并腹腔积液者较多。如果恶性肿瘤细胞穿出包膜或已转移至腹膜,腹腔积液可呈血性。

3. 恶病质症状

病程拖延较久者，由于长期消耗、食欲不振而表现有进行性消瘦、乏力、倦怠等恶病质症状。

四、辅助检查

1. 单克隆抗体

标记如糖链抗原（CA125）、癌胚抗原（CEA）、人绒毛膜促性腺激素（HCG）。血清CA125随着病情的好转和进展相应地下降和升高，临床上将CA125作为上皮癌病情监控和疗效判断的一个指标。

2. 肽类标记

如甲胎蛋白（AFP）以及针对颗粒细胞肿瘤的抑制素等。

3. 超声、CT、MRI等

超声、CT、MRI等在卵巢恶性钟瘤的诊断、分期、疗效评价以及随访监测等方面，具有重要的价值。

4. 腹腔镜检查

可用来了解肿瘤来源及范围，并可行活检及腹腔冲洗细胞学检查。

5. 细胞学检查

术中行腹水及腹腔冲洗液查找癌细胞，可以有助于卵巢恶性肿瘤的正确分期。

6. 剖腹探查及病理学

可以确诊卵巢癌，明确组织病理学类型，进行可靠分期。

五、处理原则

（一）治疗原则

卵巢恶性肿瘤因病理类型不同而治疗方案不同，多用手术治疗联合化疗等综合治疗。

（二）手术治疗

手术时首先应详细探查，包括腹腔冲洗液或腹腔积液的细胞学检查，横膈、盆腹腔脏器、盆腔淋巴结、腹膜后淋巴结的触诊，以进行准确肿瘤分期。早期患者的手术方式分为全面分期手术和保留生育功能的分期手术。全面分期手术的范围包括双侧附件、子宫、大网膜切除和盆腔及腹膜后淋巴结清扫术。对于肿瘤在盆腔有广泛种植转移的晚期患者，主张尽可能做肿瘤细胞减灭术。

（三）化疗

由于卵巢恶性肿瘤尤其是上皮癌很早扩散，手术时多数病例已不能清除病灶，而且放疗的效果及应用也很有限，因此全身性化疗是一项重要的辅助治疗方法。尤其是恶性生殖细胞肿瘤，规范化疗可明显提高患者生存率。一些晚期患者，经化疗后肿块可以缩小，为手术时满意减瘤创造有利条件。

1. 上皮性卵巢癌初次化疗方案

①TC方案：紫杉醇十卡铂。②TP方案：紫杉醇十顺铂。③PC方案：顺铂十环磷酰胺。

2. 上皮性卵巢癌复发后的化疗方案

在治疗后 6~12 个月复发为铂剂部分敏感,超过 12 个月复发为铂剂敏感。铂剂敏感仍以含铂剂方案化疗。若不敏感以其他方案化疗,脱离铂剂一段时间后再加上铂剂。可供参考的方案有:①里保多方案。②吉西他滨方案。③和美新方案。④多西他赛方案。⑤异环磷酰胺方案。⑥洛铂紫杉醇方案。

3. 生殖细胞肿瘤的化疗方案

PEB 方案:顺铂+依托泊苷+博来霉素。

4. 性索间质肿瘤的化疗

性索间质肿瘤的化疗可首选生殖细胞肿瘤的方案,也可用上皮癌的方案。

5. 腹腔化疗

经预留的导管、有腹水时置入的导管或单次穿刺针注入化疗药物的方法。常用的药物有:顺铂、卡铂、5-氟尿嘧啶、阿糖胞苷、多柔比星、紫杉醇等。

(四) 放疗

卵巢恶性肿瘤的放疗敏感性差别很大,卵巢内胚窦瘤、未成熟畸胎瘤、胚胎瘤最不敏感,卵巢上皮癌及颗粒细胞癌中度敏感,无性细胞瘤最敏感,手术后再用放疗多能控制。但由于无性细胞瘤等恶性生殖细胞肿瘤多为青少年且化疗效果好,腹盆腔放疗的副作用较大,放疗已很少用于卵巢恶性肿瘤。

(五) 免疫治疗

免疫治疗的作用目前有限,但免疫治疗是目前最受关注也是最有前途的卵巢癌的治疗方式之一。

(六) 靶向治疗

近年来已证明血管生成抑制剂贝伐单克隆抗体在抑制肿瘤生长和转移方面有一定作用。

六、护理

(一) 围手术期护理

1. 术前护理

(1) 提供支持,协助患者应对压力:为患者提供表达情感的机会和环境。经常巡视病房,用一定时间陪伴患者,详细了解患者的疑虑和需要。评估患者焦虑的程度以及应对压力的技巧;耐心向患者讲解病情,解答患者的提问。安排访问已康复的病友,分享感受,增强治愈信心。鼓励患者尽可能参与护理活动,接受患者无破坏性的应对方式,以维持其独立性和生活自控能力。鼓励家属参与照顾患者,为他们提供单独相处的时间及场所,增进家庭成员间互动。

(2) 协助患者接受各种检查和治疗:向患者及家属介绍将经历的手术经过、可能实施的各种检查,取得主动配合。协助医生完成各种诊断性检查,如需放腹水者,备好腹穿用物,协助医生完成操作过程。在放腹水过程中,严密观察、记录患者生命体征变化、腹水性质及出现的不良反应;一次放腹水 3 000mL 左右,不宜过多,以免腹压骤降,发生虚脱,放腹水速度宜缓慢,后用腹带包扎腹部。发现不良反应及时报告医生。使患者理解手术是卵巢肿瘤最主要的治疗方法,解除患者对手术的种种顾虑。按腹部手术护理内容认真做好术前准备和手术护理,术前准备还包括应付必要时扩大手术范围的需要。巨大肿瘤患者,需准备沙袋加压腹部,以防腹压骤然下降出现休克。

（3）术前准备：①稳定患者情绪，讲解手术的必要性，解除患者疑虑，指导患者完善各项检查。②术前3日半流食，术前1日流食，必要时遵医嘱口服肠道消炎药及缓泻药物。③指导患者学习有效咳嗽方法。④术前一晚行清洁洗肠，确保肠道清洁。⑤保证患者睡眠，遵医嘱术前使用镇静药物。

2. 术后护理

详见"宫颈癌"。

（二）化疗护理

（1）卵巢癌化疗方案较多，应注意用药的不良反应监测，及时给予对症处理，护理详见"抗肿瘤药物的毒副作用和护理"。

（2）腹腔灌注的护理：行腹腔灌注的患者要经常变换体位，使化疗药和腹腔脏器充分接触。要注意观察患者穿刺处有无出血、腹痛及脏器损伤等临床症状。使用顺铂进行灌注的患者要给予水化，保证足够的尿量。

（三）放疗护理

卵巢无性细胞瘤对放疗敏感，颗粒细胞瘤相对敏感，上皮性卵巢癌敏感性差。可根据患者年龄，病灶位置大小因人而异。主要应用体外放疗技术。具体护理同"宫颈癌放疗护理"。

（四）靶向治疗护理

贝伐单抗在使用时应按照时间要求，第1疗程90分钟内滴完，如滴注过程中无反应，第2疗程60分钟内滴完，以后每疗程30分钟内滴完。并注意在使用过程中患者有无胃穿孔等不良反应。贝伐单抗与化疗药尽量避免使用同一静脉输注。

（五）健康指导

1. 做好随访工作

恶性肿瘤常辅以化疗，但尚无统一化疗方案，多按组织类型制定不同化疗方案，疗程多少因个案情况而定，晚期病理需用药10~12个疗程。护士应督促、协助患者克服实际困难，努力完成治疗计划，以提高疗效。卵巢癌易复发，需长期进行随访和监测。随访时间：术后1年内，每月1次；术后第2年，每3个月1次；术后第3年，每6个月1次；3年以上者，每年1次。

2. 加强预防保健意识

大力宣传卵巢癌的高危因素，给予高蛋白质、富含维生素A的饮食，避免高胆固醇饮食，高危妇女宜预防性口服避孕药。30岁以上妇女，每1~2年进行一次妇科检查，高危人群无论年龄大小最好每半年接受一次检查，以排除卵巢肿瘤，如能配合辅助检查方法将提高阳性检出率。卵巢实性肿瘤或肿瘤直径>5cm者，应及时手术切除。盆腔肿块诊断不清或治疗无效者，宜及早行腹腔镜检或剖腹探查。凡乳腺癌、子宫内膜癌、胃肠癌等患者，术后随访中应定期接受妇科检查。

第四节 外阴癌的护理

外阴癌是女性外阴恶性肿瘤中最常见的一种（约占90%），占女性生殖系统肿瘤的3%~5%，常见于60岁以上妇女。以外阴鳞状细胞癌最常见，其他有恶性黑色素瘤、基底细胞癌、前庭大腺癌等，绝大多数肿瘤生长在外阴皮肤表面，但因早期缺乏典型表现，常不能得到及时治疗，在日常生活中应加强普及自我检查的重要意义，早期发现，早期治疗。

一、病因

外阴癌的病因尚不完全清楚，外阴癌患者常并发外阴色素减退疾病，其中仅 5%~10% 的外阴不典型增生者发展为外阴癌。外阴的慢性长期刺激如外阴尖锐湿疣、外阴瘙痒、慢性前庭大腺炎、慢性溃疡等也可能发展为外阴癌。外阴癌可与宫颈癌、阴道癌合并存在，目前认为外阴癌的发生与单纯性疱疹病毒Ⅱ型、HPV、巨细胞病毒等有关，不良生活习惯如吸烟亦和外阴癌发病率有关。护士应宣传积极治疗慢性炎症、戒除不良生活习惯对减少外阴癌发病率的意义。

二、病理

原发性外阴癌 95% 为鳞状细胞癌，只有少数发生在前庭大腺或汗腺的腺癌。约 2/3 的外阴癌发生在大阴唇，其余的 1/3 发生在小阴唇、阴蒂、会阴、阴道等部位。

外阴癌的癌前病变称为外阴上皮内瘤样病变（vulvar intraepithelial neoplasia，VIN），包括外阴上皮不典型增生及原位癌。外阴下皮内瘤样病变分为 3 级，即轻度外阴不典型增生（VINⅠ级）、中度外阴不典型增生（VINⅡ级）、重度外阴不典型增生（VINⅢ级）。病变初期多为圆形硬结，少数为乳头状或菜花样赘生物，病变继续发展，可形成火山口状质硬的溃疡或菜花状肿块。

三、症状表现

（一）症状

早期可有外阴部结节、肿块、瘙痒、色素改变等，搔抓后破溃、出血。晚期癌肿向深部浸润，可出现明显疼痛。当血管被浸润时可有大出血的危险。肿瘤侵犯直肠或尿道时产生尿频、尿急、尿痛、血尿、便秘和便血等症状。

（二）体征

癌灶可生长在外阴的任何部位，大阴唇最为多见。早期发病时局部出现丘疹、结节或溃疡；晚期可见不规则肿块。组织脆而易脱落、溃烂、感染、流出脓性或血性分泌物，继发感染后有红、肿、痛等表现。若癌灶已转移至腹股沟淋巴结，可扪及一侧或双侧腹股沟增大、质硬、固定的淋巴结。

四、辅助检查

妇科检查外阴局部有无增大、质硬、单个或多个融合并散在分布的丘疹或斑点，颜色呈灰白色或粉红色，也可能是硬结、溃疡、菜花样赘生物。观察双侧腹股沟有无增大、质硬而固定的淋巴结。

特殊检查通过外阴活组织病理检查可明确诊断。

五、处理原则

以手术治疗为主，辅以放疗与化疗。

（一）手术治疗

是外阴癌的主要治疗方法，手术的范围取决于临床分期、病变部位、肿瘤细胞的分化程度、浸润的深度、患者的身体状况以及年龄等。一般采取外阴癌根治术及双侧腹股沟深、浅淋巴结清扫术。如病理检查发现腹股沟深、浅淋巴结有转移，应行盆腔淋巴结清扫术，当病灶较小，偏于一侧确定为0期的患者，可只行患侧腹股沟淋巴结清扫术。

（二）放疗

适用于不能手术的患者、晚期患者、术前局部照射缩小癌灶后再手术或术后复发可能性大的患者。

（三）化疗

可作为较晚期或复发癌的综合治疗手段。

六、护理

（一）围手术期护理

1. 术前护理

（1）心理护理：外阴癌一般恶性程度高，可出现外阴局部不适的症状，分泌物增加及气味难闻常使患者感到烦躁、悲哀、恐惧、绝望，导致工作及生存质量下降。外阴部手术使身体完整性受损，形象改变，这也可导致患者有自我形象紊乱等心理问题。应给患者及家属讲解外阴癌的相关知识，鼓励患者表达自己的不适，针对具体问题给予合理解释、帮助和支持，指导患者采取积极的应对方式，鼓励家属给予更多的理解和支持，让患者体会到家庭的温暖。做好患者的术前指导，向患者讲解手术的方式以提高患者对手术的信心，使其积极配合治疗。

（2）术前准备：除按一般外阴、阴道手术患者准备以外，积极纠正内科合并症，指导患者练习深呼吸、咳嗽、床上翻身，给患者讲解预防术后便秘的方法，外阴需要植皮者，应在充分了解手术方式的基础上对植皮部位进行备皮，消毒后用无菌治疗中包裹，将患者术后用的棉垫、绷带、各种引流管进行消毒备用。

2. 术后护理

（1）术后取平卧外展屈膝体位，并在腘窝垫一软垫，有腹股沟淋巴结清扫的患者，可在腹股沟区放置重量适宜的沙袋间断性压迫，促进手术部位的皮肤与组织贴合。

（2）严密观察切口有无渗血，皮肤有无红、肿、热、痛等感染征象，皮肤湿度、温度、颜色等，以及移植皮瓣的愈合情况。

（3）保持引流通畅，注意观察引流液的量、色、性状等。

（4）外阴切口术后5日开始间断拆线，腹股沟切口术后7日拆线。

（5）每日行会阴擦洗，保持局部清洁、干燥，术后第2日起，会阴部、腹股沟区可用红外线照射，每日2次，每次20分钟，以促进切口愈合。

（6）指导患者适当减少排便，避免粪便污染伤口导致感染。术后第5日，给予缓泻剂口服，使粪便软化。

（7）外阴癌根治术后，患者卧床时间较长，增加了深静脉血栓形成的风险。可使用药物及抗血栓压力带预防，鼓励患者进行上半身及上肢活动，按摩下肢并尽早做伸缩运动，预防褥疮及血栓的发生。

（8）由于淋巴回流部分受阻，导致下肢或外阴处肿胀，可局部给予硫酸镁湿敷或及早给予地奥斯明片口服。

（二）放疗护理

放疗患者常在照射后8~10日出现皮肤反应。护理人员随时观察照射部位皮肤的颜色、结构及完整性,根据损伤的程度进行护理。轻度损伤表现为皮肤红斑,然后转化为干性脱屑,此期在保护皮肤的基础上可继续照射;中度损伤表现为水疱、溃烂和组织皮层丧失,此时应停止放疗,待其痊愈。治疗期间注意保持皮肤清洁、干燥,避免感染,勿刺破水疱,可外涂医用修复膜及溃疡粉等或用无菌凡士林纱布换药;重度表现为局部皮肤溃疡,应停止照射,并注意观察皮肤颜色,避免局部刺激,除保持局部清洁干燥外,可用生肌散或抗生素软膏换药。部分患者肿瘤较大的可影响行动,肿瘤表面覆盖坏死脱落的组织气味较重,渗液较多可浸渍周围皮肤,应注意收集渗液,保护周围皮肤。

(三)化疗护理

外阴癌可能对全身化疗不甚敏感,可以选用介入治疗。常用的化疗药有氟尿嘧啶、顺铂、博来霉素、多柔比星、紫杉醇等。护理详见"肿瘤化疗患者的护理"。

(四)健康指导

1. 出院指导

告知患者应于外阴癌根治术后1年内每1~2个月随访一次,第2年每3个月随访一次,第3-5年每半年随访一次,以便医生与患者一起商讨治疗及随访计划。

外阴癌放疗以后2年内复发的患者约占80%,5年内约占90%。故随访时间应在放疗后1、3、6个月各一次,以后每半年1次,2年以后每年1次,随访5年。随访内容包括放疗效果、副作用及有无肿瘤复发的征象等。

2. 防癌知识宣教

应向患者宣教定期检查外阴形态,告知其若出现不明原因外阴瘙痒、外阴赘生物、性传播疾病感染,应及时就医。外阴癌早期可有外阴部瘙痒、烧灼感等局部刺激症状,应注意观察外阴局部有无丘疹、硬结、溃疡或赘生物,并观察其形态、涉及的范围、伴随症状,如疼痛、瘙痒、恶臭分泌物、尿频、尿痛或排尿困难等,及时对症处理。

(张　妍)

第三篇 产科诊疗及护理

第一章 异常妊娠

第一节 妊娠剧吐

妊娠剧吐是指妊娠期恶心、频繁呕吐、不能进食，导致脱水，酸、碱平衡失调，以及水、电解质紊乱，甚至肝肾功能损害，严重可危及孕妇生命。其发生率0.3%~1%。

一、病因

尚未明确，可能与下列因素有关。

（一）绒毛膜促性腺激素（HCG）水平增高

因早孕反应的出现和消失的时间与孕妇血清HCG值上升、下降的时间一致；另外多胎妊娠、葡萄胎患者HCG值，显著增高，发生妊娠剧吐的比率也增高；而终止妊娠后，呕吐消失。但症状的轻重与血HCG水平并不一定呈正相关。

（二）精神及社会因素

恐惧妊娠、精神紧张、情绪不稳、经济条件差的孕妇易患妊娠剧吐。

（三）幽门螺杆菌感染

近年研究发现，妊娠剧吐的患者与同孕周无症状孕妇相比，血清抗幽门螺杆菌的IgG浓度升高。

（四）其他因素

维生素缺乏，尤其是维生素B6缺乏可导致妊娠剧吐；变态反应；研究发现几种组胺受体亚型与呕吐有关，临床上抗组胺治疗呕吐有效。

二、病理生理

（1）频繁呕吐导致失水、血容量不足、血液浓缩、细胞外液减少，钾、钠等离子丢失使电解质平衡失调。

（2）不能进食，热量摄入不足，发生负氮平衡，使血浆尿素氮及尿酸升高。由于机体动用脂肪组织供给热量，脂肪氧化不全，导致丙酮、乙酰乙酸及β-羟丁酸聚集，产生代谢性酸中毒。

（3）由于脱水、缺氧血转氨酶值升高，严重时血胆红素升高。机体血液浓缩及血管通透性增加，另外，钠盐丢失，不仅尿量减少，尿中可出现蛋白及管型。肾脏继发性损害，肾小管有退行性变，部分细胞坏死，肾小管的正常排泄功能减退，终致血浆中非蛋白氮、肌酐、尿酸的浓度迅速增加。肾功能受损和酸中毒使细胞内钾离子较多地移到细胞外，出现高钾血症，严重时心脏停搏。

(4) 病程长达数周者，可致严重营养缺乏，由于维生素 C 缺乏，血管脆性增加，可致视网膜出血。

三、临床表现

（一）恶心、呕吐

多见于年轻初孕妇，一般停经 6 周左右出现恶心、呕吐，逐渐加重直至频繁呕吐不能进食。

（二）水电解质紊乱

严重呕吐、不能进食导致失水、电解质紊乱，使氢、钠、钾离子大量丢失，出现低钾血症。营养摄入不足可致负氮平衡，使血浆尿素氮及尿素增高。

（三）酸、碱平衡失调

机体动用脂肪组织供给能量，使脂肪代谢中间产物酮体增多，引起代谢性酸中毒。病情发展，可出现意识模糊。

（四）维生素缺乏

频繁呕吐、不能进食可引起维生素 B1 缺乏，导致 Wernicke-Korsakoff 综合征。维生素 K 缺乏，可致凝血功能障碍，常伴血浆蛋白及纤维蛋白原减少，增加孕妇出血倾向。

四、辅助检查

(1) 尿液检查：患者尿比重增加，尿酮体阳性，肾功能受损时，尿中可出现蛋白和管型。
(2) 血液检查：血液浓缩，红细胞计数增多，血细胞比容上升，血红蛋白值增高；血酮体可为阳性，二氧化碳结合力降低；肝、肾功能受损害时胆红素、转氨酶、肌酐和尿素氮升高。
(3) 眼底检查：严重者出现眼底出血。

五、诊断及鉴别诊断

根据病史、临床表现及妇科检查，诊断并不困难。可用 B 型超声检查排除滋养叶细胞疾病，此外尚需与可引起呕吐的疾病，如急性病毒性肝炎、胃肠炎、胰腺炎、胆管疾病、脑膜炎、脑血管意外及脑肿瘤等鉴别。

六、并发症

（一）Wernicke-Korsakoff 综合征

发病率为妊娠剧吐患者的 10%，是由于妊娠剧吐长期不能进食，导致维生素 B1 缺乏引起的中枢系统疾病，Wernicke 脑病和 Korsakoff 综合征是一个病程中的先后阶段。

维生素 B1 是糖代谢的重要辅酶，参与糖代谢的氧化脱羧代谢，维生素 B1 缺乏时，体内丙酮酸及乳酸堆积，发生糖代谢的三羧酸循环障碍，使得主要靠糖代谢供给能量的神经组织、骨骼肌和心肌代谢出现严重障碍。病理变化主要发生在丘脑、下丘脑的脑室旁区域、中脑导水管的周围区灰质、乳头体、第四脑室底部，迷走神经运动背核，可出现不同程度的神经细胞和神经纤维轴索或髓鞘的丧失，伴有星形细胞和小胶质细胞的增生。毛细血管扩张，血管的外膜和内皮细胞明显增生，有散在小出血灶。

Wernicke 脑病表现为眼球震颤、眼肌麻痹等眼部症状，躯干性共济失调及精神障碍，可同时出现，但大多数患者精神症状迟发。Korsakoff 综合征表现为严重的近事记忆障碍，表情呆滞、缺乏主动性，产生虚构与错构。部分伴有周围神经病变。严重时发展为永久性的精神、神经功能障碍，出现神经错乱、昏迷甚至死亡。

（二）Mallory-Weis 综合征

胃-食管连接处的纵向粘膜撕裂出血，引起呕血和黑粪。严重时，可使食管穿孔，表现为胸痛、剧吐、呕血，须急症手术治疗。

七、治疗

治疗原则：休息，适当禁食，计出入量，纠正脱水、酸中毒及电解质紊乱，补充营养，并需要良好的心理支持。

（一）补液治疗

每日应补充葡萄糖液、生理盐水、平衡液，总量 3 000mL 左右，加维生素 B6 100mg。维生素 C2～3g，维持每日尿量大于等于 1 000mL，肌内注射维生素 B1，每日 100mg。为了更好地利用输入的葡萄糖，可适当加用胰岛素。根据血钾、血钠情况决定补充剂量。根据二氧化碳结合力值或血气分析结果，予以静脉滴注碳酸氢钠溶液。

一般经上述治疗 2～3 天后，病情大多迅速好转，症状缓解。待呕吐停止后，可试进少量流食，以后逐渐增加进食量，调整静脉输液量。

（二）终止妊娠

经上述治疗后，若病情不见好转，反而出现下列情况，应迅速终止妊娠：①持续黄疸。②持续尿蛋白。③体温升高，持续在 38℃以上。④心率大于 120 次/分。⑤多发性神经炎及神经性体征。⑥出现 Wernicke-Korsakoff 综合征。

（三）妊娠剧吐并发 Wernicke-Korsakoff 综合征的治疗

如不紧急治疗，该综合征的死亡率高达 50%，即使积极处理，死亡率约 17%。在未补给足量维生素 B1 前，静脉滴注葡萄糖会进一步加重三羧酸循环障碍，使病情加重，导致患者昏迷甚至死亡。对长期不能进食的患者应给维生素 B1 400～600mg 分次肌内注射，以后每日 100mg 肌内注射至能正常进食为止，然后改口服，并给予多种维生素。同时应对其内分泌及神经状态进行评价，对病情严重者及时终止妊娠。早期大量维生素 B1 治疗，上述症状可在数日至数周内有不同程度的恢复，但仍有 60% 患者不能得到完全恢复，特别是记忆恢复往往需要 1 年左右的时间。

八、预后

绝大多数妊娠剧吐患者预后良好，仅少数病例因病情严重而需终止妊娠。然而对胎儿方面，曾有报道妊娠剧吐发生酮症者，所生后代的智商较低。

第二节 异位妊娠

正常妊娠时，受精卵着床于子宫体腔内膜。当受精卵与子宫体腔以外的部位着床、发育，称异位妊娠，习称宫外孕。根据着床部位的不同，可分输卵管妊娠、卵巢妊娠、腹腔妊娠及宫颈妊娠等，其中以输卵管妊娠最为常见，约占 95%，本节主要讨论输卵管妊娠。

输卵管妊娠发生在壶腹部最为多见，约占 65%，其次为峡部，约占 25%，伞部及间质部少见。输卵管妊娠是妇产科常见的急腹症之一，发生流产或破裂时，可引起严重腹腔内出血，导致失血性休克，甚至死亡。

一、病因

(一) 输卵管炎症

输卵管炎症是输卵管妊娠最常见病因,可分为输卵管粘膜炎和输卵管周围炎。输卵管粘膜炎症造成管腔粘连、狭窄、不完全性堵塞,纤毛损伤而影响受精卵在管腔内正常运行。输卵管周围炎,病变累及输卵管的浆膜层或肌层,使输卵管周围粘连、输卵管扭曲、管壁僵硬、影响输卵管肌层的蠕动。两种情况均可造成受精卵运行受阻。轻者造成输卵管妊娠,重者管腔完全堵塞,造成不孕症。

(二) 输卵管手术史

输卵管绝育史及手术史,输卵管妊娠发生率10%~20%。尤其是腹腔镜下电凝输卵管及硅胶环套术绝育,可因输卵管漏或再通而导致输卵管妊娠。

(三) 输卵管发育不良及功能异常

输卵管过长、过细、肌层发育不良、粘膜纤毛缺损,输卵管痉挛或蠕动异常,均影响受精卵运行而致输卵管妊娠。

(四) 辅助生殖技术

近年由于辅助生殖技术的应用,使输卵管妊娠发生率增加。

(五) 避孕失败

宫内节育器避孕失败,发生输卵管妊娠概率增加。

(六) 其他

盆腔肿瘤、如卵巢肿瘤、子宫肌瘤压迫输卵管,使输卵管发生狭窄或扭曲而造成受精卵运行受阻。

二、病理

(一) 输卵管妊娠的结局

输卵管管腔狭小,管壁很薄,肌层远不如子宫肌壁厚,妊娠时不能形成完整的蜕膜层,不能适应胚胎的生长发育,当输卵管妊娠发展到一定时期,将发生以下结局。

1. 输卵管妊娠流产

输卵管妊娠流产多发生于输卵管壶腹部妊娠,发病多在妊娠8周左右,由于输卵管管壁形成蜕膜不完整,发育中的囊胚向管腔突出,最终突破包膜而出血。囊胚与管壁分离,进入输卵管管腔。若囊胚完整剥离通过输卵管伞端进入腹腔,称完全流产,出血一般不多。若囊胚部分剥离,一部分排入腹腔,一部分附着于管壁形成不全流产。滋养细胞继续侵蚀输卵管管壁,而管壁肌层收缩力差,不易止血,血液充满管腔,在输卵管内形成血肿。由于反复出血,血液经伞端流出,形成盆、腹腔积血。多积于直肠子宫陷窝形成盆腔血肿。

2. 输卵管妊娠破裂

输卵管妊娠破裂多见于输卵管峡部妊娠,发病多在6周左右。当绒毛侵蚀输卵管管壁时,可穿透管壁,导致输卵管妊娠破裂。输卵管肌层血管丰富,出血量多。输卵管妊娠破裂所致出血较输卵管妊娠流产剧烈,短时间内由于失血过多致休克。如反复出血,在盆腔内与腹腔内形成血肿。输卵管间质部妊娠时,因管腔周围肌层较厚,妊娠可长达12~16周才发生破裂。由于血管丰富,一旦破裂,出血极为严重,可危及生命。

3. 陈旧性宫外孕

输卵管流产或破裂,若长期反复内出血形成的盆腔血肿不消散,血肿机化变硬并与周围组织粘连,临床上称陈旧性宫外孕。

4. 继发腹腔妊娠

输卵管流产或破裂后,排入腹腔内的囊胚多数死亡。极少数存活的囊胚及附着绒毛排入腹腔后,重新种植于腹腔脏器获得营养,可继续生长发育形成继发腹腔妊娠。若排入阔韧带则形成阔韧带妊娠。

(二) 子宫的变化

输卵管妊娠与正常妊娠一样,滋养细胞分泌 HCG 维持黄体生长,在大量甾体激素作用下,子宫增大,变软,月经停止来潮,子宫内膜呈蜕膜反应。若胚胎死亡,滋养细胞活力消失,HCG及甾体激素水平下降,子宫内膜失去了激素的支持作用,蜕膜发生退行性变和坏死,形成小片脱落,阴道少量出血。有时蜕膜完整从宫壁剥离,随阴道出血排出,呈三角形,称为蜕膜管型。

三、临床表现

输卵管妊娠在未破裂或流产前,除停经、早孕反应外,没有明显的临床症状,偶有一侧下腹胀痛不适。一旦破裂或流产则出现明显的临床表现,病情的轻重取决于孕卵着床部位及妊娠时间。

(一) 症状

1. 停经

停经时间长短取决于受精卵的着床部位。壶腹部妊娠停经多为 8 周左右,峡部妊娠停经多为 6 周左右,间质部妊娠停经多为 12~16 周。有 20% 的患者无停经史,将不规则阴道出血误认为月经来潮。

2. 腹痛

腹痛为本病就诊的主要症状。当输卵管妊娠破裂或流产时患者突感耻区一侧呈撕裂样疼痛,伴恶心、呕吐,当血液积于直肠子宫陷凹,可伴有肛门坠胀感。随着出血的增多,血液由耻区流向全腹,疼痛可由耻区向全腹部扩散,血液刺激膈肌时,可引起肩胛部放射痛。

3. 阴道出血

多为不规则点滴出血,少于月经量,色暗红或深褐色,阴道出血可伴有蜕膜管型或蜕膜碎片排出,一般在病灶去除后阴道出血停止。

4. 晕厥与休克

腹部剧烈疼痛及腹腔内的急性出血,轻者出现昏厥,重者由于失血过多,出现失血性休克。出血越多症状越重,但与阴道出血不成正比。

5. 腹部包块

输卵管流产或破裂时所形成的血肿时间较长,由于形成的包块较大或位置较高者,腹部可触及。

（二）体征

1. 一般情况

失血多时呈贫血貌，大量出血者可以出现面色苍白，脉细数，血压下降，尿量减少等休克征象。体温一般正常。

2. 腹部检查

耻区有明显的压痛、反跳痛，尤以患侧为剧，腹肌稍紧张。若出血较多时，叩诊有移动性浊音。个别患者若反复出血并积聚，形成血块，耻区可触及包块。

3. 盆腔检查

阴道内可见少量血液，后穹窿饱满，有触痛。宫颈着色，呈紫蓝色。宫颈举痛或摇摆痛明显，将宫颈轻轻上抬或左右摇动时，引起剧烈疼痛，此为输卵管妊娠的主要体征之一。子宫稍大（与停经月份不符）较软。出血多时，检查子宫有漂浮感。患侧附件区或子宫后侧方，或在直肠子宫陷凹方向可触及一不规则、边界不清，触痛明显之包块。病程时间长，包块机化较硬，边界渐清楚。

四、诊断

输卵管妊娠未发生流产或破裂时症状不明显，常需借助辅助检查。近年来国外对异位妊娠的诊断重点放在破裂前诊断及破裂前治疗，这样既减轻了患者的痛苦，同时也减少了因输血而造成的交叉感染。国内文献报道认为血 β-HCG、黄体酮和腹部 B 超检查对未破裂前诊断均有一定的参考价值。输卵管妊娠一旦破裂或流产，有明显的症状、体征，诊断一般不困难。

（一）血 β-HCG 测定

β-HCG 测定是早期诊断异位妊娠的重要方法。异位妊娠体内 HCG 水平通常较宫内妊娠低，因此需要用灵敏度高的放射免疫法或酶联免疫法测定血 β-HCG。对保守治疗疗效评定有重要意义。对 β-HCG 阴性，但症状明显者仍不能完全排除异位妊娠。

（二）黄体酮测定

血清黄体酮的测定对判断正常妊娠胚胎的发育情况有帮助。输卵管妊娠时，血清黄体酮水平偏低，多数在 10~25ng/mL。如果血清黄体酮值>25ng/mL，异位妊娠概率小于 1.5%；如果血清黄体酮值<5ng/mL，应考虑宫内妊娠流产或异位妊娠。

（三）超声诊断

B 型超声检查对诊断异位妊娠有一定帮助。一般停经 5~6 周若宫腔内未见孕囊，而在宫旁见低回声区或见到孕囊，提示有宫外妊娠可能；停经 7 周后 B 超提示子宫增大，宫腔空虚，在宫旁可见低回声区，见胚芽及原始心管搏动，则可确诊异位妊娠。当输卵管妊娠破裂或流产后，B 超查出腹腔内及直肠子宫陷凹内有无回声暗区，说明腹腔有积液，对诊断异位妊娠有一定价值。

（四）阴道后穹窿穿刺

阴道后穹窿穿刺是一种既简单又可靠的诊断方法，因直肠子宫陷凹为盆腔最低点，即使出血不多，也可积于此处。其方法用 18 号或 20 号穿刺针，自阴道后穹窿刺入直肠子宫陷凹内，而后回抽。若抽出暗红色不凝固血，可诊断腹腔内有积血；若抽出血液鲜红、放置 10 分钟内自然凝固，可能穿刺针头误入血管；若血肿位置较高抽不出血液，可结合临床症状、体征做出诊断。后穹窿穿刺阴性者不能否定输卵管妊娠存在，需进一步做其他检查。

（五）腹腔镜检查

目前腹腔镜检查视为异位妊娠诊断的金标准，而且可以在确诊的同时进行治疗。腹腔镜检查适用于尚未破裂或流产的早期患者，大量出血或休克患者禁做腹腔镜检查。腹腔镜下可见患侧输卵管肿大，表面紫蓝色，腹腔内可见少量出血或无出血。

（六）子宫内膜病理检查

很少依靠诊断性刮宫进行异位妊娠的诊断。只适合于阴道出血多的患者，主要目的是排除宫内妊娠流产。将宫腔排除物或刮出物送病理检查，切片中见到绒毛，可诊断宫内妊娠，仅见蜕膜未见绒毛有助于异位妊娠的诊断。

五、鉴别诊断

输卵管妊娠应与以下疾病相鉴别。

（1）流产：临床上早期异位妊娠最易与流产相混淆，有时尚需与宫内妊娠相鉴别。超声可见宫内妊娠囊。

（2）黄体破裂：因急腹症及腹腔内出血易混淆。血 β-HCG 测定正常。

（3）急性出血性输卵管炎及急性附件炎、急性盆腔炎。

（4）卵巢囊肿蒂扭转。

（5）急性阑尾炎。

（6）其他急腹症：如急性胃肠炎等。

六、治疗

治疗包括药物治疗和手术治疗。

（一）药物治疗

主要适用于早期输卵管妊娠、要求保存生育能力的年轻患者。符合下列条件可采用此法：①无药物治疗的禁忌证。②输卵管妊娠未发生破裂。③输卵管妊娠包块直径≤4cm。④血 HCG<2 000 IU/L。⑤无明显内出血。化疗一般采用全身用药，亦可采用局部用药。全身用药常用氨甲蝶呤（MTX），治疗机制是抑制滋养细胞增生，破坏绒毛，使胚胎组织坏死、脱落、吸收。治疗方案很多，常用剂量为 0.4mg/（kg·d），肌内注射，5 日为一疗程，若单次剂量肌内注射常用 $50mg/m^2$ 体表面积计算，在治疗第 4 日和第 7 日测血清 HCG，若治疗后 4~7 日血 HCG 下降<15%，应重复剂量治疗，然后每周重复测血清 HCG，直至血 HCG 降至 5IU/L，一般需 3~4 周。应用化学药物治疗，未必每例均获成功，故应在 MTX 治疗期间，应用 B 型超声和血 HCG 进行严密监护，并注意患者的病情变化及药物毒不良反应。若用药后 14 日血 HCG 下降并连续 3 次阴性，腹痛缓解或消失，阴道流血减少或停止者为显效。若病情无改善，甚至发生急性腹痛或输卵管破裂症状，则应立即进行手术治疗。局部用药可采用在 B 型超声引导下穿刺或在腹腔镜下将氨甲蝶呤直接注入输卵管的妊娠囊内。

（二）手术治疗

手术治疗分为保守手术和根治手术。保守手术为保留患侧输卵管，根治手术为切除患侧输卵管。手术治疗适用于：①生命体征不稳定或有腹腔内出血征象者。②诊断不明确者。③异位妊娠有进展者（如血 HCG>3 000 IU/L 或持续升高、有胎心搏动、附件区大包块等）。④随诊不可。⑤药物治疗禁忌证或无效者。

第三节 过期妊娠

平时月经周期规则，妊娠达到或超过42周（大于等于294天）尚未分娩者，称过期妊娠。发生率占妊娠总数的3%~15%。过期妊娠使胎儿窘迫、胎粪吸入综合征、过熟综合征、新生儿窒息、围生儿死亡、巨大儿及难产等不良结局发生率明显增高。妊娠期间，定期行产前检查，加强孕妇的宣教工作，使她们认识过期妊娠的危害，不要等到过期妊娠再处理，这样才能降低其发生率。

一、病因

过期妊娠的病因可能与下列因素有关。

（一）雌、孕激素比例失调

内源性前列腺素和雌二醇分泌不足而黄体酮水平增高，导致孕激素优势，抑制前列腺素和缩宫素的作用，导致分娩延迟，发生过期妊娠。

（二）头盆不称

部分过期妊娠胎儿较大，由于先露高浮，不能压迫子宫下段及宫颈内口，影响子宫颈成熟及内源性前列腺素分泌，容易发生过期妊娠。

（三）胎儿畸形

无脑畸形儿且无羊水过多者胎儿无下丘脑，使垂体-肾上腺轴发育不良，由胎儿肾上腺皮质产生的肾上腺皮质激素分泌不足，雌三醇的前身物质（去氢表雄酮）也不足，故胎盘合成雌三醇减少，子宫对缩宫素敏感性降低，也可导致过期妊娠。

（四）遗传因素

过期妊娠可能与家族遗传有关，缺乏胎盘硫酸酯酶，是一种罕见的伴性隐性遗传病，均见于怀男胎病例，胎儿胎盘单位无法将活性较弱的脱氢表雄酮转变为雌二醇及雌三醇，致使发生过期妊娠。若给孕妇注射硫酸脱氢表雄酮后，血浆雌激素值不见升高，即可确诊。

二、病理

（一）胎盘

过期妊娠的胎盘有两种类型。一种是胎盘功能正常，胎盘外观和镜检均与妊娠足月胎盘相似，仅重量略有增加。另一种是胎盘功能减退，胎盘绒毛内血管床减少，间质纤维化增加，合体细胞小结增加，某些合体细胞小结断裂、脱落，绒毛表面出现缺损，缺损部位由纤维蛋白沉积填补并在纤维蛋白沉积表面出现钙化灶，绒毛上皮与血管基底膜增厚。另外有绒毛间血栓、胎盘梗死、绒毛周围纤维素或胎盘后血肿增加等胎盘老化现象，使物质交换与转运能力下降。

（二）羊水

妊娠38周以后，羊水量开始减少，妊娠42周后羊水迅速减少，30%减少至300mL以下；羊水粪染率明显增高，是足月妊娠的2~3倍。随着妊娠推延，羊水量越来越少。

（三）胎儿

过期妊娠胎儿生长模式有以下几种。

1. 正常生长

过期妊娠的胎盘功能正常，胎儿继续生长，体重增加成为巨大胎儿，颅骨钙化明显，不易变形，导致经阴道分娩困难，使新生儿病率相应增加。

2. 成熟障碍

由于胎盘血流不足和缺氧及养分的供应不足，胎儿不易再继续生长发育。可分为3期：第Ⅰ期为过度成熟，表现为胎脂消失，皮下脂肪减少，皮肤干燥松弛多皱褶，头发浓密，指（趾）甲长，身体瘦长，容貌似"小老人"。第Ⅱ期为胎儿缺氧，肛门括约肌松弛，有胎粪排出，羊水及胎儿皮肤粪染，羊膜和脐带绿染，围生儿发病率及围生儿死亡率最高。第Ⅲ期为胎儿全身因粪染历时较长广泛着色，指（趾）甲和皮肤呈黄色，脐带和胎膜呈黄绿色。此期胎儿已经历渡过Ⅱ期危险阶段，其预后反较Ⅱ期好。

3. 胎儿生长受限

小样儿可与过期妊娠并存，后者更增加胎儿的危险性。1/3死产为生长受限小样儿。

三、诊断

过期妊娠准确诊断非常重要。首先确定是否真正过期妊娠，然后通过特殊检查，判断胎盘功能有无减退，做出准确的诊断。

（一）病史

详细询问末次月经时间，再次核对预产期。

（1）询问平时月经情况：如月经周期28~30天者，预产期大于42周，可确诊过期妊娠。如月经周期长者，预产期相应向后推移。

（2）根据基础体温上升时间，推算预产期。

（3）根据早孕反应时间，绝大多数在停经6周左右出现早孕反应。

（4）根据胎动开始日期推算预产期，一般初次感觉胎动时间多在18~20周。

（5）孕早期做妇科检查，孕中期检查宫底高度与孕周关系，以及可闻及胎心的时间。

（6）B型超声检查：妊娠早期B超测量妊娠囊直径，孕中期以后测量胎头双顶经、股骨长度、羊水量以便推测是否过期妊娠。

（二）查体

过期妊娠孕妇体重不再增加或稍减轻，B型超声检查羊水明显减少。此外，检查子宫颈成熟度，如宫颈已成熟（即宫颈软、颈管缩短）提示妊娠已足月或已过期。

（三）辅助检查

辅助检查主要检查胎盘功能，采取以下方法。

1. 胎动计数

正常足月妊娠胎动大于10次/12小时以上。若胎动12小时计数少于10次或逐日下降超过50%，又不能恢复者，均应考虑胎盘功能减退导致胎儿宫内缺氧。

2. 胎心监护

无应激试验（NST）每周做两次，NST有反应型提示胎盘功能正常，胎儿无缺氧。若无反应型提示胎盘功能减退，胎儿缺氧。NST为无反应型者，应做缩宫素激惹试验（OCT）或宫缩激惹试验（CST）。OCT或CST出现胎心晚期减速者，为阳性，提示胎盘功能不全，胎儿宫内缺氧，须及时处理。

3. B型超声监测

观察胎动,胎儿肌张力,呼吸运动及羊水量。羊水暗区直径小于3cm,提示胎盘功能减退,小于2cm提示胎儿危险。当羊水过少时,脐带受压胎儿危险性增加。胎儿宫内严重缺氧,提示预后不良,应立即终止妊娠,故监测羊水量是重要指标之一,必要时用彩色超声多普勒测定胎儿脐带血流了解胎盘功能。

4. 羊膜镜检查

宫颈成熟较好者,可用羊膜镜观察羊水有无黄染,也可行人工破膜,直接观察羊水性状与羊水量。

5. 尿雌三醇与肌酐(E/C)比值

E/C比值在正常情况下大于等于15,等于10为警戒值,小于10为危险值,或E/C比值下降速度超过50%,考虑胎盘功能减退。

四、治疗

过期妊娠对母儿均有影响,一旦确诊应尽快终止妊娠,根据孕妇的全身情况、有无并发症、胎儿大小、胎盘功能检查、宫颈成熟度检查,综合分析后做恰当的处理,以确保母儿平安。

(一)终止妊娠指征

(1)宫颈条件已成熟。

(2)胎儿体重大于4 000g或胎儿生长受限。

(3)12小时胎动小于10次或NST无反应型。

(4)B型超声检查羊水暗区小于3cm和(或)羊水污染。

(5)尿雌三醇与肌酐(E/C)比值持续低质。

(6)并发重度子痫前期或者子痫。

(二)引产

宫颈已成熟,宫颈评分7分以上应予引产。胎头已衔接,采用人工破膜,如羊水清亮、量正常,可静脉滴注缩宫素,严密监护,行阴道自然分娩。宫颈不成熟者,可用促宫颈成熟药物:前列腺素、硫酸普拉酮钠等。待宫颈成熟后,行缩宫素引产。

(三)剖宫产

出现胎盘功能减退或胎儿窘迫征象,不论宫颈条件成熟与否,均行剖宫产尽快结束分娩。指征:①引产失败者。②产程进展缓慢产程延长。③头盆不称胎位不正。④胎儿宫内窘迫。⑤巨大儿。⑥破膜后羊水过少或混浊。⑦骨盆狭窄。⑧高龄初产。⑨妊娠并发症如妊娠高血压综合征、心脏病等。

第四节 前置胎盘

正常位置的胎盘附着于子宫体部。妊娠28周后若胎盘附着在子宫下段,甚至胎盘下缘达到或者覆盖子宫颈内口,位置低于胎儿先露部,称为前置胎盘。前置胎盘是妊娠晚期严重的并发症,也是妊娠晚期阴道流血的主要原因之一。其发病率为0.24%~1.57%,国外报道为1%。患者多为经产妇。

一、病因

尚不清楚，高龄初产妇、经产妇及多产妇、先前有剖宫产史的、吸烟或吸食毒品妇女为高危人群。其病因可能与下列因素有关。

（一）子宫内膜病变或损伤

多产、流产、引产、放置宫内节育器、多次刮宫、剖宫产、感染等引起的子宫内膜炎和子宫内膜损伤，位子宫内膜血管生长不全，蜕膜发育不良，孕卵植入后血液供应不足。胎盘为了摄取足够的营养不断扩大面积，因而伸展到子宫下段。

（二）受精卵滋养层发育迟缓

有时受精卵到达子宫腔时，其滋养层尚未具有着床能力，势必继续下行而着床于子宫下段。

（三）胎盘异常

双胎妊娠引起的胎盘面积过大、副胎盘等均可使胎盘延伸至子宫下段，形成前置胎盘。

二、分类

根据胎盘下缘与子宫颈内口的关系，将前置胎盘分为3种类型。

（一）完全性前置胎盘

或称中央性前置胎盘，胎盘组织完全覆盖子宫颈内口。

（二）部分性前置胎盘

胎盘组织部分覆盖子宫颈内口。

（三）边缘性前置胎盘

胎盘附着于子宫下段，胎盘边缘达到宫颈内口，未覆盖宫颈内口。

胎盘附着于子宫下段，胎盘边缘并未达到宫颈内口，但非常接近宫颈内口，称胎盘低置。胎盘下缘与宫颈内口的关系可因子宫下段的延伸、宫颈管的消失、宫颈内口的扩张而改变。因此，前置胎盘的类型可随妊娠的继续、产程进展而发生变化。如临产前的完全性前置胎盘，可因临产后宫颈口扩张而变为部分性前置胎盘。故诊断时期不同，类型也可不同，目前临床上均以处理前最后一次检查来确定其类型。

三、临床表现

（一）症状

妊娠晚期或临产时发生无诱因，无痛性反复阴道流血是前置胎盘的特征性症状。由于妊娠晚期或临产后，子宫下段肌纤维被动伸展，附着在子宫下段及宫颈内口上的胎盘不能相应地随之扩展，导致前置部分的胎盘与其附着处之间发生错位、分离，血窦破裂而出血。随着子宫下段继续扩张，剥离部分逐渐扩大，故可多次反复出血，出血量多少不一，间隔时间愈来愈短。前置胎盘发生出血的时间早晚、长短、出血量的多少、间隔时间、发作的次数与其种类有关。初次出血量一般不多，剥离处血液凝固，出血自然停止，也有初次即发生致命性大出血而导致休克，危及母婴生命。完全性前置胎盘初次出血时间早，约在妊娠28周左右，称为"警戒性出血"。边缘性前置胎盘出血时间较迟，多在妊娠37~40周或临产后，出血量较少，部分性前置胎盘的初次出血时间、出血量及反复出血次数介于两者之间。

（二）体征

患者的一般情况与出血量的多少有关，大量出血时呈现面色苍白，血压下降甚至休克；反复出血者可出现贫血，贫血程度与失血量成正比。腹部检查：子宫大小与停经月份相符，子宫较软而无压痛，胎位、胎心音清楚，若出血量过多，可引起胎儿窘迫，甚至胎死宫内。由于胎盘附着在子宫下段，先露不易入盆而高浮，易出现胎位异常，如臀位等。在耻骨联合上偶可听到胎盘杂音。

四、诊断

（一）病史及临床表现

多次刮宫、多产、剖宫产史者，或者高龄孕妇、双胎等，妊娠晚期或临产时突然无明显原因发生无痛性反复阴道流血，应考虑为前置胎盘。患者一般情况与出血量有关，大量出血呈现面色苍白、脉搏增快微弱、血压下降等休克表现。腹部检查：子宫软无压痛，宫高与妊娠周数相符。由于子宫下段有胎盘占据，胎先露入盆受影响，故胎先露多高浮、易并发胎位异常。

（二）辅助检查

B型超声检查能清楚地判断子宫壁、胎先露、胎盘和宫颈的位置，并根据胎盘边缘与子宫颈内口的关系可以进一步明确前置胎盘的类型。阴道B超能更准确地确定胎盘边缘和宫颈内口的关系。B型超声诊断前置胎盘须注意妊娠周数，由于胎盘覆盖宫腔的面积在妊娠中期约为1/2，至妊娠晚期为1/3或1/4。因此，妊娠中期胎盘进入宫颈的机会较大，此时不宜过早诊断前置胎盘。

（三）产后检查胎盘与胎膜

发现胎盘边缘或部分胎盘有陈旧性凝血块和压迹，胎膜破口距胎盘边缘<7cm者，诊断即可成立。

五、鉴别诊断

前置胎盘应与I型胎盘早剥、脐带帆状附着、前置血管破裂、胎盘边缘血窦破裂及宫颈病变如宫颈息肉，宫颈柱状上皮异位及子宫颈癌等相鉴别。

六、对母儿的影响

（一）产后出血

由于前置胎盘附着的子宫下段肌肉菲薄、组织疏松而充血，胎儿娩出时易被撕裂，产后收缩力差，血窦不易闭合，容易发生产后出血。

（二）产后感染

由于反复多次阴道出血，产妇贫血，抵抗力下降，又因胎盘剥离面距离阴道较近，易发生产褥感染。

（三）植入性胎盘

因子宫蜕膜发育不良等原因，胎盘绒毛可植入子宫肌层，使胎盘剥离不全而发生大出血。

（四）羊水栓塞

因胎盘附着于或接近子宫颈内口处，故胎膜破裂时，如羊膜腔内压力大，羊水可经血窦进入母体血循环，造成羊水栓塞。虽罕见，一旦发生危及生命。

(五) 早产儿及围生儿发病率、死亡率高

前置胎盘因母体出血、休克发生胎儿窘迫,甚至胎死宫内,为挽救孕妇或胎儿生命而提前终止妊娠,早产率增加,围生儿病率、死亡率高。

七、处理

处理原则是抑制宫缩、制止出血、纠正贫血和预防感染。根据前置胎盘的类型,阴道流血量、妊娠周数、产次、胎位、胎儿存活情况,是否临产,宫口开大程度,有无休克等全面考虑,选择恰当处理方法。

(一) 期待疗法

适用于妊娠<34周,胎儿体重<2 000g,阴道流血量不多,全身情况好的孕妇。目的是在确保孕妇安全的前提下,继续延长胎龄至达到或接近足月,以提高围生儿的存活率。

阴道流血期间应住院治疗,取左侧卧位,绝对卧床休息,血止后方可轻微活动。严密观察阴道流血情况,配血备用;定时间断吸氧每日3次,每次30分钟;禁止性生活、阴道检查、肛门检查;给予镇静及止血药物,积极纠正贫血;必要时可给予宫缩抑制剂,如硫酸沙丁胺醇、硫酸镁等;密切监护胎儿宫内生长情况,估计近日需终止妊娠者,若胎龄<34周,应促胎肺成熟,可给予地塞米松5~10mg,肌内注射,每日两次,连用2~3日,有利于减少新生儿呼吸窘迫综合征的发生,紧急时可羊膜腔内一次性注射。

(二) 终止妊娠

对阴道大出血或反复多次出血致贫血甚至休克者、无论胎儿成熟与否,为了母亲安全应终止妊娠;胎龄达36周以上;胎儿成熟度检查提示胎儿肺成熟者;胎龄未达36周,出现胎儿窘迫征象,或胎儿电子监护仪发现胎心率异常者应终止妊娠。根据具体情况,选择终止妊娠的方式。

1. 剖宫产术

由于剖宫产能迅速结束分娩,并能在直视下处理胎盘而迅速止血,对母儿较安全,已成为前置胎盘的主要急救措施及分娩方式。完全性前置胎盘必须行剖宫产终止妊娠,近年来对部分性或边缘性前置胎盘也倾向行剖宫产。

剖宫产术的注意事项为:①术前应积极纠正休克、备血、输液。②子宫切口视胎盘位置而定。术前B型超声检查胎盘位于子宫下段前壁,选下段偏高纵切口或体部切口,胎盘附着于后壁可行下段横切口。③胎儿娩出后,立即子宫肌壁注射缩宫素10~20U或麦角新碱0.2~0.4mg,加强子宫收缩,并徒手剥离胎盘。由于子宫下段肌层菲薄,收缩力弱,胎盘附着面的血窦不易闭合止血,因而出血较多,最简捷的方法是在吸收性明胶海绵上放凝血酶,快速置于出血部位再加纱垫压迫,持续压10分钟。或宫腔及下段填纱条,或用可吸收线8字缝合血窦、双侧子宫动脉或髂内动脉结扎。若以上方法无效或合并胎盘植入,应行子宫全切术或子宫次全切除术。

2. 阴道分娩

边缘性前置胎盘,枕先露,阴道流血不多,估计在短时间内能结束分娩者,可予试产。决定阴道分娩后,先行人工破膜,破膜后使先露部下降压迫胎盘止血,并可促进子宫收缩,加速分娩。若破膜后胎先露部下降不理想,仍有出血或分娩不顺利,应立即改行剖宫产。

(三) 预防产后出血及感染

当胎儿娩出后,及早使用宫缩剂,以防产后大出血。产时、产后给予抗菌药物,预防感染,并注意纠正贫血。

八、预防

做好计划生育，推广避孕，防止多产，避免多次刮宫、引产，预防宫内感染，减少子宫内膜损伤或子宫内膜炎；拟受孕及已受孕的妇女应戒烟、戒毒、避免被动吸烟；加强产前检查、监护及正确的孕期指导，做到对前置胎盘的及时诊断，正确处理。

第五节 胎盘早剥

妊娠20周以后或分娩期，正常位置的胎盘在胎儿娩出前，部分或全部从子宫壁剥离称胎盘早剥。胎盘早剥是妊娠晚期严重并发症，其起病急、发展快，处理不及时可危及母儿生命，因此必须予以重视。

一、病因

胎盘早剥确切的病因不清，可能与下列因素有关。

（一）母体血管病变

妊娠合并重度子痫前期、慢性高血压、慢性肾脏疾病或全身血管病变时，由于血管变性坏死甚至破裂出血，致使胎盘与子宫壁分离，胎盘早剥的发生率增高。

（二）机械性因素

腹部直接受到撞击或挤压等外伤时、脐带过短或相对过短时、羊膜腔穿刺时刺破前壁胎盘附着处等情况均可引起胎盘早剥。

（三）宫腔内压力骤减

双胎分娩时第一胎儿娩出过速、羊水过多时破膜后羊水流出过快，均可使宫腔内压力骤减，子宫骤然收缩，胎盘与子宫壁发生错位剥离。

（四）子宫静脉压突然升高

妊娠晚期或临产后，孕妇长时间仰卧位，巨大妊娠子宫压迫下腔静脉，回心血量减少，血压下降，此时子宫静脉瘀血，静脉压升高，蜕膜静脉床瘀血或破裂，形成胎盘后血肿，导致部分或全部胎盘剥离。

（五）其他因素

胎盘早剥史、吸烟、滥用可卡因、孕妇代谢异常、孕妇有血栓形成倾向、胎盘附着部位子宫肌瘤等，也与胎盘早剥发生有关。

二、病理

（一）病理变化

胎盘早剥主要病理变化是底蜕膜出血，形成血肿，使胎盘从附着处分离。

（二）病理分型

按病理类型，胎盘早剥可分为显性、隐性及混合性3种。①底蜕膜出血形成胎盘后血肿，胎盘剥离面随之扩大，血液冲开胎盘边缘并沿胎膜与子宫壁之间经宫颈管向外流出，称显性剥离或外出血。②如果胎盘边缘仍附着于子宫壁或胎先露部固定于骨盆入口，使胎盘后血液不能外流，而积聚于胎盘与子宫壁之间，即为隐性剥离或内出血。③内出血时胎盘后血液越积越多，宫底随之升高。当出血达到一定程度时，血液最终会冲开胎盘边缘及胎膜而外流，或偶有出血穿破胎膜溢入羊水中成为血性羊水，称为混合型出血。

（三）子宫胎盘卒中

胎盘早剥发生内出血时，血液积聚于胎盘与子宫壁之间，随着胎盘后血肿压力的增加，血液逐渐浸入子宫肌层，引起肌纤维分离、断裂甚至变性，当血液渗透至子宫浆膜层时，子宫表面呈现紫蓝色瘀斑，称为子宫胎盘卒中。

（四）弥散性血管内凝血（DIC）

严重的胎盘早剥可以发生凝血功能障碍，从剥离处的胎盘绒毛和蜕膜中释放大量组织凝血活酶，进入母体血液循环，激活凝血系统导致弥散性血管内凝血（DIC）。肺、肾等脏器的毛细血管内有微血栓形成，造成脏器损害。

三、临床表现及分类

目前我国采用 Sher 分度，依据病情严重程度，将胎盘早剥分为三度。

Ⅰ度：盘剥离面小，无腹痛或腹痛轻微，贫血体征不明显；子宫软，大小与妊娠周数相符，胎位清楚，胎心正常；产后见胎盘母体面有凝血块及压迹，多见于分娩期。

Ⅱ度：突发持续性腹痛、腰酸或腰背痛，疼痛的程度与胎盘后积血多少成正比。无阴道流血或流血量不多，贫血程度与阴道流血量不相符。检查可见子宫大于妊娠周数，宫底随胎盘后血肿增大而升高。胎盘附着处压痛明显（胎盘位于后壁则不明显），宫缩有间歇，胎位可查及，胎儿存活。

Ⅲ度：胎盘剥离面超过胎盘面积的1/2，临床表现较Ⅱ度加重。患者可出现恶心、呕吐、面色苍白、四肢湿冷、脉搏细数、血压下降等休克症状。检查可见子宫硬如板状，宫缩间歇时不能放松，胎位触不清，胎心消失。

四、辅助检查

（一）B超

典型声像图显示胎盘与子宫壁之间出现边缘不清楚的液性低回声区，胎盘异常增厚或胎盘边缘"圆形"裂开，并可排除前置胎盘。Ⅰ度胎盘早剥血液流出，则见不到上述典型图像。

（二）实验室检查

包括全血细胞计数、凝血功能检查。

五、诊断与鉴别诊断

胎盘早剥的诊断主要依据病史、临床表现，结合辅助检查结果而作出。但B超对诊断胎盘早剥不是很敏感，因此胎盘早剥的诊断不能完全依靠B超，同时要与前置胎盘、先兆子宫破裂等妊娠晚期出血性疾病相鉴别。

六、治疗

胎盘早剥危及母儿生命，故必须及时做出诊断并给予相应的治疗。

（一）纠正休克

积极开放静脉通道，迅速补充血容量，改善循环。注意补液量和速度，最好输新鲜血。

（二）及时终止妊娠

一旦确诊重型胎盘早剥应及时终止妊娠。分娩方式取决于病情轻重、胎儿宫内状况、产程进展，以及胎方位等。

1. 阴道分娩

仅适用于以外出血为主，患者一般情况良好，宫口已扩张，估计短时间内能结束分娩可经阴道分娩。

人工破膜使羊水缓慢流出，缩小子宫容积，用腹带裹紧腹部压迫胎盘使其不再继续剥离，必要时静脉滴注缩宫素缩短第二产程。产程中应密切观察心率、血压、宫底高度、阴道流血量，以及胎儿宫内状况，一旦发现病情加重或出现胎儿窘迫征象，应行剖宫产结束分娩。

2. 剖宫产

病情较重或进行性加重的胎盘早剥，无论胎儿是否存活，不能在短时间内结束分娩者均应剖宫产。胎儿与胎盘取出后，立即注射宫缩剂并按摩子宫。子宫胎盘卒中时在按摩子宫和热盐水湿敷后，多数子宫收缩转佳，可以保留子宫。若发生难以控制的大量出血可行子宫次全切除术。

（三）并发症的处理

1. 凝血功能障碍

必须在迅速终止妊娠同时纠正凝血机制障碍。补充凝血因子，以及输纤维蛋白原；DIC 高凝阶段主张及早应用肝素，但不应在有显著出血倾向或纤溶亢进阶段应用；在肝素化和补充凝血因子的基础上应用抗纤溶药物。常用的药物有氨基己酸、氨甲环酸、氨甲苯酸等。

2. 肾衰竭

若血容量已补足而尿量<17mL/h，可给予 20% 的甘露醇 500mL 快速静脉滴注，或呋塞米 20~40mg 静脉静脉注射，必要时可重复用药，通常 1~2 日尿量可以恢复。若短期内尿量不增且血清尿素氮、肌酐、血钾进行性升高，并且二氧化碳结合力下降，提示肾衰竭。出现尿毒症时，应及时行透析治疗。

3. 产后出血

胎儿娩出后立即给予促宫缩药物，如缩宫素、麦角新碱、米索前列醇等。胎儿娩出后人工剥离胎盘，持续子宫按摩。若子宫出血不能控制，或 DIC 出血不止，可在快速输入新鲜血、补充凝血因子的同时行子宫切除术。

七、并发症

（一）DIC 和凝血机制障碍

胎盘早剥时发生 DIC 和凝血机制障碍的概率很高，是妊娠期发生凝血功能障碍最常见的原因，临床表现为皮肤、粘膜及注射部位出血，子宫出血不凝或凝血块较软，甚至发生血尿、咯血和呕血。

（二）产后出血

胎盘早剥发生子宫胎盘卒中时可影响子宫肌层收缩致产后出血；若并发 DIC 则难以纠正。

（三）急性肾衰竭

胎盘早剥及其并发症严重影响肾血流量，导致肾皮质或肾小管缺血坏死，出现急性肾衰竭。

(四) 羊水栓塞

羊水可经胎盘早剥面开放的血管进入母体血液循环,羊水中的有形成分形成栓子栓塞肺血管致羊水栓塞。

八、预防

(1) 建立健全的孕产妇三级保健制度,早期发现治疗妊娠期血管病变。
(2) 有创性检查或操作时动作应轻柔,羊膜腔穿刺应在 B 超引导下进行;避免腹部外伤等。
(3) 妊娠晚期或分娩期,避免长时间仰卧,应进行适量的活动。

第六节 流产

妊娠不足 28 周、胎儿体重不足 1 000g 而终止者称流产。在妊娠 12 周前终止者称早期流产,在妊娠 12 周至不足 28 周终止者称晚期流产。孕 20 周至不足 28 周流产的胎儿有存活的可能,称为有生机儿。流产分为自然流产和人工流产,本节仅阐述自然流产。自然流产发生率占全部妊娠的 10%,多数为早期流产。

一、病因

导致流产的原因较多,主要有以下几方面。

(一) 染色体异常

染色体异常是流产的主要原因。早期自然流产时,染色体异常的胚胎占 50%~60%,多为染色体数目异常,其次为染色体结构异常。数目异常有三体、单体、三倍体及四倍体等;结构异常有染色体断裂、倒置、易位和缺失。染色体异常的胚胎多数结局为流产,极少数可能继续发育成胎儿,但出生后也会发生功能异常或合并畸形。若已流产,妊娠产物有时仅为一空孕囊或已退化的胚胎。

(二) 环境因素

影响生殖功能的外界不良因素很多,可以直接或间接对胚胎或胎儿造成损害。过多接触某些有害的化学物质(如砷、铅、苯、甲醛、氯丁二烯、氧化乙烯等)和物理因素(如过量的放射线、噪声及高温等),均可引起流产。

(三) 母体因素

(1) 全身性疾病:妊娠期患急性病,高热可引起子宫收缩而致流产。细菌毒素或病毒(单纯疱疹病毒、巨细胞病毒等)通过胎盘进入胎儿血液循环,使胎儿死亡而发生流产。此外,孕妇患严重贫血或心力衰竭可致胎儿缺氧,也可能引起流产。孕妇患慢性肾炎或高血压,胎盘可能发生梗死而引起晚期流产。

(2) 生殖器官疾病:孕妇因子宫畸形(如双子宫、纵隔子宫及子宫发育不良等)、盆腔肿瘤(如子宫肌瘤等),均可影响胎儿的生长发育而导致流产。宫颈内口松弛或宫颈重度裂伤,易发生晚期流产。

(3) 内分泌失调:黄体功能不足往往影响蜕膜、胎盘而发生流产。甲状腺功能低下者,也可能因胚胎发育不良而流产。

(4) 创伤:妊娠期特别是妊娠早期时行腹部手术或妊娠中期受外伤,可刺激子宫收缩而引起流产。

（四）免疫因素

妊娠犹如同种异体移植，胚胎与母体间存在复杂而特殊的免疫学关系，这种关系使胚胎不被排斥。若母儿双方免疫不适应，则可引起母体对胚胎的排斥而致流产。有关免疫因素主要有父方的组织相容性抗原、胎儿特异抗原、血型抗原、母体细胞免疫调节失调、孕期母体封闭抗体不足及母体抗父方淋巴细胞的细胞毒抗体不足等。

二、病史

应询问患者有无停经史和反复流产史，有无早孕反应、阴道流血，应询问阴道流血量及持续时间，有无腹痛，腹痛部位、性质、程度，有无阴道排液及妊娠物排出。了解有无发热、阴道分泌物有无臭味可协助诊断流产感染。

三、临床表现

主要症状为停经后出现阴道流血和腹痛。孕12周前发生的流产，开始时绒毛与蜕膜剥离，血窦开放，出现阴道流血，耻区疼痛。晚期流产的临床过程与早产及足月产相似，先出现腹痛，后出现阴道流血。

四、临床类型

（一）先兆流产

妊娠28周前，先出现少量阴道流血，常为暗红色或血性白带，无妊娠物排出，相继出现阵发性下腹痛或腰背痛。妇科检查宫颈口未开，胎膜未破，子宫大小与停经周数相符，经休息及治疗，症状消失，可继续妊娠，若阴道流血量多或下腹痛加剧，可发展为难免流产。

（二）难免流产

流产不可避免。在先兆流产基础上，阴道流血量增多，阵发性下腹痛加剧，或出现阴道流液（胎膜破裂）。妇科检查宫颈口已扩张，有时可见胚胎组织或胎囊堵塞于宫颈口内，子宫大小与停经周数相符或略小。

（三）不全流产

难免流产继续发展，部分妊娠物排出体外，尚有部分残留于宫腔内或嵌顿于宫颈口处，影响子宫收缩，导致大量出血，甚至发生失血性休克。妇科检查见宫颈口已扩张，宫颈口有妊娠物堵塞及持续性血液流出，子宫小于停经周数。

（四）完全流产

妊娠物已全部排出，阴道流血逐渐停止，腹痛逐渐消失，妇科检查宫颈口已关闭，子宫接近正常大小。

五、流产的三种特殊情况

（一）稽留流产

胚胎或胎儿已死亡滞留宫腔内尚未自然排出者。胚胎或胎儿死亡后子宫不再增大反而缩小，早孕反应消失。妇科检查宫颈口未开，子宫较停经周数小，质地不软，未闻及胎心。

（二）习惯性流产

连续自然流产3次或以上者。每次流产多发生于同一妊娠月份，其临床经过与一般流产相同。宫颈内口松弛者常于妊娠中期,胎囊自宫颈内口突出,宫颈管逐渐缩短、扩张。患者多无自觉症状,一旦胎膜破裂,胎儿迅速排出。

(三) 流产感染

若阴道流血时间长,有组织残留于宫腔内或非法堕胎等,有可能引起宫腔感染,严重时感染可扩展到盆腔、腹腔甚至全身,并发盆腔炎、腹膜炎、败血症及感染性休克,称流产感染。

六、辅助检查

(一) B型超声检查

可根据妊娠囊的形态、大小、有无胎心搏动及胎动情况,确定胚胎或胎儿是否存活,并协助诊断流产的类型。宫颈内口关闭不全患者,B超下可见宫颈内口呈漏斗状扩张,直径一般>15mm。

(二) 妊娠试验

用早早孕诊断试条可于停经3~5天即出现阳性结果。另外,可行血β-HCG的定量测定,并进行跟踪观察,以判断先兆流产的预后。

(三) 激素测定

血中孕激素测定在先兆流产的诊断及预后评估方面有较实用的价值,研究表明在异常妊娠(包括异位妊娠)中,99%的患者血黄体酮水平低于25ng/mL,如孕激素水平低于5ng/mL,则无论是宫内或宫外妊娠,妊娠物均已死亡。有学者认为如B超已见孕囊,血β-HCG水平<1 000 U/mL,血清孕激素水平<5ng/mL,宫内妊娠基本已死亡。

七、鉴别诊断

首先区别流产类型,同时需与异位妊娠及葡萄胎、功能失调性子宫出血、盆腔炎及急性阑尾炎等进行鉴别。

(一) 异位妊娠

B超检查已成为诊断宫内妊娠和异位妊娠的重要方法之一。输卵管妊娠的典型声像图为:①子宫内不见妊娠囊,内膜增厚。②宫旁一侧见边界不清、回声不均的混合性包块,有时可见宫旁包块内有妊娠囊、胚芽及原始心管搏动,为输卵管妊娠的直接证据。③直肠子宫凹陷处有积液。

(二) 葡萄胎

1. 绒毛膜促性腺激素测定

正常妊娠时,随孕周增加,血清HCG值逐渐升高,在孕10~12周达高峰。以后随孕周增加,血清HCG值逐渐下降。但葡萄胎时,滋养细胞高度增生,产生大量HCG,血清HCG值通常高于相应孕周的正常妊娠值,且在停经12周以后,随着子宫增大继续持续上升,利用这种差异可作为辅助诊断。但也有少数葡萄胎,HCG升高不明显。

2. 超声检查

完全性葡萄胎的主要超声影像学表现为子宫明显大于停经月份,无妊娠囊或胎心搏动,宫腔内充满不均质密集状或短条状回声,呈"落雪状",若水疱较大而形成大小不等的回声区,则呈"蜂窝状"。子宫壁薄,但回声连续,无局灶状透声区。常可测到两侧或一侧卵巢囊肿,多房,囊壁薄,内见部分纤细分隔。彩色多普勒超声检查可见子宫动脉血流丰富,但子宫肌层内无血流或仅稀疏"星点状"血流信号。部分性葡萄胎宫腔内可见由水疱状胎块所引起的超声图像改变及胎儿或羊膜腔，胎儿常合并畸形。

3. 多普勒胎心测定

葡萄胎时仅能听到子宫血流杂音，无胎心音。

（三）功能失调性子宫出血

尿妊娠试验阴性，B超检查宫腔内无妊娠图像。

（四）盆腔炎及阑尾炎

一般无停经史，尿妊娠试验阴性，血清HCG水平正常，B超检查宫腔内无妊娠图像，血白细胞总数$>10\times10^9/L$。

八、治疗

（一）先兆流产

卧床休息，禁性生活，必要时给予对胎儿危害小的镇静剂。黄体功能不足者可给予黄体酮10~20mg，每日或隔日肌内注射一次，或HCG 2 000~3 000U隔日肌内注射一次。其次，维生素E及小剂量甲状腺片也可应用。经过治疗，如阴道流血停止，B超提示胚胎存活，可继续妊娠。若临床症状加重，B超发现胚胎发育不良，HCG持续不长或下降表明流产不可避免，应终止妊娠。

（二）难免流产

一旦确诊，应尽早使胚胎及胎盘组织完全排出。早期流产应及时行刮宫并对刮出物仔细检查，并送病理检查。晚期流产时，子宫较大，出血较多，可用缩宫素10~20U加入5%葡萄糖液500mL中静脉滴注，促进子宫收缩。当胎儿及胎盘排出后检查是否完全，必要时刮宫清除宫腔内残留的妊娠物。

（三）不全流产

一经确诊，应及时行刮宫术或钳刮术，以清除宫腔内残留组织。出血多或伴有休克者应同时输血输液，并给予抗生素预防感染。

（四）完全流产

症状消失，B超检查宫腔内无残留物，如无感染、一般不需特殊处理。

（五）稽留流产

处理较困难。处理前应检查血常规、出凝血时间、血小板计数、血纤维蛋白原、凝血酶原时间、凝血块收缩试验及血浆鱼精蛋白副凝试验等，并做好输血准备。口服炔雌醇1mg，每天2次，或己烯雌酚5mg，每天3次，连用5天以提高子宫肌对缩宫素的敏感性。子宫小于12周者，可行刮宫术，术中肌内注射缩宫素，若胎盘机化并与宫壁粘连较紧，手术应特别小心，防止子宫穿孔，一次不能刮净，可于5~7天后再次刮宫。如凝血功能障碍，应尽早使用肝素、纤维蛋白原及输新鲜血等，待凝血功能好转后，再行引产或刮宫。

（六）习惯性流产

染色体异常夫妇应于孕前进行遗传咨询，确定是否可以妊娠，在孕前应进行卵巢功能检查、夫妇双方染色体检查与血型鉴定及其丈夫的精液检查，女方尚需进行生殖道检查，包括有无肿瘤、宫腔粘连，并做子宫输卵管造影和（或）宫腔镜检查，以确定子宫有无畸形与病变，有无宫颈内口松弛等。子宫有纵隔的患者，可于宫腔镜下行子宫纵隔切除术；有宫腔粘连者可用探针横向钝性分离粘连；宫颈内口松弛者应在妊娠前行宫颈内口修补术，或于孕 14~18 周行宫颈内口环扎术，术后定期随诊，提前住院，待分娩发动前拆除缝线，若环扎术后有流产征象，应及时拆除缝线，以免造成宫颈撕裂；黄体功能不足或原因不明的习惯性流产妇女当有怀孕征兆时，可按黄体功能不足给以黄体酮治疗，每日 10~20mg 肌内注射，或 HCG3 000 U，隔日肌内注射一次，确诊妊娠后继续给药直至妊娠 10 周或超过以往发生流产的月份，并嘱其卧床休息，禁性生活，补充维生素 E，注意心理疏导，安定患者情绪。对不明原因的习惯性流产患者，可予免疫治疗。

（七）流产感染

治疗原则为积极控制感染，尽快清除宫内残留物。若阴道流血不多，应用广谱抗生素 2~3 天，待控制感染后再刮宫。若阴道流血量多，静脉滴注抗生素及输血的同时，用卵圆钳将宫腔内残留组织夹出，使出血减少，切不可用刮匙全面搔刮宫腔，以免造成感染扩散，术后应继续给予广谱抗生素，待感染控制后再行彻底刮宫。若已合并感染性休克者，在抗感染同时，应积极抢救休克。若感染严重或腹盆腔有脓肿形成。应予手术引流，必要时切除子宫。

九、治疗中应注意问题

（一）对先兆流产

应积极进行预后评估，对估计预后良好者，应积极进行保胎治疗，对估计预后不良者应严密观察，或及时给予终止妊娠。

（二）对稽留流产

一定要注意其凝血功能，如发现凝血功能异常，应先纠正凝血功能后，再予清宫。

（三）对习惯性流产

应进行全面检查明确病因后，再对症处理。

第七节 早 产

孕期满 28 周至不足 37 周（196~258 日）间分娩者称为早产（PTL）。此间娩出的新生儿称早产儿。早产的发病率为 5%~15%。早产儿出生体重常低于 2 500g，由于各器官发育不够成熟，死亡率和患病率较高，围生儿死亡中 75% 与早产有关，近年由于对早产儿监护和治疗方法的进步，其生存率明显提高。

一、病因

诱发早产的常见因素有：①胎膜早破、绒毛膜羊膜炎，30%~40% 的早产与此有关。②下生殖道及泌尿系感染，如 B 族链球菌、沙眼衣原体、支原体的下生殖道感染、细菌性阴道病，以及无症状菌尿、急性肾盂肾炎等。③妊娠并发症与并发症，如妊娠期高血压疾病、妊娠肝内胆汁淤积症、妊娠合并心脏病、慢性肾炎等。④子宫膨胀过度及胎盘因素，如多胎妊娠、羊水过多、前置胎盘、胎盘早剥等。⑤子宫畸形，如纵隔子宫、双角子宫等。⑥宫颈内口松弛。⑦部分早产原因不明。

二、临床表现及诊断

早产与足月妊娠的临产过程相似。最初出现不规则子宫收缩，宫缩间隔逐渐缩短，持续时间逐渐延长，宫颈管缩短，或伴有少量阴道血性分泌物或阴道流液，临床上可诊断为先兆早产。一旦出现规律宫缩（20分钟内≥4次或60分钟内≥8次），同时伴有宫颈管缩短≥75%、宫颈进行性扩张2cm以上者，可诊断为早产临产。随着规则宫缩不断加强，宫颈口开大至4cm，或胎膜早破，早产则不可避免。常用的辅助诊断方法为：①B型超声确定胎儿大小，了解胎盘成熟度及羊水量等。②胎心监护仪监测宫缩、胎盘功能、胎儿血供情况。③羊水卵磷脂/鞘磷脂比值测定了解胎肺成熟度。近年来预测早产的方法有B型超声检查宫颈长度及宫颈内口漏斗形成情况；阴道后穹窿棉拭子检测胎儿纤维连接蛋白预测早产的发生。

三、治疗

（一）一般治疗

左侧卧位休息，给氧，对精神紧张、估计短时间不会分娩的患者可用苯巴比妥镇静，胎膜早破的患者加用抗生素。

（二）抑制宫缩

先兆早产，以及早产临产孕妇无继续妊娠禁忌证、胎膜未破、初产妇宫颈扩张在2cm以内、胎儿存活、无宫内窘迫者，原则上尽可能抑制宫缩，维持妊娠。除卧床休息外，给予宫缩抑制剂药物，常用药物如下。

1. β受体激动剂

此类药物作用于子宫的β受体，抑制子宫收缩。主要不良反应有：母儿心率加快、血糖升高、恶心、出汗、头痛等。故有糖尿病、心血管器质性病变、心动过速者禁用或慎用。目前临床上常用的药物有：①沙丁胺醇每次口服2.4~4.8mg，6~8小时一次，通常首次剂量4.8mg，宫缩消失后停药。②利托君150mg加入5%葡萄糖液500mL静脉滴注，开始保持50~100μg/min滴速，每30分钟增加50μg/min，最大给药浓度不超过300μg/min，宫缩抑制后至少持续滴注12小时，再改为口服10mg，4~6次/h。

2. 硫酸镁

镁离子对钙离子有拮抗作用，能抑制子宫收缩。一般首次使用25%硫酸镁10mL，加入25%葡萄糖液，缓慢静脉注射。然后用25%硫酸镁60mL加入5%葡萄糖液1 000mL中，以每小时2g的速度静脉滴注，直到宫缩停止。用药过程中要求每分钟呼吸不少于16次、膝腱反射存在、每小时尿量不少于25mL。

3. 钙离子拮抗剂

钙离子拮抗剂是一类能选择性减少慢通道Ca^{2+}内流，因而干扰细胞内Ca^{2+}浓度而影响细胞功能的药物，能抑制子宫收缩。常用硝苯地平5~10mg舌下含服，每日三次，应密切注意孕妇心率及血压变化。已用硫酸镁者慎用。

（三）提高早产儿成活率

若孕妇宫口开大，胎膜早破，则早产已不可避免。①给予氧气吸入。②分娩前给予孕妇地塞米松5mg肌内注射，每日3次，连用3日，时间紧迫时也可静脉注射或羊膜腔内注射地塞米松防止新生儿呼吸窘迫综合征的发生。③为减少新生儿颅内出血的发生，产前孕妇肌内注射维生素K1 10mg，每日一次，连用3日。产时适时作会阴后一侧切开，缩短第二产程。对早产胎位异常者，估计胎儿有可能存活可考虑剖宫产。④临产后一般不用有抑制胎儿呼吸作用的镇静剂：如吗啡，哌替啶等。

四、预防

(1) 积极治疗泌尿生殖道感染,妊娠晚期节制性生活,预防胎膜早破。
(2) 妊娠前积极治疗基础疾病,把握好妊娠时机,妊娠后积极预防各种妊娠并发症及并发症的发生。
(3) 宫颈内口松弛者宜于妊娠14~18周时作子宫颈内口环扎术。

第八节 羊水过多

羊水量可随孕周而有所增减,妊娠16周时约250mL,妊娠晚期达1 000mL(800~1 800mL),但最后2~4周开始逐渐减少,过期妊娠可减少至550mL,凡妊娠任何时期内羊水量超过2 000mL。者称为羊水过多。羊水量有多达15 000~20000mL者。羊水过多发病率,占分娩数的0.5%~1%。在数天内羊水急剧增多者称为急性羊水过多,在数周内或更长时间逐渐增加者,称为慢性羊水过多。临床上大多数患者羊水增加缓慢,羊水过多时的羊水外观性状与正常羊水相同。

一、病因与发病机制

通过放射性核素示踪测定,证明羊水不是静止的,而是在母体和胎儿间不断地进行交换以维持动态平衡。每小时交换量可达500mL。胎儿吞咽羊水和胎儿排尿与保持羊水量的正常有关。由于母体与胎儿任何一方调节机制不平衡或运输发生障碍,都可导致羊水的交换失去平衡而出现羊水的积蓄或减少。

临床上羊水过多可见于下列几种情况。

(一) 胎儿畸形

羊水过多患者中22%~43%合并胎儿畸形。

1. 神经管缺陷性疾病

神经管缺陷性疾病最常见,占50%,如无脑儿、脊柱裂等,无脑儿无吞咽反射及缺乏抗利尿激素,以致不能吞咽羊水,并排出大量尿而造成羊水过多。全部脑脊液裸露、脉络组织增生、渗出液增加的疾病均可导致羊水过多。

2. 消化道畸形

消化道畸形约占25%,食管、小肠闭锁,腭裂、脐疝、膈疝及甲状腺肿大引起的颈中隔受压、肺发育不全等畸形,影响羊水的交换和吸收,均会造成羊水过多。

3. 多发畸形

多发畸形占5%~10%,少数心脏病及肾脏畸形如多囊肾、肾盂积水,以及肾脏未分化胚叶瘤,也可合并羊水过多。

(二) 多胎妊娠

多胎妊娠并发羊水过多为单胎妊娠的10倍,多见于单卵双胎,且常发生在其中的一个胎儿,乃由于单卵双胎之间,血液循环互相沟通,其中占优势的胎儿循环量多、心脏、肾脏肥大,尿量增多,致使羊水量过多。有时羊水过多与多胎中的胎儿畸形有关。

(三) 孕妇或胎儿的各种疾病

孕妇或胎儿的各种疾病约占20%，如孕母合并有糖尿病，母儿Rh血型不合，妊娠期高血压疾病，孕妇严重贫血时亦可合并羊水过多。可能孕妇有糖尿病血糖过高，胎儿血糖亦会增高，引起多尿而排入羊水中。母儿血型不合时由于绒毛水肿，影响母体交换，以致羊水过多。

(四) 原因不明的羊水多

原因不明的羊水多占30%~40%。临床上常见羊水在2 500mL以上而母儿未合并任何异常。

二、病情分析

一般羊水超过3 000mL时，才出现临床症状，其症状完全由于子宫胀大的机械性压迫所致，羊水量越多，发生时间越早，临床症状越明显。

(一) 急性羊水过多

急性羊水过多少见，大多发生在妊娠20~24周，数天内子宫胀大迅速，可达孕足月甚至如双胎妊娠大小，孕妇表情痛苦，腹部胀痛，行走不便，不能平卧。呼吸困难，甚至出现发绀。检查腹壁过度膨胀，严重病例皮肤变薄，皮下静脉均能看清，触诊时皮肤张力大，满腹可有压痛，有液体震颤感，胎位不清。有时可扪及胎儿部分浮沉感，胎心遥远或听不见，胀大的子宫压迫下腔静脉导致下肢及外阴水肿。

(二) 慢性羊水过多

慢性羊水过多多见于妊娠28~32周，由于羊水增长较慢，子宫逐渐膨大，症状比较缓和，多数孕妇能逐渐适应。仅检查时发现腹围、宫底高度均大于正常同孕周子宫。胎位一般不清或易于变换胎位。胎心听不到或模糊、有时检查能感觉到胎儿浮动在大量羊水中。

羊水过多的孕妇常并发妊娠期高血压和胎位异常。因子宫张力大，容易发生早产。胎膜破裂时，大量羊水流出迅速，子宫骤然体积缩小，宫腔负压突然降低引起胎盘早剥，破膜时随羊水大量冲出，脐带随之脱出，引起脐带脱垂，由于子宫过度膨胀，产后可因子宫收缩乏力而引起产后出血，这些均为羊水过多时易发生并发症，需随时引起注意。

三、诊断

妊娠期子宫迅速增大，胎位、胎心音不清者首先考虑羊水过多。根据病史及体征，诊断无困难。但应排除双胎、胎儿畸形、腹腔积液及妊娠合并卵巢囊肿，还应除外糖尿病、母儿血型不合溶血所致的胎儿水肿、胎儿染色体异常。对羊水过多者必须进行以下辅助检查。

(一) 超声检查

B超发现羊水过多，胎儿宫壁间距离增大。羊水最大暗区垂直深度测定（羊水池），（AFV）超过7cm，为羊水过多也有学者认为越过8cm方能诊断羊水过多，胎儿肢体间距离较宽，且在羊水中自由活动。羊水指数法（AFI）是指孕妇平卧，头抬高30°，将腹部经横线与腹白线作为标志点，分为4个区，测定各区最大暗区垂直深度相加而得。国内资料显示，羊水指数大于18cm方能诊断羊水过多，国外资料则认为羊水指数大于20cm方可诊断、多数认为AFI法优于AFV法。如同时确诊双胎、胎儿畸形，则B超检查有其优越性，可能见到胎儿异常情况。妊娠14~15周时，如胎儿为无脑儿，未出现羊水过多前经B超检查也可确诊，以便早期处理。

(二) 羊水甲胎蛋白 (AFP) 含量测定

胎儿开放性神经管缺陷性疾病，由于脑脊膜裸露，AFP随脑脊液渗入羊水，羊水中AFP含量可比正常高4~10倍，故羊水中AFP含量测定对无脑儿、脊柱裂、脑膜膨出的诊断很有意义。此外脑膜膨出、上消化道闭锁、先天性肾脏畸形胎儿的羊水AFP含量亦可能增高。总之，当羊水AFP含量显著增高时，往往提示有严重的胎儿畸形。但闭合性神经管缺陷或病变较小的畸形胎儿，羊水中AFP含量有可能在正常范围内，需注意此假阴性结果。

(三) 羊膜囊造影

了解胎儿有无消化道畸形，用76%泛影葡胺20~40mL注入羊膜腔内，3小时后摄片，羊水中对比剂减少，胎儿肠道内出现对比剂。然后再根据羊水多少决定将40%碘化油20~40mL注入羊膜腔内，左右翻身数次，于注药后0.5小时、1小时、24小时分别摄片，胎儿的体表（头、躯干、四肢及外生殖器）均可显影，应注意造影剂对胎儿有一定损害，还可能引起早产及宫腔内感染，应慎用，目前已很少应用。

四、治疗要点

对羊水过多处理，取决于胎儿有无畸形，孕周及羊水过多的严重程度。

(一) 孕妇自觉症状严重时治疗

1. 穿刺放羊水

根据羊水过多的程度及胎龄而决定处理方法，对症状严重，无法忍受子宫内张力，胎龄不足孕37周者，可经腹壁行羊膜腔穿刺，放出一部分羊水，以暂时缓解症状。放水前先行B超检查，确定胎盘位置，选择穿刺点以免盲目穿刺损伤胎盘及胎儿。然后用15~18号腰椎穿刺针进行穿刺，放水不宜过快，以500mL/h为宜。为避免诱发早产，每次放水量不宜过多（一般不超过1500mL），以孕妇症状缓解。经腹壁抽取羊水应严格消毒，预防感染，并给镇静剂以防早产。如果羊水继续增长，隔3~4周后重复穿刺减压，以延长妊娠时间。症状较轻者可不必做羊膜腔穿刺放水。应嘱其注意休息，进低盐饮食，必要时酌用镇静剂，继续妊娠。

2. 应用前列腺素合成酶抑制剂

吲哚美辛有抗利尿作用。妊娠晚期羊水主要由胎尿形成，抑制胎儿排尿可以减少羊水的生成。用量为2.2~2.4mg/（kg·d），分3次口服。用药后1周胎尿减少最明显，羊水可减少。若羊水再增多，可重复应用。用药期间，每周做一次B超检查以监测羊水量。有报道吲哚美辛可致动脉导管闭合，不宜长期应用。

3. 病因治疗

积极治疗糖尿病等并发症。

(二) 合并有胎儿畸形

应终止妊娠。

(1) 孕妇无明显心肺压迫症状，一般情况尚好，可经腹羊膜腔穿刺放出适量羊水，注入依沙可啶（利凡诺）50~100mg引产。

(2) 人工破膜加催产素静脉滴注引产：人工破膜时宜采用阴道高位破膜引产，高位破膜器沿胎膜向上送入15~16cm处刺破胎膜，使羊水缓慢流出，以每小时流出500mL左右的速度为宜，以免羊水大量流出引起胎盘早剥及腹压骤降以致休克。万一胎膜因羊水压力过大人工破膜被撕破，以致羊水流出过快，术者可用手堵住宫颈口，抬高患者臀部，控制羊水流出速度，在放水过程中，注意观察患者血压、脉搏的改变，以及产妇自觉症状。腹部可加压包扎以预防休克的发生。如破膜12小时后尚无宫缩，应给抗生素预防感染，24小时后仍未临产，可给静脉滴注催产素引产。也有人主张先经腹部穿刺放出一部分羊水后，使羊水压力降低，再作人工破膜，可以防止胎盘早剥的发生。人工破膜时羊水流出，应注意保持胎儿纵位，避免发生横产式难产，密切观察宫缩、宫口开大情况的进展，防止脐带脱垂，预防产后出血。

（三）正常胎儿

应根据胎龄及孕妇的自觉症状决定处理方案。

（1）症状较轻者可以继续妊娠，嘱患者注意卧床休息，低盐饮食。酌情使用镇静药。密切注意羊水量的变化。

（2）症状重者可以穿刺放羊水或间断应用吲哚美辛治疗。

（3）妊娠已足月，可行人工破膜，终止妊娠。

第九节 羊水过少

妊娠晚期羊水量少于300mL者，称羊水过少。羊水过少时，羊水呈黏稠、混浊、暗绿色。羊水过少的发病率为0.4%~4%。羊水过少严重影响围生儿的预后，据报道若羊水量少于50mL，胎儿窘迫发生率达50%以上，围生儿死亡率达88%。

一、病因

羊水过少主要与羊水产生减少或者羊水吸收、外漏增加有关，临床上多见以下情况。

（1）胎儿畸形：如胎儿先天性肾缺如、肾发育不全，输尿管或尿道狭窄等畸形导致尿少或无尿而引起羊水过少。另有肺发育不全、短颈或巨颌畸形也可引起羊水过少。

（2）胎盘功能减退，灌注量不足，胎儿脱水，导致羊水过少。也有学者认为过期妊娠时，胎儿成熟过度，其肾小管对抗利尿激素的敏感性增高，尿量减少导致羊水过少，由过期妊娠导致羊水过少的发生率达20%~30%。

（3）胎儿生长受限：慢性缺氧引起胎儿血液循环重新分配，主要供应脑和心脏，而肾血流量下降，胎尿生成减少致羊水过少。羊水过少是胎儿宫内发育迟缓的特征之一。

（4）羊膜病变：电镜观察发现羊膜上皮层在羊水过少时变薄，上皮细胞萎缩，微绒毛短粗、尖端肿胀、数目少，有鳞状上皮化生现象。细胞中粗面内质网及高尔基复合体也减少，上皮细胞和基膜之间桥粒和半桥粒减少。认为有些原因不明的羊水过少可能与羊膜病变有关。

（5）胎膜早破：羊水外漏速度超过羊水生成速度，导致羊水过少。

（6）孕妇患病：脱水、血容量不足，服用药物如利尿药、吲哚美辛等，均可引起羊水过少。

二、临床表现及诊断

（一）临床表现

（1）孕妇于胎动时常感腹痛，孕期检查发现腹围、宫高均较同期妊娠者小，子宫敏感性高，轻微刺激即可引起宫缩，临产后阵痛剧烈，宫缩多不协调，宫口扩张缓慢导致产程延长。常易发生早期胎儿宫内窘迫，羊水过少容易发生胎儿窘迫和新生儿窒息，增加围生儿死亡率。上海统计围生儿死亡率，羊水过少者较正常妊娠者高5倍。因此是重点防治的疾病之一。

（2）羊水过少发生在妊娠早期，胎膜可与胎体粘连，造成胎儿畸形，甚至肢体短缺。若发生在妊娠中、晚期，子宫四周的压力直接作用于胎儿，容易引起肌肉骨骼畸形，如斜视、曲背、手足畸形或胎儿皮肤干燥呈羊皮纸状。现已证实妊娠期胎儿吸入少量羊水有助于胎肺膨胀和发育，羊水过少可致肺发育不全。

（3）有学者认为对过期妊娠、胎儿宫内发育迟缓、妊高征孕妇，在正式临产前已有胎心变化，应考虑羊水过少的可能。

（二）B型超声诊断法

近年此法对羊水过少的诊断取得很大的进展。B型超声诊断羊水过少的敏感性为77%，特异性为95%，但其诊断标准尚未统一，妊娠28～40周期间，B型超声测定最大羊水池与子宫轮廓相垂直深度测量法（AFV）≤2cm为羊水过少；≤1cm为严重羊水过少。近年提倡羊水指数（AFI）法，此法比AFV更敏感、更准确。将AFI≤8.0cm作为诊断羊水过少的临界值；以≤5.0cm作为诊断羊水过少的绝对值。除羊水池外，B型超声还发现羊水和胎儿交界不清，胎盘胎儿面与胎体明显接触以及肢体挤压卷曲等。

（三）羊水直接测量

破膜时以羊水少于300mL为诊断羊水过少的标准，其性质黏稠、混浊、暗绿色。另外，在羊膜表面常可见多个圆形或卵圆形结节，直径2～4mm，淡灰黄色，不透明，内含复层鳞状上皮细胞及胎脂。直接测量法最大缺点是不能早诊断。

（四）羊膜镜检查

如羊水过少可见羊膜紧贴胎头，同时可观察羊水性质有无污染，及早做出诊断。

三、治疗

（1）确诊有胎儿畸形者，应立即引产终止妊娠。

（2）羊水过少是胎儿危险极其重要的信息。若妊娠已足月，应尽快破膜引产，破膜后羊水少而且黏稠，有严重胎粪污染，同时出现胎儿窘迫的其他表现，估计短时间内不能结束分娩，在除外胎儿畸形后，应选择剖宫产结束分娩，剖宫产比阴道分娩可明显降低围生儿死亡率。

（3）近年来应用羊膜腔输液防治妊娠中晚期羊水过少取得满意效果。方法之一是产时羊膜腔安放测压导管及头皮电极监护胎儿，将37℃的0.9%氯化钠液，以每分钟15～20mL的速度灌注羊膜腔，一直滴注至胎心率变异减速消失，或AFI达到8cm。通常解除胎心变异减速约需输注0.9%氯化钠液250mL（200～300mL）。通过羊膜腔输液可解除脐带受压，使胎心变异减速率、胎粪排出率，以及剖宫产率降低，提高新生儿成活率，是一种安全、经济、有效的方法，但多次羊膜腔输液有发生绒毛膜羊膜炎等并发症的可能。

（4）无论有无宫内窘迫，均应做好新生儿抢救及复苏准备工作，因临产前后，由于宫缩时宫壁压迫脐带及胎体，易有胎儿宫内窒息。若羊水中有胎粪，在分娩时应特别注意预防新生儿胎粪吸入综合征的发生，避免诱发新生儿肺炎。

第十节 多胎妊娠

一次妊娠同时有2个或2个以上的胎儿，称多胎妊娠。其中双胎最多见，3胎以上妊娠少见。根据大量统计资料推算，多胎妊娠发生率可按1:80n-1计算（n代表多胎数），即双胎发生率为80例妊娠中有一例。发生率在不同国家、地区、人种之间有一定差异。根据我国统计双胎与单胎之比为1:（66～104）。多胎妊娠发生率与家族史有关，孕妇年龄越大，胎次越多，多胎机会也就越多。近年来，应用促排卵药物如氯米芬、人绝经促性腺素（HMG）、人绒毛膜促性腺素（HCG）等诱发排卵，双胎与多胎妊娠发生率明显增高。多胎妊娠，孕产妇并发症较多，围生儿及新生儿死亡率也增高，因此对多胎妊娠应做到早期诊断，加强孕期保健，正确处理，对母儿安全非常重要。以下重点介绍双胎妊娠。

一、分类

双胎妊娠根据形成机制的不同，可分为双卵双胎及单卵双胎两种类型。单卵双胎占双胎妊娠 20%~25%，双卵双胎占双胎妊娠 75%~80%。

（一）双卵双胎

由两个卵子分别受精形成的双胎妊娠，称为双卵双胎。其发生与种族、遗传、胎次及促排卵药物的应用有关。两个卵子可以由一侧的卵巢成熟排出，或由两侧卵巢分别排出，分别受精形成。因双卵双胎两个胎儿基因不同，故胎儿性别、血型可以相同也可以不同，其容貌相似程度同其他兄弟姐妹，两个受精卵各自种植于子宫腔内不同部位，形成两个独立的胎盘和胎囊。两个羊膜囊间的中隔，在显微镜下，可分为四层，即两层羊膜、两层绒毛膜。有时两个胎盘紧靠在一起，相互融合，甚至两层胎膜亦融合一层，形成两层羊膜一层绒毛膜，但两者的血液循环并不相通。因此，妊娠期两个胎儿血液循环一般不出现相互影响。

（二）单卵双胎

由一个受精卵分裂而成的双胎称为单卵双胎。单卵双胎原因不明，其发生与种族、遗传、年龄、胎次或促排卵药的应用无关。由于胎儿基因相同，其性别及血型相同，容貌相似，单卵双胎的胎盘和胎膜根据受精卵复制时间的不同而有差别，可有不同类型。

1. 分裂发生在桑葚胚期前（受精3~4天）

复制成两个独立的受精卵，形成两个胚囊，可着床于宫腔的不同部位，形成各自胎盘，如双卵双胎，这种类型的单卵双胎常被误认为双卵双胎，其发生率占单卵双胎的18%~36%。

2. 囊胚期（受精5~8天）

内细胞团与滋养细胞明显分化后，内细胞团复制为两个，形成两个胎儿。两个胎儿有共同的胎盘和绒毛膜，但有各自的羊膜囊，两个囊间的中隔为两层羊膜无绒毛膜，其发生率占单卵双胎的2/3。

3. 羊膜囊形成后（受精后9~13天）

胚胎才分裂复制成各自的胎儿，两个胎儿共用一个胎盘，且在同一个羊膜腔内，形成单羊膜囊双胎。2个胎儿共用一个胎盘，共存于一个羊膜囊内，一旦脐带扭转，胎儿可因血循环障碍而死亡。因此这类双胎死亡率较高，约占双胎死亡率60%。此类较罕见，不足1%。

4. 分裂复制发生在原始胚盘形成后（受精13天以上）

则可能导致不同程度、不同形式的连体畸形。

由于单卵双胎2个胎儿血液循环通过胎盘互相通连，可发生双胎输血综合征，即一个胎儿接受另一个胎儿大量血液，致使受血胎儿血量增多、心脏肥大、体重增快，由于多尿而导致羊水量过多；另一个供血胎儿因而发育不良、贫血、体重轻、羊水少，严重时，可因营养缺乏，缺氧死亡。而死亡后可被另一个胎儿压成薄片，称为纸样儿。

二、诊断

（一）病史及临床表现

多有家族史，孕前曾用排卵药或体外受精多个胚胎移植。早孕反应较重，子宫增大速度比单胎快，羊水量也较多。孕晚期可出现压迫症状。孕中晚期体重增加过快，不能用水肿及肥胖解释。

(二) 产科检查

子宫大于停经月份,孕中晚期腹部可触及多个肢体或3个以上胎极。不同部位可听到2个胎心,其间有无音区。多为纵产式,以2个头位和一头一臀位常见。

(三) 辅助检查

(1) 超声检查:可早期诊断及为分娩方式的选择提供依据。

(2) 多普勒胎心仪:孕12周后听到两个频率不同的胎心。

三、治疗

(一) 妊娠期

定期产前检查,孕期增加营养,补充微量元素,纠正贫血,增加胎儿体重。预防和治疗并发症。孕晚期应多休息,以减少早产的发生。

(二) 分娩期

双胎多能阴道分娩。分娩过程中,严密观察产程进展及胎心变化,对有并发症的产妇进行母、儿监护。

1. 第一产程

首先要明确2个胎儿的胎位,尤其第1个胎儿的胎位与分娩是否顺利,关系密切。若第1个胎儿为纵产式,可任其自然分娩,并做好输血、输液及抢救新生儿准备工作。一旦出现下列情况之一可行剖宫产术结束分娩。①第1个胎儿横位。②联体双胎。③脐带脱垂、胎心存在。④妊娠期高血压疾病已发生子痫。⑤前置胎盘(中央型)。⑥胎膜早破、羊水污染、胎心异常。如阴道分娩在第一产程出现宫缩乏力,可用缩宫素 2.5~5U 加入 5% 葡萄糖液 500mL 静脉滴注加强宫缩。

2. 第二产程

第1个胎儿娩出后,立即断脐,靠胎盘端脐带应注意扎紧,以免在单卵双胎时因胎盘端脐带出血影响第2个胎儿。随后行阴道检查,确定第2个胎儿的胎先露。在腹部固定第2个胎儿,保持纵产式并勤听胎心。第2个胎儿娩出时间,掌握在距离第1个胎儿娩出后约20分钟。若15分钟时仍无宫缩,可行人工破膜加缩宫素静脉滴注促进子宫收缩。若发现脐带脱垂或胎盘早剥,及时用产钳或臀牵引术娩出第2个胎儿。若胎头高浮,则应行内倒转术,娩出胎儿。第1个胎儿为臀位,第2个胎儿为头位时,为预防胎头交锁,以手在腹部上推第2个胎儿,以便使第1个胎儿顺利娩出。若出现胎头交锁,并且第1个胎儿已死,可行断头术,确保第2个胎儿。当两个胎儿均为头位,第1个胎儿娩出时,助手应从腹部推开第2个胎儿,以免妨碍第1个胎儿的肩娩出。

3. 第三产程

预防产后出血及休克,当第2个胎儿娩出后,立即行腹部包扎或腹部放置2kg重的沙袋,以防腹压突然下降致休克。由于双胎妊娠子宫过度膨胀,产后子宫收缩较差,在第2个胎儿娩出后,静脉快速滴注缩宫素,胎盘娩出后持续按摩子宫防止产后大出血。

(三) 产褥期

应加强营养,可适当选用抗生素预防感染。

（四）产后注意事项

①胎盘娩出后应详细检查胎盘是否完整，并识别单卵双胎或双卵双胎。②剖宫产术后、阴道助产术后常规用抗生素以防感染。③新生儿体重低于 2 500g，按早产儿护理。

四、并发症

（一）孕妇并发症

(1) 妊娠期高血压疾病：是双胎妊娠最重要并发症，易发生子痫。
(2) 贫血：发生率是单胎的 2.4 倍。
(3) 羊水过多：双胎妊娠羊水过多的发生率为 12%。
(4) 胎膜早破：由于双胎胎位异常并羊水过多，子宫张力大，易发生胎膜早破。
(5) 胎盘早剥及前置胎盘。
(6) 妊娠肝内胆汁淤积症：其发生率是单胎的 2 倍。
(7) 宫缩乏力：由于子宫过度膨胀，肌纤维过度延伸，易发生原发性宫缩乏力，使产程延长。
(8) 胎位异常：双胎妊娠常伴有羊水过多，胎儿较小，常发生胎位异常。当第 1 胎儿娩出后，宫腔空间变大，第 2 胎儿容易转为横位。
(9) 产后出血及产褥感染：子宫过度扩张导致宫缩乏力，胎盘娩出后易致产后出血，产后出血发生率为正常产的 3 倍。双胎并发症多，阴道助产机会增多，加之产前贫血，产后出血，故产褥期感染机会也增多。

（二）围生儿并发症

(1) 早产：50% 双胎妊娠发生早产，多因胎膜早破，宫腔压力高所致。
(2) 胎儿生长受限：原因尚不清楚，可能与胎儿拥挤，胎盘面积相对较小，双胎输血综合征有关。
(3) 双胎输血综合征：通过胎盘间的动脉、静脉吻合支，血液从动脉向静脉分流，使得一个胎儿成为供血儿，一个胎儿成为受血儿，造成供血儿贫血、血容量减少、生长受限、肾灌注不足、羊水过少，甚至营养不良而死亡；受血儿血容量增多、动脉压增高、各器官体积增大、胎儿体重增加，可发生充血性心力衰竭、胎儿水肿、羊水过多。双羊膜囊单绒毛膜单卵双胎的 2 个胎儿体重相差≥20%、血红蛋白相差>50%，提示双胎输血综合征。
(4) 脐带异常：易发生脐带互相缠绕、扭转及脐带脱垂。
(5) 胎头交锁及胎头碰撞：如第 1 个胎儿为臀位，第 2 胎儿为头位，当第 1 个胎儿尚未娩出时，第 2 个胎儿已降入骨盆，两个胎头可以相交锁嵌顿在骨盆内，即双头交锁。多发生在胎儿小，产妇骨盆较大。如 2 个胎儿均为头位，产妇骨盆较大，两头同时入盆而胎头碰撞造成难产。
(6) 胎儿畸形。

（邓金梅）

第二章 妊娠并发症

第一节 妊娠与 TORCH

妊娠期由于免疫调节功能的下降,孕妇及其胎儿容易发生各种感染。细菌、病毒、原虫可以通过胎盘及完整的胎膜使胎儿受到感染。母体病毒及原虫感染可引起严重的儿童期疾病。1971年,Nahmias 将数种孕妇患病能引起胎儿感染,甚至造成先天性畸形或发育异常的传染源放在一起,利用5个字首创造的新词,称为 TORCH 综合征。T 指弓形虫(toxoplasma);O 指其他微生物感染,如微小病毒、人类免疫缺陷病毒(HIV)、EB 病毒(Epstein-Barr virus)、疱疹病毒6型和8型、水痘-带状疱疹病毒、梅毒螺旋体、肠道病毒;R 指风疹病毒(RU);C 指巨细胞病毒(CMV);H 指肝炎病毒(hepatitis)。当孕妇感染时,临床症状大多不典型,CMV、弓形虫病、乙型肝炎、微小病毒 B19、EB 病毒、疱疹病毒6型和8型、B 族链球菌及 HIV 的母体亚临床感染可达到95%以上,水痘、单纯疱疹病毒(HSV)及梅毒达50%~70%。病原体可经胎盘引起母婴垂直传播,引起流产、早产、死胎、宫内感染、胎儿生长受限、严重先天畸形、新生儿感染,以及中枢神经系统后遗症等,可严重危害母亲、胎儿和新生儿的健康。

一、妊娠合并风疹病毒感染

(一)发病特点

风疹病毒是一种通过呼吸道传染,由风疹病毒引起的急性传染病。妊娠早期初次感染可引起流产或胎儿畸形。过去很少注意其与妊娠的关系,直到1941年 Gregg、Swan 等人进一步调查研究,证实了在妊娠头2个月内感染流行性风疹的妇女,婴儿很少受到影响。眼的缺陷常发生在怀孕第3个月孕母受感染时;耳的缺陷发生较晚,多在怀孕第4个月孕母受到感染时。

1. 病原学

风疹病毒是披膜病毒科风疹病毒属中唯一的成员,其物理学和生物学特性与披膜病毒相似。风疹病毒为圆形单链 RNA 病毒,周围有外膜,直径50~70nm,只有一个血清型,与其他披膜病毒无交叉反应。人是该病毒唯一的自然宿主。风疹病毒不耐热,56℃30分钟可失活,在60℃下可长期保存。

2. 发病机制

风疹病毒通过呼吸道感染易感者,病毒进入呼吸道后先在局部粘膜,继而在颈部淋巴结、颌下淋巴结和耳后淋巴结增生,表现为淋巴结肿大,此后病毒经血流到皮肤、结合膜、关节部位,引起皮疹、结膜炎和关节炎,极少数情况下可到达脑组织,引起脑炎。孕妇感染风疹病毒后,病毒通过血流感染胎盘,并侵袭胎儿,在早孕时感染风疹病毒,则阻碍胚胎发育或影响脏器形成,引起流产或各种各样的先天性畸形;在胚胎器官形成后或妊娠后期感染,则可发生先天性风疹综合征。风疹病毒最先累及各脏器血管内膜,引起坏死,最后出现成纤维细胞增生、内膜增厚或瘢痕形成,导致各脏器动脉弥漫性改变。最常累及的器官有心、肾、肺、肝、脑、眼、耳、骨髓、脾等。所有的病变不一定在出生后全部出现,有的可延长至出生后数周或数年才出现。

(二) 临床表现

(1) 孕妇感染：潜伏期一般为14~21天，症状轻，主要表现为感冒症状、淋巴结肿大及皮疹。发热1~2天后出现皮疹，于颜面部、躯干、四肢发生弥漫性似麻疹样红斑丘疹，周围充血，多在1~3天自然消退。可出现周身淋巴结肿大，多在耳后、颈部，以及头痛、关节肌肉痛等。病程为数天至2周，预后良好。但孕妇受感染后往往能引起流产、早产、死胎或胎儿畸形。

(2) 先天性感染：风疹病毒能诱发胎儿广泛感染，累及全身各系统，其中很多为先天性缺陷。临床症状可于出生后发生，也可在出生后数周、数月甚至数年出现。产生的缺损可以是单一或多重的。眼损害以先天性白内障发生率最高（55%~66%），多为双侧性，常与小眼症并发。听力障碍可以是先天性风疹综合征的唯一表现，70%为双侧性，可于出生第一年后变坏，也有听力正常突然发展为听力丧失。心血管损害以动脉导管未闭最多见，房间隔缺损、室间隔缺损次之。中枢神经系统损害的主要表现是小头畸形，此系胚胎期脑炎的后果。

母体在妊娠早期感染风疹病毒，出生的婴儿常常较小，营养不良，并且喂养困难，婴儿常出现典型的三联畸形——白内障、先天性心脏病和耳聋。

(三) 临床诊断

1. 孕妇感染的诊断

约有一半先天性风疹婴儿，其母亲在妊娠期没有出疹的病史，其余的母亲虽有出疹病史，但没有诊断为风疹，所以风疹不能依靠临床做出诊断。怀疑妇女有风疹时，也就是当有风疹接触史时，就应考虑有亚临床感染，需要通过实验室检查以确诊，游离病毒虽可做出诊断，但血清学方法更为迅速而可靠。根据流行病史、前驱期短、上呼吸道炎症轻、耳后及枕部淋巴结肿大并有特殊斑丘疹可做出诊断。不典型病例应取咽拭子分离病毒和抗体测定。如检出抗风疹IgM抗体，表明有风疹近期感染，或恢复期血清抗风疹IgM抗体升高4倍以上也有诊断意义。

2. 先天性风疹综合征的诊断

母亲与孕期患风疹或有风疹接触史，新生儿出现先天性缺损症状，通过病毒游离及血清学方法可以证实先天性风疹综合征的诊断。在出生后前几周可以从鼻咽排泄物或尿中游离出病毒，并具有重要价值。尿中排出病毒可达到出生后12个月，某些病例在4岁时尚能从白内障游离出病毒。新生儿期脐血或血液中出现风疹IgM抗体，提示有风疹病毒感染，阳性试验可达出生后3~6个月。

(四) 治疗及诊治流程

治疗仅为对症疗法，无特殊治疗方法。孕妇应卧床休息，多饮水；出现高热、头痛可用解热镇痛药；咳嗽则予祛痰止咳。孕早期风疹应劝孕妇做治疗性人工流产；孕中期感染的孕妇应做产前诊断，排除胎儿畸形。

对先天性风疹综合征患儿的治疗也是对症的，出现充血性心力衰竭时可加用洋地黄，由于血小板减少而引起的出血以输入新鲜血或血小板为宜，对于发育上的缺陷或畸形应尽量予以矫治，但效果不大。

(五) 预防

目前，先天性风疹综合征的预防可以通过风疹主动免疫。风疹疫苗在95%以上易感者中产生良好的抗体反应，而不良反应相当少见，接种后3个月内应避免受孕。在美国，曾发生在孕期，因疏忽而接种了疫苗，胎儿感染风疹病毒的危险性为20%。同时有报道从妊娠产物及胎儿中曾游离出疫苗病毒，故孕期接种是禁忌的。

二、妊娠合并巨细胞病毒感染

（一）发病特点

巨细胞病毒感染是先天性感染疾病最常见的病因，能引起胎儿、婴儿严重损害，甚至死亡。尤其重要的是导致中枢神经系统的后遗症。妊娠期由于免疫机制和内分泌环境的改变，可使宿主细胞与病毒之间的关系发生变化，使潜伏的病毒再活动。初次感染者1%~5%孕妇出现单核细胞增多症、肝炎和间质性肺炎等。新生儿先天性巨细胞病毒感染者占全部新生儿的0.5%~2.5%，其中临床有异常表现者占15%~33%，10%发生永久性损害。

1. 病原学

CMV为直径180~250nm的20面体，核心由排列成结晶状的小球组成，呈球形，直径约64nm，其外包有衣壳，直径约为110nm，最外层为包膜。CMV属于疱疹病毒类，为DNA病毒，能产生大的核内包涵体及不明显的胞质包涵体。人和其他动物的CMV各有其严格的种特异性，因此不能用动物制备抗血清。人巨细胞病毒（HCMV）只能在人成纤维细胞培养中复制增生。CMV不耐酸，亦不耐热，在脂肪溶剂中抵抗力弱，病毒的储存必须低温（-80℃）及加入稳定剂。

2. 流行病学

CMV感染遍布全球，免疫学检查提示多数人在幼年或青年时期获得感染。随着年龄的增长，抗体阳性率亦增高。在我国妇女中CMV-IgG检出率为80%~90%，患者及隐性感染者可长期或间歇地自唾液、尿液或子宫颈分泌物中排出病毒。在人群中的传播有以下几种途径：①先天性感染。胎儿宫内感染可来自母亲的原发或复发感染，后者常由于潜在感染的再活动，偶尔由于不同CMV株的再感染。母体发生CMV感染后，病毒可通过胎盘感染胎儿。先天性感染的发病率与感染时孕龄有关。有学者报道，在孕早期有20%的胎儿发生感染，孕中期很少，而孕晚期胎儿感染率为40%；孕早期胎儿感染的发生率低，先天性感染的发病率低，但其先天性致畸的危险性较大。②接触感染。患者的唾液和尿液，以及精液中存在CMV，配偶经过密切接触可能引起感染，性交传播以青年多见。隐性感染的孕妇，在分娩过程中CMV从尿道和子宫颈排出，婴儿经过产道时可能受到感染，产妇乳汁中亦能查到CMV，产妇乳汁中的CMV的排出率约为13%。③通过输血及器官移植亦能感染CMV，每输入一单位新鲜血液，其感染的危险估计为5%~7%。

3. 发病机制

CMV多为潜伏期感染，常因妊娠多次输血或器官移植被激活。有人证实潜伏感染的激活即使有足够的体液免疫存在，仍可引起宫内传播。有2%~2.5%的孕妇在妊娠期被原发感染，而CMV原发感染有40%可致宫内传播。1986年，Stagno提出孕早期原发感染可导致严重后果，所有受感染胎儿出生后均有症状，并认为婴儿永久性损害是母亲妊娠前半期感染所致。在妊娠早期为胚胎发育时期，CMV感染胎儿后在组织细胞内复制，干扰正常的器官发育而发生先天性畸形或先天异常。孕妇在发生CMV原发感染后或潜伏感染激活后，病毒在体内各脏器散布，当经过胎盘侵袭胎儿引起先天性感染时，胚胎期的CMV感染主要侵袭心血管系统和中枢神经系统，同时可侵害第一胚弓，引起胎儿发育异常，造成死胎或流产。

（二）临床表现

（1）孕妇CMV感染：多呈无症状的隐性感染。有症状者，多见肝大及肝功能异常，此外有发热、乏力，外周血液中不典型的淋巴细胞可达10%~20%，但嗜异性凝聚试验多呈阴性，因此称之为类传染性单核细胞增多症。孕妇感染CMV后可长时间呈带病毒状态，有唾液、尿液、宫颈及阴道分泌物排病毒。孕妇原发感染引起的胎儿先天性疾病发生率比复发感染率高，病情严重。

（2）先天性CMV感染：一般认为在出生后1~2周内分离出CMV为宫内感染。由于母亲感染后导致胎儿发生先天性感染。临床表现可有隐性感染轻症，甚至造成流产、死胎、死产、早产或出生后死亡。婴儿CMV包涵体病大多无症状，或有轻度肝脾大，偶尔有黄疸，以及中度肝功能异常。严重新生儿感染的主要症状出现于造血系统、肝脏、脾脏和中枢神经系统，如生长发育迟缓、肝脾大、黄疸、血小板减少性紫癜、溶血性贫血、呼吸窘迫、昏睡、抽搐等，多数患婴于出生后数小时至数周内死亡，存活者的后遗症包括神经性耳聋、永久性智力迟钝、脉络膜视网膜炎、视力丧失、癫痫，以及心脏畸形如先天性二尖瓣及肺动脉瓣狭窄、法洛四联症、室间隔缺损等，在出生时有病毒学证实的婴儿感染，估计有10%以后将发生严重的神经系统损害，婴儿尿液中可长期排出病毒，有报道出生后8年尿液中仍可找到CMV，但母亲往往无症状，而尿液中可以找到CMV。

（三）诊治流程

由于临床表现无特异性，确诊有赖于病原学和血清学诊断。

常用方法有：①酶联免疫吸附试验检测孕妇血清巨细胞病毒IgG、IgM。②孕妇宫颈脱落细胞或尿液涂片行Giemsa染色后，在光镜下检测脱落细胞核内嗜酸性或嗜碱性颗粒，见到巨大细胞包涵体，这种特异细胞称猫头鹰眼细胞，具有诊断价值。③DNA分子杂交技术检测巨细胞病毒DNA，此法简便、快速、敏感。④PCR技术扩增巨细胞病毒DNA可在短时间内获得满意结果。有资料表明，我国孕妇巨细胞病毒感染率为8.82%，新生儿脐血清巨细胞病毒IgM阳性率为2.32%；分子杂交技术检测孕妇血白细胞巨细胞病毒DNA阳性率为8.7%，母乳汁巨细胞病毒DNA阳性率为10.26%。先天性巨细胞病毒感染的诊断，除根据孕妇感染巨细胞病毒史和患儿的临床表现外。主要根据实验室检查结果确诊。⑤于妊娠早期确诊孕妇患巨细胞病毒感染应立即行人工流产终止妊娠，或等待至妊娠20周时抽取羊水或脐静脉血检查特异性IgM，若为阳性应中断妊娠进行引产，以免生出先天缺陷儿。⑥于妊娠晚期感染巨细胞病毒或从宫颈管分离出病毒，无须特殊处理，妊娠足月临产后，可经阴道分娩，因胎儿可能已在宫内感染巨细胞病毒。由于新生儿尿液中可能有CMV，故应使用一次性尿布，或用过的尿布做消毒处理。⑦乳汁中检测出巨细胞病毒的产妇应停止哺乳，改用人工喂养为宜。⑧抗病毒药物对巨细胞病毒感染孕妇并无实际应用价值，阿糖胞苷和阿糖腺苷8~10mg/（kg·d）静脉滴注可能有效。大剂量干扰素能抑制病毒血症，使病情见好转。

（四）新进展

原发性CMV感染中仅25%~50%胎儿受到CMV病毒的感染，但这并不意味着感染的胎儿都将受到损害，故有待进一步探索对胎儿的危机性及与妊娠的相互关系，目前在此基础上尚不能做出需终止妊娠的结论。CMV活动性感染的孕妇，产后不宜哺乳。

近年来国外有人在研制CMV减毒活疫苗，以应用于临床，但其效果有待进一步阐明。孕妇应避免与CMV感染患者接触，婴儿室发现患儿时应立即隔离，以防传播。

三、妊娠合并单纯性疱疹病毒感染

（一）发病特点

人类单纯疱疹病毒（HSV）感染极为普通，有两种抗原型，Ⅰ型单纯疱疹病毒（HSV-Ⅰ）主要引起生殖道以外的皮肤、粘膜或器官感染，Ⅱ型单纯疱疹病毒（HSV-Ⅱ）主要为生殖器感染。成人Ⅰ型的原发性感染少见，而多见于儿童、青少年，感染时多无症状。生殖器感染主要由Ⅱ型引起，对新生儿危害最大。

1. 病原学

HSV 是 DNA 病毒，与巨细胞病毒、水痘-带状疱疹病毒和 EB 病毒同属疱疹病毒科。完整的病毒呈圆形，直径 180~200nm，由四层结构组成。HSV 对热较敏感，要长期保持感染性，需置于 -70℃冻存。同其他有包膜的病毒一样，HSV 易被脂溶剂如乙醚、氯仿和乙醇灭活。

2. 发病机制

性接触传播是母亲生殖道感染的主要来源。主要感染部位是宫颈、外阴和阴道。原发感染中 90%为无症状的慢性感染。原发感染期间病毒在侵入处损害粘膜或皮肤，并在局部繁殖，病毒从病损处播散至局部淋巴结并进一步繁殖，偶尔病毒播散到血液和其他器官。原发感染期间，病毒常沿感觉神经到达骶骨的背根神经节，可在此长期地潜伏下去。神经节中潜伏的病毒可周期性被激活，并沿感觉神经下行至皮肤与粘膜，病毒可无症状地从生殖器排出或再现疱疹性病变。

母体生殖器原发性或再发性感染是胎儿感染的一个可能来源。在母体原发性感染后，胎儿经过胎盘途径受到感染的机会比较少见。感染主要来源于母体生殖道，并和分娩有关。破膜后上行性感染，或者胎儿通过感染的产道时受到感染。此外，出生后与母亲或其他感染来源接触而受到感染。

(二) 临床表现

孕妇生殖器 HSV 感染较非孕妇高 2~3 倍。妊娠期感染的临床表现与非孕期相似。原发性感染可完全无症状，有症状时常于受感染 3~7 天内出现。初期表现患处感觉异常、瘙痒、灼热痛及白带增多，检查可见外阴、阴道或宫颈红肿。继而发生数量和大小不等的水疱，可融合成大片损害。1~3 天后水疱破溃，形成表浅粉红色溃疡。如无继发感染，溃疡形成，愈合。发病时常有全身不适、发热、头痛及淋巴结肿大。复发感染比原发感染症状轻微，大多数仅出现单个损害。

孕妇感染 HSV 可经胎盘或经生殖道上行性感染引起胎儿宫内感染，诱发流产、早产、死胎和畸形。新生儿感染后临床表现不一，包括：①无症状感染。②局限于某一部位，如中枢神经系统、皮肤、眼或口腔等部位。③播散性感染，肝、肾上腺、肺等重要脏器广泛受损。并伴中枢神经系统损害，预后极差，病死率高达 90%以上，未成熟儿感染更加严重。先天性缺陷包括小头、颅内钙化、大脑萎缩、脉络膜及视网膜发育不良等。

四、妊娠合并人乳头状瘤病毒感染

人乳头状瘤病毒（HPV）在人与人之间通过接触传播，多发生于年轻人，男女均易发生，可通过性传播。病变通常发生在粘膜和皮肤交界处的部位。病毒在易感细胞核内复制，引起细胞增多，本病可自然消退，但可复发。该病毒引起的尖锐湿疣又名生殖器疣，占第二位，近年来发现有些病例可发展成宫颈癌及外阴道癌。

(一) 发病特点

尖锐湿疣是由人乳头状瘤病毒（HPV）感染引起的，潜伏期一般为 2 周到 8 个月。临床表现为外生殖器、肛周、阴道、宫颈出现乳头状、菜花状、蕈状、条索状或鸡冠状赘生物，伴阴道混合感染。自觉症状较少，有时出现阴部瘙痒。孕妇的感染率比非孕期高，并且孕期感染者，尖锐湿疣生长速度快，面积较大，治疗后更易复发，但分娩后则有疣体缩小和自然消退的倾向。

(二) 临床表现

以 20~30 岁妇女多见，潜伏期为 1~3 个月，好发部位为外阴部大小阴唇、阴蒂、肛门周围，初起时为微小散在的乳头状疣，逐渐增大或互相融合形成鸡冠状或菜花样团块，质柔软，表面湿润，为粉红色，暗红或灰色，或形成溃疡。有脓性分泌物，导致有恶臭。患外阴部尖锐湿疣同时又患有阴道和宫颈尖锐湿疣者占 1/3。

(三) 诊断

根据病史和临床表现，诊断较为容易，如遇到困难可行活组织检查，需经病理检查或聚合酶链反应（PCR）检测 HPV 病毒而确诊。如遇亚临床感染可用醋酸试验确诊。

(四) 治疗

常用方法有外用药物、冷冻疗法、电灼、激光、手术切除等。但由于妊娠期间禁用足叶草酯和鬼臼毒素，常用组织破坏疗法辅以局部用药，如 CO_2 激光去除病灶，辅以 0.1% 依沙可啶湿敷创面；或激光治疗较大瘤体，而散在小瘤体采用 50% 三氯醋酸涂抹。手术切除局部病灶近期效果较好，但易复发，需密切随诊，反复治疗。

(五) 孕期处理及分娩方式的选择

在妊娠早期要求流产者，可先处理病灶，1 周后再行人工流产。如病损面积较大，宫颈无病灶者亦可先行人工流产，再处理病灶。对于晚期妊娠者，无论治愈与否，均可创面修复经阴道分娩，即使剖宫产也不可能防止胎儿的宫内感染。剖宫产的选择主要根据产科指征。生殖道巨型疣梗阻产道可视为剖宫产指征。应对阴道分娩的新生儿密切随诊，临床发现极少数新生儿在出生后数月咽部出现尖锐湿疣。

五、妊娠合并艾滋病

(一) 发病特点

艾滋病是由人免疫缺陷病毒（HIV）引起的。其潜伏期由 6 个月到 5 年或 10 年以上，此期仅表现为患者血 HIV 抗原阳性。典型临床表现有以下几点。①严重的全身症状：如进行性营养不良、发热、体重减轻、全身不适等。②机会性感染：肺孢子菌肺炎、念珠菌感染、单纯疱疹、弓形虫病等 10 种感染。③机会性肿瘤：如卡波西肉瘤、恶性淋巴瘤等。由妊娠本身的免疫抑制，更加速了从感染 HIV 到发展为艾滋病的病程，并加重艾滋病和有关综合征的病情。目前，临床见的是 HIV 感染，真正的艾滋病患者不易妊娠。

(二) 诊断

除根据病史和临床表现外，主要依靠实验室检查。

筛选试验包括：①ELISA。②明胶颗粒凝集试验。③免疫荧光检测法。

确证试验包括：①免疫印记检测法。②放射免疫沉淀法。③细胞培养分离病毒。④检测 HIV 抗原。

(三) 治疗

目前尚无特效的病因疗法，应以预防为主。临床常用一些免疫制剂如干扰素、白细胞介素、集落细胞刺激因子，疗效并不确定，而且对胎儿都有影响。CDC 推荐使用的核逆转录酶抑制剂齐多夫定（ZDV）对 HIV 母婴垂直传播的防治作用是肯定的（应用 ZDV 治疗的母婴传播率 8.3%，安慰剂组为 25.5%），并且属于妊娠期 C 类药物，对胎儿影响不大。有学者认为，孕妇应于怀孕 14~34 周口服 ZDV，分娩期静脉滴注，新生儿应用 ZDV 至少 3 天，这样母婴传播率可以降至最低。艾滋病患者和 HIV 抗体阳性者均不宜妊娠，一旦妊娠也应终止。坚持妊娠者应行剖宫产以减少垂直传播的发生。有资料表明，剖宫产新生儿抗体阳性率较低，阴道分娩者尽量采取保护措施，避免器械助产和其他可能造成胎儿损伤的方法，减少阴道分泌物感染的机会。

六、妊娠合并性传播疾病

妊娠妇女是性传播疾病的易感人群。妊娠期间孕妇全身和局部的免疫功能抑制（主要是细胞免疫抑制），为病毒及其他微生物的侵入和潜伏病毒的激活创造了条件。孕妇机体出现的内分泌功能增强、肝负担加重、组织水肿，以及不同程度的贫血，使孕妇机体抵抗力下降。膀胱受压、输尿管蠕动减慢、阴道粘膜及阴道内pH改变等有利于性传播疾病各种病原体的生长繁殖，增加了性传播疾病的易感性。几乎所有的性传播疾病都能垂直传播，因此对孕妇、胎儿和新生儿危害极大。基于性传播疾病对母婴的严重危害，以及妊娠期发病和用药的特殊性，加上性传播疾病耐药病原体的出现，过去一些传统治疗方法已不再适合当前情况。下面就妊娠期常合并的几种性传播疾病的诊治问题进行论述。

（一）妊娠合并淋病

淋病是由革兰阴性淋病双球菌引起的，通过性交传播。妊娠期感染淋病，极易引起血行播散，发生菌血症或脓毒血症。妊娠期确诊淋菌感染者，应尽早给予青霉素治疗。分娩期应正确处理产程，严格消毒，注意纠正胎儿宫内缺氧和处理新生儿窒息。产后给予抗生素预防淋菌或其他细菌引起产褥感染。产后42天常规复查，并取宫颈管或尿道内分泌物培养或镜检。淋病孕妇分娩的新生儿，应隔离观察，给予硝酸银或弱蛋白银点眼。

1. 发病特点

淋病由淋病奈瑟菌感染所引起，潜伏期平均3~5天。主要侵犯泌尿生殖系统，以尿道炎症状最为常见。女性由于尿道短、排尿较通畅，尿路刺激症状往往不明显，常以白带增多、下腹痛等生殖道症状为主。如发生输卵管脓肿和急性盆腔炎，可有急腹症症状。如果淋病奈瑟菌侵入血流并被带到其他部位则称为播散性淋病。孕期淋病奈瑟菌侵犯宫腔及胎儿可引起羊膜腔感染、胎膜早破、早产、胎儿生长受限（FGR）等。新生儿经阴道分娩时易被感染，导致新生儿眼炎。

2. 诊断

（1）病史：患者有不洁性生活史，有相关的临床症状和体征。

（2）实验室检查：①分泌物涂片法。由于女性分泌物涂片杂菌较多，阳性率较低。但如果发现多核白细胞内的淋病奈瑟菌即可确诊。②细菌培养。准确率较高，并可同时做药物敏感试验，指导临床用药。③白细胞脂酶试验（LE）。是常用的价廉、简便、快速的筛选试验，虽然其敏感性和特异性不是很高，但作为筛选试验能提高诊断的准确率。④免疫酶试验（EIA）。虽有较好的敏感性和特异性，但仍不够理想，常作为传统方法的一种补充。

3. 治疗

药物选择应以廉价、高效为原则，用单次大剂量疗法时要注意孕期用药的特殊性。用药前最好行细菌培养和药物敏感试验，根据各地区淋病奈瑟菌耐药情况选择药物。治疗时应注意患者是否有梅毒及其他性病，并追踪其性伴侣，必要时同时治疗。

（1）无并发症者

首选头孢曲松（菌必治）125mg，单次肌内注射，或头孢克肟400mg，单次顿服。作为替换方案：大观霉素2g，单次肌内注射，头孢噻肟500mg，单次肌内注射；头孢唑肟500mg，单次肌内注射；或头孢替坦1g，单次肌内注射；或头孢西丁2g，单次肌内注射。同时口服丙磺舒1g。对于疗效不佳或上述药物过敏者，可改用红霉素口服。

（2）有并发症者

①合并输卵管炎：头孢曲松 250mg，肌内注射，每日一次，连用 10 天。②合并衣原体感染：红霉素 500mg，口服，每日 4 次，连用 15~21 天。③合并梅毒感染首选苄星青霉素 240 万 U 肌内注射，每日一次。④新生儿的处理：为预防新生儿患淋病奈瑟菌性结膜炎，新生儿出生后首选 1% 硝酸银眼药水滴眼，也可选用 0.5% 红霉素或 1% 四环素眼膏。如已感染淋病奈瑟菌性结膜炎，则选 1% 硝酸银眼药水滴眼，同时用头孢曲松 25~50mg/（kg·d）（最大剂量 125mg）肌内注射或静脉滴注，每日一次，用 7 天。患儿父母也必须同时治疗。

4. 播散性淋病

首选头孢曲松 1g，肌内注射或静脉滴注，每日一次，5 天后改为 250mg，肌内注射，每日一次，共 7 天。作为替换方案有：头孢噻肟 1g，静脉滴注，每 8 小时一次；或头孢唑肟 1g，静脉滴注，每 8 小时一次；或大观霉素 2g，肌内注射，每 12 小时一次。各方案均持续应用至病情改善 24 小时以后，改用头孢克肟 400mg，口服，每日 2 次，共 7 天。

5. 分娩方式

淋病如能早期、及时、彻底地治疗，预后好，一般不用终止妊娠。分娩方式无特殊要求。

（二）妊娠合并非淋病性尿道炎

非淋病性尿道炎主要是指尿道感染沙眼衣原体、解脲支原体所致的尿道炎。沙眼衣原体或淋病奈瑟菌感染蔓延至腹腔，可引起肝周围炎或肝脓肿。解脲支原体虽然在孕妇下生殖道中定植率较高，但对于妊娠结局影响不大，一般仅与胎膜早破有关。胎儿经阴道分娩，约 70% 被感染，引起新生儿包涵体性结膜炎、鼻咽部感染及肺炎，是新生儿呼吸窘迫的主要原因之一。患病孕妇不论治疗结果如何，均可考虑阴道分娩。

1. 发病特点

潜伏期 10~20 天，起病缓慢。女性尿道刺激症状不明显，可仅有白带增多和宫颈管炎，也可引起盆腔炎和输卵管炎。若沙眼衣原体或淋病奈瑟菌感染蔓延至腹腔，可引起肝周围炎或肝脓肿。胎儿经阴道分娩，约 70% 被感染，引起新生儿包涵体性结膜炎、鼻咽部感染及肺炎，是新生儿呼吸窘迫的主要原因之一。解脲支原体虽然在孕妇下生殖道中定植率较高，但对于妊娠结局影响不大，一般仅与胎膜早破有关。

2. 诊断

（1）初步诊断：根据病史、潜伏期及临床表现可初步诊断。

（2）实验室检查：通过检测抗原、抗体的方法来确诊。①采用传统涂片普通染色、特异性单克隆荧光抗体染色法、细胞培养法。②PCR 虽然有效，但过于敏感，因而假阳性较多，一般不用于诊断，只用于筛选试验。③酶联免疫吸附试验（ELISA）检测血抗衣原体抗体 IgM、IgG，并能区别近、远期感染，阳性率高。④连接酶链反应（LCR）近年来开始使用，但比 PCR 更敏感。

3. 治疗

首选方案：红霉素 500mg，口服，每日 4 次，共 7 天。也可用罗红霉素 0.3g，口服，每日一次，共 14 天；或 0.15g 口服，每日 2 次，共 14 天；或阿奇霉素 1g，单次顿服，然后以 0.25g 口服，每日 2 次，用 7 天。孕期禁用克拉霉素及喹诺酮类、四环素类。对于新生儿眼炎及婴儿肺炎，可用红霉素治疗。因解脲支原体对妊娠结局影响不大，部分学者认为，对下生殖道解脲支原体感染的孕妇不需治疗。

4. 分娩方式

患病孕妇不论治疗结果如何，均可考虑阴道分娩，沙眼衣原体感染并非剖宫产指征。

(三) 妊娠合并梅毒

梅毒是由梅毒螺旋体引起的性传播疾病（STD）。所有孕妇均应在早孕检查时做梅毒血清学筛查。妊娠 16~20 周后梅毒螺旋体可通过感染的胎盘播散到胎儿所有器官，引起肺、肝、脾、胰和骨骼病变而致死胎、死产或早产。如梅毒血清学阳性，又不能排除梅毒时，尽管有过抗梅毒治疗，为了保护胎儿，应再做抗梅毒治疗。梅毒患者妊娠时，如果已经接受正规的治疗和随诊，则无须再治疗。如果对上次的治疗和随诊有疑问或本次检查发现有梅毒活动征象，则应再接受一个疗程的治疗。孕妇治疗后每月应监测 VDRL 或 RPR 滴度到分娩。

1. 发病特点

梅毒可分为先天梅毒和后天梅毒。后天梅毒 95% 通过性交感染，5% 则由接吻、输血或接触带有梅毒螺旋体的物品而传播。潜伏期平均为 3~4 周，在梅毒螺旋体侵入部位出现硬下疳，为一期梅毒，如不治疗，3~4 周后可自愈。二梅毒发生在硬下疳消退后 3~4 周左右。表现为全身的斑疹、丘疹、斑丘疹。三期梅毒发生在感染后 2 年或更长时间，除皮肤黏膜损害外，内脏（尤其是心血管系统）、骨骼及中枢神经系统均被累及。

妊娠期梅毒对胎儿损害极大，一般在妊娠 4~7 个月通过胎盘传给胎儿，可导致死胎或死产，即使胎儿存活出生，也可形成先天梅毒。先天梅毒分早、晚两期。早期先天梅毒一般在出生后 3 个月内发病，多数在出生后 5 周内发病，表现为营养不良、体重减轻，呈小老人样；皮肤有斑疹、丘疹和脓疱疹，在口周、掌及臀部。在口周和肛周者，可形成放射性皲裂，有辅助诊断意义。晚期先天梅毒常发生在 4 岁以后，表现为基质性角膜炎、神经性耳聋、Hutchinson 齿。

2. 诊断

(1) 病史：有不洁性生活史和临床表现。

(2) 实验室检查：极为重要。

筛选试验包括：①性病研究实验室玻片试验（VDRL）。②快速血浆反应素环状卡片试验（RPR）。③不加热血清反应素试验（USR）。确诊试验包括：①荧光梅毒螺旋体抗体吸收试验（FTA-ABS 试验），这是毒血清学试验的金指标。②梅毒螺旋体红细胞凝集试验（TPHA）。③暗视野镜检法和免疫荧光染色法，是传统的检验方法。④PCR 检测，它对梅毒、生殖器疱疹、软下疳期的早期生殖器溃疡有鉴别作用。

3. 治疗

(1) 孕期治疗：原则为早期、足量、正规、按计划完成整个疗程，并进行随访。首选苄星青霉素 240 万 IU 肌内注射，每周一次，连续 3 周（心血管梅毒除外）。也可用普鲁卡因青霉素 80 万 IU 肌内注射，每日一次，总量用 1 600 万 IU，分 2 个疗程，妊娠初 3 个月和妊娠末 3 个月各 1 个疗程，每个疗程 800 万 IU。对青霉素过敏者，在有抢救措施的条件下脱敏后应用青霉素，或应用红霉素 500mg，每日 4 次，连用 30 天。

(2) 先天梅毒：水剂青霉素 5 万 IU/kg，静脉注射，出生第 1 周新生儿，一次 12 小时；出生 1 周以后新生儿，一次 8 小时，整个疗程共 10 天。新生儿期以后的先天梅毒，用水剂青霉素 5 万 IU/kg，静脉注射，一次 4~6 小时，共 10 天。也可用苄星青霉素 5 万 IU/kg，肌内注射一次。

4. 分娩方式

梅毒患者在妊娠 16 周以前如能得到充分治疗，几乎完全预防先天梅毒儿的发生，但从优生优育的角度，为杜绝先天梅毒儿出生，梅毒孕妇经足量抗梅毒治疗后，最好终止妊娠，并随访 2 年，待梅毒血清学阴性后再计划妊娠。如患者坚持妊娠，分娩方式可随实际情况确定。

第二节 妊娠合并急性阑尾炎

急性阑尾炎是妊娠期最常见的外科疾病，妊娠期急性阑尾炎的发病率与非妊娠期相同，国内资料为 0.5‰~1‰，国外文献报道为 1/1 500。妊娠各时期均可发生急性阑尾炎，妊娠晚期略下降，偶见于分娩期及产褥期。通常认为，妊娠与急性阑尾炎的发生无内在联系，但妊娠期母体生理功能和解剖发生变化，尤其妊娠中晚期阑尾炎的症状、体征与病变程度常常不符，容易造成漏诊或对病情严重性估计不足，延误治疗，一旦发生阑尾穿孔及弥散性腹膜炎，孕妇及胎儿的并发症和死亡率大大提高，因此妊娠期早诊断、及时处理对母儿预后有重要的影响。

一、病因和发病机制

急性阑尾炎的发病因素尚不肯定，多数意见认为是几种因素综合而发生。

（一）梗阻

阑尾为一细长的管道，起自盲肠顶端后部，仅一端与盲肠相通，通常为腹膜所包，其远端游离于右下腹腔。一般长 6~8cm，直径 0.6~0.8cm。一旦梗阻，可使管腔内分泌积存，内压增高，压迫阑尾壁，阻碍远侧血运，在此基础上，管腔内细菌侵入受损粘膜，易致感染。常见的梗阻原因有：①肠石、粪块、蛔虫。②既往破坏所致管腔狭窄。③阑尾系膜过短所致阑尾扭曲。④阑尾管壁内淋巴组织增生或水肿引起管腔狭窄。⑤阑尾开口于盲肠部位的附近有病变，如炎症、结核、肿瘤，使阑尾开口受压，排空受阻。

（二）感染

未梗阻而发病者，其主要因素是阑尾腔内细菌所致直接感染。少数发生于上呼吸道感染后，因此也被认为感染可由血运传至阑尾。还有一部分感染起自邻近器官的化脓性感染，侵入阑尾。

（三）其他

胃肠道功能障碍（腹泻、便秘等）引起内脏神经反射，导致阑尾肌肉和血管痉挛，产生阑尾管腔狭窄。遗传因素和阑尾先天性畸形。

二、妊娠期阑尾炎特点

（一）妊娠期阑尾的位置发生变化

阑尾位置的变化使妊娠期阑尾炎的临床表现不典型。妊娠初期阑尾的位置多数在髂前上棘至脐连线中外 1/3 处，随着妊娠进展，子宫增大，盲肠和阑尾受压迫向上、向外、向后移位。妊娠 3 个月末位于髂嵴下 2 横指，妊娠 5 个月末达髂嵴水平，妊娠 8 个月达髂嵴上 2 横指，妊娠足月可达胆囊区。盲肠和阑尾向上移位的同时，阑尾呈逆时针方向旋转，一部分被增大的子宫覆盖。因此，妊娠期阑尾炎压痛部位常不典型。

（二）妊娠期阑尾炎容易发生穿孔及弥散性腹膜炎

妊娠期盆腔充血，血运丰富，淋巴循环旺盛，毛细血管通透性及组织蛋白溶解能力增强；妊娠期甾体类激素分泌增多，抑制孕妇的免疫机制，促进炎症的发展；增大的子宫不仅将腹部与阑尾分开，使腹壁防卫能力减弱，而且增大的子宫将网膜推向腹上区，妨碍大网膜游走，使大网膜不能到达感染部位发挥防卫作用，因此妊娠期阑尾容易发生穿孔，阑尾穿孔后炎症不易被包裹、局限，容易发展成弥散性腹膜炎。

妊娠期阑尾炎症可诱发宫缩，宫缩使粘连不易形成，炎症不易局限，容易导致弥散性腹膜炎。炎症刺激子宫浆膜时，可引起子宫收缩，诱发流产、早产或引起子宫强直性收缩，其毒素可能导致胎儿缺氧甚至死亡。宫缩可混淆诊断，认为是先兆流产或早产而延误治疗。

(三) 妊娠期血象改变

不能反映病情的程度。

(四) 妊娠期其他疾病

如肾盂肾炎、输尿管结石、胎盘早剥、子宫肌瘤变性等易与急性阑尾炎混淆，容易误诊，也造成治疗延误。

三、临床表现

妊娠的不同时期、急性阑尾炎发展的不同阶段，患者的临床表现有差别。

(一) 症状与体征

1. 妊娠早期阑尾炎

症状及体征与非妊娠期基本相同。腹痛是急性阑尾炎首发的、基本的症状，妊娠早期100%的孕妇有腹痛，最初多表现为上腹及脐周阵发性隐痛或绞痛，约数小时后转移并固定至右下腹，呈持续性疼痛。可有食欲缺乏、恶心、呕吐、便秘或腹泻等胃肠道症状。低位的阑尾炎可刺激直肠或膀胱，出现排便时里急后重感或尿频、尿急。急性阑尾炎早期体温可正常或轻度升高，右下腹麦氏点固定压痛，肛门指诊：直肠前壁右侧触痛。

2. 妊娠中晚期阑尾炎

疼痛的位置与非妊娠期不同。随着阑尾位置的移动，腹痛及压痛的位置逐渐上移，甚至可达右肋下肝区；阑尾位于子宫背面时，疼痛可位于右侧腰部。文献报道妊娠中晚期约80%孕妇有右下腹痛，20%孕妇表现为右上腹痛。由于增大的子宫将壁腹膜向前顶起，右下腹痛及压痛、反跳痛不明显。

若体温明显升高（>39℃）或脉率明显增快，出现乏力、口渴、头痛等全身感染中毒症状，右下腹麦氏点压痛、反跳痛及腹肌紧张明显，血常规升高明显，提示阑尾穿孔或合并弥散性腹膜炎。

(二) 辅助检查

1. 血常规

妊娠期生理性白细胞升高，故白细胞计数对诊断并非重要，正常妊娠期白细胞在 6×10^9/L~16×10^9/L，分娩时可高达 $(20~30)\times10^9$/L，因此白细胞计数对诊断帮助不大。但白细胞计数若明显增加，持续≥18×10^9/L 或计数在正常范围但分类有核左移对诊断有意义。

2. 尿常规

孕中晚期阑尾炎可累及附近输尿管及肾盂，尿液分析可见脓、血尿。

3. B超检查

妊娠期超声诊断阑尾炎的标准与非妊娠期相同，以早、中孕期效果更好。特征性的改变是：阑尾呈低回声管状结构，横断面呈同心圆似的靶状影像，直径≥7mm，B超诊断急性阑尾炎的准确性90%~97%，特异性为80%~93%。如果发生坏疽性或穿孔性阑尾炎，阑尾局部积液较多或肠麻痹胀气，或孕晚期增大的子宫遮盖阑尾，影响阑尾显影，使超声诊断阑尾炎受限。

4. CT

CT 用于诊断阑尾的敏感性为 92%，特异性为 99%。可用于 B 超下阑尾不显影者。

5. MRI

有学者对 51 名孕期怀疑阑尾炎的孕妇行 MRI 检查，其诊断标准：如果阑尾腔内含气体和（或）造影剂，直径≤6cm，则为正常阑尾。如果阑尾腔扩张，内含液体，直径>7mm，被认为是异常阑尾。如果直径为 6~7cm，需进一步确诊。MRI 用于诊断阑尾炎的敏感性 100%，特异性 93.6%，修正后的阳性预测值 1.4%，阴性预测值 100%，准确性 94%。MRI 对妊娠期急腹痛患者提供排除阑尾炎极好的形态学依据，尤其是超声检查未发现阑尾者。

四、诊断及鉴别诊断

文献报道妊娠期阑尾炎术前诊断率为 50%~85%，14%~30% 在阑尾穿孔或并发弥散性腹膜炎时才确诊。妊娠期阑尾炎患者常有慢性阑尾炎史，妊娠早期阑尾炎诊断并不困难，妊娠中晚期由于症状及体征不典型，右下腹痛及压痛需与源于子宫、附件的病变相鉴别。可以先按压右侧腹部压痛点，然后嘱患者左侧卧位，如果压痛减轻或消失，提示压痛可能来自子宫及附件，如果压痛无变化，提示阑尾炎的可能性大。如果诊断有困难，可借助 B 超及 MRI，并与以下妊娠期急腹症鉴别后做出诊断。对腹膜炎症状明显，临床怀疑阑尾炎者可行腹腔镜检查，能提高孕 20 周以前急性阑尾炎诊断的准确性。

（一）与妇科急腹症相鉴别

1. 卵巢囊肿扭转

卵巢囊肿扭转是妊娠期最常见的妇科急腹症，多发生于孕 8~15 周，子宫增大入腹腔，使囊肿位置变化所致。部分患者妊娠前有卵巢囊肿病史，表现为突发性一侧剧烈疼痛，常随体位发生改变，疼痛时可伴恶心、呕吐；腹部检查耻区有局限性压痛，孕早期或肿块较大时可触及压痛包块，如果囊肿扭转坏死时，局部有肌紧张及反跳痛。B 超检查可见附件区包块。

2. 异位妊娠破裂

可有盆腔炎病史，停经后有不规则阴道出血及下腹痛。①查体：贫血面容，下腹有压痛、反跳痛、肌紧张。②妇科检查：后穹窿饱满、触痛，宫颈举痛，一侧附件区增厚、有压痛。③B 超检查：子宫内未见妊娠囊，右侧附件区可见囊性无回声区，有时可见胎芽、胎心。④尿妊娠试验（+），血 β-HCG 测定可确诊。

（二）与其他外科疾病鉴别

1. 消化系统疾病

上腹空腔或实质性脏器病变，如胃十二指肠溃疡穿孔、急性胆囊炎坏疽穿孔或肝肿瘤破裂出血等，因胃液、胆汁或血液沿结肠旁沟积聚在右下腹，可引起右下腹痛和压痛，但临床表现为突发右上腹剧痛后迅速延及右下腹，疼痛及压痛范围大。胃十二指肠穿孔者 X 线可见膈下游离气体，肝脏破裂者 B 超可见腹腔积液。麦克尔憩室炎的临床表现与阑尾炎极为相似，常难以鉴别。憩室炎的腹痛和压痛偏脐部和中下腹部。有时憩室和脐之间有纤维束带，可并发小肠梗阻，或憩室出血而有黑粪或果酱样粪。另外，急性胃肠炎和克罗恩病的体征会有脐周或一次下腹痛症状，但一般无转移性右下腹痛，且常伴有明显的恶心、呕吐等胃肠道症状。

2. 呼吸系统疾病

右下肺大叶性肺炎和右侧胸膜炎可出现牵涉性右侧腹疼痛，但定位不明确，并与呼吸关系密切，腹部通常无固定压痛点，更无肌紧张和反跳痛。腹痛发作前常有发热，呼吸道感染症状为主要表现，胸部 X 线片检查可见肺部病变。

3. 泌尿系统疾病

右侧肾绞痛、肾盂积水、急性肾炎。

4. 血液系统疾病

约半数过敏性紫癜患者有脐周和下腹痛，但疼痛点不如急性阑尾炎确切和局限，有时皮肤紫癜为首发症状，伴有便血和血尿，该病常有过敏史，血管脆性试验阳性。

五、治疗

妊娠期阑尾炎不主张保守治疗，一旦确诊，应在积极抗感染治疗的同时，立即行手术治疗。尤其妊娠中晚期，如果一时难以诊断明确，又高度怀疑阑尾炎时，应尽早剖腹探查，有产科指征时可同时行剖宫产。

（一）一般处理

1. 抗感染治疗

应选择对胎儿影响小，敏感的抗肠道内菌群的广谱抗生素，如阑尾炎时厌氧菌感染占 75%～90%，应选择针对厌氧菌的抗生素，甲硝唑，头孢类抗生素。化脓性阑尾炎术中做分泌物的细菌培养+药敏试验，利于术后抗生素的选择。

2. 支持治疗

补液、纠正水、电解质紊乱。

（二）手术治疗

目前手术方式有两种：开腹或腹腔镜下阑尾切除术。

1. 开腹手术

妊娠早期阑尾切除手术同非妊娠期，一般取右下腹麦氏点。妊娠中晚期手术时或诊断不明确时取腹部壁压痛点最明显处，选择切口右侧旁正中切口或正中切口，晚期可取右侧腹直肌旁切口，高度相当于宫体上 1/3 部位。孕妇左侧卧位，一般选择连续硬膜外麻醉，病情危重伴休克者，以全麻安全。术中避开子宫找到阑尾，基底部结扎、切断阑尾，内翻缝合，尽量不放腹腔引流，以减少对子宫的刺激。若阑尾穿孔、盲肠壁水肿，应附近放置引流管，避免引流物直接与子宫壁接触。除非有产科指征，原则上仅处理阑尾炎而不同时做剖宫产。以下情况同时行剖宫产：妊娠已近预产期、术中不能暴露阑尾时，可先行腹膜外剖宫产术，随后再做阑尾切除，阑尾穿孔并发弥散性腹膜炎，盆腔感染严重，子宫及胎盘有感染迹象，估计胎儿基本成熟。

2. 腹腔镜阑尾切除术

随着麻醉技术及腹腔镜手术技术的完善，腹腔镜切除阑尾以其安全、有效、创伤小、恢复快等优势，被越来越多的医生接受，并开始应用于妊娠期阑尾切除。多数文献报道腹腔镜用于妊娠期是安全的，但应掌握手术适应证和具备熟练的手术技巧。妊娠期腹腔镜下成功切除阑尾，孕周应限制在 26～28 周内。术中人工气腹时 CO_2 压力应控制在 12mmHg 以下，监测母亲血氧饱和度。用开腹的方法进 TRoCar，尽量使用小口径 TRoCar，可避免子宫损伤。但 Carver（AmSurg2005）

比较了孕早中期开腹与腹腔镜阑尾切除术对孕妇、胎儿及妊娠结局的影响，认为：两组的外科及产科并发症、住院时间、出生体重无明显差别，腹腔镜组中有两例胎儿死亡，尽管无统计学差异，但他认为腹腔镜组胎儿的丢失应引起关注，主张妊娠期更适合选择开腹手术。

腹腔镜用于妊娠期的另一优势是其诊断价值，对术中发现为卵巢囊肿扭转等急腹症时，还可同时行治疗。

（三）保守治疗

妊娠期阑尾炎一旦确诊，大多数学者主张及早手术治疗。也有人认为，妊娠早期单纯性阑尾炎可保守治疗，选择对胎儿影响小的有效抗生素。由于妊娠中晚期阑尾炎可复发，因此孕期要密切监测病情，一旦复发应尽早手术。

（四）产科处理

术后若妊娠继续，应于黄体酮、抑制宫缩等保胎治疗同时镇痛治疗，严密观测有无宫缩及胎心变化。

六、预后

妊娠期阑尾炎并非常见，但可造成不良妊娠结局。阑尾炎增加流产和早产的可能性，胎儿的丢失率是增加的，尤其是阑尾穿孔并发弥散性腹膜炎时母儿的预后不良。胎儿总的丢失率15%，单纯性阑尾炎的妊娠丢失率3%~5%，而一旦阑尾穿孔胎儿的自然丢失率可达20%~30%，围生儿死亡率1.8%~14.3%。另外，由于顾虑疾病及手术对妊娠胎儿的影响，很多患者选择终止妊娠，增加胎儿的丢失率。

第三节　妊娠合并急性肠梗阻

妊娠期肠梗阻较罕见，占妊娠期非产科手术第二位，国外文献报道发病率1：（3 000~16 000），国内资料报道发病率为0.042%~0.16%。肠梗阻可见于妊娠各时期，但以妊娠晚期发病率高，为40%~50%。

一、病因和发病机制

引起肠梗阻的各种原因中，妊娠期以肠粘连和肠扭转较常见，另见于肠套叠、嵌顿疝、肿瘤阻塞或压迫、肠蛔虫、肠系膜动脉血栓或栓塞等。HalterLinz曾分析妊娠期肠梗阻病例的原因，其中以粘连引起的最多，占65.3%；肠扭转占25.7%；肠套叠占6.0%，恶性肿瘤占3%。Ogilvie综合征又名急性结肠假性梗阻症。其特征酷似机械性结肠梗阻，结肠显著扩张，但无器质性梗阻存在。临床上以腹痛、呕吐、腹胀为主症。文献报道妊娠合并Ogilvie综合征，10%发生在分娩后。

妊娠本身是否引起肠梗阻，尚无定论。有些学者认为无关，临床观察妊娠期肠梗阻的发病率与非孕期相似。有学者认为妊娠有三个时期容易发生肠梗阻，一是中孕期妊娠子宫增大进入腹腔；二是足月妊娠时胎头下降；三是产后子宫大小明显改变。增大的子宫或胎头下降均可挤压肠袢，使粘连的肠管受压或扭转而形成肠梗阻。产后子宫突然缩复，肠袢急剧移位时，更容易发生肠梗阻。另外，先天性肠系膜根部距离过短，受逐渐增大的子宫推挤时，由于肠管活动度受限，过度牵拉和挤压，亦可使小肠扭转，发生机械性肠梗阻。妊娠期还可见由于穿孔性腹膜炎或肠系膜血管血栓形成引起的麻痹性肠梗阻。

肠梗阻主要病理生理变化有肠膨胀和肠坏死，体液丧失和电解质紊乱，感染和毒素吸收三大方面。

（一）肠腔膨胀、积气积液

肠梗阻后梗阻部位以上的肠腔内积聚了大量的气体和体液，这时肠内压增高，使肠管扩张，腹部膨胀。

肠管内的气体70%是咽下的，30%是由血液弥散和肠腔内容物腐败、发酵而产生的气体。积聚的液体主要是消化液，如胆汁、胰液、胃液、肠液等。肠梗阻时，一方面因肠壁静脉受压，消化液吸收减少，另一方面肠内压增高可以刺激肠粘膜，促使腺体分泌更多的消化液，此外，肠内压增高压迫肠壁静脉使其回流受到障碍，加上缺氧使毛细血管通透性增高，大量液体渗入腹腔和肠腔。进而腹胀使腹压上升，膈肌升高，腹式呼吸减弱，影响下腔静脉回流，导致呼吸、循环功能障碍。

（二）体液丧失、水电解质紊乱，进而酸碱失衡

胃肠道的分泌液每日约为8 000mL，在正常情况下绝大部分被再吸收。急性肠梗阻患者，由于不能进食及频繁呕吐，大量丢失胃肠道液，使水分及电解质大量丢失，尤以高位肠梗阻为甚。低位肠梗阻时，则这些液体不能被吸收而潴留在肠腔内，等于丢失体外。另外，肠管过度膨胀，影响肠壁静脉回流，使肠壁水肿和血浆向肠壁、肠腔和腹腔渗出。如有肠绞窄存在，更会丢失大量液体。这些变化可以造成严重的缺水，并导致血容量减少和血液浓缩，以及酸碱平衡失调。但其变化也因梗阻部位的不同而有差别。如为十二指肠第一段梗阻，可因丢失大量氯离子和酸性胃液而产生碱中毒。一般小肠梗阻，丧失的体液多为碱性或中性，钠、钾离子的丢失较氯离子为多，以及在低血容量和缺氧情况下酸性代谢物剧增，加上缺水、少尿所造成的肾排H^+和再吸收$NaHCO_3$受阻，可引起严重的代谢性酸中毒。严重的缺钾可加重肠膨胀，并可引起肌肉无力和心律失常。特别是当酸中毒纠正后，钾向细胞内转移，加上尿多、排钾，更易突然出现低钾血症。

（三）感染和毒血症

梗阻部位以上的肠液因在肠腔停滞过久，发酵，加上肠腔内细菌数量显著增多，腐败作用加强，生成许多毒性产物。肠管极度膨胀，尤其肠管绞窄时，肠管失去活力，毒素和细菌可通过肠壁到腹腔内，引起腹膜炎，又可通过腹膜吸收，进入血液，产生严重的毒血症甚至发生中毒性休克。总之，肠梗阻的病理生理变化程度随着梗阻的性质、部位而有所差异，如单纯性肠梗阻，以体液丧失和肠膨胀为主；绞窄性肠梗阻和单纯性肠梗阻晚期，以肠坏死、感染和中毒为主，但严重的肠梗阻因严重的缺水、血液浓缩、血容量减少、电解质紊乱、酸碱平衡失调、细菌感染、毒血症等，可引起严重休克。当肠坏死、穿孔，发生腹膜炎时，全身中毒尤为严重。最后可因急性肾功能及循环、呼吸功能衰竭而死亡。

二、临床表现

（一）肠梗阻的一般症状和体征

腹痛为肠梗阻的主要症状。由于肠内容物通过受阻，引起肠壁平滑肌强烈的收缩和痉挛，产生阵发性的剧烈绞痛。高位肠梗阻时，呕吐出现早而频繁，呕吐物为胃或十二指肠内容物；低位梗阻时，呕吐出现迟而次数少。此外，还可能有排气和排便障碍，多数患者不再排气、排便。发病后仍有多次、少量排气或排便时，常为不完全性肠梗阻。体征主要为腹胀及腹部压痛，有的可摸到肿块；听诊肠鸣音亢进与阵发性腹痛的出现相一致。

（二）妊娠期肠梗阻的临床特点

妊娠期肠梗阻基本上与非孕期肠梗阻相似。但妊娠晚期子宫增大占据腹腔，肠袢移向子宫

的后方或两侧，或因产后腹壁松弛，使体征不明显、不典型，应予警惕。有学者报道：妊娠期并发肠梗阻患者80%有恶心、呕吐症状，98%有持续性或阵发性腹痛，70%有腹肌紧张，而异常的肠鸣音仅占55%。

三、诊断和鉴别诊断

（一）既往史

了解患者既往有无盆腹腔炎症或手术史，对诊断有重要的意义。特别是阑尾炎、宫外孕及其他附件手术史，并注意术后有无并发肠粘连的表现。

（二）临床症状与体征

仔细分析以上临床症状与体征，严密观察病情的变化。根据腹痛、呕吐、腹胀及肛门停止排便排气症状，诊断单纯性肠梗阻较容易，但重要的是要判断有无绞窄性肠梗阻的发生。有些患者病程较长，就诊前曾服用止痛或解痉类药物，或发展为肠穿孔、肠麻痹时腹痛不明显，对判断病情程度造成困难，详细询问病史和诊治经过尤为重要。

（三）辅助检查

血常规检查对诊断无特殊价值，白细胞总数及中性粒细胞逐渐显著升高时，应想到绞窄性肠梗阻的可能。X线检查对诊断有很大帮助。腹部X线片，90%患者可见肠管过度胀气及出现液平面等肠梗阻表现。对于诊断有困难者进行腹部MRI检查为诊断提供线索。

（四）与其他疾病鉴别

注意与妊娠期卵巢囊肿扭转、胎盘早期剥离及其他外科急腹症，如急性阑尾炎、胆囊炎、胆石症和急性胰腺炎等疾病相鉴别。妊娠晚期应与临产宫缩相鉴别。

四、治疗

妊娠期肠梗阻的处理，应根据梗阻性质、类型、程度、部位、全身情况，以及妊娠的期限和胎儿的情况等，采取适当的措施。

（一）保守治疗

观察非绞窄性肠梗阻，应先保守治疗。包括暂禁食、胃肠减压、补液输血、应用抗生素等。对乙状结肠扭转的病程早期，可小心插肛管排气或多次小量灌肠，以使扭转部位肠腔内气体及粪便排出。但有引起流产或早产的可能，应注意防治。

（二）手术治疗

经保守治疗12~24小时，症状不好转，梗阻未解除者，应采取手术治疗。术中彻底查清绞窄梗阻部位及病变程度，以决定手术方式。

（三）产科处理

（1）能够继续妊娠者应给予保胎治疗。

（2）妊娠早期肠梗阻经保守治疗好转，梗阻解除者，可以继续妊娠。施行肠梗阻手术的病例，往往病情较重，不宜继续妊娠，可择期人工流产。

（3）妊娠中期合并肠梗阻，如无产科指征，不必采取引产手术终止妊娠，但有部分病例可能发生自然流产。

（4）妊娠晚期往往由于胀大的子宫影响肠梗阻手术的进行，应先行剖宫产术，多数可得到活婴。

五、预后

妊娠并发急性肠梗阻,孕妇及胎儿死亡率较高,主要是由于子宫增大及孕激素的影响,使肠梗阻的症状不典型,造成误诊、延迟诊断、手术不及时或手术准备不充分等。随着对妊娠期肠梗阻疾病的诊断和治疗水平的提高,母儿的病死率明显下降。有学者报道,1900年母儿死亡率高达60%,20世纪30年代,孕妇死亡率降至20%,胎儿死亡率降为50%,到20世纪90年代孕妇死亡率降至6%,但胎儿丢失率仍波动在20%~60%。

第四节 妊娠合并急性胰腺炎

急性胰腺炎(AP)是由多种原因引起的胰腺自身消化性疾病,属危重急腹症之一;尤其是急性出血坏死性胰腺炎(AHNP),其呼吸衰竭和肾衰竭发生率分别为72%和67%,死亡率高达30%~50%。据Ramin等报道,妊娠期AP发生率为1:3 333,虽然妊娠合并急性胰腺炎较少见,但因二者相互影响且发病急,进展快,临床过程凶险,可致多脏器衰竭(MOF),对母婴生命危害极大。

妊娠期急性胰腺炎的平均发病年龄约为25岁,一半以上的患者年龄小于30岁,这与普通孕产妇的年龄构成比大致相当。既往认为发病以初产妇多见,但近年来也有不同观点,经产妇发病亦不少见。妊娠期急性胰腺炎可发生在妊娠的早、中、晚期,以及产褥期中的任一时期,多数文献以妊娠晚期最为常见,但Hernandez等报道,56%发生在妊娠中期。

一、病因和发病机制

Schmidt在180年前就曾描述过妊娠与急性胰腺炎的关系,但100多年来,对这种关系的实质并不十分清楚。自20世纪70年代以来,随着医学影像技术的发展,妊娠期急性胰腺炎患者中胆石症的检出率逐渐增高,至20世纪80年代中、后期,大多数研究认为,胆管疾病与妊娠期急性胰腺炎密切相关,尤其胆石症是重要原因,占67%~100%,约1/3与酗酒、饱食、高脂饮食有关,其余可能由手术、病毒感染或暂未查明的病因引起。

妊娠期总胆固醇较非孕期增加23%~53%,三酯甘油增加2~4倍,高脂血症及高蛋白、高脂肪饮食有利于胆石形成或胆囊炎急性发作,而妊娠期由于子宫增大,妊娠剧吐,以及分娩屏气等因素腹压有升高倾向,也可促使胰腺炎的发生。妊娠尤其是晚期,子宫遮盖胰腺,使胰腺症状不典型,加上炎症刺激子宫收缩,掩盖原发腹部病灶,常误诊为临产或胎盘早剥、妊娠期高血压疾病等,误诊率一般为20%~40%。妊娠加重了急性胰腺炎,使死亡率增高,死亡率增高的可能原因是妊娠期胎盘泌乳素增高,使血清中三酯甘油释放大量游离脂肪酸引起胰腺细胞急性脂肪浸润,胰腺小动脉及微循环急性脂肪栓塞而导致胰腺坏死。急性胰腺炎症,胰液及血液溢出,激惹子宫收缩可出现早产,亦可因长时间不协调宫缩、低血容量、重症感染等导致胎儿窘迫或胎死宫内。因此,对妊娠期急性胰腺炎必须给予足够重视,对于妊娠期间及产后出现急腹症症状且不能用产科原因解释者,均应高度警惕妊娠期急性胰腺炎易引发低血容量性休克,胎盘的血液灌流可因此急剧下降。同时,严重脱水使血液处于高凝状态,增多的纤维蛋白和纤维蛋白原沉淀于胎盘的绒毛血管,此时又由于血管内膜常合并炎症,血细胞易集聚形成微血管栓塞,由此造成血管腔隙变窄,从而进一步影响了胎盘的血液灌注。此外,坏死性胰腺炎时,生化改变明显异常,血清中间代谢产物的堆积将导致酮症酸中毒。总之,妊娠期急性胰腺炎的胎儿宫内窘迫发生率可因此明显上升。还有学者认为,妊娠期急性胰腺炎时,肝血流量可骤减40%以上,氧化磷酸化等能量代谢发生障碍,腺苷三磷酸产生减少,凝血因子的合成也将下降,这将增加妊娠期急性胰腺炎患者产时子宫收缩乏力及产后出血的发生。妊娠期急性胰腺炎不只是胰腺的局部炎症,因其更易并发呼吸衰竭及心力衰竭等脏器功能障碍,故增加了孕产妇围生期的死亡率。

急性胰腺炎的发病机制主要是由于胰酶对胰腺的自我消化,对其周围组织的消化,从而继发一系列器官的功能障碍。胰腺含有非常丰富的消化酶:蛋白酶、脂肪酶、淀粉酶等。胰腺腺泡分泌的酶主要有胰蛋白酶、糜蛋白酶、羧肽酶、弹力酶、磷脂酶 A2、硬蛋白酶、脂肪酶、淀粉酶、核蛋白酶等。正常情况下除脂肪酶、淀粉酶、核蛋白酶是以活性型存在外,其他的均是以非活性状态存在。在病理情况下,这些酶在胰腺导管及细胞内被活化后即可引起胰腺炎的发生。急性胰腺炎除上述的自身消化外,近年来对其又进一步进行了深入的研究,发现胰蛋白酶和抗胰蛋白酶系统、磷脂酶 A 和血栓素 A2、胰腺血液循环障碍、氧自由基、细胞膜的稳定性,以及内毒素等,在急性胰腺炎的发病机制中起了重要作用。

急性胰腺炎的局部基本病理改变为水肿、出血、坏死,可分三型。①水肿型胰腺炎:最常见,胰腺水肿、增大、变硬,表面充血,小网膜囊内一般无渗液。②出血型胰腺炎:较少见,胰腺充血、水肿、散布出血灶,腹腔内可有大量血性渗液。③坏死型胰腺炎:罕见,胰腺除水肿、出血外,可见片状坏死区,腹腔内血性渗液混浊恶息。

二、临床表现和诊断

典型表现为中腹上区疼痛,向腰背部放射,伴阵发性加剧,并逐渐蔓延至全腹,同时伴发热及恶心呕吐。体检可以发现腹部肌紧张,有压痛及反跳痛,腹上区最为明显。典型病例可呈现腰背部横向条索状压痛或出现 Grey Turner 征。实验室检查血白细胞计数在 $12\times10^9/L$ 以上,中性粒细胞>80%,典型指标还有血尿、淀粉酶明显升高,具有诊断意义。B 超检查常常提示胰腺肿大及胆囊结石等。

依据病史、临床表现、实验室与影像学检查,典型的妊娠期急性胰腺炎诊断并不困难。问题是临床医师往往忽视妊娠期急性胰腺炎的存在,有些疾病如急性肺炎,穿透性十二指肠溃疡,脾破裂,肾周围脓肿,急性阑尾炎,破裂型异位妊娠,妊娠剧吐,先兆子痫等,在妊娠期的临床表现有时类似于急性胰腺炎的症状,这些都给诊断带来了困难。中上腹或左上腹放射至背部的疼痛是妊娠期急性胰腺炎患者最重要的症状,90%的患者有此主诉,且伴有恶心、呕吐、肠梗阻和低热等。有的患者在发生恶心、呕吐、腹痛三大症状前数小时可有进油腻饮食的病史。在妊娠晚期,特别是处于临产阶段,急性胰腺炎的撕裂性腹上区胀痛常被宫缩痛掩盖或与宫缩痛混淆。在腹上区,居于腹膜后的胰腺在妊娠期易被推移的胃肠和网膜所覆盖,因此,其腹膜炎与腹上区包块的体征可不典型。因此,有研究者认为,对于出现不明原因的恶心、呕吐并伴有腹痛的患者,应把胰腺炎作为鉴别诊断的疾病之一,以免漏诊。

三、妊娠期急性胰腺炎的治疗及预后

妊娠合并急性胰腺炎的治疗原则与非妊娠患者基本一致,但因为合并产科问题,在治疗上也有不同于非妊娠期的特点,需要兼顾药物和手术对胎儿的影响。经适当的外科与产科处理,妊娠期急性胰腺炎的围生结局良好,近来的研究认为其母亲死亡率仅 3.4%,胎儿抢救成功率达 89%。

(一)保守治疗

妊娠期急性胰腺炎以保守治疗为主,并要求在重症监护室进行治疗。保守治疗的目的是通过降低胰酶的合成使胰腺得以休息,方法包括禁食、胃肠减压、服用止酸剂,以及静脉补充水、电解质等。

（二）内镜治疗

胆石性胰腺炎的首选治疗方法是内镜下Oddi括约肌切开术（EST），或放置鼻胆管引流。在重症胰腺炎72小时内行内镜治疗，其并发症（18%）和死亡率（0%）均显著低于保守治疗（54%和13%），但内镜治疗必须在早期实施，一旦胰腺组织发生坏死，病变将不可逆转。

（三）手术治疗

妊娠期急性胰腺炎的手术治疗作用有限，但若患者对保守处理反应不佳则手术是必要的。其外科手术处理包含两个方面，既包括对胰腺本身的手术，也包括与胰腺炎相关的胆管疾病的手术。妊娠期急性胰腺炎的最佳手术期应在妊娠中期或产褥期。妊娠中期进行手术较为安全是因为此期胎儿器官发育已经完成，自发性流产和早产的可能性较小，况且子宫也未进入上腹腔，对手术野的影响小，而且手术宜在患者症状好转后延期施行，急症手术患者的死亡率较高。妊娠晚期主张积极进行保守治疗，手术宜安排在分娩后进行，但若腹痛加剧，血清淀粉酶持续上升也可开腹手术。腹部手术时最好不进行剖宫产，除非遇上产科指征或增大的子宫影响手术操作。

（四）产科处理

妊娠期重症急性胰腺炎的治疗是否需终止妊娠是个值得商榷的问题。有学者认为胎儿宫内死亡、早产或剖宫产后，胰腺炎的症状可以缓解。但近年来有些报道则认为，分娩后患者的状况反而更糟。对于多数患者来说，急性胰腺炎并不是进行治疗性流产、引产及分娩的适应证。妊娠期急性胰腺炎治疗是否成功，胎儿及新生儿的抢救成功率是重要指标，经过适时、恰当的外科处理，妊娠期急性胰腺炎妊娠丢失率已有很大程度的下降，终止妊娠时更需注意孕周及胎儿是否有宫内窘迫的征象。

四、妊娠并发急性胰腺炎母儿预后

妊娠合并急性胰腺炎可以造成流产、早产、死产，以及围生期婴儿的死亡率升高。这不仅与胰腺炎的病情有关，与孕周的时间、胎儿生长状况等都有关系。Radmin等报道，在其观察的39例妊娠合并急性胰腺炎患者中，32例足月分娩，6例早产的婴儿中，2例死产，1例死于围生期，还有1例流产。Wilkinson曾收集妊娠期胰腺炎98例，母婴死亡率均达到37%，而非孕妇女死亡率仅3%~6%。但随着对急性胰腺炎诊疗水平的提高，母儿的预后有明显改善。Hernandez收治21例妊娠期胰腺炎患者，4例早产，1例流产，无孕妇死亡。他主张胆源性胰腺炎应积极行胆囊切除术，可防止病情复发，从而减少母儿不良妊娠结局。

总之，对于妊娠合并急性胰腺炎这一不很常见的并发症，首先应提高警惕，考虑到妊娠合并胰腺炎的可能，及时给予血、尿淀粉酶等有助于鉴别诊断的检查，避免漏诊。在确诊后，应兼顾孕妇与胎儿两者的情况，做到：①密切观察病情，包括经常复查血、尿淀粉酶，掌握胰腺炎病情的变化，并给予补液支持治疗，同时也应做好手术准备。②密切注意胎儿情况，对于胎龄较大的患者，促进胎儿成熟，适时终止妊娠。只要及时诊断妊娠合并急性胰腺炎并合理地治疗，适时终止妊娠，可确保母婴安全。

第五节 妊娠合并急性胆囊炎

妊娠期急性胆囊炎的发病率仅次于急性阑尾炎，据统计，妊娠期急性胆囊炎的发生率1/10 000~1/1 600，与非孕期类似，产后比孕期更多见。其中70%急性胆囊炎患者合并胆石症。

一、发病机制

（一）结石阻塞

结石阻塞胆囊管或胆总管的下端，局部高浓度胆盐刺激引起急性炎症改变，50%~85%合并细菌感染，加快病理改变。细菌入侵，通过血行感染，比较少见，通过胆管到达胆囊是急性胆囊炎时细菌感染的主要途径。

（二）妊娠期的影响

妊娠期本病发生率无明显增加，但妊娠对本病有重要影响：①妊娠增加胆囊结石的风险。在体内孕激素的作用下，血液及胆汁内的胆固醇浓度增加，胆酸、胆盐的可溶性发生改变，使胆固醇易析出，形成结晶。②孕激素使胆管平滑肌松弛，胆囊增大，排空能力减弱，胆汁淤积易导致胆固醇沉积形成结石；雌激素降低胆囊粘膜上皮对钠的调节，使粘膜吸收水分能力下降，影响胆囊浓缩功能。有学者报道3 254名妊娠妇女，胆囊结石及胆泥妊娠中期发生率5.1%，妊娠晚期为7.9%，产后4~6周为10.2%。也有人报道298例妊娠妇女超声检查，26.2%见胆囊内胆泥，5.2%见胆囊结石。96%胆泥在产后1年内消失，而87%胆囊结石仍存在。胆囊炎、胆石症可发生于妊娠各时期，以妊娠晚期更多见。

妊娠期患急性胆囊炎，诊断较非孕期困难，常导致漏诊、误诊，有发生坏死、穿孔，形成胆汁性腹膜炎的倾向，发热、疼痛等可引起胎儿宫内窘迫，诱发宫缩，引起流产或早产。

二、临床表现

（一）症状和体征

与非妊娠期表现基本相同，表现为夜间或进食油腻食物、劳累后，突发右上腹绞痛，阵发性加重，疼痛向右肩及背部放射，常伴发热、恶心及呕吐。急性化脓性胆总管炎时，因胆总管有梗阻，可出现黄疸，体温更高。查体：右上腹压痛，肌紧张，Murphy征阳性，部分患者在右下肋可触及紧张有触痛的胆囊。右上腹胆囊区有压痛、肌紧张。右肋缘下可触到随呼吸运动触痛的肿大胆囊。Murphy征阳性在孕妇并不多见。若触到张力很大的胆囊或体温在39~40℃，病情不缓解，应考虑胆囊坏死、穿孔的危险性增大，有可能引起腹膜炎。

（二）辅助检查

1. 实验室检查

（1）血常规：白细胞计数升高，伴核左移，如有化脓或胆囊坏疽、穿孔时，白细胞可高达$20×10^9$/L以上。

（2）肝功能：ALT与AST轻度升高，胆总管有梗阻时，胆红素升高。

2. B超检查

B超是妊娠期间诊断胆囊结石和胆囊炎既安全又有效的首选辅助手段，可以检测到2mm以上的结石。敏感度90%以上，假阳性率和假阴性率为2%~4%。

（1）单纯性胆囊炎：表现为胆囊轻度增大，呈圆形或椭圆形，边缘欠光滑，胆囊内壁模糊、粗糙，胆囊壁增厚>0.3cm。

（2）环疽性胆囊炎：表现为胆囊明显扩张，胆囊壁增厚>0.5cm，由于浆膜下水肿，出现双边影。

（3）胆囊穿孔：胆囊一旦穿孔，则明显缩小，轮廓不清，在其周围有液性暗区，胆囊内可积气。同时腹腔内可出现液性暗区。

三、诊断及鉴别诊断

(一) 诊断

妊娠期出现突发性右上腹绞痛，右上腹胆囊区有压痛、肌紧张，Murphy 征阳性，超声检查见胆囊肿大、壁厚，收缩不良，或合并胆石症，并除外以下疾病时可诊断急性胆囊炎。

(二) 鉴别诊断

1. 胃肠道疾病的鉴别

如妊娠急性脂肪肝，妊娠中晚期阑尾炎，胃、十二指肠溃疡穿孔，肠梗阻，急性胰腺炎。

2. 其他

右侧急性肾盂肾炎、心肌梗死、右下大叶肺炎。

3. 与妊娠相关疾病相鉴别

重度妊娠高血压疾病并 HELLP 综合征，另外，须与妊娠早期恶心、畏食、呕吐等早孕反应鉴别，妊娠期胎盘组织合成分泌碱性磷酸酶，血中碱性磷酸酶轻度升高。

四、治疗

(一) 非手术治疗

妊娠合并急性胆囊炎，如果症状轻，胆囊功能好，无结石者可予药物保守治疗。85%~90%的患者经保守治疗后可缓解症状，但 50%患者孕期会反复发作。复发时病情往往加重，包括胆总管胆石症及胆石性胰腺炎风险增加。

1. 饮食控制

发作期禁食水，必要时胃肠减压，缓解期予低脂、低胆固醇饮食。

2. 对症治疗

发作期予解痉、镇痛药物，如阿托品 0.5~1mg，必要时肌内注射哌替啶 50~100mg，缓解期予利胆药物。

3. 支持疗法

补充液体，纠正水、电解质紊乱及酸碱失衡。

4. 补充维生素

出现黄疸时用大剂量维生素 K 注射。

5. 抗感染治疗

选择对胎儿影响较小的抗生素，如青霉素及头孢类抗生素。

(二) 手术治疗

非手术治疗失败，并发胆囊积脓、穿孔、弥散性腹膜炎，尽快行胆囊切除术，有急性化脓性胆总管炎，应同时探查胆总管并引流。对于反复发作的胆囊炎，也可考虑手术治疗。妊娠早期手术易导致流产，妊娠中期手术对胎儿影响最小，妊娠晚期可先行剖宫产，再行胆囊切除术。术后继续抗感染治疗，继续妊娠者给予保胎治疗。

对于妊娠期是否积极手术存在不同的看法。有学者认为，胆囊炎是一种外科疾病，妊娠期反复发作的机会很高。一旦妊娠晚期急性发作，增加早产的风险且手术难度加大，因此，妊娠胆囊炎更倾向于手术治疗，可以防止胆石性胰腺炎等并发症。有学者报道，中孕期胆囊切除术早产的发生率为0，而到晚孕期早产发生率高达40%。也有学者报道63名妊娠期合并有症状的胆囊炎患者，10例妊娠中期行外科手术治疗，无一例发生流产或早产。而53例保守治疗中，20例症状反复或病情加重，8例引产中2例早产。因此认为妊娠期有胆囊炎症状的患者建议手术切除胆囊。手术治疗是安全的，可以减少引产及早产的发病率，减少胎儿的死亡率。

1. 手术方式

开腹及腹腔镜。妊娠期在腹腔镜下切除胆囊和十二指肠乳头切开术效果较好，对胎儿及孕妇影响小，不易诱发早产。

2. ERCP

ERCP下行括约肌切开术或胆结石取出术也是一种较理想的治疗妊娠期急性胆囊炎的方法。其优点为：①可以替代胆囊切除术。②产后胆囊功能恢复快。③可以降低孕妇、胎儿的患病率及死亡率。④最大限度避开开腹及腹腔镜手术所致子宫激惹及麻醉风险。⑤花费低。

第六节 妊娠合并贫血

妊娠合并贫血是妊娠期最常见的并发症。妊娠期间的血容量与非孕期相比约增加50%，达1 500mL左右，但血浆的增加较红细胞多且出现的时间早，前者约增加1 000mL，后者仅500mL左右，故在妊娠晚期容易出现血液稀释。在工业化国家妊娠期缺铁的发生率约为20%，东南亚国家妇女妊娠期缺铁的发生率高达50%，叶酸缺乏的发生率为30%~50%。由于全身血液循环中的红细胞数的测定比较复杂，故更多以血液循环中血红蛋白的浓度作为诊断标准。世界卫生组织的标准为，孕妇外周血血红蛋白<110g/L及血细胞比容<0.33妊娠期贫血。除此之外，红细胞数量也是判断贫血的病因、类型、程度，以及疗效的重要依据。妊娠合并贫血以缺铁性贫血最为常见，其次是巨幼红细胞性贫血和再生障碍性贫血。

血红蛋白>60g/L为轻度贫血，血红蛋白≤60g/L为重度贫血。

一、缺铁性贫血

孕期从食物中摄取铁的量不足或吸收不良，均可导致缺铁性贫血，约占妊娠合并贫血的95%，与妇女所在地区的经济发展状况密切相关，在发展中国家其发病率可达50%以上。严重贫血者孕产妇及围生儿的死亡率明显升高，因此妊娠期特别是妊娠后期的补铁十分重要。

妇女因月经血量的丢失，以及摄入铁的相对不足，多数在非孕期即已存在储备铁的缺乏。妊娠后妇女对铁的需要量较孕前有很大增加，整个孕期约需铁100mg。虽然妊娠期机体对铁的吸收率逐渐升高，至妊娠末期铁的吸收率更可高达40%，但每日从食物中摄取的铁量仍不能满足妊娠的需求，若不注意及时补铁加以纠正，则很容易耗尽储备铁而出现贫血。

（一）贫血对妊娠的影响

1. 对孕妇的影响

轻度贫血不会对孕妇造成太大影响，但当贫血严重，特别是血红蛋白<60g/L时，可因心肌缺氧而导致贫血性心脏病的发病率增加。贫血还可导致妊娠期高血压使妊娠高血压综合征性心脏病增加。另外，孕妇严重贫血时对分娩和手术的耐受力大大下降，易发生失血性休克。抵抗力下降还可导致产褥感染。

2. 对胎儿的影响

Liao QK 等研究发现妊娠妇女体内铁储量下降时，胎盘微绒毛膜处的铁蛋白受体的表达会增加，并以此来维持母胎之间铁的动态平衡。因此一般情况下，胎儿缺铁不会太严重，仅当孕妇在重度贫血时可能因胎盘供氧不足而导致胎儿窘迫、胎儿宫内发育迟缓，以及早产、死胎等。Lewis RM 等研究发现缺铁小白鼠的胎盘绒毛总表面积和绒毛长度密度均有明显的减少，从而导致胎盘发育滞后、胎儿宫内发育迟缓。

(二) 诊断要点

1. 临床表现

(1) 病史：既往已经存在贫血史；月经偏多或经期延长等病史；妊娠早期剧烈呕吐、胃肠功能不良等所致的营养缺乏史。

(2) 症状：轻者症状不明显，严重者可出现全身无力、面色苍白、头晕、心悸、食欲缺乏等，甚至是贫血性心脏病、心力衰竭。

(3) 体征：可以出现眼睑、甲床、皮肤粘膜苍白，皮肤毛发缺乏光泽、粗糙，长期贫血者可见反甲、指甲脆而易裂，部分患者还可出现口炎、舌炎等。

2. 辅助检查

(1) 外周血象：血涂片呈典型的小细胞低色素改变，血红蛋白<110g/L，红细胞<3.5×10^{12}/L，血细胞比容<0.30，红细胞平均体积（MCV）<80fL，红细胞平均血红蛋白浓度（MCHC）<32%，白细胞和血小板一般无异常。

(2) 血清铁：<6.5μmol/L，可以诊断为缺铁性贫血。

(3) 骨髓象：红细胞系统呈轻度或中度增生活跃，以中、晚幼红细胞为主，体积小，胞质少，铁颗粒少。粒细胞和巨核细胞系统多无异常。

3. 鉴别诊断

本病主要与巨幼细胞性贫血和再生障碍性贫血相鉴别，一般根据病史、症状、体征和典型的血象、骨髓象等鉴别并不困难，应警惕几种贫血同时存在的可能性。

(三) 治疗

1. 一般治疗

孕前，以及孕期多进食含铁丰富的食物，如动物肝脏、豆类、蛋类等。积极纠正慢性失血性疾病，如寄生虫病等。补充富含维生素 C、能促进铁吸收的药物和食物，纠正不良的饮食习惯。

2. 药物治疗

(1) 补充铁剂：硫酸亚铁 0.3g，每日 3 次口服，同时服用维生素 C 0.1g 或 10% 稀盐酸 2mL 可更有效地促进铁的吸收；10% 枸橼酸铁铵 20mL，每天 3 次口服；富马酸铁 0.2g，每日 3 次口服；右旋糖酐铁 50mg 肌内注射，每日注射或隔日注射一次。

(2) 输血：重度贫血的孕妇，足月接近分娩或需紧急终止妊娠时，需少量、多次输新鲜血，以免加重肝脏负担。伴随心功能不全者可以输压积红细胞代替新鲜血。

(3) 产时及产后的处理：临产后应积极备血，建立静脉通道；密切监测产程，防止产程延长；宫口开全后可行产钳或胎头吸引器助产以缩短第二产程，胎肩娩出后即可静脉滴注缩宫素 20U，出血较多时，若血压不高可肌内注射麦角新碱 0.2mg；必要时输新鲜全血，产后需给予广谱抗生素预防感染。

二、巨幼红细胞性贫血

巨幼红细胞性贫血临床上较为少见，其在妊娠期的发病率为 0.5%~2.6%，占全部贫血的 7%~8%，多发生于经济情况较差的贫困地区，与叶酸或维生素 B_{12} 缺乏有关。当叶酸或维生素 B_{12} 缺乏时，DNA 合成减少，红细胞核发育停滞，RNA 与 DNA 比例失调，导致红细胞体积大而核仍处于幼稚状态，形成巨幼红细胞。妊娠期的叶酸及维生素 B_{12} 缺乏主要因摄入量减少或吸收不良造成。为了满足妊娠和胎儿生长发育的需要，孕期需要的叶酸量比非孕期约增加 5 倍以上，可导致叶酸及维生素 B_{12} 的摄入量相对不足，若伴随长期偏食、挑食，以及有慢性胃炎、胃大部切除术后等异常情况，可加重叶酸和维生素 B_{12} 的缺乏。另外，遗传性内因子缺乏亦可导致巨幼红细胞性贫血。

（一）巨幼红细胞性贫血对孕妇及胎儿的影响

贫血严重时可导致贫血性心脏病，以及妊娠高血压综合征，另外也使得产褥感染、胎盘早剥的发病率明显增高。叶酸缺乏主要影响胎儿神经系统的发育，可导致无脑儿、脊柱裂等畸形，以及早产、胎儿宫内发育迟缓、死胎等。

（二）诊断要点

1. 临床表现

（1）病史：可有偏食、胃肠功能不良，孕期因频繁呕吐、食欲下降等摄入不足和吸收不良史，以及家庭中有遗传性内因子缺乏患者等情况。

（2）症状：贫血程度重者常表现为乏力、头晕、心慌气短或伴腹泻、舌炎、表情淡漠等，维生素 B_{12} 缺乏还可有周围神经炎的症状，如肢端感觉减退、刺痛、冰冷等感觉异常，以及妄想、忧郁等精神症状。

（3）体征：多数患者均可有不同程度的皮肤粘膜苍白，躯干、四肢的水肿。舌呈鲜红色，有时可见舌面上的小溃疡，疾病严重者还可见舌乳头萎缩、光滑，呈"镜面舌"改变。

2. 辅助检查

（1）血象：呈大细胞正细胞色素性贫血，红细胞平均体积>100 fL，红细胞平均血红蛋白含量>32 pg。红细胞大小不均，见异形红细胞。网织红细胞正常，中性粒细胞分叶过多，白细胞可轻度减少。血小板亦可减少。

（2）骨髓象：骨髓血片红细胞系呈巨幼红细胞增生，巨幼红细胞可占骨髓细胞总数的 30%~50%，核染色质疏松，红细胞体积大，而核发育相对缓慢，呈核浆发育不平衡状态。粒细胞分叶过多，常见 6 个以上的分叶。巨核细胞系可无异常。

（3）血清叶酸<6.8nmol/L，红细胞叶酸<227nmol/L 常提示叶酸缺乏。

（4）血清维生素 B_{12} 值<90pg/mL，可认为维生素 B_{12} 缺乏。

（三）治疗

1. 一般治疗

孕期注意营养保健，多进食新鲜水果、蔬菜、肉蛋类、动物肝脏等含维生素 B_{12} 和叶酸丰富的食物。纠正偏食、挑食等不良的饮食习惯，积极治疗胃肠炎等影响叶酸吸收的原发病。

2. 药物治疗

（1）叶酸：确诊为巨幼细胞性贫血孕妇可每日 15mg，口服，口服不能耐受者可 10~30mg，肌内注射，每日一次，直至贫血纠正。

(2) 维生素 B_{12}：100~200μg，肌内注射，每日一次，2 周后改为每周 2 次，直至血红蛋白值恢复正常。

(3) 输血：对于重度贫血者可少量多次输新鲜全血或压积红细胞。

(4) 产时及产后的处理：密切监测产程，防止产程延长，尽量缩短第二产程，积极备血、输血，预防产后出血，产后给予广谱抗生素预防感染。

三、再生障碍性贫血

再生障碍性贫血是骨髓造血干细胞和造血微环境受损，骨髓有效造血组织明显减少，以致造血功能减退，出现全血细胞（红细胞、白细胞、血小板）减少的一种疾病。妊娠合并再生障碍性贫血较为少见，国内报道其发病率为 0.029%~0.08%。

(一) 病因

原发性再生障碍性贫血多数病因不明，好发于青壮年，可能与遗传因素有关。而继发性再生障碍性贫血与多种因素，如理化因素，生物因素等有着密切的联系。

1. 理化因素

长期从事有害作业如接触苯及其衍生物、农药、砷、汞，以及经常接触各种电离辐射如 X 线、放射性核素等均可损害骨髓的造血功能，而妊娠妇女对这些有害的理化因素似乎更加敏感。

2. 生物因素

各种细菌、病毒或寄生虫导致的急慢性感染均有可能导致再生障碍性贫血的发生，其原因目前还不十分明确，推测可能与感染后的免疫损伤有关。另外，妊娠期的生理变化也可加重再生障碍性贫血的病情。

3. 其他因素

某些药物可以抑制骨髓的造血功能，这使得药物与再生障碍性贫血的发病密切相关。这些药物包括保泰松、氯霉素、吲哚美辛、甲氧苄啶、磺胺甲恶唑等。妊娠期间服用药物与再生障碍性贫血的发病是否有必然联系，目前尚缺乏充足依据。另外，有学者认为，部分发病与患者的自身免疫机制有关，极少数患者还与遗传因素有关。

(二) 再生障碍性贫血与妊娠的关系

妊娠期间患再生障碍性贫血者极少，绝大多数患者在妊娠之前已合并有此病。由于妊娠前患者已存在贫血，妊娠后血容量增加，血液稀释加重可使贫血更加恶化，此时容易发生贫血性心脏病，甚至是充血性心力衰竭。外周血中白细胞减少，病态造血又使血小板的质发生异常，使患者的出血倾向加重，容易导致鼻粘膜，以及胃肠粘膜的出血。孕妇若再伴有其他妊娠并发症或感染，亦可使病情加重，导致孕产妇死亡率增加。合并再生障碍性贫血的孕妇常因严重的败血症、心力衰竭，以及颅内出血而死亡。再生障碍性贫血发生于新生儿的可能性不大，贫血较轻者可对胎儿无太大的影响，贫血严重者可使早产、胎儿发育迟缓、死胎、死产的出现机会增加。

(三) 诊断要点

1. 临床表现

(1) 病史：孕前有接触有害化学物质，如苯的衍生物，以及有害射线的经历。曾接受氯霉素、保泰松、苯妥英钠等药物的治疗史。各种急慢性病原微生物的感染史。

(2) 症状：①贫血，随着妊娠的进展，血液进一步稀释，以及骨髓造血功能的逐渐减退，贫血进行性加重，无效造血使得生成的红细胞在释放到外周血以前就被破坏。②出血，可表现为全身皮肤粘膜，如牙龈、鼻粘膜、消化道粘膜，以及颅脑内的出血，系因血小板的数量减少和功能异常所致。③感染，粒细胞减少，淋巴组织萎缩，导致机体的防御能力下降，加上产后阴道出血，胎盘剥离面创伤，更容易造成生殖道和全身性的感染。

（3）体征：除贫血特有的皮肤粘膜苍白、精神萎靡、乏力、身材瘦弱以外，可于皮肤粘膜上发现细小的出血点，散在分布。

2. 辅助检查

（1）血象：外周血中血红蛋白、白细胞、血小板均降至正常值以下，若网织红细胞<1%，中性粒细胞绝对值<$0.5×10^9$/L，血小板计数<$20×10^9$/L，常提示急性再生障碍性贫血。

（2）骨髓象：至少两个系造血细胞减少，一个或多个部位的增生不良，巨核细胞减少而脂肪细胞等非造血细胞增加。

（四）治疗

1. 治疗原则

增强营养，纠正贫血，积极预防全身性出血；提高机体免疫力，防止感染。

2. 一般疗法

补充铁剂、维生素和蛋白质，改善一般情况，提高免疫力，适当给予止血药来防止皮肤粘膜的出血。

3. 支持疗法

间断吸氧，少量多次输新鲜全血，以迅速纠正三系减少。亦可间断给予成分输血，如浓缩血小板和血细胞比容等。在终止妊娠前就应开始给予广谱抗生素预防感染。

4. 激素疗法

对于急性再生障碍性贫血的患者可给予肾上腺皮质激素。如泼尼松每日30mg，口服，可起到缓解病情的作用。终止妊娠前还可考虑用睾酮50mg，肌内注射，每日一次。

5. 产科处理

再生障碍性贫血患者发现已妊娠时，可于早期终止妊娠。对于妊娠中、晚期的患者，终止妊娠可增加产后出血和感染的机会，如果症状不严重，可在积极治疗的同时，严密监护下继续妊娠。对于急性再生障碍性贫血出血倾向严重，严重威胁母儿生命者，可考虑终止妊娠。分娩期有产科手术指征者宜行剖宫产同时切除子宫，以免引起严重的产后出血和产褥感染。经阴道分娩者应防止产程延长和尽量缩短第二产程。产程开始后即应积极备血、输血、产后及时应用宫缩药加强子宫收缩，以及广谱抗生素预防感染。

第七节 妊娠合并血红蛋白病

血红蛋白病是一种常染色体基因突变所致的遗传性疾病，由于血红蛋白（Hb）合成障碍而引起溶血性贫血。近年来，由于血液病诊断技术的提高，在我国广东、广西、福建、浙江等地区均发现此类患者，在东南亚地区居住之华侨发病者也不少。

一、珠蛋白生成障碍性贫血

已知正常血红蛋白中之珠蛋白均由四种肽链所构成，即α、β、γ、δ四种。正常成人的血红蛋白中主要成分是血红蛋白A，由一对α链及一对β链（简称$α_2β_2$）构成，占95%，其余为血红蛋白 A2（$\alpha_2\beta_2$）及血红蛋白 F（HbF，$\alpha_2\gamma_2$），后者为胎儿血红蛋白的主要成分，出生后这种血红蛋白很快减少，至 6~12 个月后浓度已少于 2%。

由于受遗传缺陷的影响，β 链合成受抑制，α 链只能与 δ 链或丁链结合，结果 HbA2 及 HbF 成分增加，HbA 成分减少，即形成典型的珠蛋白生成障碍性贫血（地中海贫血）（β 珠蛋白生成障碍性贫血）。如 α 链合成抑制，血红蛋白全由 β 链形成者为 HbH（β4）、全由 γ 链合成者称巴特血红蛋白 [HbBart's（γ_4）]，总称 α-珠蛋白生成障碍性贫血。这种类型患者的血红蛋白 A、A2、F 成分均显著减少。

（一）相关检查

1. 血液学常规检查

静脉取血 2mL，EDTA-K2 抗凝，人工稀释后，使用 Sysmex F800 半自动血细胞计数仪检测。MCV 小于 80 fL 为筛查异常，丈夫须做同样检查。此法诊断轻型珠蛋白生成障碍性贫血的敏感度为 98.9%，特异度为 79.49%。

2. 红细胞脆性试验

红细胞脆性小于 60% 为筛查异常。

3. RBC/MCV 法

血红蛋白下降促使红细胞生成素形成及相应红细胞生成增加，使珠蛋白生成障碍性贫血患者有明显 RBC 和 MCV 分离现象。若 RBC/MCV 大于 6，丈夫须做同样检查。

4. 血红蛋白电泳法

珠蛋白生成障碍性贫血患者有不同程度的 HbH 包涵体（即红细胞变性珠蛋白小体）；异丙醇试验阳性（α-珠蛋白生成障碍性贫血）；HBA2 小于 1%（α-珠蛋白生成障碍性贫血）或 HBA2 大于 3.5%（β-珠蛋白生成障碍性贫血）；HBF 大于 2%，甚至大于 30%（重症 β-珠蛋白生成障碍性贫血）；HbH12.7%~17.0%（HbH 病）。丈夫做同样检查。因 HBA2 值受血清铁水平影响，应同时检查血清铁水平，若存在缺铁性贫血，应纠正缺铁后再重复此法检查。

5. 珠蛋白生成障碍性贫血的基因诊断

对 MCV 或红细胞脆性试验有 1 项异常者，进行珠蛋白生成障碍性贫血基因诊断，确定珠蛋白生成障碍性贫血类型。Southern 印迹法杂交用于 α-珠蛋白生成障碍性贫血；增不应变系统法（ARMS 法）和反向点杂交法用于 β-球蛋白生成障碍性贫血的基因检查。

6. 产前绒毛或羊水细胞基因诊断

妊娠早期取绒毛或羊水进行产前基因诊断，避免患病胎儿出生。

7. 超声筛查

某学者应用超声检查 350 例高危孕妇筛查出 90 例 α-珠蛋白生成障碍性贫血。其方法监测心胸比值，心胸比值（CR）计算：HL/TL。设定孕 12~19 周 CR 大于 0.5，孕 20~25 周 CR 大于 0.52 为诊断异常的界值，其灵敏度为 100%，对 α-珠蛋白生成障碍性贫血的特异性为 99.23%。

（二）分类

1. β-珠蛋白生成障碍性贫血

此型是 β-珠蛋白链合成障碍，其分子结构缺陷极为复杂，据 Kazazian（1988）统计 β-珠蛋白基因可有 51 个位点发生突变。珠蛋白链合成障碍产生两个严重后果：①血红蛋白合成速度迟缓。②珠蛋白链失去平衡，过剩的肽链发生沉淀而损伤细胞膜，引起严重溶血。两个 β-珠蛋白生成障碍性贫血基因纯合子状态时，即为重型β-珠蛋白生成障碍性贫血。

（1）临床表现：由于强烈溶血而引起严重贫血。红细胞形态改变显著，新生儿娩出时外表健康，但当HbF浓度下降，即出现严重贫血绝大多数患儿于幼年夭亡，女性幸存至生育年龄则多为不孕。轻型β-珠蛋白生成障碍性贫血患者则为杂合子（一个β-珠蛋白生成障碍性贫血基因，另一个为正常基因）。呈轻度低血红蛋白及小细胞型贫血（红细胞大小形态不均情况较轻），类似缺铁性贫血。Hb浓度平均在100～120g/L。患者与正常孕妇相似，在妊娠期红细胞生成加快；在中期妊娠晚期Hb浓度一般在80～100g/L；接近足月可增至90～110g/L。

（2）治疗：大多数孕妇及新生儿预后好，不需要特殊治疗，除非产时出血过多，很少需要输血。可预防性补充铁剂及叶酸，日剂量分别为30mg及1mg。凡抑制骨髓造血功能及促进红细胞破坏的疾病均能加重贫血，因而在孕期及产褥期须重视预防感染并严密监护，及早进行强有力的治疗。

2. α-珠蛋白生成障碍性贫血（HbH及Hb-Bart型）

根据α-肽链合成障碍程度的不同，可有4种临床综合征出现。每种综合征的临床严重程度则与α-肽链障碍情况密切相关。

（1）Hb-Bart胎儿水肿综合征：α-珠蛋白生成障碍性贫血最重的一型。珠蛋白的4条肽链均有缺陷，属α-珠蛋白生成障碍性贫血纯合子型，其血红蛋白主要由HbH（β4）或Hb-Bart（γ$_4$）组成。Hb-Bart对氧的亲和力较强，氧不易释放。

胎儿常发生典型的非免疫性胎儿水肿（胎儿严重贫血，红细胞形态显著改变，肝脾明显肿大，有严重全身水肿和腹腔积液），常于孕28～34周胎死宫内，或早产、娩出不久即死亡。

（2）中型α-珠蛋白生成障碍性贫血：肽链3条缺陷，仅一条α肽链正常。具有与HbH（β4）相似的临床特征。程度不等的溶血性贫血，于妊娠期症状加重。

新生儿娩出时类似正常，但在婴儿早期即出现溶血性贫血。娩出时为Hb-Bart（γ$_4$）婴儿可有20%～40%在日后为HbH所替代。

（3）轻型α-珠蛋白生成障碍性贫血：有2条。链合成障碍或仅有1条α链合成障碍。

仅有轻或中等度贫血，红细胞Hb含量较低，呈小细胞形态。患者一般能很好承受妊娠，由于成人珠蛋白生成障碍性贫血为轻型，因而在妊娠时除非患者中度贫血，生育多正常大多数孕妇及新生儿预后好。临床监护与治疗与轻型β-珠蛋白生成障碍性贫血相同。

二、镰状细胞贫血

镰状细胞贫血是另一类血红蛋白病。正常血红蛋白为β链结构异常的血红蛋白s所替代。镰状细胞贫血（HbS）为其代表。从父母各遗传一个HbS基因（纯合子状态）乃发生以溶血性贫血为主要表现的镰状细胞贫血。电镜下可见到含HbS的红细胞在缺氧情况下，失去其原有的闪烁而成圆盘状，血红蛋白聚集在红细胞的一边，呈半月形，氧化后又复原，几经反复，红细胞易破坏而发生溶血。因此患者缺氧时，由于镰状红细胞僵硬或血液黏度增加，使微循环血流大大减慢，进而停滞，氧压进一步降低，缺氧更严重，导致恶性循环。

（一）临床表现

妊娠合并镰状贫血患者常在孕前得到诊断，仅偶在妊娠期首次发现。妊娠对患者是一沉重负担。在整个妊娠过程中，患者易发生感染性疾患，隐性菌尿及急性肾盂肾炎发病率增高。严密检测菌尿，及时予以治疗，可以防止发展成症状性肾脏感染。如发生肾盂肾炎后，红细胞对内毒素特别敏感而迅速破坏，红细胞生成也一起受到抑制。贫血进行性加重，疼痛危象频发。因而母婴病死率均增高，孕妇病死率为5%～10%，流产、早产及新生儿死亡约占全部妊娠病例的一半。

(二) 诊断

应严密观察病情，对所有症状、体征及实验室检查，均应详细分析，尤其常出现的镰状细胞危象，在排除所有能引起贫血及疼痛疾病以后才可考虑本病，否则极易把宫外孕、胎盘早剥、肾盂肾炎及其他有疼痛、贫血的严重产科并发病漏诊。

(三) 治疗

(1) 一般患者如无合并感染或营养不良，血红蛋白不致下降到70g以下。孕妇在这种情况下常无症状，由于在妊娠期对叶酸需要量增加，通常需要补充叶酸，1mg/d，尤其是在发生疼痛时，每天应补充叶酸和铁剂，同时要严密监护。

(2) 在晚期妊娠、临产、分娩或产褥早期，可发生镰状细胞危象，即红细胞迅速破坏及梗死形成，引起剧烈骨骼疼痛，迅速发生严重贫血，肝脾大。这种危象可从反复检查血红蛋白而得到早期诊断，如血红蛋白下降到60g/L以下，或24小时下降20g/L，应予以换血，将健康人（仅含HbA）之同型血输入，减少HbS红细胞。据Pritchard经验，输入新鲜血，换出患者血液，使镰状细胞减少一半以上，血细胞比容维持在0.27以上，可完全避免产妇及新生儿死亡。但换血亦有一定危险性，如血清性肝炎、含铁血黄素沉着、循环负担过重及发生同种免疫病等。但减轻难以忍受之疼痛危象及防止母婴死亡，优点远多于缺点。

(3) 给予哌替啶或吗啡止痛，输注右旋糖酐-40或葡萄糖液，通过水合作用可以预防性减少疼痛发作频率，减轻疼痛程度。

(4) 临产时应与心脏病患者一样处理，持续吸氧，使患者能得到充分休息，但又不能过多应用镇静药。在分娩前准备同型血1 000mL，并保持一输液通路，以便发生过度出血时立即输血。如有可能难产或剖宫产，则在术前输注浓缩红细胞，以提高血红蛋白浓度。产时、产后加强防治感染措施，防止心力衰竭及肺水肿发生。

(5) 由于患者体质衰弱，妊娠可以引起各种并发症，并缩短寿命，分娩一次后应进行绝育术，或采取避孕措施，复合雌-孕激素避孕药片有加重血栓形成倾向，不宜应用。

第八节 妊娠合并血小板减少症

妊娠期所见到的血小板减少症可能是特发性，但更多的是继发于下列疾病：获得性溶血性贫血，严重的子痫，HELLP综合征［溶血性贫血（H）、肝转氨酶增高（EL）、血小板减少（LP）］，胎盘早剥引起的消耗性血凝障碍或血纤维蛋白原过少，败血症，红斑狼疮，抗磷脂抗体，严重叶酸缺乏所致的巨幼红细胞性贫血，药物，病毒性感染，变态反应，再生障碍性贫血或放射线照射过量等。

一、特发性血小板减少性紫癜

(一) 病因

特发性血小板减少性紫癜（ITP）是一种自身免疫性出血性疾病。好发于儿童和青年，女性多于男性，故本病合并妊娠者并不罕见。目前研究认为本病发生是由于血小板结构抗原变化引起的自身抗体所至。抗体通过血小板膜上的特异Fc受体的识别而与血小板结合。据检测患者血小板表面相关免疫球蛋白（PAIg）和补体成分（$PA-C_3$）的结果发现：70%~90%患者PA-IgG升高，血浆中浓度比正常人多2~20倍；30%~84%PA-IgM升高；PA-IgA升高可达84%；约1/3患者的$PA-C_{3C}$升高。

(二) 发病机制

1. 妊娠对 ITP 的影响

各家报道不一,有的认为本病在妊娠期可能加重,但另有报道,妊娠并不影响本病病程及预后,且有一些具有出血性倾向的患者在妊娠期症状好转。慢性 ITP 患者大多数在妊娠期并无并发症发生,虽血小板数很低,也很少有严重产后出血者。

2. ITP 对妊娠影响

ITP 对妊娠有一定潜在危险,尤其血小板<$50×10^9$/L 时,孕产妇存在危险更大,使孕妇有出血倾向,导致流产、胎盘早剥及死胎。分娩期易造成产道血肿及产后出血,产后出血率比正常高 5 倍;严重时甚至可出现内脏出血,危及生命。尤其新生儿易发生颅内出血,围生儿病死率明显升高,可达 10%~30%,主要是由于胎盘绒毛表面含有对 IgG 特异受体,通过其介导,胎盘能活跃运输 PA-IgG 到胎血液循环。据测定脐血 IgG 浓度高于母血,导致新生儿血小板破坏,可有 50%以上新生儿发病。然而新生儿血小板减少为一过性及有自限性。当输入的母体 PA-IgG 被胎儿单核吞噬细胞系统破坏后,病情即能解除。血小板数一般在产后 4~6 天降至最低水平,1~2 个月后即恢复正常。因此,胎儿发病的严重度取决于本身血小板的破坏与再生之间的平衡程度。Rote (1985) 证实胎儿吞噬系统的成熟程度有不同,而脐血 PA-IgG 水平高低与新生儿发病之间无明显相关性。

(三) 诊断

(1) 既往内、外科与产科病史有出血倾向。

(2) 实验室检查:反复检查外周血血小板计数<$50×10^9$/L 或伴有血小板形态异常(血小板增大或血小板碎片)。

(3) 查体:皮肤粘膜有紫癜,肝脾一般不大,少数有脾轻度增大。

(4) 骨髓象:多增生,并不减低。巨核细胞数正常或增加,但伴有成熟障碍现象。

(5) 免疫学检测:血浆抗血小板抗体 PA-IgG、PA-IgM 水平增高。

(6) 排除继发性血小板减少性紫癜:如使用骨髓抑制药物(长期服噻嗪类利尿药如氢氯噻嗪等),系统性红斑狼疮,营养缺乏性血小板减少症,妊娠期血小板减少症(先兆子痫,子痫,HELLP 综合征)及严重感染等。

(7) 检测幽门螺杆菌:有研究报道,部分 ITP 患者在幽门螺杆菌根治治疗后血小板计数较前升高,所以难治性 ITP 患者需要做血清学或呼吸试验以确定是否存在幽门螺杆菌的感染。

(四) 治疗

1. 支持治疗

当 ITP 病情缓解,血小板数大于 $50×10^9$/L,一般无须治疗,但须严密监护,定期检查,包括血小板计数等。也可给服氨肽素 1~1.5g,每日 3 次,连服 1 个月,部分患者可延长服用 2~3 个月;其他还可选用肌苷、益血生、鲨肝醇、三磷腺苷(ATP)+辅酶 1、利血生、复合磷酸酯酶等提升血小板药物作为辅助治疗。

2. 糖皮质激素治疗

妊娠期首次发病或妊娠期复发或妊娠期仍未缓解者,应给予肾上腺皮质激素治疗,主要抑制单核吞噬细胞系统的吞噬作用,并减少 PAIg 的产生。日服泼尼松 40~60mg,共 3~4 周,必要时可静脉滴注氢化可的松 300~400mg,每日 1~2 次;或地塞米松 10~30mg,每日一次。临床症状及血象改善后,逐渐减量,至日服维持剂量,使血小板维持在大于 $50×10^9$/L 及无出血倾向。

如病情可能，尽量在早孕12周前不使用激素，以避免胎儿有致畸可能。

3. 脾切除

激素治疗及经各种积极治疗方法而仍无法控制的严重出血病例，在孕6个月以前，可考虑进行脾切除，以去除产生血小板抗体及破坏血小板的主要场所。妊娠晚期手术暴露困难不宜采取手术治疗。J Griffithsd 等相继报道了应用腹腔镜于妊娠20周左右进行脾切除取得了满意的效果。

4. 成分输血

病情严重或急性出血及手术前准备，可输新鲜血液或浓缩的血小板悬液。但输入的血小板存活时间极短，常被抗体迅速破坏；因而有人推荐，在剖宫术前后分别输6个单位浓缩血小板（每输入一单位浓缩血小板可增3 200个血小板）。

5. 免疫球蛋白治疗

对于上述治疗无效的严重ITP患者可给予大剂量IgG静脉滴注，400mg/（kg·d），共5天，以后隔日或几天400mg/kg一次，以改变Fc受体功能，降低血小板上IgG的吸附和单核吞噬细胞系统的清除率。经此治疗，血小板数升高极快，一般1~2天即可见效。但停药2周以上，血小板数又复下降。也可给予胎盘球蛋白，每日4~6g，溶于200~300mL生理盐水中静脉滴注20天，作为严重出血倾向患者应急处理用。

6. 血浆除去法

通过血浆输注和血浆交换可在短时间内去除循环血液中PA-IgG等抗体。主要适用于抗体滴度高的难治型ITP。也有人主张在切脾前，先进行血浆交换，再输血小板，进行切脾，可提高疗效。

7. 产时处理

临产开始应用皮质激素：首次剂量为氢化可的松200mg，静脉滴注，以后每6小时100mg，直至产后。准备好新鲜血及浓缩血小板。严重ITP患者产时输血小板或新鲜血，提升血小板数大于50×10^9/L。控制产程，既要避免急产，又要防止滞产。初产控制在12~24小时。第二产程常规会阴侧切助产，严格避免第二产程延长及产钳分娩。

胎儿娩出后，常规静脉滴注缩宫素，肌内注射麦角新碱0.4mg，增强宫缩，防止产后出血。凡血小板数小于50×10^9/L或有脾切除史（不论血小板数高低）者均做剖宫产。近年提倡产时采取胎儿头皮血（0.1mL），如血小板数不超过50×10^9/L则应做选择性剖宫产。剖宫产时输注血小板6~10单位或新鲜血600~800mL防止产妇分娩时屏气发生颅内出血及产时严重的出血。

8. 产褥期处理

除一般的产褥期处理外，对应用泼尼松或脾已切除的产妇须加强感染的预防，发现有任何感染迹象，须积极抗感染处理，以避免因并发感染而致死亡。新生儿血小板减少常常是暂时的，轻型可短期应用泼尼松，如病情严重则须加输新鲜血或血浆。血小板抗体可从乳汁排出，故不宜母乳喂养。

二、血栓性血小板减少性紫癜

血栓性血小板减少性紫癜（TTP）为一罕见的微血管血栓-出血综合征，其主要特征为发热、血小板减少型紫癜、微血管溶血性贫血、中枢神经系统和肾脏受累等，成为五联征。当与妊娠合并存在时严重威胁母婴生命。

(一) 病因和发病机制

(1) 已近几年来随着分子生物学技术的进展，认识到 vWF/ADAMTS13 在该病发病中的作用，发现了 vWF 切割蛋白酶（vWFCP）与家族性和非家族性 TTP 的关系，并弄清了其结构，阐明了其功能。vWF 是正常止血过程中必需的成分，在高剪切力血流状态时内皮细胞表面，血小板表面受体和 vWF 多聚体三者之间就会相互作用，导致血小板与内皮细胞黏附。vWF 缺乏或分子结构异常会导致一种较常见的遗传性出血性疾病—血管性血友病（vWD）。另一方面，vWF 水平过高会造成慢性内皮细胞损伤，可导致血栓性疾病。急性型 TTP，其血浆中的 vWFCP 常显示明显的不足，酶的活性在 5% 以下（正常人的活性在 40%~70%）。急性 TTP 患者血浆中存在 IgG 型抗 vWFCP 的自身抗体。在恢复期，患者 vWFCP 活性恢复正常。

(2) 内皮细胞损伤被认为是 TTP 发病机制中关键的启动因素，可导致血小板聚集并在脑、肾和其他器官微血管内形成血小板血栓。Jimenez 等发现 TTP 患者血浆可诱导脑和肾的（EMPs）水平增高 5 倍，促凝活性增高 2~3 倍，并且使细胞间黏附分子（ICAM-1）表达增高 3 倍，VCAM-1 增高 3 倍而对照组血浆和 ITP 患者的血浆则无此作用，表明 TTP 发生可能主要与内皮细胞激活而不是凋亡有关。临床发现在 TTP 急性期 EMP 水平显著增高，恢复期时 EMP 水平与对照组相当。因此他们推论从 EMP 水平及激活标志物表达来看，TTP 患者血浆可激活并诱导微血管内皮细胞损伤。Laurence 等发现 TTP 患者的血浆通过诱导血管内皮细胞凋亡而使血管内皮损伤，导致依前列醇（前列环素，PGI_2）减少，分解加速，而正常血浆则有抑制这一过程的作用。

(3) 观察发现 TTP 发病与病毒或细菌感染、结缔组织病（系统性红斑狼疮所致的狼疮性血管炎）、妊娠、药物（磺胺药）等有关。据报道 HIV 相关的 TTP，伴有严重贫血和血小板减少及轻度的肾功能不全。患者血浆中存在一种或多种血小板聚集因子 PAF，或缺乏 PAF 抑制因子使血小板凝集。这些主要由聚集的血小板和少量纤维蛋白组成的透明样血栓广泛地出现在多处小动脉和毛细血管中，当红细胞提高病变的微血管时，受到机械性牵拉、撕裂而损伤、破碎，乃发生微血管病性溶血。

(二) 临床表现

主要临床表现有以下几点。①发热。②血小板减少性紫癜，以皮肤淤点、瘀斑最为常见，也可发生内脏出血，脑出血为其死亡主要原因。③精神-神经症状：一过性头痛、呕吐、意识障碍、共济失调、抽搐，并具有反复多变特征。④严重溶血性贫血，可出现黄疸和血红蛋白尿。⑤肾脏损害：由于肾血管内血栓形成导致肾脏损害，除出现血尿外，还可发生溶血性尿毒症。⑥其他还可出现心肌损害、呼吸窘迫、眼部症状等。

(三) 诊断与鉴别诊断

多数学者认为根据三联征（血小板计数减少、微血管溶血性贫血、中枢神经系统）即可诊断。Cutterman 等的诊断标准如下。

1. 主要表现

(1) 溶血性贫血，末梢血片可见红细胞碎片和异型红细胞。

(2) 血小板计数 $<100×10^9/L$。

2. 次要表现

(1) 发热，体温超过 38.3℃。

(2) 特征性中枢神经系统症状。

(3) 肾脏损害。

若有两个主要表现加上任何一个次要表现即可诊断。血化学检测：血清结合球蛋白减少，乳酸脱氢酶及间接胆红素增高，尿素氮、肌酐浓度升高；尿中可出现蛋白、红白细胞及管型。但因与先兆子痫-子痫综合征、狼疮性血管炎、产后溶血性尿毒症等同属血栓性微血管病，临床表现有许多相似之处，而治疗与产科处理原则有所不同，应注意与之鉴别。

（四）治疗

以往认为TTP是一种严重的疾病，病死率较高。近几年随着治疗方法的进步，存活率明显提高，可达70%左右。

1. 输血及血浆置换

鉴于TTP母婴病死率高，诊断明确后应立即输新鲜冰冻血浆，输注后48~72小时后血小板即有明显升高。因存在自身抗体抑制了ADAMTS13的活性，故输入大量含有ADAMTS13的FFP，可中和自身抗体。

2. 可联合应用糖皮质激素

多选用泼尼松，每日60mg，病情严重者可增至日剂量100~200mg，待病情好转后减量。如输注血浆后48小时无效，则宜采用血浆置换法，即将患者血浆通过血细胞分离机从全血中分离后去除，有形成分（红细胞、白细胞、血小板）回输，同时输入冰冻血浆，一般每日置换35~40mL/kg。症状缓解后可减少置换次数，直至分娩。

3. 抗血小板聚集治疗

可联合输注右旋糖酐-40，每12小时500mL，及应用抗血栓素药物以解除血小板聚集，如双嘧达莫（潘生丁），每日剂量100mg，可抑制ADP的激活血小板聚集的作用；但须与阿司匹林合用，小剂量阿司匹林口服（每日50~80mg）以抑制血栓素合成酶。经上述治疗病情稳定，争取在胎儿成熟后终止妊娠。

4. 其他

最近有应用直线加速器脾区小剂量连续放射治疗顽固性TTP、效果显著的报道。

5. 利妥昔单抗

FadiFakhouri应用利妥昔单抗治疗6名处于急性顽固期的血栓性血小板减少性紫癜患者，都缓解了症状，所有的患者，抗ADAMTS13抗体都消失了，并且在接受治疗之后都检测到了明显的（18%~75%）ADAMTS13活性。利妥昔单抗是一种很有希望的第一线治疗具有急性顽固性和严重复发性的与抗ADAMTS13抗体相关血栓性血小板减少性紫癜的免疫抑制药。孕期及产后禁用。

第九节 妊娠合并白血病

妊娠合并白血病不多见。Sadural（1995）报道了妊娠合并急性白血病1/7.5万，国内报道16/10万~42/10万。急性白血病时，子宫及卵巢常受害而影响怀孕，因此，妊娠合并白血病以慢性髓性白血病（CML）最多见。以往妊娠合并白血病认为慢性白血病为主，且以慢粒多见，慢性淋巴细胞性白血病（慢淋）较少见，急性白血病合并妊娠以急粒多见，急淋次之。近些年来随着白血病治疗的进展，患有急性白血病的年轻患者缓解率明显提高，得以妊娠者亦增多并超过慢粒患者。Caligiuri通过复习文献发现，72例妊娠合并白血病患者中64例为急性白血病，其中44例为急粒，20例为急淋。Ayman Alhejazi总结了32例白血病21例为急性，其中15例为急粒，6例为急淋，11例为慢粒。慢性淋巴性白血病多半发生于50岁左右之妇女，故合并妊娠者较少。患者在受孕前多已查出本病，偶有在妊娠期间因贫血久治不愈，严重白细胞增多及脾大而进一步检查才发现的。

一、病因

（一）病毒

人类T淋巴细胞白血病病毒Ⅰ型有传染性，诱发成人T细胞白血病已被证实。Lehtinen 对芬兰和冰岛两国5.5万位母亲进行病例对照巢式队列研究，检测其巨细胞病毒、人类疱疹病毒6的抗体，以及EB病毒的DNA，并对其后代追踪15年，结果发现 EBVIgG 和 IgM 同时阳性的母亲是儿童 ALL 白血病的危险因素。EB 病毒、HTLV-Ⅰ病毒与HIV 感染的患者发生白血病有关。

（二）遗传因素

遗传因素和某些白血病发病有关，有资料表明白血病患者家庭成员中白血病发病率增高。某些遗传性疾病，如 Down 综合征、Turner 综合征、Fanconi 贫血、Prader-Willi 综合征等患儿的白血病发病率较高。一些研究显示自身免疫性疾病一、二级家族史是婴儿 ALL 的危险因素，部分自身免疫性疾病容易合并白血病。

（三）放射因素

电离辐射与白血病关系密切，其作用与辐射量的大小与部位有关。现已知一定剂量的γ射线可诱发白血病。如1945年日本广岛、长崎原子弹爆炸后，幸存者白血病发病率呈数十倍上升。目前尚无足够证据表明一般X线诊断时的放射剂量能引起白血病。

（四）化学因素

职业性接触苯、甲苯、氯乙烯、杀虫剂等与白血病的发病有一定的关系。化学药物中以抗肿瘤药（主要是烷化剂、甲基苄肼、亚硝基脲等）引起白血病的报道日渐增多。其他如氯霉素、保泰松、磺胺增效剂、安眠镇静药、乙双吗啉等，均被疑为可能诱发白血病。

（五）其他因素

如慢性细菌性感染、真菌感染、变态反应、外伤、骨折等，但都缺乏确切的证据。同时机体免疫功能低下也是发病的重要诱因。

二、发病机制

慢性骨髓性白血病，此类患者大多存在费城染色体（ph）即为有缺失的第22号染色体，这种情形大约在90%的 CmL 病患中都可以发现到，这种致癌性的基因突变会导致一种异常的融合蛋白 BCR-ABL 的产生，这种蛋白质必须先与 ATP 结合来活化，接着促进酪氨酸激酶活性的提升，此激酶在细胞周期中扮演着重要的角色，尤其是可以透过 Ras 细胞信息传导路径使细胞产生 Cdk-Cyclin 复合体，接着此复合体又可将标的蛋白磷酸化，导致如核膜的分解、染色体的高度聚集、纺锤丝的形成等情形，以利于细胞分裂的发生。由于酪氨酸激酶受到高度地活化，细胞分裂的情形就不再受到原本正常的细胞机制所调控，使细胞不断地异常增生，最后导致人体内白细胞的过度增生，即引起慢性骨髓性白血病。

三、妊娠与疾病的相互影响

通过病例分析，目前一致认为妊娠不会使白血病病情恶化，甚至有暂时改善的可能，与孕期 ACTH 及肾上腺皮质激素分泌增多有关。偶有恶化病例可能是疾病本身发展趋势。

慢性白血病孕妇的流产率并不增加，但早产及死产发生率可达40%。可能与孕妇贫血有关。

产后出血较一般产妇多见，因此慢性白血病并发妊娠的危险性在于婴儿死亡率增高及产妇本身有产后出血的危险。

急性白血病与非孕妇相似，常在几个月内死亡，因此结束妊娠作为治疗措施并无意义，曾有人统计分析38例妊娠合并急性白血病，其中11例为急性淋巴性白血病，因同时有血小板减少，引起严重产后出血，病死率为50%~60%。

在白血病患者所生胎儿及死胎的组织内多数未发现有白血病样增生改变，但有3%~5%的白血病可经胎盘传给胎儿。有的且认为有些白血病病因是内源性的，其染色体可能有结构上的缺陷而遗传给其子代，因此白血病患者分娩的婴儿有患白血病的可能。Ayman Alhejazi对10个急性白血病患者进行化疗，7例分娩出正常新生儿，未见胎儿异常1对11个慢性白血病患者，9例患者妊娠期应用羟基脲进行化疗，一例接受α-干扰素治疗，另一个接受粒细胞洗涤治疗，8个分娩出正常新生儿，其余3例患者行流产。

四、临床表现

妊娠期间白血病的诊断往往很困难。最常见的最初表现为贫血易疲劳、出血和反复高热。体征可有皮肤粘膜苍白，皮肤出血点及瘀斑，肝大，以及淋巴结肿大，以及感染的各种症状。

五、治疗

（一）支持治疗

（1）保护性隔离。

（2）预防感染。

（3）成分输血：贫血时可输注浓缩红细胞，血小板低时可输注浓缩血小板。白细胞减低时可输注惠尔血（rhG-CSF）或生白能（thuGM-CSF）。

（二）化疗

急性期因病情急，病程短，其治疗仍应与非孕期一样，但易引起流产，胎儿病死率也高，多数主张在妊娠最初3个月内使用皮质激素和抗生素及多次输新鲜血液，不应用抗代谢类抗肿瘤药物，有助于胎儿的存活和降低孕妇的病死率。妊娠早期患急性白血病者，学者一致认为应终止妊娠。终止妊娠宜在联合化疗获得缓解之后才能进行，因为白血病发作时做人工流产容易引发感染和出血。妊娠中、晚期患白血病的孕妇，即使应用抗癌药物，一般不会引起畸形。终止妊娠会使孕妇体内甾体激素水平低落，以至白血病恶化，甚至死亡。多数学者认为妊娠中、晚期的白血病孕妇应联合化疗并加强支持治疗，治疗使病情缓解，使产妇出血和感染的危险将大大减少，并保持至足月以求取得较高的新生儿存活。

急性淋巴细胞白血病化疗常采用VDP方案或VDAP方案。

1. VDP方案

长春新碱（V）1~2mg，第1天用，每周一次，静脉注射。柔红霉素（D）40~60mg，第1~2天用，每周2次，静脉注射。泼尼松（P）40~60mg，每日分次口服，连用28天。

2. VDAP方案

长春新碱（V）1~2mg，第1天用，每周一次，静脉注射。柔红霉素（D）45mg，第1~2天用，每周2次，静脉注射。左旋门冬酰胺酶（A）5 000~10 000 U，第16天开始，每天一次，静脉注射。泼尼松（P）40~60mg，每日分次口服，连用28天。

3. TADP 方案

急性非淋巴细胞白血病化疗常采用 TADP 方案。6-硫代鸟嘌呤（6-TG）100~150mg，每日一次口服，连用 7 天。柔红霉素（D）45mg，第 1~3 天用，每天一次，静脉注射，连用 7 天。阿糖胞苷（Ara-C）150mg，每天一次，静脉注射。泼尼松（P）40~60mg，每日分次口服，连用 28 天。

（三）产科处理原则

1. 分娩期处理

尽量采用阴道分娩。如有剖宫产指征，术前须充分做好预防出血及感染的措施。术前及术中输注新鲜血及血小板悬液，并给予广谱抗生素预防感染。胎儿娩出后立即给予缩宫素，若子宫收缩乏力，可考虑子宫次全切除术。

2. 产褥期处理

积极预防感染及产后出血。

3. 新生儿处理

行血象检查及染色体检查，并长期随访。孕妇采用大剂量泼尼松治疗者，新生儿应进行激素减量治疗，泼尼松 2.5mg，每日 2 次，以后减半量再维持 1 周。

第十节 妊娠合并甲状腺功能亢进

甲状腺功能亢进（简称甲亢）是一种常见的内分泌疾病，系甲状腺激素分泌过多所致。甲状腺功能亢进妇女常表现为月经紊乱、减少或闭经，不易妊娠，一旦妊娠，流产、早产、死胎率高于正常人，妊娠期由于垂体激素与胎盘激素的共同作用，以及甲状腺组织对 FSH 的敏感性增加，使甲状腺素的生成与分泌均有增加，可加重甲状腺功能亢进患者的心血管负担，尤其在分娩、手术、感染时甚至发生甲状腺功能亢进危象时。妊娠期高血压疾病的发生也有所增加。妊娠期甲状腺功能亢进大多数是 Graves 病，这是一种主要由自身免疫和精神刺激引起的疾病，特征有弥漫性甲状腺肿和突眼。

一、临床表现

（一）症状

患者表现为高代谢症候及多系统功能异常，如出汗增多、怕热、心悸、乏力、食欲亢进、体重减轻、腹泻等。

（二）体征

甲状腺弥漫性肿大、心动过速、脉压增宽、眼球突出等。

二、实验室检查

常用的有 BMR、TT_4、TT_3、FT_4、FT_3、TBG 等。其中 FT_4 最能反映甲状腺功能亢进情况。

三、鉴别诊断

心肌炎或心脏器质性疾病：可通过心电图、超声心动图、甲状腺功能测定等鉴别。

四、治疗

治疗原则是：①控制甲状腺功能亢进症状，预防甲状腺功能亢进危象和并发症的发生。②预防流产、早产和胎死宫内、胎儿宫内生长受限。

1. 妊娠期管理

（1）一般治疗：注意休息，补充足够热量和营养物质，精神放松。

（2）药物治疗：丙硫氧嘧啶（PTU）能阻止甲状腺激素合成并阻断 T_4 转变为 T_3，且不易通过胎盘，为首选药。根据病情 PTU 剂量可自每日 200~800mg 不等。用药将孕妇甲状腺激素水平控制在正常高值或轻度甲状腺功能亢进水平，以防胎儿发生甲状腺水平低下。β 受体阻滞剂，如普萘洛尔，不能直接抑制甲状腺功能，仅改善交感神经兴奋症状，多数作者不主张孕期使用，因可引起新生儿心动过缓、肌肉松弛和严重的低血糖症。通常需服用 PTU 至分娩，如无并发症须在妊娠 38 周入院治疗。

（3）手术治疗：疑有癌变或药物不能控制者可考虑手术治疗。手术时间原则上在妊娠 16~20 周进行。

2. 分娩期管理

甲状腺功能亢进本身并非剖宫产指征，应尽量经阴道分娩。产程中注意能量补充、氧气吸入、定时测血压、脉率。进行精神安慰和鼓励，使产妇减少精神负担，配合分娩。缩短第二产程，病情重者行手术助产，若有产科指征，应行剖宫产。不论阴道产或手术产，均应预防感染，监测和预防甲状腺功能亢进危象的发生。分娩时做好新生儿复苏准备。留脐带血进行甲状腺功能检测及抗甲状腺抗体检查。

3. 产褥期管理

甲状腺功能亢进产妇产后病情有加重及复发倾向，应积极预防感染，注意产后出血及甲状腺功能亢进危象。产后应根据甲状腺功能测定调整抗甲状腺药物用量。产后需继续服用抗甲状腺功能亢进药物者可以哺乳。出院后应继续产科及内分泌科随诊。如能定期监测婴儿内科疾病甲状腺功能则更理想。

4. 甲状腺危象的治疗

（1）丙硫氧嘧啶服用剂量加倍，一旦症状缓解应及时减量。

（2）碘化钠溶液 500mg 加入 10%葡萄糖溶液 500mL 中静脉滴注。

（3）普萘洛尔控制心率。

（4）地塞米松 10~30mg，静脉滴注。

（5）对症处理，如降温，吸氧，补充维生素，纠正水、电解质紊乱，控制感染等。

五、防治要点

精神刺激、手术、高热等都可使甲状腺功能亢进加重，严重时发生甲状腺功能亢进危象。因此临产后给予精神安慰，减轻疼痛，补充能量，缩短产程都是至关重要的。对有甲状腺疾病家族史的妇女，妊娠期应特别注意甲状腺功能亢进的发生。

第十一节 妊娠合并肺结核

结核病是由结核分枝杆菌引起的慢性传染病，可累及全身多个脏器，但以肺结核最为常见。

随着医疗条件的改善，妊娠合并肺结核不再是重要的妊娠并发症。肺结核孕妇除了流产、早产发生率略增高外，一般预后良好。

一、临床表现

（一）病史

患者多孕前即有肺结核病史。

（二）症状

1. 全身中毒症状

如低热、乏力、盗汗。

2. 呼吸系统症状

如咳嗽、咳痰、咯血、胸痛等。

（三）体征

肺尖部湿性啰音。

二、辅助检查

1. 痰结核菌检查

痰结核菌检查是确诊肺结核最特异的方法。

2. X 线检查

在妊娠 3 个月后进行，以避免 X 线对胎儿的影响。

3. 纯结核菌素试验（PPD）

平均直径不小于 5mm 为阳性反应。

4. 纤维支气管镜检查

有时对于鉴别诊断是必要的。

5. 血沉

血沉正常也不能排除活动期。

三、鉴别诊断

应与肺炎、肺脓肿、慢性支气管炎、支气管扩张、其他发热性疾病鉴别。

四、治疗

1. 妊娠期处理

（1）治疗性流产，应争取在 3 个月内进行。下列情况应行人工流产：①妊娠早期使用对胎儿有影响的化学药物；②严重肺结核或肺功能不良者；③妊娠剧吐治疗无效者。

（2）一般治疗：加强营养，注意休息。

（3）化学药物治疗：治疗原则为早期、足量、联合、选择用药。妊娠期常用药物异烟肼、乙胺丁醇、对氨基水杨酸钠。禁用链霉素，慎用利福平，尤其在妊娠最初 3 个月内。静止性肺结核于妊娠 28 周至产后 3 个月应用异烟肼，浸润型肺结核病变不广泛者用异烟肼加乙胺丁醇；重症可加用利福平。

(4) 手术治疗：有肺部病变手术指征，应在妊娠 3~7 个月内进行，术中、术后预防流产或早产。

2. 分娩期处理

(1) 分娩方式：无产科指征，以阴道分娩为宜。

(2) 缩短第二产程：会阴侧切或阴道助产以避免过渡屏气而使肺泡破裂及病灶扩散。

3. 产褥期处理

产后发热者应摄胸片，明确有无病灶扩散。活动期肺结核应禁止哺乳，减少消耗和避免新生儿接触传染。

五、防治要点

活动性肺结核不宜结婚，已婚者应避孕。有结核病史或有密切接触史者，在妊娠 3 个月后常规摄胸片，以早期发现肺结核。

第十二节 妊娠合并心脏病

妊娠合并心脏病是引起孕产妇死亡的主要原因之一，在我国孕产妇死因顺位中居于第 3 位。发病率国内外报道为 1%~4%。

一、妊娠对心血管系统的影响

(一) 妊娠期

孕妇的总血容量较非孕期明显增加，引起心排血量增加和心率加快。分娩前 1~2 个月心率每分钟平均增加约 10 次。对于血流限制性损害的心脏病患者（如二尖瓣狭窄及肥厚型心肌病）可能出现明显症状甚至发生心力衰竭。

(二) 分娩期

每次宫缩时有 250~500mL 液体被挤入体循环，因此孕妇全身血容量增加，心排血量增加，同时伴有血压增高、脉压增宽及中心静脉压升高。先天性心脏病孕妇在第二产程屏气时，有时可因肺循环压力增加，使原来左向右分流转为右向左分流而出现发绀。胎儿胎盘娩出后，胎盘循环停止，回心血量增加。同时腹腔内压骤减，大量血液向内脏灌注，造成血流动力学急剧变化。此时为心脏负担最重的时期，心脏病孕妇极易发生心力衰竭。

(三) 产褥期

产后 3 日除子宫收缩使部分血液进入体循环外，妊娠期组织间隙潴留的液体也开始回到体循环。心脏病孕妇此时仍有发生心力衰竭的风险。

二、妊娠合并心脏病的种类和对妊娠的影响

最常见的妊娠合并心脏病的种类及顺位是先天性心脏病、风湿性心脏病、妊娠期高血压疾病性心脏病、围生期心肌病、贫血性心脏病，以及心肌炎等。不同类型心脏病的发病率，因不同国家及地区的经济发展水平有一定差异，对妊娠的影响亦不同。

(一) 先天性心脏病

1. 左向右分流型先天性心脏病

(1) 房间隔缺损:是最常见的先天性心脏病。占20%左右。对妊娠的影响取决于缺损的大小。缺损面积<1cm²者,多数能耐受妊娠及分娩。若缺损面积较大。可引起右向左的分流而出现发绀,并有诱发心力衰竭的可能。房间隔缺损面积>2cm²者,最好孕前手术矫治后再考虑妊娠。

(2) 室间隔缺损:缺损面积<1.25cm²,既往无心力衰竭史及其他并发症者,一般能顺利度过妊娠期与分娩期。缺损面积较大且未修补的孕妇,易出现肺动脉高压和心力衰竭。发生右向左分流而发绀时,应在孕早期行治疗性人工流产。

(3) 动脉导管未闭:由于儿童期可行手术治愈,故妊娠合并动脉导管未闭者不多见。未闭动脉导管管径较小、肺动脉压正常者,妊娠期一般无症状,可继续妊娠至足月。较大分流的动脉导管未闭,孕前未行手术治疗者,由于大量动脉血流向肺动脉,肺动脉压升高使血流逆转,出现发绀和心力衰竭。孕早期已有肺动脉高压或有右向左分流者,建议终止妊娠。

2. 右向左分流型先天性心脏病

较常见的有法洛四联症及艾森曼格综合征,一般多合并复杂的心血管畸形。此类患者对妊娠期血容量增加和血流动力学改变的耐受力极差,孕妇和胎儿死亡率极高。这类女性不宜妊娠,若已妊娠也应尽早终止。经手术治疗后心功能为Ⅰ~Ⅱ级者,可在严密监护下继续妊娠。

3. 无分流型先天性心脏病

主要有肺动脉口狭窄、主动脉缩窄、马方(Marfan)综合征等。此类先天性心脏病对妊娠的影响取决于病变程度及心脏代偿功能。对于中、重度患者,建议早期终止妊娠。

(二) 风湿性心脏病

风湿性心脏病以二尖瓣狭窄最多见,占风湿性心脏病的2/3~3/4。部分为二尖瓣狭窄合并关闭不全,主动脉瓣病变较少见。无明显血流动力学改变的轻度二尖瓣狭窄者,可以耐受妊娠。伴有肺动脉高压的二尖瓣狭窄患者,应在妊娠前纠正二尖瓣狭窄,已妊娠者宜早期终止妊娠。由于妊娠期外周阻力下降,使二尖瓣反流程度减轻,因此二尖瓣关闭不全者,一般情况下能耐受妊娠。

(三) 妊娠期高血压疾病性心脏病

妊娠期高血压疾病性心脏病指既往无心脏病病史及体征,在妊娠期高血压疾病的基础上突然发生以左心衰竭为主的全心衰竭。主要由冠状动脉痉挛、心肌缺血、周围小动脉阻力增加、水钠潴留及血黏度增加等因素而诱发。诊治得当,常能度过妊娠期并分娩,多不遗留器质性心脏病变。

(四) 围生期心肌病(PPOM)

围生期心肌病是指既往无心血管系统疾病史,于妊娠期28周至产后6个月内发生的扩张性心肌病。确切病因不清,可能与病毒感染、自身免疫、多胎、高血压、营养不良及遗传等因素有关。再次妊娠可复发。临床表现主要为呼吸困难、心悸、咳嗽、咯血、端坐呼吸、胸痛、肝大、水肿等。25%~40%的患者可有相应器官栓塞症状。轻者仅有心电图T波改变而无其他症状。胸部X线摄片见心脏普遍增大、肺瘀血。心电图示左室肥大、ST段及T波异常改变,可伴有各种心律失常。B超心动图检查示心腔扩大,以左室、左房增大为主,室壁运动减弱,射血分数降低。部分患者可因心力衰竭、肺栓塞或心律失常而死亡。

三、妊娠合并心脏病对母儿的影响

(一) 对母亲的影响

1. 心力衰竭

若心脏病患者原有心功能受损,妊娠期可加重心功能不全,出现心力衰竭。心力衰竭最容易发生在妊娠 32~34 周、分娩期及产褥早期。

2. 亚急性感染性心内膜炎

由于妊娠期孕妇抵抗力下降,各时期发生菌血症的概率增加。如泌尿生殖道感染,会使已有缺损或病变的心脏发生亚急性感染性心内膜炎。若控制不及时,可诱发心力衰竭。

3. 缺氧和发绀

妊娠时外周血管阻力降低,使发绀型先天性心脏病的发绀加重。非发绀型左向右分流的先天性心脏病,可因肺动脉高压及分娩失血等原因,发生暂时性右向左分流引起缺氧和发绀。

4. 栓塞

孕妇血液呈高凝状态,若合并心脏病伴静脉压增高及静脉淤滞则有发生深静脉血栓的风险,一旦栓子脱落可诱发肺栓塞,是孕产妇的重要死亡原因之一。

(二) 对胎儿的影响

流产、早产、死胎,胎儿生长受限、胎儿窘迫及新生儿窒息的发生率在不宜妊娠或妊娠后心功能恶化的心脏病患者中明显增高。某些治疗心脏病的药物对胎儿也存在潜在的毒性反应。部分先天性心脏病为多基因遗传,双亲中任何一方患有先天性心脏病,其后代先天性心脏病及其他畸形的发生概率明显增高。如肥厚型心肌病、马方综合征的子代再发生率高达 50%。

四、临床表现

(一) 病史

妊娠前有心悸、气短、心力衰竭史,或曾有风湿热病史,体检、X 线、心电图检查曾被确诊为器质性心脏病。

(二) 症状

有劳力性呼吸困难,经常性夜间端坐呼吸、咯血,经常性胸闷胸痛等临床症状。

(三) 体征

发绀、杵状指、持续性颈静脉怒张。心脏听诊有舒张期 2 级以上或粗糙的全收缩期 3 级以上杂音。有心包摩擦音、舒张期奔马律和交替脉等。

五、检查

(一) 心电图

有严重心律失常,如心房颤动、心房扑动、Ⅲ度房室传导阻滞、ST 段及 T 波异常改变等。

(二) X 线检查

心界明显扩大,尤其个别心腔扩大。

（三）B超心动图

心腔扩大、心肌肥厚、瓣膜运动异常、心内结构畸形。

六、心功能分级

为衡量孕妇心功能，纽约心脏病协会（NYHA）1994年采用并行的两种分级方案。

（一）Ⅰ~Ⅳ级

依据患者生活能力状况，将心脏病孕妇心功能分为Ⅰ~Ⅳ级

(1) Ⅰ级：一般体力活动不受限制。

(2) Ⅱ级：一般体力活动轻度受限制，活动后心悸、轻度气短，休息时无症状。

(3) Ⅲ级：一般体力活动明显受限制，休息时无不适，轻微日常工作即感不适、心悸、呼吸困难，或既往有心力衰竭史者。

(4) Ⅳ级：一般体力活动严重受限制，不能进行任何体力活动，休息时有心悸、呼吸困难等心力衰竭表现。

该心功能分级简便易行，不依赖任何器械检查。不足之处是主观症状和客观检查不一定一致，有时甚至差距很大。

（二）A~D级

根据客观检查手段（心电图、负荷试验、X线、B超心动图等）来评估心脏病严重程度，将心脏病分为A~D级

(1) A级：无心血管病的客观依据。

(2) B级：客观检查表明属于轻度心血管病患者。

(3) C级：客观检查表明属于中度心血管病患者。

(4) D级：客观检查表明属于重度心血管病患者。

其中轻、中、重没有做出明确规定，由医师根据检查进行判断。两种分级可以单独应用，也可以联合应用。如心功能Ⅱ级C、Ⅰ级B等。

七、治疗

心脏病孕产妇的主要死亡原因是心力衰竭和感染，因此心脏病患者进行孕前咨询十分必要，应从妊娠早期开始定期进行产前检查。在心力衰竭容易发生的3个时期加强监护，减少母儿并发症的发生。

（一）妊娠前

根据心脏病种类、病变程度、是否需要手术矫治、心功能级别，以及医疗条件等，综合判断能否继续妊娠。

1. 可以妊娠

心脏病变较轻，心功能Ⅰ~Ⅱ级，既往无心力衰竭史，亦无其他并发症者。

2. 不宜妊娠

心脏病变较重、心功能Ⅲ~Ⅳ级；既往有心力衰竭史；严重心律失常、肺水肿；中、重度肺动脉高压；右向左分流型先天性心脏病、活动性风湿热、联合瓣膜病变、心脏病并发细菌性心内膜炎、急性心肌炎；年龄>35岁且心脏病病程较长者。不宜妊娠的心脏病孕妇，应在12周前行治疗性人工流产。妊娠超过12周时，终止妊娠必须行较复杂手术，手术风险不亚于继续妊娠，

应积极治疗心力衰竭，延长妊娠至分娩为宜。对顽固性心力衰竭的孕妇，应与内科医生配合，在严密监护下行剖宫取胎术。

（二）妊娠期

1. 定期产前检查

及早发现心力衰竭的早期征象。①轻微活动后即出现胸闷、心悸、气短。②休息时心率每分钟超过110次，呼吸每分钟超过20次。③夜间常因胸闷而坐起呼吸，或到窗口呼吸新鲜空气。④肺底部出现少量持续性湿啰音，咳嗽后不消失。妊娠20周前，每2周产前检查一次。妊娠20周后，尤其是32周后，发生心力衰竭的概率增加，应每周产前检查一次。发现早期心力衰竭征象，应立即住院。孕期经过顺利者，亦应在36~38周住院待产。

2. 心力衰竭的防治

（1）避免多度劳累及情绪激动：保证充足休息，每日至少10小时睡眠。

（2）注意饮食结构及营养：控制整个孕期体重增长不超过12kg为宜。以高蛋白、高维生素、低盐、低脂饮食为主。注意铁剂的补充。妊娠16周后适当限盐，每日食盐量不超过4~5g。

（3）预防和治疗引起心力衰竭的诱因：预防感染，纠正贫血，治疗心律失常。防治妊娠期高血压疾病和其他并发症。

（4）心力衰竭的治疗：与未孕者基本相同。由于血液稀释、血容量增加及肾小球滤过率增强，同样剂量药物在孕妇血中浓度相对偏低，使用强心药物时需注意。孕妇对洋地黄类药物耐受性较差，需注意其毒性反应。早期心力衰竭者，可给予作用和排泄较快的制剂，如地高辛0.25mg口服，每日2次，2~3天后可根据临床效果改为每日一次。严重心力衰竭，需与内科合作，边控制心力衰竭边行急诊剖宫产，以挽救母儿生命。

（三）分娩期

应提前选择好适宜的分娩方式。

1. 分娩方式的选择

心功能Ⅰ~Ⅱ级、胎儿不大、胎位正常、宫颈条件良好者，可在严密监护下经阴道试产。对有产科指征及心功能Ⅲ~Ⅳ级者，均应择期行剖宫产。不宜再妊娠者，可同时行输卵管结扎术。

2. 分娩期的处理

第一产程应安慰及鼓励产妇，消除其紧张情绪。适当应用地西泮、哌替啶等镇静剂。加强监护、预防感染。第二产程要避免用力屏气增加腹压，常规行会阴切开、胎头吸引或产钳助产，尽可能缩短第二产程。第三产程胎儿娩出后，产妇腹部放置沙袋，以防腹压骤降而诱发心力衰竭。预防产后出血。

（四）产褥期

产后3日内，尤其产后24小时内仍是心力衰竭发生的危险期，产妇应充分休息并密切监护。预防产后出血、感染和血栓栓塞。心功能Ⅲ级及以上者，不宜哺乳。

（五）心脏手术指征

一般不主张在孕期手术，尽可能在幼年、孕前或延至分娩后再行心脏手术。若妊娠早期出现循环障碍症状，孕妇不愿行人工流产，内科治疗效果不佳且手术不复杂时，可考虑手术治疗。

第十三节 妊娠期高血压疾病

妊娠期高血压疾病是妊娠与血压升高并存的一组疾病，发生率5%~12%。该组疾病严重影响母婴健康，是孕产妇和围产儿病死率升高的主要原因，包括妊娠期高血压、子痫前期、子痫，以及慢性高血压并发子痫前期和慢性高血压合并妊娠。前三种疾病与后两种在发病机制及临床处理上略有不同。本节重点阐述前两种疾病。

一、高危因素与病因

1. 高危因素

流行病学调查发现孕妇年龄≥40岁；子痫前期病史；抗磷脂抗体阳性；高血压、慢性肾炎、糖尿病；初次产检时BMI≥35kg/m²；子痫前期家族史（母亲或姐妹）；本次妊娠为多胎妊娠、首次怀孕、妊娠间隔时间≥10年，以及孕早期收缩压≥130mmHg或舒张压≥80mmHg等均与该病发生密切相关。

2. 病因

至今病因不明，因该病在胎盘娩出后常很快缓解或可自愈，有学者称之为"胎盘病"，但很多学者认为是母体、胎盘、胎儿等众多因素作用的结果。

关于其病因主要有以下学说：

（1）子宫螺旋小动脉重铸不足：正常妊娠时，子宫螺旋小动脉管壁平滑肌细胞、内皮细胞凋亡，代之以绒毛外滋养细胞，且深达子宫壁的浅肌层。充分的螺旋小动脉重铸使血管管径扩大，形成子宫胎盘低阻力循环，以满足胎儿生长发育的需要。但妊娠期高血压患者的滋养细胞浸润过浅，只有蜕膜层血管重铸，俗称"胎盘浅着床"。螺旋小动脉重铸不足使胎盘血流量减少，引发子痫前期一系列表现。造成子宫螺旋小动脉重铸不足的机制尚待研究。

（2）炎症免疫过度激活：胎儿是一个半移植物，成功的妊娠要求母体免疫系统对其充分耐受。子痫前期患者无论是母胎界面局部还是全身均存在着炎症免疫反应过度激活现象。现有的证据显示，母胎界面局部处于主导地位的天然免疫系统在子痫前期发病中起重要作用，Toll样受体家族、蜕膜自然杀伤细胞（dNK）、巨噬细胞等的数量、表型和功能异常均可影响子宫螺旋小动脉重铸，造成胎盘浅着床。特异性免疫研究集中在T细胞，正常妊娠时母体Th1/Th2免疫状态向Th2漂移，但子痫前期患者蜕膜局部T淋巴细胞向Th1型漂移。近年发现，CD4+CD25+调节性T细胞（regulatory T cell，Treg细胞）参与Th1/Th2免疫状态的调控。当Treg细胞显著减少时，促进Th1占优势，使母体对胚胎免疫耐受降低，引发子痫前期。

（3）血管内皮细胞受损：血管内皮细胞损伤是子痫前期的基本病理变化，它使扩血管物质如一氧化氮（NO）、前列环素（PGI_2）合成减少，而缩血管物质如内皮素（ET）、血栓素A_2等合成增加，从而促进血管痉挛。此外血管内皮损伤还可激活血小板及凝血因子，加重子痫前期高凝状态。引起子痫前期血管内皮损伤的因素很多，如炎性介质，肿瘤坏死因子、白细胞介素-6、极低密度脂蛋白等，还有氧化应激反应。

（4）遗传因素：妊娠期高血压疾病具有家族倾向性，提示遗传因素与该病发生有关，但遗传方式尚不明确。由于子痫前期的异质性，尤其是其他遗传学和环境因素的相互作用产生了复杂的表型。在子痫前期遗传易感性研究中，尽管目前已定位了十几个子痫前期染色体易感区域，但在该区域内进一步寻找易感基因仍面临很大的挑战。影响子痫前期基因型和表型的其他因素，包括，多基因型、基因种族特点、遗传倾向和选择、基因相互作用及环境，特别是基因和环境相互作用是极重要的。

（5）营养缺乏：已发现多种营养如低白蛋白血症、钙、镁、锌、硒等缺乏与子痫前期发生发展有关。有研究发现饮食中钙摄入不足者血清钙下降，导致血管平滑肌细胞收缩。硒可防止机体受脂质过氧化物的损害，提高机体的免疫功能，避免血管壁损伤。锌在核酸和蛋白质的合成中有重要作用。维生素 E 和维生素 C 均为抗氧化剂，可抑制磷脂过氧化作用，减轻内皮细胞的损伤。这些证据需要核实。

（6）胰岛素抵抗：近年研究发现有妊娠期高血压疾病患者存在胰岛素抵抗，高胰岛素血症可导致 NO 合成下降及脂质代谢紊乱，影响前列腺素 E2 的合成，增加外周血管的阻力，升高血压。因此认为胰岛素抵抗与妊娠期高血压疾病的发生密切相关。

二、发病机制

迄今为止，本病的发病机制尚未完全阐明。有学者提出子痫前期发病机制"两阶段"学说。第一阶段为临床前期，即子宫螺旋动脉滋养细胞重铸障碍，导致胎盘缺血、缺氧，释放多种胎盘因子；第二阶段胎盘因子进入母体血液循环，则促进系统性炎症反应的激活及血管内皮损伤，引起子痫前期、子痫各种临床症状。

三、病理生理变化及对母儿的影响

本病基本病理生理变化是全身小血管痉挛，内皮损伤及局部缺血。全身各系统各脏器灌流减少，对母儿造成危害，甚至导致母儿死亡。

1. 脑

脑血管痉挛，通透性增加，脑水肿、充血、局部缺血、血栓形成及出血等。CT 检查脑皮质呈现低密度区，并有相应的局部缺血和点状出血，提示脑梗死，并与昏迷及视力下降、失明相关。大范围脑水肿所致中枢神经系统症状主要表现为感觉迟钝，思维混乱。个别患者可出现昏迷，甚至发生脑疝。子痫前期脑血管阻力和脑灌注压均增加。高灌注压可致明显头痛。研究认为子痫与脑血管自身调节功能丧失相关。

2. 肾脏

肾小球扩张，内皮细胞肿胀，纤维素沉积于内皮细胞。血浆蛋白自肾小球漏出形成蛋白尿，尿蛋白的多少与妊娠期高血压疾病的严重程度相关。肾血流量及肾小球滤过量下降，导致血浆尿酸浓度升高，血浆肌酐上升约为正常妊娠的 2 倍。肾脏功能严重损害可致少尿及肾衰竭，病情严重时肾实质损害，血浆肌酐可达到正常妊娠的数倍，甚至超过 177~265μmol/L，若伴肾皮质坏死，肾功能损伤将无法逆转。

3. 肝脏

子痫前期可出现肝功能异常，如各种转氨酶水平升高，血浆碱性磷酸酶升高。肝脏的特征性损伤是门静脉周围出血，严重时门静脉周围坏死。肝包膜下血肿形成，甚至发生肝破裂危及母儿生命。

4. 心血管

血管痉挛，血压升高，外周阻力增加，心肌收缩力和射血阻力（即心脏后负荷）增加，心排血量明显减少，心血管系统处于低排高阻状态，心室功能处于高动力状态，加之内皮细胞活化使血管通透性增加，血管内液进入细胞间质，导致心肌缺血、间质水肿、心肌点状出血或坏死、肺水肿，严重时导致心力衰竭。

5. 血液

(1) 容量：由于全身小动脉痉挛，血管壁渗透性增加，血液浓缩，大部分患者血容量在妊娠晚期不能像正常孕妇增加1 500mL达到5 000mL，血细胞比容上升。当血细胞比容下降时，多合并贫血或红细胞受损或溶血。

(2) 凝血：妊娠期高血压疾病患者伴有一定量的凝血因子缺乏或变异所致的高凝血状态，特别是重症患者可发生微血管病性溶血，主要表现血小板减少（血小板<100×10^9/L），肝酶升高，溶血，其特征为红细胞碎片、血红蛋白尿及血红蛋白症。

6. 内分泌及代谢

由于血浆孕激素转换酶增加，妊娠晚期盐皮质激素、去氧皮质酮升高可致钠潴留，血浆胶体渗透压降低，细胞外液可超过正常妊娠，但水肿与妊娠期高血压疾病的严重程度及预后关系不大。通常电解质与正常妊娠无明显差异。子痫抽搐后，乳酸性酸中毒及呼吸代偿性的二氧化碳丢失可致血中碳酸氢盐浓度降低，患者酸中毒的严重程度与乳酸产生的量及其代谢率，以及呼出的二氧化碳有关。

7. 子宫胎盘血流灌注

子宫螺旋小动脉重铸不足导致胎盘灌流下降，螺旋动脉平均直径仅为正常孕妇螺旋动脉直径1/2，加之伴有内皮损害及胎盘血管急性动脉粥样硬化，使胎盘功能下降，胎儿生长受限，胎儿窘迫。若胎盘床血管破裂可致胎盘早剥，严重时母儿死亡。

四、分类与临床表现

(一) 妊娠期高血压

妊娠期出现高血压，收缩压≥140mmHg和（或）舒张压≥90mmHg，于产后12周内恢复正常；尿蛋白(-)；产后方可确诊。少数患者可伴有腹上区不适或血小板减少。

(二) 轻度子痫前期

妊娠20周后出现收缩压≥140mmHg和（或）舒张压≥90mmHg伴蛋白尿≥0.3g/24h，或随机尿蛋白(+)。

(三) 重度子痫前期

血压和尿蛋白持续升高，发生母体脏器功能不全或胎儿并发症。出现下述任一不良情况可诊断为重度子痫前期。①血压持续升高：收缩压≥160mmHg和（或）舒张压≥110mmHg。②蛋白尿≥5.0g/24h或随机蛋白尿≥(+++)。③持续性头痛或视觉障碍或其他脑神经症状；一续性腹上区疼痛，肝包膜下血肿或肝破裂症状。⑤肝脏功能异常：肝酶ALT或AST水平升高。⑥肾脏功能异常：少象（24小时尿量<400mL或每小时尿量<17mL）或血肌酐>106μmol/L。⑦低蛋白血症伴胸腔积液或腹腔积液。⑧血液系统异常：血小板呈持续性下降并低于100×10^9/L；血管内溶血、贫血、黄疸或血LDH升高。⑨心力衰竭、肺水肿。⑩胎儿生长受限或羊水过少。早发型即妊娠34周以前发病。

(四) 子痫

子痫前期基础上发生不能用其他原因解释的抽搐。

子痫发生前可有不断加重的重度子痫前期，但也可发生于血压升高不显著、无蛋白尿病例。通常产前子痫较多，发生于产后48小时者约25%。

子痫抽搐进展迅速，前驱症状短暂，表现为抽搐、面部充血、口吐白沫、深昏迷；随之深部肌肉僵硬，很快发展成典型的全身高张阵挛惊厥、有节律的肌肉收缩和紧张，持续1~1.5分钟，其间患者无呼吸动作；此后抽搐停止，呼吸恢复，但患者仍昏迷，最后意识恢复，但困惑、易激惹、烦躁。

（五）慢性高血压并发子痫前期

慢性高血压孕妇妊娠前无蛋白尿，妊娠后出现蛋白尿≥0.3g/24h；或妊娠前有蛋白尿，妊娠后蛋白尿明显增加或血压进一步升高或出现血小板减少<100×10^9/L。

（六）妊娠合并慢性高血压

妊娠20周前收缩压≥140mmHg和（或）舒张压≥90mmHg（除外滋养细胞疾病），妊娠期血压无明显加重；或妊娠20周后首次诊断高血压并持续到产后12周以后。

五、诊断

根据病史、临床表现、体征及辅助检查即可做出诊断，应注意有无并发症及凝血机制障碍。

1. 病史

有本病高危因素及上述临床表现，特别注意有无头痛、视力改变、上腹不适等。

2. 高血压

同一手臂至少2次测量，收缩压≥140mmHg和（或）舒张压≥90mmHg定义为高血压。若血压较基础血压升高30/15mmHg，但低于140/90mmHg时，不作为诊断依据，但须严密观察。对首次发现血压升高者，应间隔4小时或以上复测血压。对严重高血压患者［收缩压≥160mmHg和（或）舒张压≥110mmHg］，为观察病情指导治疗，应密切观察血压。为确保测量准确性，应选择型号合适的袖带（袖带长度应该是上臂围的1.5倍）。

3. 尿蛋白

高危孕妇每次产检均应检测尿蛋白。尿蛋白检查应选中段尿。对可疑子痫前期孕妇应测24小时尿蛋白定量。尿蛋白≥0.3g/24h或随机尿蛋白≥3.0g/L或尿蛋白定性≥（+）定义为蛋白尿。避免阴道分泌物或羊水污染尿液。

当泌尿系统感染、严重贫血、心力衰竭和难产时，可导致蛋白尿。

4. 辅助检查

（1）妊娠期高血压应进行以下常规检查：①血常规。②尿常规。③肝功能、血脂。④肾功能、尿酸。⑤凝血功能。⑥心电图。⑦胎心监测。⑧B型超声检查胎儿、胎盘、羊水。

（2）子痫前期、子痫视病情发展、诊治需要应酌情增加以下有关检查项目：①眼底检查。②凝血功能系列［血浆凝血酶原时间、凝血酶时间、部分活化凝血活酶时间、血浆纤维蛋白原、凝血酶原国际标准化比率、纤维蛋白（原）降解产物、D-二聚体、3P试验、AT-Ⅲ］。③B型超声等影像学检查肝、胆、胰、脾、肾等脏器。④电解质。⑤动脉血气分析。⑥心脏彩超及心功能测定。⑦脐动脉血流指数、子宫动脉等血流变化、头颅CT或MRI检查。

六、鉴别诊断

子痫前期应与慢性肾炎合并妊娠相鉴别，子痫应与癫痫、脑炎、脑膜炎、脑肿瘤、脑血管畸形破裂出血、糖尿病高渗性昏迷、低血糖昏迷相鉴别。

七、治疗

妊娠期高血压疾病治疗的目的是控制病情、延长孕周、确保母儿安全。治疗基本原则是休息、镇静、解痉，有指征地降压、利尿，密切监测母胎情况，适时终止妊娠。应根据病情轻重分类，进行个体化治疗。妊娠期高血压应休息、镇静、监测母胎情况，酌情降压治疗；子痫前期应镇静、解痉，有指征地降压、利尿，密切监测母胎情况，适时终止妊娠，子痫应控制抽搐，病情稳定后终止妊娠。

（一）评估和监测

妊娠期高血压疾病病情复杂、变化快，分娩和产后生理变化及各种不良刺激均可能导致病情加重。因此，对产前、产时和产后的病情进行密切监测十分重要，以便了解病情轻重和进展情况，及时合理干预，早防早治，避免不良临床结局发生。

1. 基本检查

了解有无头痛、胸闷、眼花、腹上区疼痛等自觉症状。检查血压、血尿常规。注意体重指数、尿量、胎动、胎心监护。

2. 孕妇特殊检查

包括眼底检查、凝血指标、心肝肾功能、血脂、血尿酸及电解质等检查。

3. 胎儿特殊检查

包括胎儿发育情况、B型超声和胎心监护监测胎儿状况和脐动脉血流等。

根据病情决定检查频度和内容，以掌握病情变化。

（二）一般治疗

（1）妊娠期高血压患者可在家或住院治疗，轻度子痫前期应住院评估决定是否院内治疗，重度子痫前期及子痫患者应住院治疗。

（2）应注意休息并取侧卧位，但子痫前期患者住院期间不建议绝对卧床休息。保证充足的蛋白质和热量。不建议限制食盐摄入。

（3）保证充足睡眠，必要时可睡前口服地西泮2.5~5mg。

（三）降压治疗

降压治疗的目的：预防子痫、心脑血管意外和胎盘早剥等严重母胎并发症。收缩压≥160mmHg和（或）舒张压≥110mmHg的高血压孕妇必须降压治疗，收缩压≥140mmHg和（或）舒张压≥90mmHg的高血压孕妇可以使用降压治疗；妊娠前已用降压药治疗的孕妇应继续降压治疗。

目标血压：孕妇无并发脏器功能损伤，收缩压应控制在130~155mmHg，舒张压应控制在80~105mmHg；孕妇并发脏器功能损伤，则收缩压应控制在130~139mmHg，舒张压应控制在80~89mmHg。降压过程力求下降平稳，不可波动过大。为保证子宫胎盘血流灌注，血压不可低于130/80mmHg。

常用的口服降压药物有：拉贝洛尔、硝苯地平短效或缓释片、肼屈嗪。如口服药物血压控制不理想，可使用静脉用药：拉贝洛尔、尼卡地平、酚妥拉明、肼屈嗪。为防止血液浓缩、有效循环血量减少和高凝倾向，妊娠期一般不使用利尿剂降压。不推荐使用阿替洛尔和哌唑嗪禁止使用血管紧张素转换酶抑制剂（ACEI）和血管紧张素Ⅱ受体拮抗剂（ARB）。

1. 拉贝洛尔

为 α、β 肾上腺素能受体阻滞剂，降低血压但不影响肾及胎盘血流量，并可对抗血小板凝集，促进胎儿肺成熟。该药显效快，不引起血压过低或反射性心动过速，用法：50~150mg 口服，3~4 次/日。静脉注射：初始剂量 20mg，10 分钟后若无有效降压则剂量加倍，最大单次剂量 80mg，直至血压控制，每日最大总剂量 220mg。静脉滴注：50~100mg 加入 5%葡萄糖 250~500mL，根据血压调整滴速，待血压稳定后改口服。

2. 硝苯地平

为钙离子通道阻滞剂，可解除外周血管痉挛，使全身血管扩张，血压下降，由于其降压作用迅速，一般不主张舌下含化，紧急时舌下含服 10mg。用法：口服 10mg，3 次/日，24 小时总量不超过 60mg。其副作用为心悸、头痛，与硫酸镁有协同作用。

3. 尼莫地平

为钙离子通道阻滞剂，其优点在于选择性的扩张脑血管。用法：20~60mg 口服，2~3 次/日；静脉滴注：20~40mg 加入 5%葡萄糖溶液 250mL，每日总量不超过 360mg，该药副作用为头痛、恶心、心悸及颜面潮红。

4. 尼卡地平

二氢吡啶类钙离子通道阻滞剂。用法：口服初始剂量 20~40mg，3 次/日。静脉滴注 1mg/h 起，根据血压变化每 10 分钟调整剂量。

5. 酚妥拉明

α 肾上腺素能受体阻滞剂。用法：10~20mg 溶入 5%葡萄糖 100~200mL，以 10μg/min 静脉滴注。

6. 甲基多巴

可兴奋血管运动中枢的 α 受体，抑制外周交感神经而降低血压，妊娠期使用效果较好。用法：250mg 口服，3 次/日。根据病情酌情增减，最高不超过 2g/d。其副作用为嗜睡、便秘、口干、心动过缓。

7. 硝酸甘油

作用于氧化亚氮合酶，可同时扩张动脉和静脉，降低前后负荷，主要用于合并心力衰竭和急性冠状动脉综合征时高血压急症的降压治疗。起始剂量 5~10μg/min 静脉滴注，每 5~10 分钟增加滴速至维持剂量 20~50μg/min。

8. 硝普钠

强效血管扩张剂，扩张周围血管使血压下降，由于药物能迅速通过胎盘进入胎儿体内，并保持较高浓度，其代谢产物（氰化物）对胎儿有毒性作用，不宜在妊娠期使用。分娩期或产后血压过高，应用其他降压药效果不佳时，方考虑使用。用法：50mg 加入 5%葡萄糖溶液 500mL，以 0.5~0.8μg（kg·min）静脉缓滴。妊娠期应用仅适用于其他降压药物无效的高血压危象孕妇。用药期间，应严密监测血压及心率。

(四) 硫酸镁防治子痫

硫酸镁是子痫治疗的一线药物，也是重度子痫前期预防子痫发作的预防用药。硫酸镁控制子痫再次发作的效果优于地西泮、苯巴比妥和冬眠合剂等镇静药物。除非存在硫酸镁应用禁忌或硫酸镁治疗效果不佳，否则不推荐使用苯二氮类（如地西泮）和苯妥英钠用于子痫的预防或治疗。对于轻度子痫前期患者也可考虑应用硫酸镁。

1. 作用机制

①镁离子抑制运动神经末梢释放乙酰胆碱，阻断神经肌肉接头间的信息传导，使骨骼肌松弛。②镁离子刺激血管内皮细胞合成前列环素，抑制内皮素合成，降低机体对血管紧张素Ⅱ的反应，从而缓解血管痉挛状态。③镁离子通过阻断谷氨酸通道阻止钙离子内流，解除血管痉挛、减少血管内皮损伤。④镁离子可提高孕妇和胎儿血红蛋白的亲和力，改善氧代谢。

2. 用药指征

①控制子痫抽搐及防止再抽搐。②预防重度子痫前期发展成为子痫。③子痫前期临产前用药预防抽搐。

3. 用药方案

静脉给药结合肌内注射。

（1）控制子痫。

静脉用药：负荷剂量硫酸镁 2.5~5g，溶于 10% 葡萄糖 20mL 静推（15~20 分钟），或者 5% 葡萄糖 100mL 快速静脉滴注，继而 1~2g/h 静脉滴注维持。或者夜间睡前停用静脉给药，改为肌内注射，用法：25% 硫酸镁 20mL+2% 利多卡因 2mL 深部臀肌内注射。24 小时硫酸镁总量 25~30g，疗程 24~48 小时。

（2）预防子痫发作。

负荷和维持剂量同控制子痫处理。用药时间长短依病情而定，一般每日静脉滴注 6~12 小时，24 小时总量不超过 25g。用药期间每日评估病情变化，决定是否继续用药。

4. 注意事项

血清镁离子有效治疗浓度为 1.8~3.0mmol/L，超过 3.5mmol/L 即可出现中毒症状。使用硫酸镁必备条件：①膝腱反射存在。②呼吸≥16 次/分钟。③尿量≥17mL/h 或≥400mL/24h。④备有 10% 葡萄糖酸钙。镁离子中毒时停用硫酸镁并静脉缓慢静脉注射（5~10 分钟）10% 葡萄糖酸钙 10mL。如患者同时合并肾功能不全、心肌病、重症肌无力等，则硫酸镁应慎用或减量使用。条件许可，用药期间可监测血清镁离子浓度。

（五）镇静药物的应用

镇静药物可缓解孕产妇精神紧张、焦虑症状，改善睡眠，当应用硫酸镁无效或有禁忌时可用于预防并控制子痫。

1. 地西泮

具有较强的镇静、抗惊厥、肌肉松弛作用，对胎儿及新生儿的影响较小。用法：2.5~5mg 口服，3 次/日或睡前服用；10mg 肌内注射或静脉缓慢推入（>2 分钟）可用于预防子痫发作。1 小时内用药超过 30mg 可能发生呼吸抑制，24 小时总量不超过 100mg。

2. 冬眠药物

可广泛抑制神经系统，有助于解痉降压，控制子痫抽搐。冬眠合剂由哌替啶 100mg、氯丙嗪 50mg、异丙嗪 50mg 组成，通常以 1/3 或 1/2 量肌内注射，或加入 5% 葡萄糖 250mL 内静脉滴注。由于氯丙嗪可使血压急剧下降，导致肾及子宫胎盘血供减少，导致胎儿缺氧，且对母儿肝脏有一定的损害，现仅用于硫酸镁治疗效果不佳者。

3. 苯巴比妥钠

具有较好的镇静、抗惊厥、控制抽搐作用，用于子痫发作时 0.1g 肌内注射，预防子痫发作时 30mg 口服，3 次/日。由于该药可致胎儿呼吸抑制，分娩前 6 小时宜慎重。

（六）有指征者利尿治疗

子痫前期患者不主张常规应用利尿剂，仅当患者出现全身性水肿、肺水肿、脑水肿、肾功能不全、急性心力衰竭时，可酌情使用呋塞米等快速利尿剂。

甘露醇主要用于脑水肿，该药属高渗性利尿剂，患者心衰或潜在心衰时禁用。甘油果糖适用于肾功能有损伤的患者。严重低蛋白血症有腹腔积液者应补充白蛋白后再应用利尿剂效果较好。

（七）促胎肺成熟

孕周<34 周的子痫前期患者，预计 1 周内可能分娩者均应接受糖皮质激素促胎肺成熟治疗。

（八）分娩时机和方式

子痫前期患者经积极治疗母胎状况无改善或者病情持续进展时，终止妊娠是唯一有效的治疗措施。

1. 终止妊娠时机

（1）妊娠期高血压、轻度子痫前期的孕妇可期待至足月。

（2）重度子痫前期患者：妊娠<26 周经治疗病情不稳定者建议终止妊娠；妊娠 26~28 周根据母胎情况及当地母儿诊治能力决定是否期待治疗；妊娠 28~34 周，如病情不稳定，经积极治疗 24~48 小时病情仍加重，促胎肺成熟后终止妊娠；如病情稳定，可考虑期待治疗，并建议转至具备早产儿救治能力的医疗机构；妊娠≥34 周患者，胎儿成熟后可考虑终止妊娠；妊娠 37 周后的重度子痫前期应终止妊娠。

（3）子痫：控制 2 小时后可考虑终止妊娠。

2. 终止妊娠的方式

妊娠期高血压疾病患者，如无产科剖宫产指征，原则上考虑阴道试产。但如果不能短时间内阴道分娩，病情有可能加重，可考虑放宽剖宫产指征。

3. 分娩期间注意事项

注意观察自觉症状变化；监测血压并继续降压治疗，应将血压控制在≤160/110mmHg；监测胎心变化；积极预防产后出血；产时不可使用任何麦角新碱类药物。

4. 早发型重度子痫前期期待治疗

妊娠 34 周之前发病者称为早发型；妊娠 34 周之后发病者为晚发型。早发型重度子痫前期期待治疗的指征为：①孕龄不足 32 周经治疗症状好转，无器官功能障碍或胎儿情况恶化，可考虑延长孕周。②孕龄 32~34 周，24 小时尿蛋白定量<5g；轻度胎儿生长受限、胎儿监测指标良好；彩色多普勒超声测量显示无舒张期脐动脉血反流；经治疗后血压下降；无症状、仅有实验室检查提示胎儿缺氧经治疗后好转者。

（九）子痫处理

子痫是妊娠期高血压疾病最严重的阶段，是妊娠期高血压疾病所致母儿死亡的最主要原因，应积极处理。处理原则为控制抽搐，纠正缺氧和酸中毒，控制血压，抽搐控制后终止妊娠。

1. 一般急诊处理

子痫发作时需保持气道通畅，维持呼吸、循环功能稳定，密切观察生命体征、尿量（应留置导尿管监测）等。避免声、光等刺激。预防坠地外伤、唇舌咬伤。

2. 控制抽搐

硫酸镁是治疗子痫及预防复发的首选药物。当患者存在硫酸镁应用禁忌或硫酸镁治疗无效时，可考虑应用地西泮、苯妥英钠或冬眠合剂控制抽搐。子痫患者产后需继续应用硫酸镁24~48小时，至少住院密切观察4日。

用药方案：①25%硫酸镁20mL加于25%葡萄糖液20mL静脉注射（>5分钟），继之用以2~3g/h静脉滴注，维持血药浓度，同时应用有效镇静药物，控制抽搐。②20%甘露醇250mL，快速静脉滴注降低颅压。

3. 控制血压

脑血管意外是子痫患者死亡的最常见原因。当收缩压持续≥160mmHg，舒张压≥110mmHg时要积极降压以预防心脑血管并发症。

4. 纠正缺氧和酸中毒

面罩和气囊吸氧，根据二氧化碳结合力及尿素氮值，给予适量4%碳酸氢钠纠正酸中毒。

5. 适时终止妊娠

一般抽搐控制后2小时可考虑终止妊娠。对于早发型子痫前期治疗效果较好者，可适当延长孕周，但须严密监护孕妇和胎儿。

（十）产后处理（产后6周内）

重度子痫前期患者产后应继续使用硫酸镁24~48小时预防产后子痫。子痫前期患者产后3~6日是产褥期血压高峰期，高血压、蛋白尿等症状仍可能反复出现甚至加剧，因此这期间仍应每日监测血压及尿蛋白。如血压≥160/110mmHg应继续给予降压治疗。哺乳期可继续应用产前使用的降压药物，禁用ACEI和ARB类（卡托普利、依那普利除外）。注意监测及记录产后出血量，患者应在重要器官功能恢复正常后方可出院。

八、预测

妊娠期高血压疾病的预测对早防早治，降低母婴死亡率有重要意义，但目前尚无有效、可靠和经济的预测方法。首次产前检查应进行风险评估，主张联合多项指标综合评估预测。

1. 高危因素

妊娠期高血压疾病发病的高危因素均为该病较强的预测指标。

2. 生化指标

①可溶性酪氨酸激酶-1（sFlt-1）升高者子痫前期的发生率升高5~6倍。②胎盘生长因子（PLGF）在妊娠5~15周血清浓度<32pg/mL，妊娠16~20周<60pg/mL，对子痫前期预测的敏感性、特异度较高。③胎盘蛋白13（PP13）可作为早发型子痫前期危险评估的合理标志物。④可溶性内皮因子（sEng）在PE临床症状出现前2~3个月水平即已升高，预测的敏感性较强。

3. 物理指标

子宫动脉血流波动指数（PI）的预测价值较肯定。妊娠早期子宫动脉PI>95%，妊娠中期（23周）子宫动脉PI>95%，预测子痫前期的敏感度较高。

4. 联合预测

①分子标志物间联合：sFlt-1/PLGF>10提示5周内可能发生PE；妊娠早期PLGF联合PP13，PLCF联合sEng，预测检出率较高。②分子标志物联合子宫动脉（UA）多普勒：UA多普

勒联合 PP13 及 β-HCG，检出率高达 100%，假阳性率仅 3%；UA 多普勒联合 PLGF 或 sFlt-1 或 sEng；UA 多普勒联合 PP13 及妊娠相关血浆蛋白 A（PAPP-A）；抑制素 A（inhibinA）联合 UA 多普勒，检出率较高，假阳性率较低。

九、预防

对低危人群目前尚无有效的预防方法。对高危人群可能有效的预防措施：①适度锻炼。妊娠期应适度锻炼合理安排休息，以保持妊娠期身体健康。②合理饮食。妊娠期不推荐严格限制盐的摄入，也不推荐肥胖孕妇限制热量摄入。③补钙。低钙饮食（摄入量<600mg/d）的孕妇建议补钙。口服至少 1g/d。④阿司匹林抗凝治疗。高凝倾向孕妇孕前或孕后每日睡前口服低剂量阿司匹林（25~75mg/d）直至分娩。

第十四节 妊娠期肝内胆汁淤积症

妊娠期肝内胆汁淤积症（ICP）是妊娠期特有的并发症，发病率 0.1%~15.6% 不等，有明显的地域和种族差异，智利、瑞典及我国长江流域等地发病率较高。

一、病因

目前尚不清楚，可能与女性激素、遗传及环境等因素有关。

1. 女性激素

临床研究发现，ICP 多发生在妊娠晚期、双胎妊娠、卵巢过度刺激及既往使用口服复方避孕药者，以上均为高雌激素水平状态。雌激素可使 Na^+、K^+-ATP 酶活性下降，能量提供减少，导致胆汁酸代谢障碍；雌激素可使肝细胞膜中胆固醇与磷脂比例上升，胆汁流出受阻；雌激素作用于肝细胞表面的雌激素受体，改变肝细胞蛋白质合成，导致胆汁回流增加。有学者认为高雌激素水平不是 ICP 致病的唯一因素，可能与雌激素代谢异常及肝脏对妊娠期生理性增加的雌激素高敏感性有关。

2. 遗传因素

包括智利和瑞典在内的世界各地 ICP 发病率明显不同，且在母亲或姐妹中有 ICP 病史之妇女中发生率明显增高。ICP 的种族差异、地区分布性、家族聚集性和再次妊娠的高复发率均支持遗传因素在 ICP 发病中的作用。

3. 环境因素

流行病学研究发现，ICP 发病率与季节有关，冬季高于夏季。近年研究发现智利妊娠妇女血硒浓度与 9 年前相比增加，且夏季妊娠妇女血硒水平明显升高，硒是一种微量元素，是谷胱甘肽过氧化酶的活性成分。这可能与近年来智利 ICP 发生率下降，以及夏季 ICP 发生，率降低有关。

二、ICP 对母儿的影响

1. 对孕妇的影响

ICP 患者伴发明显的脂肪痢时，脂溶性维生素 K 的吸收减少，致使凝血功能异常，导致产后出血。

2. 对胎婴儿的影响

由于胆汁酸毒性作用使围产儿发病率和死亡率明显升高。可发生胎儿窘迫、早产、羊水胎盘胎粪污染。此外，尚有不能预测的胎儿突然死亡、新生儿颅内出血等。

三、临床表现

1. 瘙痒

无皮肤损伤的瘙痒是ICP的首发症状，约80%患者在妊娠30周后出现，有的甚至更早。瘙痒程度不一，常呈持续性，白昼轻，夜间加剧。瘙痒一般始于手掌和脚掌，后渐向肢体近端延伸甚至可发展到面部，这种瘙痒症状常出现在实验室检查异常结果之前平均约3周，亦有达数月者，多于分娩后24~48小时缓解，少数在1周或1周以上缓解。

2. 黄疸

10%~15%患者出现轻度黄疸，一般不随孕周的增加而加重。ICP孕妇有无黄疸与胎儿预后关系密切，有黄疸者羊水粪染、新生儿窒息及围产儿死亡率均显著增加。

3. 皮肤抓痕

四肢皮肤出现因瘙痒所致条状抓痕。

4. 其他

一般无明显消化道症状，少数孕妇出现上腹不适，轻度脂肪痢。

四、诊断

根据典型临床症状和实验室检查结果，ICP诊断并不困难。但需排除其他导致肝功能异常或瘙痒的疾病。

1. 临床表现

孕晚期出现皮肤瘙痒、黄疸等不适。

2. 实验室检查

（1）血清胆汁酸测定：血清总胆汁酸（TBA）测定是诊断ICP的最主要实验证据，也是监测病情及治疗效果的重要指标。无诱因的皮肤瘙痒及血清TBA>10μmol/L可作ICP诊断，血清TBA≥40μmol/L提示病情较重。

（2）肝功能测定：大多数ICP患者的门冬氨酸转氨酶（AST）、丙氨酸转氨酶（ALT）轻至中度升高，为正常水平的2~10倍，一般不超过1 000 U/L，ALT较AST更敏感；部分患者血清胆红素轻-中度升高，很少超过85.5μmol/L，其中直接胆红素占50%以上。

（3）病理检查：在诊断不明而病情严重时可行肝组织活检。ICP患者肝组织活检见肝细胞无明显炎症或变性表现，仅肝小叶中央区胆红素轻度淤积，毛细胆管胆汁淤积及胆栓形成。电镜切片发现毛细胆管扩张合并微绒毛水肿或消失。

（4）分娩后瘙痒症状消失，肝功能恢复正常。

五、鉴别诊断

ICP需与非胆汁淤积所引起的瘙痒性疾病，如皮肤病、妊娠特异性皮炎、变态反应、尿毒症性瘙痒等鉴别。妊娠早期应与妊娠剧吐，妊娠晚期应与病毒性肝炎、肝胆石症、急性脂肪肝、子痫前期和HELLP综合征等鉴别。

六、治疗

治疗目标是缓解瘙痒症状,改善肝功能,降低血胆汁酸水平,加强胎儿状况监护,延长孕周,改善妊娠结局。

1. 一般处理

适当卧床休息,取侧卧位以增加胎盘血流量,给予吸氧、高渗葡萄糖、维生素类及能量,既保肝又可提高胎儿对缺氧的耐受性。定期复检肝功能、血胆汁酸了解病情。

2. 药物治疗

能使孕妇临床症状减轻,胆汁淤积的生化指标和围产儿预后改善,常用药物有:

(1) 熊去氧胆酸(UDCA):为ICP治疗的一线用药。常用剂量为每日1g或15mg/(kg·d)。瘙痒症状和生化指标均可明显改善。治疗期间每1~2周检查一次肝功能,监测生化指标的改变。

(2) S-腺苷蛋氨酸(SAMe):为ICP临床二线用药或联合治疗药物。用量为每日1g,静脉滴注,或500mg每日2次口服。

(3) 地塞米松:长期使用有降低新生儿头围、降低出生体重,增加母儿感染率的风险,不能作为治疗ICP的常用药物。仅用于妊娠34周前,估计7日内分娩者,预防早产儿呼吸窘迫症的发生。一般用量为每日12mg,连用2日。

3. 辅助治疗

(1) 护肝治疗:在降胆酸治疗的基础上使用护肝药物,葡萄糖、维生素C、肌苷等保肝药物可改善肝功能。

(2) 改善瘙痒症状:炉甘石液、薄荷类、抗组胺药物对瘙痒有缓解作用。

(3) 维生素K的应用:当伴发明显的脂肪痢或凝血酶原时间延长时,为预防产后出血,应及时补充维生素K,每日5~10mg,口服或肌内注射。

(4) 中药:如茵陈、川芎等降黄药物治疗ICP有一定效果。

4. 产科处理

加强胎儿监护,把握终止妊娠时机,对降低围产儿死亡率有重要意义。

(1) 产前监护:从妊娠34周开始每周行NST试验,必要时行胎儿生物物理评分,及早发现隐性胎儿缺氧。病情严重者,提前入院待产。但NST对ICP患者预测胎死宫内的价值有局限性。

(2) 适时终止妊娠:ICP不是剖宫产指征。但因ICP容易发生胎儿急性缺氧及死胎,目前尚无有效的预测胎儿缺氧的监测手段,多数学者建议ICP妊娠37~38周引产,积极终止妊娠,产时加强胎儿监护。对重度ICP治疗无效,合并多胎、重度子痫前期等,可行剖宫产终止妊娠。

第十五节 妊娠期糖尿病

妊娠合并糖尿病有两种情况,一种为原有糖尿病(DM)的基础上合并妊娠,又称糖尿病合并妊娠;另一种为妊娠前糖代谢正常,妊娠期才出现的糖尿病,称为妊娠期糖尿病(GDM)。糖尿病孕妇中90%以上为GDM,糖尿病合并妊娠者不足10%。GDM发生率世界各国报道1%~14%。我国GDM发生率1%~5%,近年有明显增高趋势。GDM患者糖代谢多数于产后能恢复正常,但将来患2型糖尿病机会增加。糖尿病孕妇的临床经过复杂,对母儿均有较大危害,必须引起重视。

一、妊娠期糖代谢的特点

在妊娠早中期，随孕周增加，胎儿对营养物质需求量增加，通过胎盘从母体获取葡萄糖是胎儿能量的主要来源，孕妇血浆葡萄糖水平随妊娠进展而降低，空腹血糖约降低10%。是因为，①胎儿从母体获取葡萄糖增加。②妊娠期肾血浆流量及肾小球滤过率均增加，但肾小管对糖的再吸收率不能相应增加，导致部分孕妇自尿中排糖量增加。③雌激素和孕激素增加母体对葡萄糖的利用。因此，空腹时孕妇清除葡萄糖能力较非妊娠期增强。孕妇空腹血糖较非孕妇低，这也是孕妇长时间空腹易发生低血糖及酮症的病理基础。到妊娠中晚期，孕妇体内拮抗胰岛素样物质增加，如肿瘤坏死因子、瘦素、胎盘生乳素、雌激素、黄体酮、皮质醇和胎盘胰岛素酶等使孕妇对胰岛素的敏感性随孕周增加而下降，为维持正常糖代谢水平，胰岛素需求量必须相应增加。对于胰岛素分泌受限的孕妇，妊娠期不能代偿这一生理变化而使血糖升高，使原有糖尿病加重或出现GDM。

二、妊娠对糖尿病的影响

妊娠可使既往无糖尿病的孕妇发生GDM，也使原有糖尿病前期患者的病情加重。妊娠早期空腹血糖较低，应用胰岛素治疗的孕妇如果未及时调整胰岛素用量，部分患者可能会出现低血糖。随妊娠进展，拮抗胰岛素样物质增加，胰岛素用量需要不断增加。分娩过程中体力消耗较大，进食量少，若不及时减少胰岛素用量，容易发生低血糖。产后胎盘排出体外，胎盘分泌的抗胰岛素物质迅速消失，胰岛素用量应立即减少。由于妊娠期糖代谢的复杂变化，应用胰岛素治疗的孕妇，若未及时调整胰岛素用量，部分患者可能会出现血糖过低或过高，严重者甚至导致低血糖昏迷及酮症酸中毒。

三、糖尿病对妊娠的影响

妊娠合并糖尿病对母儿的影响及影响程度取决于糖尿病病情及血糖控制水平。病情较重或血糖控制不良者，对母、儿的影响极大，母儿的近、远期并发症较高。

1. 对孕妇的影响

（1）高血糖可使胚胎发育异常甚至死亡，流产发生率达15%~30%。糖尿病患者宜在血糖控制正常后再考虑妊娠。

（2）发生妊娠期高血压疾病的可能性较非糖尿病孕妇高2~4倍。GDM并发妊娠高血压及子痫前期可能与存在严重胰岛素抵抗状态及高胰岛素血症有关。糖尿病孕妇因糖尿病导致微血管病变，使小血管内皮细胞增厚及管腔变窄，组织供血不足。糖尿病合并肾脏病变时，妊娠期高血压及子痫前期发病率高达50%以上。糖尿病孕妇一旦并发高血压，病情较难控制，母儿并发症明显增加。

（3）感染是糖尿病主要的并发症。未能很好控制血糖的孕妇易发生感染，感染亦可加重糖尿病代谢紊乱，甚至诱发酮症酸中毒等急性并发症。与糖尿病有关的妊娠期感染有：外阴阴道假丝酵母菌病、肾盂肾炎、无症状菌尿症、产褥感染及乳腺炎等。

（4）羊水过多发生率较非糖尿病孕妇多10倍。其原因可能与胎儿高血糖、高渗性利尿致胎尿排出增多有关。发现糖尿病孕期越晚，孕妇血糖水平越高，羊水过多越常见。血糖得到控制，羊水量也能逐渐转为正常。

（5）因巨大胎儿发生率明显增高，难产、产道损伤、手术产概率增高，产程延长易发生产后出血。

（6）易发生糖尿病酮症酸中毒。由于妊娠期复杂的代谢变化，加之高血糖及胰岛素相对或绝对不足，代谢紊乱进一步发展到脂肪分解加速，血清酮体急剧升高，进一步发展为代谢性降酸中毒。发生糖尿病酮症酸中毒的常见诱因有：①GDM 未得到及时诊断而导致血糖过高。②糖尿病患者未及时治疗或血糖控制不满意时妊娠，随孕周增加胰岛素用量未及时调整。③使用肾上腺皮质激素和 β-肾上腺素能受体兴奋剂影响孕妇糖代谢。④合并感染时胰岛素未及时调整用量等。糖尿病酮症酸中毒对母儿危害大，不仅是孕妇死亡的主要原因，发生在妊娠早期还有导致胎儿致畸作用，发生在妊娠中晚期易导致胎儿窘迫及胎死宫内。

（7）GDM 孕妇再次妊娠时，复发率高达 33%～69%。远期患糖尿病概率增加，17%～63% 将发展为 2 型糖尿病。同时，远期心血管系统疾病的发生率也高。

2. 对胎儿的影响

（1）巨大胎儿：发生率高达 25%～42%。其原因为孕妇血糖高，胎儿长期处于母体高血糖所致的高胰岛素血症环境中，促进蛋白、脂肪合成和抑制脂解作用，导致躯体过度发育。GDM 孕妇过胖或体重指数过大是发生巨大儿的重要危险因素。

（2）胎儿生长受限（FGR）：发生率为 21%。妊娠早期高血糖有抑制胚胎发育的作用，导致妊娠早期胚胎发育落后。糖尿病合并微血管病变者，胎盘血管常出现异常，影响胎儿发育。

（3）流产和早产：妊娠早期血糖高可使胚胎发育异常，最终导致胚胎死亡而流产。合并羊水过多易发生早产，并发妊娠期高血压疾病、胎儿窘迫等并发症时，常需提前终止妊娠，早产发生率为 10%～25%。

（4）胎儿畸形：发生率高于非糖尿病孕妇，严重畸形发生率为正常妊娠的 7～10 倍，与受孕后最初数周高血糖水平密切相关，是构成围产儿死亡的重要原因。以心血管畸形和神经系统畸形最常见。孕前患糖尿病者应在妊娠期加强对胎儿畸形的筛查。

3. 对新生儿的影响

（1）新生儿呼吸窘迫综合征：发生率增高。高血糖刺激胎儿胰岛素分泌增加，形成高胰岛素血症，后者具有拮抗糖皮质激素促进肺泡Ⅱ型细胞表面活性物质合成及释放的作用，使胎儿肺表面活性物质产生及分泌减少，胎儿肺成熟延迟。

（2）新生儿低血糖：新生儿脱离母体高血糖环境后，高胰岛素血症仍存在，若不及时补充糖，易发生低血糖，严重时危及新生儿生命。

四、临床表现与诊断

妊娠期有三多症状（多饮、多食、多尿），或外阴阴道假丝酵母菌感染反复发作，孕妇体重 >90kg，本次妊娠并发羊水过多或巨大胎儿者，应警惕合并糖尿病的可能。但大多数妊娠期糖尿病患者无明显的临床表现。

1. 糖尿病合并妊娠的诊断

（1）妊娠前已确诊为糖尿病患者。

（2）妊娠前未进行过血糖检查但存在糖尿病高危因素者，如肥胖（尤其重度肥胖）、一级亲属患 2 型糖尿病、GDM 史或大于胎龄儿分娩史、多囊卵巢综合征患者及妊娠早期空腹尿糖反复阳性，首次产前检查时应明确是否存在妊娠前糖尿病，达到以下任何一项标准应诊断为糖尿病合并妊娠。

①空腹血糖（FPG）≥7.0mmol/L（126mg/dL）。

②糖化血红蛋白（GHbA1c）≥6.5%（采用 NGSP/DCCT 标化的方法）。

③伴有典型的高血糖或高血糖危象症状,同时任意血糖≥11.1mmol/L(200mg/dL)。如果没有明确的高血糖症状,任意血糖≥11.1mmol/L需要次日复测上述①或者②确诊。

不建议孕早期常规葡萄糖耐量试验(OGTT)检查。

2. 妊娠期糖尿病(GDM)的诊断

GDM诊断标准和方法如下:

(1)有条件的医疗机构,在妊娠24~28周及以后,应对所有尚未被诊断为糖尿病的孕妇,进行75gOCTT。

OGTT的方法:OGTT前1日晚餐后禁食至少8小时至次日晨(最迟不超过上午9时),OGTT试验前连续3日正常体力活动、正常饮食,即每日进食糖类不少于150g,检查期间静坐、禁烟。检查时,5分钟内口服含75g葡萄糖的液体300mL,分别抽取服糖前、服糖后1小时、2小时的静脉血(从开始饮用葡萄糖水计算时间),放入含有氟化钠的试管中采用葡萄糖氧化酶法测定血浆葡萄糖水平。

75gOGTT的诊断标准:空腹及服糖后1、2小时的血糖值分别为5.1mmol/L、10.0mmol/L、8.5mmol/L。任何一点血糖值达到或超过上述标准即诊断为GDM。

(2)医疗资源缺乏地区,建议妊娠24~28周首先检查FPG。FPG≥5.1mmol/L,可以直接诊断为GDM,不必再做75gOGTT;而4.4mmol/L≥FPG<5.1mmol/L者,应尽早做75gOGTT;FPG<4.4mmol/L,可暂不行75gOGTT。

(3)孕妇具有GDM高危因素,首次OGTT正常者,必要时在妊娠晚期重复OGTT。

未定期孕期检查者,如果首次就诊时间在妊娠28周以后,建议初次就诊时进行75gOGTT或FPG检查。

GDM的高危因素:①孕妇因素。年龄≥35岁、妊娠前超重或肥胖、糖耐量异常史、多囊卵巢综合征。②糖尿病家族史。③妊娠分娩史。不明原因的死胎、死产、流产史、巨大儿分娩史、胎儿畸形和羊水过多史、GDM史。④本次妊娠因素:妊娠期发现胎儿大于孕周、羊水过多;反复外阴阴道假丝酵母菌病者。

五、妊娠合并糖尿病的分期

依据患者发生糖尿病的年龄、病程,以及是否存在血管并发症等进行分期(White分类法),有助于判断病情的严重程度及预后:

A级:妊娠期诊断的糖尿病。

A1级:经控制饮食,空腹血糖<5.3mmol/L,餐后2小时血糖<6.7mmol/L。

A2级:经控制饮食,空腹血糖≥5.3mmol/L,餐后2小时血糖≥6.7mmol/L。

B级:显性糖尿病,20岁以后发病,病程<10年。

C级:发病年龄10~19岁,或病程达10~19年。

D级:10岁前发病,或病程≥20年,或合并单纯性视网膜病。

F级:糖尿病性肾病。

R级:眼底有增生性视网膜病变或玻璃体积血。

H级:冠状动脉粥样硬化性心脏病。

T级:有肾移植史。

六、治疗

1. 糖尿病患者可否妊娠的指标

（1）糖尿病患者于妊娠前应确定糖尿病严重程度。未经治疗的 D、F、R 级糖尿病一旦妊娠，对母儿危险均较大，应避孕，不宜妊娠。

（2）器质性病变较轻、血糖控制良好者，可在积极治疗、密切监护下继续妊娠。

（3）从妊娠前开始，在内科医师协助下严格控制血糖值。确保受孕前、妊娠期及分娩期血糖在正常范围。

2. 糖尿病孕妇的管理

（1）妊娠期血糖控制满意标准：孕妇无明显饿感，空腹血糖控制在 3.3~5.3mmol/L；餐前 30 分钟，3.3~5.3mmol/L；餐后 2 小时，4.4~6.7mmol/L；夜间，4.4~6.7mmol/L。

（2）医学营养治疗：饮食控制很重要。理想的饮食控制目标：既能保证和提供妊娠期间热量和营养需要，又能避免餐后高血糖或饥饿性酮症出现，保证胎儿正常生长发育。多数 GDM 患者经合理饮食控制和适当运动治疗，均能控制血糖在满意范围。妊娠早期糖尿病孕妇需要热量与孕前相同。妊娠中期以后，每日热量增加 200kcal。其中糖类占 50%~60%，蛋白质占 20%~25%，脂肪占 25%~30%。但要注意避免过分控制饮食，否则会导致孕妇饥饿性酮症及胎儿生长受限。

（3）药物治疗：大多数 GDM 孕妇通过生活方式的干预即可使血糖达标，不能达标的 GDM 患者首先推荐应用胰岛素控制血糖。目前，口服降糖药物二甲双胍和格列苯脲在 GDM 患者中应用的安全性和有效性不断得到证实，但我国尚缺乏相关研究，且这两种口服降糖药均未在我国获得妊娠期治疗 GDM 的注册适应证，因此，对于胰岛素用量较大或拒绝应用胰岛素的孕妇，应用上述口服降糖药物的潜在风险远小于未控制孕妇高血糖本身对胎儿的危害，在患者知情同意的基础上，可谨慎用于部分 GDM 患者。

胰岛素用量个体差异较大，尚无统一标准。一般从小剂量开始，并根据病情、孕期进展及血糖值加以调整，力求控制血糖在正常水平。妊娠不同时期机体对胰岛素需求不同：①妊娠前应用胰岛素控制血糖的患者，妊娠早期因早孕反应进食量减少，需要根据血糖监测情况必要时减少胰岛素用量。②随着妊娠进展，抗胰岛素激素分泌逐渐增多，妊娠中、晚期的胰岛素需要量常有不同程度增加。妊娠 32~36 周胰岛素用量达最高峰，妊娠 36 周后胰岛素用量稍下降，特别在夜间。妊娠晚期胰岛素需要量减少，不一定是胎盘功能减退，可能与胎儿对血葡萄糖利用增加有关，可在加强胎儿监护的情况下继续妊娠。

（4）妊娠期糖尿病酮症酸中毒的处理：在监测血气、血糖、电解质并给予相应治疗的同时，主张应用小剂量胰岛素 0.1U/（kg·h）静脉滴注。每 1~2 小时监测血糖一次。血糖>13.9mmol/L，应将胰岛素加入 0.9%氯化钠注射液静脉滴注，血糖≤13.9mmol/L，开始将胰岛素加入 5%葡萄糖氯化钠注射液中静脉滴注，酮体转阴后可改为皮下注射。

3. 孕期母儿监护

妊娠早期妊娠反应可能给血糖控制带来困难，应密切监测血糖变化，及时调整胰岛素用量以防发生低血糖。孕前患糖尿病者需每周检查一次直至妊娠第 10 周。妊娠中期应每两周检查一次，一般妊娠 20 周时胰岛素需要量开始增加，需及时进行调整。每 1~2 个月测定肾功能及糖化血红蛋白含量，同时进行眼底检查。妊娠 32 周以后应每周产前检查一次。注意孕妇血压、水肿、尿蛋白情况。注意对胎儿发育、胎儿成熟度、胎儿状况和胎盘功能等监测，必要时及早住院。

GDM 患者主要需定期监测其血糖、胎儿发育等。

4. 分娩时机

（1）不需要胰岛素治疗的 GDM 孕妇，无母儿并发症的情况下，严密监测到预产期，未自然临产者采取措施终止妊娠。

（2）妊娠前糖尿病及需胰岛素治疗的 GDM 者，如血糖控制良好，严密监测下，妊娠 38~39 周终止妊娠；血糖控制不满意者及时收入院。

（3）有母儿并发症者，血糖控制不满意，伴血管病变、合并重度子痫前期、严重感染、胎儿生长受限、胎儿窘迫，严密监护下，适时终止妊娠，必要时抽取羊水，了解胎肺成熟情况，完成促胎儿肺成熟。

5. 分娩方式

糖尿病不是剖宫产的指征，决定阴道分娩者，应制定产程中分娩计划，产程中密切监测孕妇血糖、宫缩、胎心变化，避免产程过长。

选择性剖宫产手术指征：糖尿病伴微血管病变及其他产科指征，如怀疑巨大胎儿、胎盘功能不良、胎位异常等产科指征者。妊娠期血糖控制不好，胎儿偏大或者既往有死胎、死产史者，应适当放宽剖宫产手术指征。

6. 分娩期处理

（1）一般处理：注意休息、镇静，给予适当饮食，严密观察血糖、尿糖及酮体变化，及时调整胰岛素用量，加强胎儿监护。

（2）阴道分娩：临产时情绪紧张及疼痛可使血糖波动，胰岛素用量不易掌握，严格控制产时血糖水平对母儿均十分重要。临产后仍采用糖尿病饮食，产程中一般应停用皮下注射胰岛素，孕前患糖尿病者静脉输注 0.9% 氯化钠注射液加胰岛素，根据产程中测得的血糖值调整静脉输液速度。血糖>5.6mmol/L，静脉滴注胰岛素 1.25U/h；血糖 7.8~10.0mmol/L，静脉滴注胰岛素 1.5U/h；血糖>10.0mmol/L，静脉滴注胰岛素 2U/h。同时复查血糖，根据血糖异常继续调整。产程不宜过长，否则增加酮症酸中毒、胎儿缺氧和感染危险。

（3）剖宫产：在手术前 1 日停止应用晚餐前精蛋白锌胰岛素，手术日停止皮下注射所有胰岛素，一般在早晨监测血糖及尿酮体。根据其空腹血糖水平及每日胰岛素用量，改为小剂量胰岛素持续静脉滴注。一般按 3~4g 葡萄糖加 1U 胰岛素比例配制葡萄糖注射液，并按每小时静脉输入 2~3U 胰岛素速度持续静脉滴注，每 1~2 小时测血糖一次，尽量使术中血糖控制在 6.67~10.0mmol/L。术后每 2~4 小时测一次血糖，直到饮食恢复。

（4）产后处理：产褥期胎盘排出后，体内抗胰岛素物质迅速减少，大部分 GDM 患者在分娩后即不再需要使用胰岛素，仅少数患者仍需胰岛素治疗。胰岛素用量应减少至分娩前的 1/3~1/2，并根据产后空腹血糖值调整用量。多数在产后 1~2 周胰岛素用量逐渐恢复至孕前水平。于产后 6~12 周行 OGTT 检查，若仍异常，可能为产前漏诊的糖尿病患者。

（5）新生儿出生时处理：新生儿出生时应留脐血，进行血糖、胰岛素、胆红素、血细胞比容、血红蛋白、钙、磷、镁的测定。无论出生时状况如何，均应视为高危新生儿，尤其是妊娠期血糖控制不满意者，需给予监护，注意保暖和吸氧，重点防止新生儿低血糖，应在开奶同时，定期滴服葡萄糖液。

（邓金梅）

第三章 正常分娩与产程处理

第一节 分娩动因

分娩发动的确切原因至今尚不清楚，分娩是一个复杂的生理活动，单一学说难以完整地阐明，目前公认为多因素综合作用的结果，可能与以下学说有关。

一、机械性理论

子宫在妊娠早、中期处于静息状态，对机械性和化学性刺激不敏感。妊娠末期，宫腔容积增大，子宫壁伸展力及张力增加，宫腔内压力升高，子宫肌壁和蜕膜明显受压，肌壁的机械感受器受到刺激，尤其是胎先露部压迫子宫下段及宫颈发生扩张的机械作用，通过交感神经传至下丘脑，使神经垂体释放缩宫素，引起子宫收缩。过度增大的子宫如双胎妊娠、羊水过多常导致早产支持机械性理论。但发现母血中缩宫素值增高却是在分娩发动之后，故不能认为机械性理论是分娩发动的始发原因。

二、内分泌控制理论（母体的内分泌调节）

（一）前列腺素（PG）

PG对分娩发动起重要作用。现已确认PG能诱发宫缩并能促进宫颈成熟，但其合成与调节步骤尚不确切了解。妊娠子宫的蜕膜、羊膜、脐带、血管、胎盘及子宫肌肉都能合成和释放PG，胎儿下丘脑-垂体-肾上腺系统也能产生PG。因PG进入血液循环中迅速灭活，能够引起宫缩的PG必定产生于子宫本身。在妊娠末期临产前，孕妇血浆中的PG前身物质花生四烯酸、磷酸酯酶A2均明显增加，在PG合成酶的作用下使PG逐渐增多，作用于子宫平滑肌细胞内丰富的PG受体，使子宫收缩，导致分娩发动。

（二）缩宫素及缩宫素受体

缩宫素有调节膜电位，增加肌细胞内钙离子浓度，增强子宫平滑肌收缩的作用；缩宫素作用于蜕膜受体，刺激前列腺素的合成和释放。足月妊娠特别是临产前子宫缩宫素受体显著增多，增强子宫对缩宫素的敏感性。但此时孕妇血液中缩宫素值并未升高，则不能认为缩宫素是分娩发动的始发原因。

（三）雌激素和孕激素

妊娠末期，雌激素能兴奋子宫肌层，使其对缩宫素敏感性增加，产生规律宫缩，但无足够证据证实雌激素能发动分娩，雌激素对分娩发动的影响可能与前列腺素增多有关。孕激素能使妊娠期子宫维持相对静息状态，抑制子宫收缩。既往认为黄体酮撤退与分娩发动相关，近年观察分娩时产妇血液中未发现黄体酮水平明显降低。

（四）内皮素（ET）

ET是子宫平滑肌的强诱导剂，子宫平滑肌有ET受体。通过自分泌和旁分泌形式，直接在产生ET的妊娠子宫局部对平滑肌产生明显收缩作用，还能通过刺激妊娠子宫和胎儿胎盘单位，使合成和释放 PG 增多,间接诱发分娩。

(五) 胎儿方面

动物实验证实,胎儿下丘脑-垂体-肾上腺轴及胎盘、羊膜和蜕膜的内分泌活动与分娩发动有关。胎儿随妊娠进展需氧和营养物质不断增加,胎盘供应相对不足,胎儿腺垂体分泌促肾上腺皮质素(ACTH),刺激肾上腺皮质产生大量皮质醇,皮质醇经胎儿胎盘单位合成雌激素,促使蜕膜内 PG 合成增加,从而激发宫缩。但临床试验发现未足月孕妇注射皮质醇并不导致早产。

三、神经递质理论

子宫主要受自主神经支配,交感神经能兴奋子宫肌层的 α 肾上腺素能受体,促使子宫收缩。5-羟色胺、缓激肽、前列腺素衍生物,以及细胞内的 Na^+、Ca^{2+} 浓度增加,均能增强子宫收缩。但自主神经在分娩发动中起何作用,至今因分娩前测定上述物质值并无明显改变而无法肯定。

综上所述,妊娠末期的机械性刺激、内分泌变化、神经递质的释放等多种因素使妊娠稳态失衡,促使子宫下段形成和宫颈逐渐软化成熟,子宫下段及成熟宫颈受宫腔内压力而被动扩张,继发前列腺素及缩宫素释放,子宫肌细胞内钙离子浓度增加和子宫肌细胞间的间隙连接的形成,使子宫由妊娠期的稳定状态转变为分娩时的兴奋状态,子宫肌出现规律收缩,形成分娩发动。分娩发动是一个复杂的综合作用的结果,这一综合作用的主要方面就是胎儿成熟。最近研究发现成熟胎儿有通过羊水、羊膜向子宫传递信号的机制。

第二节 决定分娩的因素

决定分娩的因素是产力、产道、胎儿及精神心理因素,若上述各因素均正常并能相互协调,胎儿经阴道顺利自然娩出,称为正常分娩。

一、产力

将胎儿及其附属物由子宫内逼出的力量,称为产力。产力包括子宫收缩力(简称宫缩)、腹肌及膈肌收缩力(统称腹压)和肛提肌收缩力。

(一) 子宫收缩力

子宫收缩力是临产后的主要产力,贯穿于分娩的全过程。临产后的正常宫缩能使宫颈管变短直至消失、宫口扩张、胎儿先露部下降、胎儿胎盘娩出。正常宫缩具有以下特点。

1. 节律性

临产的重要标志为出现节律性宫缩。正常宫缩是宫体肌不随意、规律的阵发性收缩,且伴有疼痛的感觉。每次收缩由弱到强(进行期),持续一段时间(极期),然后逐渐减弱(退行期),直至宫缩完全消失进入间歇期,间歇时子宫肌肉松弛。阵缩如此反复直至分娩结束。

临产后随产程的进展,宫缩持续时间逐渐延长,由临产开始时的30s延长至宫口开全后的60s;间歇期逐渐缩短,由临产开始时的5~6分钟缩短至宫口开全后的1~2分钟。宫缩强度也随产程进展逐渐加强,宫缩时的宫腔内压力在临产初期为25~30mmHg,第一产程末增至40~60mmHg,于第二产程可达100~150mmHg,而间歇期宫腔压力仅为6~12mmHg。宫缩时子宫肌壁血管及胎盘受压,子宫血流量及胎盘绒毛间隙的血流量减少;间歇期,子宫肌肉松弛,子宫血流量恢复到原来水平,胎盘绒毛间隙的血流重新充盈,胎儿得到充足的氧气供应,对胎儿有利。

2. 对称性和极性

正常宫缩受起搏点控制起自两侧宫角部，左右对称，协调的向宫底中间集中，而后向下扩散，速度为 2cm/s，约在 15s 内均匀协调地扩散至整个子宫，称为宫缩的对称性。宫缩以宫底部最强且持续时间最长，向下则逐渐减弱，称为宫缩的极性。宫底部收缩力的强度约为子宫下段的 2 倍，此为宫缩的极性。

3. 缩复作用

宫体平滑肌与身体其他部位的平滑肌和骨骼肌有所不同，即宫缩时，宫体部肌纤维缩短变宽，间歇期宫体部肌纤维虽又重新松弛，但不能完全恢复到原来长度，随着产程进展，经过反复收缩，宫体部肌纤维越来越短，称为缩复作用。缩复作用使宫腔逐渐缩小，迫使胎先露部逐渐下降及宫颈管逐渐缩短直至消失。

(二) 腹肌及膈肌收缩力

腹肌及膈肌收缩力是第二产程娩出胎儿的重要辅助力量。当宫口开全时，胎先露部下降至阴道。每当宫缩时，前羊水囊或胎先露部压迫直肠及盆底组织，引起反射性排便感。产妇表现为主动屏气，向下用力，腹肌及膈肌强力收缩使腹内压增高，配合子宫收缩力，促使胎儿娩出。合理使用腹压的关键时机是在第二产程，特别是在第二产程末期子宫收缩时运用最有效，过早使用腹压则会使产妇疲劳和宫颈水肿，导致产程延长。腹肌及膈肌收缩力在第三产程还可协助已剥离的胎盘娩出。

(三) 肛提肌收缩力

肛提肌收缩力可协助胎先露部在骨盆腔进行内旋转的作用。胎头枕部下降至耻骨弓下时，能协助胎头仰伸及娩出；当胎盘降至阴道内时，能协助胎盘娩出。

二、产道

产道是指胎儿娩出的通道，分为骨产道、软产道两部分。

(一) 骨产道

骨产道指真骨盆。是产道的重要组成部分，其大小、形状与胎儿能否顺利娩出有着密切的关系。为便于了解分娩时胎先露通过骨产道的过程，将骨盆分为 3 个假想平面，每个平面又有多条径线组成。

1. 骨盆上口平面

骨盆上口平面为骨盆腔上口，呈横椭圆形。其前方为耻骨联合上缘，两侧为髂耻缘，后方为骶岬上缘。有 4 条径线。

(1) 入口前后径：即真结合径。耻骨联合上缘中点至骶岬上缘正中间的距离，正常值平均为 11cm，其长短与分娩有着密切的关系。

(2) 入口横径：左右两髂耻缘间最宽距离，正常值平均为 13cm。

(3) 入口斜径：左右各一。左斜径为左骶髂关节至右髂耻隆突间的距离；右斜径为右骶髂关节至左髂耻隆突间的距离，正常值平均为 12.75cm。

2. 中骨盆平面

中骨盆平面为骨盆的最小平面，是骨盆腔最狭窄部分，呈前后径长的椭圆形。其前为耻骨联合下缘，两侧为坐骨棘，后为骶骨下端。有两条径线。

(1) 中骨盆前后径：耻骨联合下缘中点通过两侧坐骨棘连线中点至骶骨下段间的距离，正常值平均为 11.5cm。

(2) 中骨盆横径：也称坐骨棘间径。为两坐骨棘间的距离，正常值平均为 10cm，其长短与分娩机制关系密切。

3. 骨盆下口平面

骨盆下口平面为骨盆腔下口，由两个在不同平面的三角形组成。两个三角形共同的底边为坐骨结节间径。前三角形的顶端为耻骨联合下缘，两侧为左右耻骨降支；后三角形的顶端为骶尾关节，两侧为左右骶结节韧带。有 3 条径线。

(1) 出口前后径：耻骨联合下缘至骶尾关节间的距离，正常值平均为 11.5cm。

(2) 出口横径：也称坐骨结节间径。两坐骨结节末端内侧缘间的距离，正常值平均为 9cm，其长短与分娩机制关系密切。

(3) 出口前矢状径：耻骨联合下缘至坐骨结节间径中点的距离，正常值平均为 6cm。

(4) 出口后矢状径：骶尾关节至坐骨结节间径中点间的距离，正常值平均为 8.5cm。若出口横径稍短，而出口后矢状径较长，两径之和>15cm，正常大小的胎头可通过后三角区经阴道娩出。

4. 骨盆轴

骨盆轴是连接骨盆各平面中点的一条假想曲线。正常的骨盆轴上段向下向后，中段向下，下段向下向前，经阴道分娩时，胎儿沿骨盆轴娩出，助产时也应根据此轴的方向协助胎儿娩出。

5. 骨盆倾斜度

骨盆倾斜度指妇女直立时，骨盆上口平面与地平面所形成的角度，一般为 60°。若倾斜角度过大，将影响胎头衔接。

(二) 软产道

软产道是由子宫下段、宫颈、阴道及骨盆底软组织构成的弯曲通道。

1. 子宫下段的形成

由非孕时长约 1cm 的子宫峡部随妊娠进展逐渐被拉长，妊娠 12 周后已扩展成宫腔的一部分，至妊娠末期形成子宫下段。临产后子宫收缩使子宫下段进一步拉长达 7~10cm，肌壁变薄成为软产道的一部分。由于子宫肌纤维的缩复作用，子宫体部肌壁越来越厚，子宫下段肌壁被牵拉越来越薄。由于子宫体和子宫下段的肌壁厚薄不同，在两者间的子宫内面有一环状隆起，称为生理缩复环。

2. 宫颈的变化

(1) 宫颈管消失：临产前宫颈管长 2~3cm，临产后由于规律宫缩的牵拉、胎先露部及前羊水囊的直接压迫，宫颈内口向上向外扩张，宫颈管呈漏斗形，随后逐渐变短、消失，成为子宫下段的一部分。初产妇多是宫颈管先消失，而后宫颈外口扩张；经产妇则多是宫颈管消失与宫颈外口扩张同时进行。

(2) 宫口扩张：临产前宫颈外口仅能容 1 指尖，经产妇可容 1 指。临产后，在子宫收缩和缩复牵拉、前羊水囊压迫和破膜后胎先露直接压迫下，宫口逐渐扩张，直至宫口开全（宫颈口直径约 10cm）。

3. 骨盆底、阴道及会阴体的变化

前羊水囊及胎先露部下降使阴道上部扩张，破膜后胎先露部进一步下降直接压迫骨盆底，使软产道下段扩张成为一个向前弯曲的通道，阴道粘膜皱襞展平使腔道加宽。肛提肌肌束分开，向下、向两侧扩展，肌纤维拉长，5cm 厚的会阴体变成 2~4mm，以利于胎儿通过。临产后，会阴体虽能承受一定压力，若分娩时会阴保护不当，也易造成裂伤。

三、胎儿

在分娩过程中，除产力、产道因素外，胎儿能否顺利通过产道，还取决于胎儿大小、胎位及有无胎儿畸形。

（一）胎儿大小

胎儿大小是决定分娩难易的重要因素。胎儿过大致胎头径线过大，或胎儿过熟使胎头不易变形时，即使骨产道正常，也可出现相对性头盆不称，造成难产。胎头主要径线有以下几种。

1. 双顶径

双顶径是胎头最大横径，为两顶骨隆突间的距离。妊娠足月时平均值约为 9.3cm。临床上常用 B 型超声检测此值估计胎儿大小。

2. 枕额径

枕额径为鼻根上方至枕骨隆突间的距离，胎头以此径衔接，妊娠足月时平均值约为 11.3cm。

3. 枕下前囟径

枕下前囟径又称小斜径，为前囟中央至枕骨隆突下方间的距离，胎头俯屈后以此径通过产道，妊娠足月时平均值 9.5cm。

4. 枕颏径

枕颏径又称大斜径，为颏骨下方中央至后囟顶部间的距离，妊娠足月平均值 13.3cm。

（二）胎位

产道为一纵行管道。若为纵产式（头先露或臀先露）时，胎体纵轴与骨盆轴一致，容易通过产道。枕先露是胎头先通过产道，较臀先露易娩出，矢状缝和囟门是确定胎位的重要标志。头先露时，在分娩过程中颅骨重叠，胎头周径变小有利于胎头娩出；臀先露时，较胎头周径小且软的胎臀先娩出，阴道未经充分扩张，胎头娩出时无变形机会，使胎头娩出发生困难；肩先露时，胎体纵轴与骨盆轴垂直，妊娠足月胎儿不能通过产道，对母儿威胁极大。

（三）胎儿畸形

若胎儿畸形造成胎儿某一部分发育异常，如脑积水、联体儿等，由于胎头或胎体过大，常发生难产。

四、精神心理因素

影响分娩的因素除了产力、产道、胎儿之外，还包括产妇的精神心理因素。分娩对产妇是一种持久的、强烈的应激源，可产生生理上及心理上的应激，产妇的精神心理因素可影响机体内部的平衡、适应力和产力。紧张、焦虑、恐惧等不良精神心理状态，可导致呼吸急促，气体交换不足，心率加快，循环功能障碍，神经内分泌发生异常，交感神经兴奋，使子宫收缩乏力，产程延长，造成难产；子宫胎盘血流量减少，胎儿缺血缺氧，出现胎儿窘迫。

在分娩过程中，产科工作者应耐心安慰产妇，鼓励产妇进食，保持体力，讲解分娩是生理过程，教会孕妇掌握必要的呼吸技术和躯体放松技术，尽可能消除产妇的焦虑和恐惧心情。同时，开展家庭式产房，允许丈夫或家人陪伴分娩，以便顺利度过分娩全过程。

（梁冰华）

第四章 正常妊娠护理

第一节 妊娠期变化

为适应胎儿生长发育的需要，母体全身各系统需发生一系列相应的变化，以利于妊娠的继续，并为分娩准备条件，产后 2~6 周这些变化逐渐恢复正常。

（一）生殖系统的变化

1. 子宫

（1）子宫体：妊娠期子宫大小、容积及重量增长极其迅速。子宫由非孕时（7~8）cm×（4~5）cm×（2~3）cm 增大到足月妊娠时约 35cm×25cm×22cm；宫腔容量由非孕时的 5ml，至妊娠足月时增至 5000mL；子宫重量由非孕时的 50g 增至妊娠足月时的 1000g。子宫的增大，主要是肌细胞肥大，胞浆内含有收缩活性的肌动蛋白和肌浆球蛋白，是临产后子宫收缩的物质基础，也有少量肌细胞增生、结缔组织增生以及血管的增多和增粗。肌纤维含量宫体部最多，子宫下段次之，子宫颈最少，以适应临产后子宫阵缩由子宫底部向下递减，促使胎儿娩出。

（2）子宫收缩：妊娠 12~14 周起，子宫出现不规则无痛性宫缩，即所谓的 Braxton-Hicks 收缩，这种收缩可由孕妇腹部触及，孕妇自己有时也能感觉得到。其特点是稀发和不对称。

（3）子宫峡部：子宫峡部位于子宫体与宫颈交界处，非孕期长约 1cm，孕期峡部一方面自然增长，一方面受羊膜囊的持续压力而被动扩展，逐渐形成宫腔的一部分，称为子宫下段。至妊娠末期可长达 7~10cm。

（4）子宫颈：妊娠时子宫颈充血及组织水肿，致使外观肥大、着色变软。宫颈内膜腺体肥大，粘液分泌量增加，在子宫颈管内形成"粘液栓"，可防止细菌侵入宫腔。宫颈组织的 90% 由结缔组织构成，远侧端几乎全部为结缔组织，利于分娩期宫颈的扩张。

2. 卵巢

受精卵着床 24 小时后，合体滋养细胞即可分泌 HCG，刺激月经黄体成为妊娠黄体，并产生大量雌激素和孕激素，对维持妊娠起重要作用。孕 10 周以后，黄体功能被胎盘取代。妊娠 3~4 个月卵巢黄体开始萎缩。

3. 输卵管

妊娠期输卵管变长，系膜血管增多，粘膜呈蜕膜样变，肌层无明显变化。

4. 阴道

妊娠期阴道受雌、孕激素的影响，粘膜充血、水肿及血管扩张充盈，外观呈紫蓝色，周围的结缔组织变软，分娩时被动扩张成软产道的一部分，有利于胎儿娩出。阴道粘膜通透性增高，同时宫颈腺体的分泌增强，故白带增多，阴道上皮增生脱落，白带常呈白色糊状，阴道上皮内糖原积聚，经阴道杆菌作用后变为乳酸，使阴道 pH 值偏低，可防止细菌感染。

5. 外阴

妊娠期大小阴唇有色素沉着，大阴唇内血管增多，结缔组织变软，伸展性增大，有利于胎儿娩出。由于增大的子宫压迫，盆腔及下肢静脉回流障碍，部分孕妇可有外阴及下肢静脉曲张，产后多自行消退。

6. 子宫韧带

子宫韧带在妊娠期增长、变粗、肥大及功能增强，其走行方向及解剖位置随宫体的增长而有明显改变。

（二）乳房的变化

妊娠期雌激素和孕激素促进乳腺管和腺泡增生，乳房增大，乳头增大着色，乳晕上形成结节状小隆起，称为蒙氏结节。妊娠晚期挤压乳房，可有少量稀薄的黄色液体溢出，称为初乳。

（三）循环系统的变化

1. 心脏

妊娠期增大的子宫将横膈上推，使心脏向上、向左和向前移位，并沿纵轴逆时针方向轻度扭转，伴随大血管扭曲，加之心肌肥厚，心脏容量增加，血容量增加，使心脏浊音界扩大，心尖冲动位置向左移位，心尖部及肺动脉瓣区可闻及收缩期吹风样杂音，并向颈部传导。心脏容量增加10%，心率每分钟增加10~15次。

2. 心排出量

心排出量增加，孕32~34周时达高峰，每次心排出量平均值约为80mL，直至分娩，左侧卧位心排出量约增加30%。

3. 血压

孕期由于胎盘形成动静脉短路、血液稀释、血管扩张等因素，导致孕早期及中期血压偏低，孕晚期血压轻度升高，脉压稍增大。孕妇体位影响血压，仰卧位时下腔静脉受压，回心血量减少，心排出量减少，迷走神经兴奋，使血压下降，形成仰卧位低血压综合征。

（四）血液系统的改变

妊娠6~8周血容量开始增加，妊娠32~34周达高峰，单胎妊娠增加30%~45%，平均增加1500mL，其中血浆增加1000mL，红细胞容量增加500mL，血液相对稀释，血细胞比容由未孕时的0.38~0.47降至0.31~0.34。孕晚期白细胞可增至10×10^9~15×10^9/L，主要为中性粒细胞增多，血小板无明显变化。血浆纤维蛋白原比非孕妇女增加40%~50%，妊娠末期可达4~5g/L；凝血因子Ⅱ、Ⅴ、Ⅶ、Ⅷ、Ⅸ、Ⅹ也增加，故孕妇血液处于高凝状态，有利于防止产后出血，也容易发生弥散性血管内凝血。由于血液稀释，血浆蛋白尤其是白蛋白减少，约为35g/L。血沉增快，可达100mm/h。

（五）呼吸系统

妊娠子宫增大使膈肌上升，肋骨外展，胸廓横径加宽，周径加大。妊娠中期有过度通气现象，耗氧量增加10%~20%，肺通气量增加40%。妊娠晚期以胸式呼吸为主，呼吸较深，呼吸频率变化不大。孕期上呼吸道粘膜水肿、充血、局部抵抗力降低，易发生上呼吸道感染。

（六）泌尿系统

妊娠期血容量增加，孕妇及胎儿代谢产物增多，肾脏负担加重。孕晚期肾血流量比非孕时增加35%，肾小球滤过率增加50%，尿量增加。由于肾小管对葡萄糖的再吸收能力不能相应增加，约15%的孕妇饭后会出现糖尿，称为妊娠生理性糖尿，应注意与真性糖尿病相鉴别。孕激素使泌尿系统平滑肌张力降低，蠕动减弱，尿流缓慢，输尿管增粗，加之受右旋妊娠子宫的压迫，易患急性肾盂肾炎或肾盂积水，以右侧多见。增大的子宫或胎头压迫膀胱可有尿频。

（七）消化系统

受大量雌激素的影响，牙龈肥厚，易患牙龈炎致牙龈出血。胃肠平滑肌张力降低，蠕动减弱，胃排空时间延长，孕中、晚期胃受压及贲门括约肌松弛，胃内酸性食物可逆流到食道。临床上常有上腹部饱胀感，胃部"烧心"感、便秘等症状。由于胃肠道充血、静脉回流障碍等，常引起痔疮或使原有痔疮加重。胆囊排空时间延长，胆道平滑肌松弛，胆汁黏稠，易诱发胆石症。

（八）皮肤

妊娠期垂体分泌促黑素细胞刺激素增加，孕妇皮肤色素加深，尤其是乳头、乳晕、腹白线、外阴等处出现色素沉着。有些孕妇面颊部出现蝶状褐色斑，习称妊娠斑，产后逐渐消退。腹壁、大腿和臀部皮肤弹力纤维因膨胀伸展而断裂，多呈紫色或淡红色不规则平行的裂纹，称为妊娠纹，见于初产妇。旧妊娠纹呈银白色，见于经产妇。

（九）内分泌系统的变化

1. 垂体

妊娠期垂体前叶增大 1~2 倍，血流丰富，产后发生出血休克使垂体缺血坏死时，可导致 Sheehan 综合征。黄体生成激素和尿促卵泡素受大量雌、孕激素所抑制，生乳素（PRL）分泌增加。

2. 甲状腺

腺组织增生，血运丰富，可轻度均匀性肿大。甲状腺素分泌自孕 8 周时即增加，但孕期一般无甲状腺功能亢进的表现。孕妇与胎儿体内的促甲状腺激素均不能通过胎盘，但抗甲状腺药物可通过胎盘，使用时宜慎重。

3. 肾上腺皮质

肾上腺皮质肥大，糖皮质激素及醛固酮分泌量增加，但进入血循环后大部分与蛋白结合，起活性作用的游离部分增加不多，故孕妇一般也没有肾上腺皮质功能亢进的表现。

4. 甲状旁腺

妊娠期增生肥大，自孕 24 周起在雌激素的作用下，血浆中甲状旁腺激素的浓度逐渐升高。

（十）新陈代谢的变化

1. 基础代谢率

基础代谢率（BMR）于妊娠早期稍有下降，于妊娠中期逐渐增高，至妊娠晚期可增高 15%~20%。

2. 蛋白质代谢

妊娠期对蛋白质的需要量增加，体内蛋白质合成和分解均增加，但合成大于分解，呈正氮平衡状态。孕妇体内储备的氮除供给胎儿生长发育外，还为分娩期消耗做准备。如果蛋白质储备不足，可使血浆蛋白减少。

3. 糖代谢

妊娠期胰岛功能旺盛，胰岛素分泌增多，空腹血糖偏低。孕期胰岛素需要量增加，且孕妇对胰岛素的敏感度降低，胰岛素处于相对不足状态，可出现生理性糖尿。若原已有糖尿病，孕期可加重。

4. 脂类代谢

妊娠期肠道吸收脂肪能力增强，血脂增高，为妊娠期、分娩期和产褥期能量消耗提供储备，若能量消耗过多，体内动用大量脂肪来补充，脂肪氧化不全产生酮体。

5. 水、电解质代谢

妊娠期间机体水分平均增加7L，水钠潴留与排泄形成适当的比例而不引起水肿。胎儿与母体需要补充大量钙、磷、铁，以满足妊娠期胎儿与母体的需要，同时为分娩和哺乳做准备。

(十一) 骨骼、关节与韧带的变化

骨质在妊娠期间一般无改变，妊娠次数过多、过密而又不注意补充维生素D及钙时，能引起骨质疏松症。因松弛素的作用，使骨盆韧带及椎骨间的关节、韧带松弛，部分孕妇自觉腰骶部及肢体疼痛不适，一般不需处理。

第二节 妊娠期护理管理

定期产前检查的目的是明确孕妇和胎儿的健康状况，及早发现并治疗妊娠合并症和并发症（如妊娠高血压综合征、妊娠合并心脏病等），及时纠正胎位异常，及早发现胎儿发育异常。

一、围生期及围生医学

围生医学又称围产医学，是研究在围生期内加强围生儿及孕产妇的卫生保健，也是研究胚胎的发育、胎儿的生理病理以及新生儿和孕产妇疾病的诊断与防治的科学。因此，围生期是指产前、产时和产后的一段时间。对孕产妇而言，要经历妊娠、分娩和产褥期3个阶段；对胎儿而言，要经历受精、细胞分裂、繁殖、发育，从不成熟到成熟和出生后开始独立生活的复杂变化过程。

国际上对围生期的规定有4种。①围生期Ⅰ：从妊娠满28周（即胎儿体重≥1000g或身长≥35cm）至产后1周。②围生期Ⅱ：从妊娠满20周（即胎儿体重≥500g或身长≥25cm）至产后4周。③围生期Ⅲ：从妊娠满28周至产后4周。④围生期Ⅳ：从胚胎形成至产后1周。我国采用其中的围生期Ⅰ来计算围生期死亡率。数据首先采用孕周（胎龄）计算，孕周不清者参照刚出生新生儿测得的体重，其次采用身长。

产前检查是围生医学的重要内容，也是贯彻以预防为主方针的具体措施。做好产前检查，对降低围生期母儿死亡率和病残儿的发生率，保障母儿健康具有重要意义。

二、产前检查的时间

产前检查从确诊早孕开始，妊娠28周前每4周查1次，妊娠28周后每2周查1次，妊娠36周后每周查1次。目前，强调孕妇自孕20周开始应接受产前系列检查。凡属高危妊娠者，应酌情增加产前检查次数。

三、产前检查的内容及方法

(一) 初诊

1. 询问病史

(1) 个人资料：询问孕妇的姓名、年龄、籍贯、职业、结婚年龄、丈夫姓名及职业、孕妇的受教育程度、宗教信仰、婚姻状况、经济状况以及住址、电话等资料。

(2) 过去史：重点了解孕妇有无高血压、心脏病、糖尿病、肝肾疾病、血液病、传染病（如结核病）等，注意其发病时间和治疗情况，有无手术史及手术名称。

(3) 月经史：询问孕妇月经初潮的年龄、月经周期和月经持续时间。月经周期的长短因人而异，了解月经周期有助于准确推算预产期。

(4) 家族史：询问孕妇家族中有无高血压、糖尿病、双胎、结核病等病史。

(5) 丈夫健康状况：了解孕妇的丈夫有无烟酒嗜好及遗传性疾病等。

(6) 孕产史。

既往孕产史。了解既往有无孕产史及其分娩方式，有无流产、早产、难产、死胎、死产、产后出血史。

本次妊娠经过。了解本次妊娠早孕反应出现的时间、严重程度，有无病毒感染史及用药情况，胎动开始时间，妊娠过程中有无阴道流血、头痛、心悸、气短、下肢浮肿等症状。现已证实：风疹、疱疹、巨细胞病毒可通过胎盘进入胎儿血液，导致先天性心脏病、小头畸形、脑积水、眼、耳等发育畸形；流感病毒引起胎死宫内较未感染者高。另外，妊娠期很多药物可通过胎盘进入胚胎体内，故在妊娠期，尤其是在妊娠早期，用药前必须慎重考虑是否会影响胚胎发育。

(7) 预产期的推算：了解末次月经（LMP）的日期以推算预产期（EDC）。计算方法为：末次月经第一日起，月份减3或加9，日期加7。如为阴历，月份仍减3或加9，但日期加15。实际分娩日期与推算的预产期可以相差1~2周。如孕妇记不清末次月经的日期，则可根据早孕反应出现的时间、胎动开始时间以及子宫高度等加以估计。

2. 全身检查

观察发育、营养、精神状态、身高及步态。身材矮小者（140cm以下）常伴有骨盆狭窄。检查心肺有无异常，乳房发育情况，脊柱及下肢有无畸形，测量血压和体重。正常孕妇不应超过140/90mmHg，或与基础血压相比，升高不超过30/15mmHg，超过者属病理状态。妊娠晚期体重每周增加不应超过500g，超过者应注意水肿或隐性水肿的发生。

3. 产科检查

产科检查包括腹部检查、骨盆测量、阴道检查、肛诊和绘制妊娠图。检查前先告知孕妇检查的目的、步骤，检查时动作尽可能轻柔，以取得合作。检查者如为男医生，则应有护士陪同，注意保护其隐私。

(1) 腹部检查：排尿后，孕妇仰卧于检查床上，头部稍抬高，露出腹部，双腿略屈曲分开，放松腹肌。检查者站在孕妇右侧。

视诊：注意腹形及大小，腹部有无妊娠纹、手术瘢痕和水肿。对腹部过大者，应考虑双胎、羊水过多、巨大儿的可能；对腹部过小、子宫底过低者，应考虑胎儿宫内发育迟缓（IUGR）、孕周推算错误等；如孕妇腹部向前突出（尖腹，多见于初产妇）或向下悬垂（悬垂腹，多见于经产妇）应考虑有骨盆狭窄的可能。

触诊：注意腹壁肌肉的紧张度，有无腹直肌分离，注意羊水量的多少及子宫肌的敏感度。用手测宫底高度，用软尺测耻骨上方至子宫底的弧形长度及腹围值。用四步触诊法检查子宫大小、胎产式、胎先露、胎方位及先露是否衔接。在做前三步手法时，检查者面向孕妇，做第四步手法时，检查者应面向孕妇足端。

第一步手法：检查者双手置于子宫底部，了解子宫外形并摸清子宫底高度，估计胎儿大小与妊娠月份是否相符。然后以双手指腹相对轻推，判断子宫底部的胎儿部分，如为胎头，则硬而圆且有浮球感；如为胎臀，则软而宽且形状略不规则。

第二步手法：检查者两手分别置于腹部左右两侧，一手固定，另一手轻轻深按检查，两手交替，分辨胎背及胎儿四肢的位置。平坦饱满者为胎背，确定胎背是向前、侧方或向后；可变形的高低不平部分是胎儿的肢体，有时可以感觉到胎儿的肢体活动。

第三步手法：检查者右手置于耻骨联合上方，拇指与其余4指分开，握住胎先露部，进一步查清是胎头或胎臀，并左右推动以确定是否衔接。如先露部仍高浮，表示尚未入盆；如已衔接，则胎先露部不能被推动。

第四步手法：检查者两手分别置于胎先露部的两侧，向骨盆入口方向向下深压，再次判断先露部的诊断是否正确，并确定先露部入盆的程度。当胎先露是胎头或胎臀难以确定时，可进行肛诊以协助判断。

听诊：胎心音在靠近胎背侧上方的孕妇腹壁上听得最清楚。枕先露时，胎心音在脐下方右或左侧；臀先露时，胎心音在脐上方右或左侧；肩先露时，胎心音在脐部下方听得最清楚。当腹壁紧、子宫较敏感、确定胎背方向有困难时，可借助胎心音及胎先露综合分析判断胎位。

(2) 骨盆测量：了解骨产道情况，以判断胎儿能否经阴道分娩。分为骨盆外测量和骨盆内测量两种。

骨盆外测量：此法常测量下列径线。

髂棘间径：孕妇取伸腿仰卧位，测量两侧髂前上棘外缘的距离，正常值为23~26cm。

髂嵴间径：孕妇取伸腿仰卧位，测量两侧髂嵴外缘最宽的距离，正常值为25~28cm。

以上两径线可间接推测骨盆入口横径的长度。

骶耻外径：孕妇取左侧卧位，右腿伸直，左腿屈曲，测量第五腰椎棘突下凹陷处（相当于腰骶部米氏菱形窝的上角）至耻骨联合上缘中点的距离，正常值为18~20cm。

此径线可间接推测骨盆入口前后径长短，是骨盆外测量中最重要的径线。

坐骨结节间径：又称出口横径。孕妇取仰卧位，两腿屈曲，双手抱膝。测量两侧坐骨结节内侧缘之间的距离，正常值为8.5~9.5cm，平均值为9cm。如出口横径小于8cm，应测量出口后矢状径（坐骨结节间径中点至骶尖），正常值为9cm。

耻骨弓角度：用两拇指尖斜着对拢，放于耻骨联合下缘，左右两拇指平放在耻骨降支的上面，测量两拇指之间的角度即为耻骨弓角度。正常为90°，若小于80°则为异常。

出口后矢状径：坐骨结节连接线中点至骶尾关节的距离。孕妇取膝胸仰卧位或左侧卧位，检查者将右手食指伸入肛门，指腹向骶骨方向，拇指在体外骶尾部，二指内外配合找到骶尾关节，并予以标记，测量此标记与出口横径中点的距离，正常值为8~9cm。出口横径与出口后矢状径之和大于15cm，表示骨盆出口不狭窄，一般足月胎儿可以通过出口后三角区娩出。

骨盆内测量：适用于骨盆外测量有狭窄者。测量时，孕妇取膀胱截石位，外阴消毒，检查者需戴消毒手套并涂以润滑油。常用径线如下。

骶耻内径：也称对角径。自耻骨联合下缘至骶岬上缘中点的距离。检查者一手的食、中指伸入阴道，用中指尖触骶岬上缘中点，食指上缘紧贴耻骨联合下缘，并标记食指与耻骨联合下缘的接触点。中指尖至此接触点的距离，即为对角径。正常值为12.5~13cm，此值减去1.5~2cm，即为真结合径值，正常值为11cm。如触不到骶岬，说明此径线大于12.5cm。测量时期以妊娠24~26周、阴道松软时进行为宜。

坐骨棘间径：测量两侧坐骨棘间的距离。正常值约10cm。检查者一手的食指、中指伸入阴道内，分别触及两侧坐骨棘，估计其间的距离。

坐骨切迹宽度：为坐骨棘与骶骨下部间的距离，即骶骨韧带的宽度，代表中骨盆后矢状径。检查者将伸入阴道内的食、中指并排置于韧带上，如能容纳3横指（5~5.5cm）为正常，否则属中骨盆狭窄。

(3) 阴道检查：确诊早孕时或与骨盆内测量同时进行。需外阴消毒及戴无菌手套，以防感染。妊娠最后一个月以及临产后，应避免不必要的检查。

(4) 肛诊：可以了解胎先露部、骶骨前面弯曲度、坐骨棘及坐骨切迹宽度以及骶骨关节活动度。

(5) 辅助检查：辅助检查包括血常规、尿常规、血糖、肝功能、血型、心电图、B型超声、胎儿监护等检查，如有异常，应做进一步的检查。

(二) 复诊检查

复诊检查是为了了解前次检查后有无特殊情况，及时发现高危妊娠。检查的内容包括询问有无头晕、头痛、眼花、浮肿、阴道出血；测体重、血压、宫底高度、腹围；听胎心；询问胎动情况；进行妊娠期健康指导；预约下次复诊日期等。若有异常情况，应给予及时、正确的处理。

四、妊娠期护理

(一) 护理评估

1. 健康史

(1) 年龄：年龄过小容易发生难产；年龄过大，尤其是35岁以上的高龄初产妇，容易并发妊娠高血压综合征、产力异常和产道异常，应予以重视。

(2) 职业：放射线能诱发基因突变，造成染色体异常。因此，妊娠早期接触放射线者，可造成流产、胎儿畸形。如有铅、汞、苯及有机磷农药、一氧化碳中毒等，均可引起胎儿畸形。

(3) 其他：孕妇的受教育程度、宗教信仰、婚姻状况、经济状况、住址以及电话等资料。

(4) 既往史：重点了解有无高血压、心脏病、糖尿病、肝肾疾病、血液病、传染病（如结核病）等，注意其发病时间和治疗情况，有无手术史及手术名称。

(5) 月经史：询问月经初潮的年龄、月经周期和月经持续时间。月经周期的长短因人而异，了解月经周期有助于准确推算预产期。

(6) 家族史：询问家族中有无高血压、糖尿病、双胎、结核病等病史。

(7) 丈夫健康状况：了解孕妇的丈夫有无烟酒嗜好及遗传性疾病等。

2. 身体状况

内容同上。

3. 心理社会状况

(1) 妊娠早期：重点评估孕妇对妊娠的态度是积极的还是消极的，有哪些影响因素。孕妇接受妊娠的程度，可从以下几个方面来评估：孕妇遵循产前指导的能力，筑巢行为，能否主动地或在鼓励下谈论怀孕的不适、感受和困惑，在怀孕过程中与家人和丈夫的关系等。

(2) 妊娠中、晚期：评估孕妇对妊娠有无不良的情绪反应，对即将为人母和分娩有无焦虑和恐惧心理。孕妇在妊娠中、晚期时强烈意识到自己将拥有一个孩子，同时，妊娠晚期子宫明显增大，给孕妇在体力上加重负担，使其行动不便，甚至出现睡眠障碍、腰背痛等症状，并且日趋加重，使大多数孕妇都急切盼望分娩日期的到来。随着预产期的临近，孕妇常因婴儿将要出生而感到愉快，但又因对分娩将产生的痛苦而焦虑，担心能否顺利分娩、分娩过程中母儿的安危、胎儿有无畸形，也有的孕妇担心婴儿的性别能否为家人接受等。

评估支持系统，尤其是丈夫对此次妊娠的态度。怀孕对准父亲而言，也是一项心理压力，因为初为人父，准父亲会经历与准母亲同样的情感和冲突。他可能会为自己有生育能力而骄傲，也会为即将来临的责任和生活形态的改变而感到焦虑。他会为妻子在怀孕过程中的身心变化而感到惊讶与迷惑，更时常为适应妻子怀孕时多变的情绪而不知所措。

因此，评估准父亲对怀孕的感受和态度，才能有针对性地协助他承担父亲的角色，继而使其成为孕妇强有力的支持者。

评估孕妇的家庭经济情况、居住环境、宗教信仰以及孕妇在家庭中的角色等。

（二）常见的护理诊断

1. 孕妇

（1）体液过多：水肿与妊娠子宫压迫下腔静脉或水钠潴留有关。

（2）舒适改变：与妊娠引起早孕反应、腰背痛有关。

（3）便秘：与妊娠引起肠蠕动减弱有关。

（4）知识缺乏：缺乏妊娠期保健知识。

（5）焦虑：与妊娠、担心如何胜任父母的角色有关。

（6）恐惧：与妊娠、惧怕分娩时的疼痛有关。

（7）自我形象紊乱：与妊娠引起外形的改变有关。

2. 胎儿

有受伤的危险：与遗传、感染、中毒、胎盘功能障碍有关。

（三）护理目标

（1）孕妇获得孕期保健知识，维持母婴于健康状态。

（2）孕妇掌握有关育儿知识，适应母亲角色。

（3）孕妇保持体液平衡。

（4）孕妇情绪稳定。

（5）胎儿无伤害。

（四）护理措施

1. 一般护理

告知孕妇产前检查的意义和重要性，根据具体情况预约下次产前检查的时间和产前检查的内容。

2. 心理护理

告诉孕妇，母体是胎儿生活的小环境，孕妇的生理和心理活动都会影响胎儿，所以孕妇应保持心情愉快、轻松。孕妇的情绪变化可通过循环系统和内分泌系统调节的改变对胎儿产生影响，如孕妇经常心境不佳、焦虑、恐惧、紧张或悲伤等，这些情绪变化会使胎儿脑血管收缩，减少脑部供血量，影响脑部发育。过度的紧张、恐惧甚至可以造成胎儿大脑发育畸形。大量研究证明，受情绪困扰的孕妇易发生妊娠期、分娩期并发症。如严重焦虑的孕妇常伴有恶心、呕吐，易导致早产、流产、产程延长或难产等。

3. 症状护理

（1）恶心、呕吐：约半数妇女在妊娠6周左右出现早孕反应，12周左右消失。在此期间应避免空腹，清晨起床时先吃些饼干或面包干，起床时宜缓慢，避免突然起身；每日进食5~6餐，少量多餐，避免空腹状态；两餐之间进食液体；食用清淡食物，避免吃油炸、难以消化或有特殊气味的食物；被给予精神鼓励和支持，以减少心理的困扰和忧虑。如妊娠12周以后仍继续呕吐，甚至影响孕妇吸收营养时，应考虑妊娠剧吐的可能，需住院治疗，纠正水电解质紊乱。对偏食者，在不影响饮食平衡的情况下，可不做特殊处理。

(2) 尿频、尿急：常发生在妊娠初3个月及末3个月。若因压迫引起，且无任何感染征象，可给予解释，不必处理。孕妇无须通过减少液体摄入量的方式来缓解症状，有尿意时应及时排空，不可忍住。此现象在产后可逐渐消失。

(3) 白带增多：于妊娠初3个月及末3个月明显，是妊娠期正常的生理变化。但应排除霉菌、滴虫、淋菌、衣原体等感染。叮嘱孕妇要保持外阴部清洁，每日清洗外阴或经常洗澡，以避免分泌物刺激外阴部，但严禁进行阴道冲洗。指导孕妇穿透气性好的棉质内裤，经常更换。分泌物过多的孕妇，可用卫生巾并经常更换，增加舒适感。

(4) 水肿：孕妇在妊娠后期易发生下肢浮肿，经休息后可消退，属正常现象。如下肢出现明显凹陷性水肿或经休息后不消退者，应及时诊治，警惕妊娠高血压综合征的发生。叮嘱孕妇左侧卧位，解除右旋增大的子宫对下腔静脉的压迫，下肢稍垫高，避免长时间地站或坐，以免加重水肿的发生。长时间站立的孕妇，则两侧下肢轮流休息，收缩下肢肌肉，以利于血液回流。适当限制孕妇对盐的摄入，但不必限制水分的摄入。

(5) 下肢、外阴静脉曲张：孕妇应避免两腿交叉或长时间站立、行走，并注意时常抬高下肢。指导孕妇穿弹力裤或弹力袜，避免穿妨碍血液回流的紧身衣裤，以促进血液回流。会阴部有静脉曲张者，可于臀下垫枕，抬高髋部休息。

(6) 便秘：便秘是妊娠期常见的症状之一，尤其是妊娠前即有便秘者。叮嘱孕妇养成每日定时排便的习惯，多吃水果、蔬菜等含纤维素多的食物，同时增加每日饮水量，注意适当的活动。未经医生允许不可随便使用大便软化剂或轻泻剂。

(7) 腰背痛：指导孕妇穿低跟鞋，在俯拾或抬举物品时，保持上身直立，弯曲膝部，用两下肢的力量抬起。如工作要求长时间弯腰，妊娠期间应适当给予调整。疼痛严重者，必须卧床休息（硬床垫），局部热敷。

(8) 下肢痉挛：指导孕妇在饮食中增加钙的摄入，如因钙磷不平衡所致，则限制牛奶（含大量的磷）的摄入量或服用氢氧化铝乳胶，以吸收体内磷质来平衡钙磷之浓度。告诫孕妇避免腿部疲劳、受凉，伸腿时避免脚趾尖伸向前，走路时脚跟先着地。发生下肢肌肉痉挛时，叮嘱孕妇背屈肢体或站直前倾以伸展痉挛的肌肉，或局部热敷按摩，直至痉挛消失。必要时遵医嘱口服钙剂。

(9) 仰卧位低血压综合征：叮嘱孕妇左侧卧位后症状可自然消失，不必紧张。

(10) 失眠：每日坚持户外活动，如散步。睡前用梳子梳头、用温水洗脚或喝热牛奶等均有助于入眠。

(11) 贫血：孕妇应适当增加含铁食物的摄入，如动物肝脏、瘦肉、蛋黄、豆类等。如病情需要补充铁剂时，可用温水或水果汁送服，以促进铁的吸收，且应在餐后20分钟服用，以减轻对胃肠道的刺激。向孕妇解释，服用铁剂后大便可能会变黑、可能会导致便秘，或轻度腹泻，不必担心。

4. 健康教育

(1) 异常症状的判断。孕妇出现下列症状应立即就诊：阴道流血，妊娠3个月后仍持续呕吐，寒战发热，腹部疼痛，头痛、眼花、胸闷、心悸、气短，液体突然自阴道流出，胎动计数突然减少等。

(2) 营养指导：由于胎儿生长发育的需要，孕期比一般时期需要更多的营养。孕妇饮食应新鲜、多样化，进含高蛋白、高热量、高维生素及微量元素的食物，特别在妊娠的中晚期更要多吃新鲜的水果、蔬菜及富含钙、磷、铁的食物，以满足胎儿的需要。

(3) 清洁和舒适：孕期养成良好的刷牙习惯，进食后均应刷牙，注意用软毛牙刷。怀孕后排汗量增多,要勤淋浴,勤换内衣。孕妇穿的衣服应宽松、柔软、舒适,冷暖适宜。不宜穿紧身衣或袜带,以免影响血液循环和胎儿发育、活动。胸罩的选择宜以舒适、合身、足以支托增大的乳房为标准,以减轻不适感。孕期宜穿轻便舒适的鞋子,鞋跟宜低,但不应完全平跟,以能够支撑体重而且感到舒适为宜;避免穿高跟鞋,以防腰背痛及身体失衡。

(4) 活动与休息:一般孕妇可坚持日常工作,28周后宜适当减轻工作量,避免长时间站立或重体力劳动。坐时可抬高下肢,减轻下肢水肿。接触放射线或有毒物质的工作人员,妊娠期应予以调离。妊娠期孕妇因身心负荷加重,易感疲惫,需要充足的休息和睡眠。每日应有8h的睡眠,午休1~2h。卧床时宜左侧卧位,以增加胎盘血供。居室内要保持安静、空气流通。孕期要保证适量的运动。运动可促进血液循环,增进食欲和睡眠,且可以强化肌肉为分娩做准备。孕期适宜的活动包括一切家务操作均可照常进行,注意不要攀高举重即可。散步是孕妇最适宜的运动,但要注意不要去人群拥挤、空气不佳的公共场所。

(5) 胎教:胎教是有目的、有计划地为胎儿的生长发育而实施的最佳措施。现代科学技术对胎儿的研究发现,胎儿的眼睛能随人的光亮而活动,触其手足可产生收缩反应;外界音响可传入胎儿的听觉器官,并能引起其心率的改变。因此,有人提出两种胎教方法:①对胎儿进行抚摸训练,激发胎儿的活动积极性;②对胎儿进行音乐训练。

(6) 孕期自我监护:胎心音计数和胎动计数是孕妇自我监护胎儿宫内情况的一种重要手段。教会家庭成员听胎心音、并做记录,不仅可了解胎儿在宫内的情况,而且可以和谐孕妇和家庭成员之间的亲情关系。叮嘱孕妇每日早中晚各数1小时胎动,每小时胎动数应不少于3次,三次胎动累计数不得小于10次。凡胎动累计数小于10次或逐日下降大于50%而不能恢复者,均应视为子宫胎盘功能不足,胎儿有宫内缺氧,应及时就诊,进一步诊断并处理。

(7) 药物的使用:许多药物可通过胎盘进入胚胎内,影响胚胎发育。尤其是在妊娠的最初2个月,这段时间是胚胎器官发育形成时期,此时用药更应注意。抗生素类药物如链霉素可影响胎儿的第8对脑神经,从而引起神经性耳聋;磺胺类药物对胎儿期影响虽不大,但等胎儿娩出后则胆红素易渗入血脑屏障,有诱发核黄疸的可能;抗糖尿病药物有致畸作用,孕期应慎用。但若病情需要,在医师指导下,必须服用的药物仍应按时服用,以免对母婴不利。

(8) 性生活指导:孕期性生活应根据孕妇的具体情况而定,由于孕期情况特殊,需注意调整其姿势和频率。目前基本建议妊娠前3个月及末3个月,应避免性生活,以防流产、早产及感染。

(9) 识别先兆临产:临近预产期的孕妇,如出现阴道血性分泌物或规律宫缩(间歇5~6min,持续30s)则为临产,应尽快到医院就诊。如阴道突然有大量液体流出,应叮嘱孕妇平卧,由家属将其送往医院,以防脐带脱垂而危及胎儿生命。

(五) 护理评价

母婴健康、舒适,无并发症发生。

(王 林)

第五章　妊娠早期出血性疾病护理

第一节　流产护理

【护理评估】

1. 病史

了解患者有无停经史和反复流产的病史，有无早孕反应、阴道流血、阴道水样排液、妊娠物排出和腹痛等。

2. 临床表现及分型

（1）先兆流产

指妊娠28周以前，出现少量阴道流血或伴有下腹痛，宫颈口未开，胎膜未破，妊娠产物尚未排出，有希望继续妊娠者。其主要症状为：阴道点状出血，无腹痛或轻微下腹痛，可出现持续性腰酸、下腹痉挛等。妇科检查：子宫大小与妊娠月份相符，子宫颈口未开，妊娠产物未排出。妊娠试验阳性。

（2）难免流产

指流产已不可避免者。其主要症状为：阴道流血增多，阵发性腹痛加重或出现阴道流水（胎膜破裂）。妇科检查：子宫颈口已扩张，有时在宫颈口内可见羊膜囊阻塞，子宫大小与妊娠月份相符或略小。妊娠试验多为阴性。

（3）不全流产

指流产已发生，妊娠产物已部分排出体外，尚有部分残留于宫腔者。其主要症状为：患者已发现有组织物排出，但由于宫腔内残留部分妊娠产物，影响子宫收缩，致使流血持续不止，甚至因流血过多而发生休克。妇科检查：子宫颈口已扩张，不断有血液自宫颈口内流出，有时可见胎盘组织阻塞于宫颈口或部分妊娠产物已排出在阴道内，一般子宫小于妊娠月份。

（4）完全流产

指妊娠产物已全部排出者。其主要症状为：阴道流血逐渐停止，腹痛亦随之消失。妇科检查：子宫颈口关闭，子宫接近正常大小。

（5）稽留流产

指胚胎或胎儿在子宫内已死亡尚未自然排出者。其主要症状为：患者停经后可先发生先兆流产症状，胚胎或胎儿死亡后子宫不再增大反而缩小，早孕反应消失，若已至中期妊娠，孕妇感觉不到腹部增大和胎动。妇科检查：宫颈口未开，子宫小于妊娠月份，质地不软。未闻及胎心音。

（6）习惯性流产

指自然流产连续发生3次或3次以上者。每次流产多发生在同一妊娠月份，其临床经过与一般流产相同。

在各种类型的流产过程中，若流血时间过长、有组织物残留于宫腔内或非法堕胎等，均有可能引起宫腔内感染，严重时感染可达宫腔、宫旁组织扩展到盆腔、腹腔乃至全身，并发盆腔炎、腹腔炎、败血症及感染性休克等，故需积极进行防治。

3. 心理社会评估

评估患者的心理状态，心理上对此事件的看法以及社会支持系统的状况等。

4. 辅助检查

（1）B型超声显像

超声显像可显示有无妊娠囊、胎心反射及胎动等，确定胚胎或胎儿是否存活或是否存在，从而可诊断并鉴别流产其分型，指导正确处理。

（2）实验室检查

①绒毛膜促性腺激素（HCG）测定：多采用放射免疫方法HCG定量测定，如HCG低于正常值或<625IU/L时，提示将要流产。

②其他激素测定：其他激素主要有胎盘生乳素（HPL）、雌二醇（E2）和孕二醇等的测定，如测定的结果低于正常值，提示将要流产。

5. 治疗原则

（1）先兆流产

患者应卧床休息，并采取措施缓解子宫收缩、止血、保胎使妊娠继续。如经2周治疗症状未见改善，或辅助诊断提示胚胎死亡，需考虑终止妊娠。

（2）难免流产

一旦确诊，应尽早使妊娠物完全排出，结束流产，防止出血及感染。

（3）不全流产

确诊后，应及时行吸宫术或钳刮术，以清除宫腔内残留组织。

（4）完全流产

一般无需特殊处理。

（5）稽留流产

促使子宫收缩尽早排出胚胎或胎儿及附属物。由于胚胎组织有时发生机化，与子宫壁紧密粘连，造成刮宫困难；稽留时间过久，可能发生凝血功能障碍，导致播散性血管内凝血（DIC），造成严重出血。处理前，应检查血常规、出凝血时间、血小板计数、血纤维蛋白原、凝血酶原时间等，如有凝血功能异常，需先改善凝血功能，再行引产或刮宫术。

（6）习惯性流产

对有习惯性流产史的妇女，应先查明原因，然后对因治疗。

【可能的护理诊断】

1. 有组织灌注量改变的危险

与流产的出血有关。

2. 潜在危险发生感染

与流产或刮宫术后有关。

3. 身体活动功能障碍

与先兆性流产需卧床休息有关。

4. 焦虑

与担心怀孕能否持续或胎儿健康是否受影响有关。

5. 哀伤功能失常

与流产失去胎儿有关。

【预期目标】
(1) 通过适当的治疗和护理，患者能维持正常的生命体征。
(2) 患者能表达内心的感受，及时宣泄悲伤的情绪，维持稳定的心态。
(3) 出院时患者无感染的症状发生。

【护理措施】

1. 卫生宣教

先兆流产的患者应卧床休息，禁忌性生活，向孕妇介绍流产发生的原因，目前病情的进展情况，治疗和护理经过以及可能的预后，使孕妇能主动配合，并有助于减轻焦虑。指导病人保持外阴清洁，勤换消毒会阴垫，预防感染。

2. 密切观察病情

密切观察生命体征的变化，阴道流血情况，分泌物的性质、颜色、气味等，有无妊娠产物的排出等，协助做好各项检查，如 B 超检查、测定 HCG 值、血象等，如出现异常，及时与医生联系处理。

3. 提供心理支持

患者因失去胎儿可表现出失落、哀伤、愤怒、否认、内疚、低自尊等情绪变化，护士应给予精神上的支持，鼓励其宣泄悲伤的情绪，提供机会表达内心的感受和对此事件的看法。运用沟通的技巧宣传优生优育的重要意义，耐心解释发生流产的原因，当确实不能保胎，应顺其自然，以缓解不必要的紧张气氛，并减轻负罪感。同时进行面对现实的引导，使其对未来抱有希望，充满信心，实现人生价值。

【护理评价】
(1) 患者能陈述流产发生的原因，治疗和护理计划并能主动配合。
(2) 患者未发生因护理不当所致的并发症。
(3) 患者能顺利渡过哀伤期，积极地投入新生活。

第二节 异位妊娠护理

【护理评估】

1. 病史

应仔细询问月经史，以准确推算停经时间，并警惕不孕症、放置宫内节育器、绝育术等与发病相关的高危因素。

2. 临床表现

输卵管妊娠的临床表现，与受精卵着床部位、有无流产或破裂、出血量多少和发病时间长短有关。

(1) 症状

①停经：多数病人都有 6~8 周的停经。但有些患者因月经仅过期几天，或将不规则阴道流血视为末次月经，也可能无明显停经史。

②腹痛：是输卵管妊娠患者就诊的主要症状。腹痛是由输卵管膨大、破裂及血液刺激腹膜等因素引起。输卵管妊娠未发生流产或破裂前，常表现为一侧下腹部隐痛或酸胀感。当输卵管妊娠流产或破裂时，患者突感一侧下腹部撕裂性疼痛，可伴有恶心、呕吐。若血液局限于病变区，表现为下腹部疼痛；当血液积聚于子宫直肠陷凹时，肛门有坠胀感；随着血液由盆腔流向腹腔，疼

痛可由下腹向全腹扩散；血液刺激膈肌时，可引起肩胛部放射性疼痛。

③阴道流血：胚胎死亡后，常有不规则阴道流血。一般患者阴道流血不多，色深褐，但淋漓不净；也有少数患者阴道流血较多，似月经量。蜕膜管型或碎片可随阴道流血排出。待病灶清除后，出血方能完全停止。

④晕厥与休克：由于腹腔内急性出血，可导致血容量减少和剧烈腹痛，轻者晕厥，重者出现休克，其严重程度与腹腔内出血速度和出血量成正比，而与阴道流血量不成比例。

（2）体征

①一般情况：腹腔内出血较多时，呈急性贫血貌。大量出血时，患者可出现面色苍白、四肢湿冷、脉搏快而细弱、血压下降等休克症状。体温一般正常，休克时可稍低，腹腔内出血吸收时可略高，但不超过38℃。

②腹部检查：下腹部有明显压痛及反跳痛，尤以患侧为甚，但腹肌紧张稍轻。出血较多时，叩诊有移动性浊音。有些患者下腹部可触及软性肿块，如反复出血，可使肿块不断增大变硬。

③盆腔检查：阴道后穹隆饱满，有触痛。宫颈举痛明显，将宫颈轻轻上抬或向左右摇动时可引起剧烈疼痛，为加重对腹膜刺激所致，此为输卵管妊娠的主要特征之一。子宫稍大而软，内出血多时，子宫有漂浮感。子宫一侧或后方可触及包块，触痛明显。

3. 心理社会评估

输卵管妊娠流产或破裂者，病情发展迅速，病人及家属有面对死亡威胁的恐惧和焦虑，或因丧失胎儿而有的哀伤、失落、愤怒等情绪反应。

4. 辅助检查

（1）阴道后穹隆穿刺

子宫直肠陷凹在盆腔中位置最低，即使腹腔内出血不多，也能经阴道后穹隆穿刺抽出血液，是一种简单可靠的诊断方法。常规消毒后用18号长针自阴道后穹隆刺入子宫直肠陷凹，抽出暗红色不凝血，显示有血腹症存在；若穿刺针头误入静脉，将标本放置10分钟，血液即可凝固。

（2）妊娠试验妊娠试验

目前已成为早期诊断异位妊娠的重要方法。由于异位妊娠患者体内HCG水平较正常妊娠为低，需采用灵敏度高的检测方法进行测定。

（3）超声诊断

输卵管妊娠患者进行超声检查时可呈现下列征象：①子宫增大；②宫腔空虚，宫旁有一低回声区；③子宫外见到妊娠囊或胎头；④附件呈囊性块状物等。

（4）腹腔镜检查

该项检查适用于输卵管妊娠尚未破裂或流产的早期患者，可协助明确诊断，并可经腹腔镜切除未破裂的病灶。腹腔内大量出血或伴有休克者，禁作腹腔镜检查。

5. 治疗原则

以手术治疗为主，其次是非手术治疗。

（1）手术治疗

应在积极纠正休克的同时，进行手术。手术方式有两种：切除患侧输卵管手术和保留患侧输卵管手术，根据患者自身情况选择适当术式。

（2）非手术治疗

运用中西医结合的方法，对输卵管妊娠进行保守治疗已取得显著成果。主要适用于早期异位妊娠，要求保存生育能力的年轻患者。治疗过程中必须密切观察病情变化，做好抢救和手术的准备。

【可能的护理诊断】

1. 体液容积缺失

与输卵管妊娠破裂所致的大出血有关。

2. 疼痛

与输卵管妊娠破裂所致的腹腔内出血有关。

3. 哀伤

与失去胎儿有关。

4. 恐惧

与不确定异位妊娠对未来生育的影响有关。

【预期目标】

（1）通过恰当的护理，使病人的体液容积平衡，维持生命体征平稳。

（2）病人能理解病情变化，并积极配合治疗和护理。

（3）病人能将哀伤情绪及时宣泄出来，维持稳定的心态。

【护理措施】

1. 纠正休克，维持体液平衡

密切监测生命体征的变化，阴道出血量，腹痛，定时作血红蛋白的测定和红细胞计数，警惕大出血休克的征象，如血压下降、脉搏细速、面色苍白、皮肤湿冷、烦躁不安等。患者应卧床休息，注意保暖、吸氧。维持静脉输液通畅，选用大号针头，必要时迅速输液、输血以挽救生命，详细记录出入量，并准备好急救药物。

2. 协助进行手术

按腹部手术常规准备。注意评估患者术后的心理反应。

3. 宣传保健知识

鼓励病人摄入高蛋白质饮食，维持足够的热量，补充铁剂，以促进血红蛋白的合成，增强机体抵抗力。加强妇女的保健工作，指导病人养成良好的卫生习惯，勤沐浴、勤换内衣、裤，防止发生盆腔感染。

4. 提供心理支持

患者经历了非预期性的胎儿丧失，大出血休克的危机，会产生焦虑、害怕、哀伤、失落等心理反应，护士应与患者讨论其发生异位妊娠的原因，所进行的手术的情况，预后及对未来怀孕的影响。鼓励患者及家属表达内心的感受，并提供心理支持，帮助其渡过沮丧期，充满信心地迎接新生活。

【护理评价】

（1）病人住院时无感染的症状发生。

（2）病人出院时，血液动力学指标恢复正常。

（3）病人能将内心的感受表达出来，恢复稳定的心态。

（王　林）

第六章 妊娠晚期出血性疾病护理

第一节 前置胎盘护理

【护理评估】

1. 病史

详细询问孕妇的年龄，产次，有无剖宫产术、人工流产术、子宫内膜炎，过去怀孕是否有前置胎盘的状况等；此次怀孕期间，特别是孕 28 周后，是否出现无痛性、无诱因、反复阴道流血症状，详细记录并估计出血量。

2. 临床表现

妊娠晚期或临产时，发生无诱因的、无痛性、反复阴道流血，为前置胎盘的主要症状，偶有发生于妊娠 20 周者。出血是由于妊娠晚期或临产后，子宫下段逐渐伸展，或宫颈扩张时，附着于子宫下段或宫颈内口的胎盘不能相应地伸展，导致前置部分的胎盘与附着处剥离，使血窦破裂而出血。阴道流血发生时间的早晚、反复发作的次数、出血量的多少与前置胎盘的类型有关。完全性前置胎盘约在妊娠 28 周左右出血，次数频繁，量较大，有时一次大量出血即可使病人陷入休克状态。边缘性前置胎盘初次出血发生较晚，多于妊娠 37～40 周或临产后，量也较少。部分性前置胎盘的出血情况介于二者之间。此外，由于子宫下段肌肉组织菲薄、收缩力差，局部血窦不易闭合，又因胎盘附着处血运丰富，子宫颈组织脆弱，分娩时易撕裂等常发生产后出血。出血量大时可出现休克现象，如面色苍白、脉搏细弱、血压下降等。产妇抵抗力降低，加上胎盘剥离面靠近子宫颈口，细菌容易经阴道上行感染。

腹部检查：子宫大小与停经月份一致，胎方位清楚，因子宫下段有胎盘占据常合并胎位异常、胎先露下降受阻情况使胎先露高浮，胎心可以正常，也可因孕妇失血过多致胎心异常或消失；前置胎盘位于子宫下段前壁时，可于耻骨联合上方听到胎盘血管杂音；临产后检查，宫缩为阵发性，间歇期子宫肌肉可以完全放松。

3. 心理社会评估

孕妇及其家属可因突然阴道流血而感到恐惧或担忧，同时，因对疾病的知识缺乏而感到茫然，既担心孕妇的健康，更担心胎儿的安危，可能表现为恐慌、紧张、束手无策等。

4. 辅助检查

（1）超声波检查

B 超断层像可清楚看到子宫壁、胎先露部、宫颈和胎盘的位置，胎盘定位准确率达 95% 以上，并可重复检查，目前基本上已取代了其他检查方法。

（2）阴道检查

适用于终止妊娠前为明确诊断、决定分娩方式的个案。阴道检查有扩大前置胎盘剥离面致大出血、危及生命的危险，必须在输血、输液和做好手术准备的情况下方可进行。若诊断已明确，则不宜再作阴道检查。怀疑前置胎盘的个案，禁忌肛查。

（3）产后检查

胎盘及胎膜胎盘的前置部分可见陈旧性血块附着呈黑紫色，如这些改变位于胎盘的边缘，而且胎膜破口处距胎盘边缘小于 7cm，则为部分性前置胎盘。如行剖宫产术，术时可直接了解胎盘附着的部位以明确诊断。

5. 治疗原则

前置胎盘的治疗原则是止血、补血和预防感染。根据阴道流血量多少、有无休克、妊娠周数、产次、胎位、胎儿是否存活、是否临产等情况综合分析，制定具体方案。

（1）期待疗法

其目的是在保证孕妇安全的前提下，使胎儿能达到或更接近足月，从而提高围生儿存活率。这种方案适用于妊娠 37 周以前或估计胎儿体重小于 2 300g，阴道流血量不多，孕妇一般情况好，胎儿存活者。

（2）终止妊娠

适用于入院时出血性休克者，或期待疗法中发生大出血以及出血量虽少，但妊娠已近足月或已临产者，应采取积极措施、选择最佳方式终止妊娠。其中剖宫产术能迅速结束分娩，既能提高胎儿存活率又能迅速减少或制止出血，是处理前置胎盘的主要手段。阴道分娩适用于边缘性前置胎盘，胎先露为头位、临产后产程进展顺利并估计能在短时间内结束分娩者。护理的目标在于保证孕妇能以最佳身心状态接受手术及分娩的过程。

【可能的护理诊断】

（1）体液容积缺失与前置胎盘所致的出血有关。

（2）有感染的危险与出血多、机体抵抗力下降及胎盘剥离面大且距宫口近有关。

（3）恐惧与可能的危险及未知的预后有关。

【预期目标】

（1）病人于入院 24 小时内，血压、脉搏稳定，血液动力学指标恢复正常。

（2）住院期间，病人无感染发生，体温、白细胞计数及分类维持正常。

（3）分娩经过顺利，产妇和新生儿不存在因护理不当而造成的并发症。

（4）病人能坦诚地表达其对胎儿预后的恐惧，并能以积极的态度考虑胎儿的状况，积极配合治疗和护理。

【护理措施】

1. 增进母亲及胎儿的健康

（1）维持正常血容量

密切观察病情进展，包括：生命体征的变化、出血量、胎心率、宫缩情况等。嘱病人绝对卧床休息，取左侧卧位，定时给予间断吸氧，从而减少出血机会，改善胎盘血液供应状况，增加胎儿血氧供应。保持静脉输液通畅，按医嘱配血，及时提供输血、输液、止血措施，维持血容量。为了避免扩大胎盘剥离面、凝血栓脱落而引起大出血，应禁止肛查、慎作阴道检查。

（2）预防感染

严密观察与感染有关的体征，例如体温、脉搏、呼吸、白细胞计数及分类等。认真核实子宫底高度、子宫收缩情况和恶露量、性状、气味等。及时收集血尿标本，监测白细胞计数和分类，发现异常及时和医师联系，除按医嘱予以抗生素治疗外，应指导病人保持会阴部清洁，每日外阴擦洗两次，以预防逆行感染。由于病人出血多、机体抵抗力下降，故在保守治疗期间，应鼓励病人进富含高蛋白的食物，增强机体抵抗力，以利于康复。医务人员应严格执行无菌操作规程，杜绝医源性感染的发生。

（3）术前准备

有些前置胎盘的病人发病急，病情控制的效果难以预料，需通过急诊手术迅速控制出血，因此护士在病人入院时就应按腹部手术病人护理要求为病人做好术前准备。术前除监测孕妇的生命体征外，还应严密监测胎儿宫内状况，并做好新生儿抢救准备。

2. 提供适宜的产后护理

注意观察产后宫缩、宫底高度及恶露的量、性状，以期早期发现产后出血。做好会阴护理，预防感染。护理操作集中进行，使产妇保证充分的休息与睡眠。

3. 提供心理支持

护士根据孕妇的具体情况向其解释有关疾病的知识，如：治疗措施、护理计划及预后情况等，给予他们提问的机会。与孕妇一起听胎心音，指导他们数胎动等措施均有助于减轻顾虑，稳定孕妇情绪。允许家属陪伴，消除病人的孤独感。鼓励孕妇说出心中疑虑，并适当运用触摸的技巧，为其提供心理支持。

【护理评价】

（1）病人入院 24 小时内生命体征和血液动力学指标趋于正常。

（2）病人在住院期间体温正常，无感染的症状和体征发生。

（3）病人能与护理人员讨论她所担心的问题。

第二节　胎盘早期剥离护理

【护理评估】

1. 病史

详细询问健康史及孕产史、与胎盘早剥相关的诱发因素等，并记录发病时间、阴道出血、腹痛等情况。

2. 临床表现

（1）轻型

以外出血为主，胎盘剥离面不超过胎盘的 1/3，多见于分娩期，主要症状为阴道暗红色流血，量较多，可伴有轻度腹痛或无明显腹痛，贫血不明显。腹部检查：子宫软，压痛不明显或仅有轻度局部压痛，子宫大小与妊娠周数相符，胎位清楚，胎心率多正常。

（2）重型

以内出血为主，胎盘剥离面超过胎盘的 1/3，多见于重度妊高征患者。主要症状为突发的持续性腹痛和（或）腰酸、腰痛。胎盘后积血越多、疼痛越剧烈，严重时可出现恶心、呕吐及休克的症状。可无或仅有少量阴道流血，贫血程度和外出血量不相符。腹部检查：子宫硬如板状，胎盘附着处压痛最明显，若胎盘附着于后壁者，压痛多不明显，子宫比妊娠周数大，随胎盘后血肿的不断增大，宫底也随之升高，压痛亦加剧。子宫呈高张状态，即使在宫缩间歇期也不松弛，因此，胎位触摸不清，胎儿多因严重缺氧而致宫内窘迫或死亡，胎心音多已消失。

3. 心理社会评估

胎盘早剥的孕妇病情变化迅速，需争分夺秒地采取一系列抢救措施，使孕妇及家属有措手不及和无法接受现实的困惑。此外，孕妇期待自己及胎儿能通过医务人员的抢救和自身的配合得到良好的结局。

4. 辅助检查

（1）B 超

用于确定有无胎盘早剥及估计剥离面大小。若有胎盘后血肿，超声声像图可显示胎盘和子宫壁间出现液性暗区，界限不太清楚；重型在暗区内可见绒毛板向羊膜腔凸出以及胎儿是否存活等。

（2）化验检查

检查血、尿常规，及与凝血功能有关的项目，如血小板计数、凝血酶原时间、纤维蛋白原等，必要时作血尿素氮、尿酸及二氧化碳结合力等检查，以了解凝血功能及肾脏情况。

5. 治疗原则

以纠正休克、及时终止妊娠、防止产后出血、及时处理凝血功能障碍及预防肾功能衰竭为处理原则。

（1）纠正休克

积极补充血容量，纠正休克，尽量输新鲜血，尽快改善患者状况。

（2）及时终止妊娠

根据孕妇的胎次、早剥的严重程度、胎儿宫内状况及宫口开大等情况决定采取阴道分娩或剖宫产方式终止妊娠。

（3）防止产后出血

及时应用宫缩剂如催产素等，并按摩子宫以控制产后出血，必要时需及时作子宫切除术。

（4）凝血功能障碍的处理

及时足量输入新鲜血是处理凝血功能障碍的有效措施。根据具体情况还可用输纤维蛋白原、新鲜血浆、肝素和抗纤溶剂等方法进行治疗。

（5）预防肾功能衰竭

随时监测尿量、血尿素氮、肌酐、血钾等，及时采取措施，警惕。肾功能衰竭的发生。

【可能的护理诊断】

1. 个人应对无效

与个人对出血和预后无能为力有关。

2. 体液容积缺失

与失血有关。

3. 组织灌流改变

与循环衰竭、无足量血液流至肾脏及垂体有关。

4. 有胎儿宫内窘迫的危险

与胎盘功能障碍有关。

【预期目标】

（1）病人能及时识别致病因素，列举预防措施。
（2）病人能接受入院时的健康问题。
（3）住院期间，病人不发生产后出血。
（4）出院时，母儿健康状态良好。

【护理措施】

1. 增进母亲及胎儿健康

(1) 预防

加强产前检查,对妊高征等高危人群加强管理、积极治疗,向孕妇宣传避免仰卧位、腹部外伤的意义,以预防和治疗胎盘早剥的发生。

(2) 减少出血对孕产妇及胎儿的影响

使其采取左侧卧位休息,吸氧,以增加胎盘循环血量。勿做阴道及骨盆检查,禁止灌肠,以免促进胎盘剥离面扩大。保持静脉输液通畅,必要时输新鲜血,以维持足够的循环血量。

(3) 监测母亲及胎儿状况

注意宫缩及胎心音变化,定时测量生命体征的变化,及时了解各种实验室检查的结果,密切观察是否有DIC症状,如牙龈出血、皮下点状出血及注射部位淤血等。

(4) 做好终止妊娠的准备

一旦确诊,应及时终止妊娠,依具体情况决定分娩方式,护理人员需做好相应的准备。①经阴道分娩,适用于经产妇、一般状态好、胎盘剥离面小、程度轻、以显性出血为主、宫口已开大,且估计能在短时间内迅速分娩者。对阴道分娩的病人应先行破膜,使羊水缓慢流出,缩减子宫容积;破膜后,用腹带包裹腹部,压迫胎盘使其不再继续剥离,且能促进宫缩,加速产程。必要时按医嘱滴注催产素,缩短产程,产程中需继续监测血压、脉搏、宫底高度、宫体压痛、阴道出血和胎心音等变化。②剖宫产,适用于重型胎盘早剥者,尤其是初产妇,估计不能在短时间内结束分娩;或破膜后,产程无进展;或胎盘早剥虽属轻型,但胎儿有宫内窘迫者;重型胎盘早剥,胎儿已死,产妇病情恶化处于危险之中需及时抢救者。术后需警惕发生产后出血,注意保持良好的宫缩状态。若子宫收缩不良,出血多,且血液不凝,不能控制出血时,应在输入新鲜血的同时作好子宫切除术的准备。

2. 提供心理支持

由于胎盘早剥的病人病情进展迅速,使孕妇及家属无法接受现实发生的一切,严重者甚至威胁母子的生命安全,护理人员需让他们了解病程进展及治疗和护理计划,并对其提出的问题予以耐心解答,鼓励他们表达内心感受。此外,因产前出血较多,病人体质比正常的孕产妇虚弱,易引起产后抑郁症。护理人员、家属应给予他们心灵上的慰藉,以及提供一些诸如自我照顾、婴儿喂养等方面的实际帮助,使他们再树信心。对于失去孩子,甚至遭受子宫切除的病人,护理人员尽量安排她们在周围没有婴儿的房间,让家人尽量陪伴,以免触景生情;或联系心理医生,共同解除她们的心理障碍,使其尽快走出阴影,接受现实,恢复正常的心态。

【护理评价】

(1) 出院时病人一般状态好。

(2) 病人住院期间没有发生DIC。

(3) 母儿安全出院。

(4) 产后访视或产后健康检查时,若发生,亦已得到有效的处理。病人充满自信,已能恢复正常的生活。

第三节 早产护理

【护理评估】

1. 病史

评估孕妇的健康史、孕产史及可致早产的高危因素。详细询问并记录病人既往出现的症状及接受治疗的情况。

2. 临床表现

早产的临床表现和足月产相似,主要是不规律宫缩、下腹坠胀、少量阴道流血或血性分泌物等。胎膜早破的发生率较足月产多,表现为阴道流水。

3. 心理社会评估

由于早产常会威胁母子的健康,使孕妇及其家属产生恐惧、焦虑情绪,孕妇常将自己的行为与早产联系起来而产生自责感和自卑感等。

4. 诊断检查

通过全身检查及产科检查,确定孕周,估计胎儿体重、胎方位等;若子宫收缩规律,间隔5~6分钟,持续30秒钟以上,并伴阴道血性分泌物,宫颈管缩短及宫口进展性扩张≥2cm,即可诊断为先兆早产,如宫口≥4cm或胎膜早破,则早产已不可避免。

5. 治疗原则

若胎儿存活,无胎儿窘迫,胎膜未破,通过卧床休息和药物治疗设法抑制宫缩,尽量维持妊娠至足月;若胎膜已破,早产已不可避免时,则应尽可能预防新生儿合并症以提高早产儿的存活率。

【可能的护理诊断】

1. 知识缺乏

与不能确定早产及不了解早产的后果有关。

2. 焦虑

与担心早产对母儿的健康造成威胁有关。

3. 有新生儿受伤的危险

与早产儿发育不成熟有关。

【预期目标】

(1) 孕妇能陈述早产的原因、表现及对母儿的影响。

(2) 新生儿未发生因护理不当而致的并发症。

(3) 出院时母儿健康状况良好。

【护理措施】

1. 卫生宣教,预防早产

做好孕期的保健工作,让孕妇了解预防早产的重要性及日常自我照顾的方法。指导产妇加强营养,保持愉快的心情,避免诱发宫缩的活动,如抬举重物、过度劳累、性生活、产前乳房护理等;也避免含咖啡因的饮料及抽烟等。鼓励孕妇尽量采取左侧卧位休息,以减少自发性宫缩,改善胎盘子宫循环,积极治疗合并症。宫颈内口松弛者,应于妊娠14~16周作宫颈内口环扎术,预防早产的发生。

2. 协助药物治疗，延长孕期

护理人员应明确常用宫缩抑制剂的种类、用法、药理作用及副作用，以避免毒性反应的发生。同时，对孕妇进行宣教使其积极配合治疗维持妊娠。常用药物有三类：

（1）β-肾上腺素能受体兴奋剂

其作用为降低子宫肌肉对刺激的应急性，抑制子宫平滑肌收缩而延长妊娠期。副作用为心率增快、血压下降、恶心、呕吐、头昏、出汗及血糖增高等。这类药物有羟苄羟麻黄碱、硫酸舒喘灵等。

（2）硫酸镁

镁离子直接作用于子宫肌细胞使平滑肌松弛，抑制子宫收缩。

（3）前列腺素抑制剂

前列腺素有刺激子宫收缩和软化宫颈的作用，前列腺素抑制剂可减少前列腺素的合成，从而抑制宫缩，如消炎痛、阿司匹林、保泰松等。但此类药物可致胎儿血循环障碍，目前已较少应用。

3. 预防新生儿呼吸窘迫综合征

在分娩前给予孕妇肾上腺皮质激素以促进胎肺成熟，如地塞米松 4~5mg 肌肉注射，每日 3 次，连用 3 日，可避免早产儿发生呼吸窘迫综合征。

4. 分娩期护理

当早产已不可避免，应根据孕妇及胎儿的具体情况选择最佳分娩方式。分娩过程中注意给产妇吸氧，初产妇会阴较紧者应作会阴切开，以减少分娩过程中对胎头的压迫，防止颅内出血。胎儿娩出后立即清除呼吸道内粘液，给氧、保暖，必要时配合新生儿复苏抢救。

5. 为产妇及家属提供心理支持

让病人了解早产的发生不是她的过错，为其安排表达忧虑的机会，以减轻她的内疚感。分娩过程中，允许家属陪伴，提供心理支持。帮助病人尽快适应早产儿母亲的角色。

【护理评价】

（1）病人能积极配合治疗和护理。

（2）病人能主动表达内心的感受，焦虑感减轻。

（3）产妇分娩经过顺利，母子平安。

（王　林）

第七章 妊娠合并症护理

第一节 妊娠高血压综合征的护理

【护理评估】

(一) 病史

详细询问患者的基础血压以及孕前和妊娠20周以前有无高血压史、尿蛋白、水肿的情况，及有无抽搐发生等；同时，还应评估致病的高危因素，如低龄或高龄初产、矮胖体型、营养不良、家族史、慢性病史（原发性高血压、慢性肾炎、糖尿病、心脏病等）及气候多变的季节，特别是春寒或严冬时。

(二) 临床表现及分类

1. 轻度

血压轻度升高，可伴轻度蛋白尿和（或）水肿，其主要临床表现为：①水肿，开始时可能仅表现为体重的异常增加（隐性水肿），每周超过0.5kg。如体内积液过多，则导致临床可见的水肿。水肿多由踝部开始，渐延至小腿、大腿、外阴部、腹部，呈凹陷性水肿。凡踝部和小腿有明显凹陷性水肿，经休息而不消退者以（+）表示；水肿延及大腿、皮肤呈橘皮样以（++）表示；水肿累及外阴和腹部，皮肤发亮，以（+++）表示；全身水肿或伴有腹水时以（++++）表示。②高血压，孕妇于妊娠20周之后，血压升高≥18.7/12kPa（140/90mmHg），或收缩压超过原基础血压4kPa（30mmHg），舒张压超过原基础血压2kPa（15mmHg）。③蛋白尿，可无或量微少，常在血压升高后出现。

2. 中度

血压超出轻度妊高征范围，但低于21.3/14.6kPa（160/110mmHg）；尿蛋白（+），24小时尿蛋白量超过0.5g；或伴有水肿；无头痛等自觉症状。

3. 重度

血压≥21.3/14.6kPa（160/110mmHg）；尿蛋白（++）～（+++），24小时尿蛋白量达到或超过5g；可伴不同程度的水肿；并有头痛等自觉症状。此期尿蛋白量可达到或超过5g/24h，而水肿的程度不一定与病情的严重性相一致。此阶段可分为先兆子痫和子痫。

(1) 先兆子痫：患者在高血压及蛋白尿等基础上，出现头痛、眼花、恶心、胃区疼痛、呕吐等症状，提示颅内压增高、病情进一步发展，预示即将发生抽搐，称为先兆子痫。

(2) 子痫：在先兆子痫基础上，发生抽搐，或伴有昏迷，称为子痫。子痫多发生于妊娠晚期或临产前，称产前子痫；少数发生于分娩过程中，称产时子痫；个别发生于产后24小时内，称产后子痫。子痫典型发作表现为眼球固定、瞳孔放大、瞬头转向一侧、牙关紧闭，继而口角与面部肌肉颤动，全身肌肉强直，双手握拳，双臂屈曲，迅速发生强烈抽动，抽搐时呼吸暂停，面色青紫。持续1分钟左右，抽搐强度减弱，全身肌肉松弛，随即深长吸气，发出鼾声后恢复呼吸。临发生抽搐前和抽搐期间，患者神志丧失。轻者抽搐后短期即可苏醒；抽搐频繁持续时间较长者，往往陷入深昏迷状态。

妊高征患者，尤其发展至重度阶段，往往会出现肾功能障碍、胎盘早剥、胎儿宫内发育迟缓、胎儿窘迫等母儿严重并发症。

（三）心理社会评估

孕妇的心理状态与病情的轻重、病程的长短、孕妇对疾病的认识、自身的性格特点及社会支持系统的情况有关。有些孕妇及其家属误认为是高血压或肾病而没有对妊高征给予足够的重视；有些孕妇对自身及胎儿预后过分担忧和恐惧而终日心神不宁；也有些孕妇则产生否认、愤怒、自责、悲观、失望等情绪。孕妇及家属均需要程度不同的心理疏导。

（四）辅助检查

除全身及产科检查外，还需：

1. 眼底检查

视网膜小动脉可以反映主要器官的小动脉情况。对于估计病情、决定处理有着重要的指导意义。动静脉管径之比由正常时的 2：3 变为 1：2 甚至 1：4 时，提示血管痉挛严重，可出现视网膜水肿、剥离，棉絮状渗出物、出血，患者可出现视力模糊或突然失明。

2. 血液检查

测定红细胞压积、血红蛋白含量、血液粘度等，可帮助了解血液浓缩情况，必要时还应作有关凝血功能的检查，以了解有无凝血功能障碍。

3. 肝、肾功能

测定测定谷丙转氨酶、血尿素氮、肌酐、尿酸等，以协助判断肝、肾功能。

4. 其他

如超声心动图、心电图、羊膜镜检查、胎盘功能及胎儿成熟度检查等。

（五）治疗原则

1. 轻症

加强产前检查，密切观察病情变化，注意休息、饮食调节、采取左侧卧位。必要时可予镇静药物，如安定等。

2. 中、重症

需住院治疗，治疗原则为解痉、降压、镇静、合理扩容及利尿，并适时终止妊娠，以防止子痫及并发症的发生。

常用的治疗药物主要有以下几类：①解痉药物，以硫酸镁为首选药，因其对宫缩和胎儿均无不良影响。②镇静药物，适用于对硫酸镁有禁忌或疗效不明显时，但临近分娩时应慎用，以免药物通过胎盘导致对胎儿的抑制作用。此类药如冬眠合剂、安定。③降压药物，适用于血压过高时，如肼苯哒嗪、卡托普利。④利尿药物，仅限于有全身水肿、肺水肿、脑水肿、血容量过高或有心力衰竭者。用药过程中应严密监测药物所致的副作用，发现异常及时与医师联系，并予以纠正。⑤扩容药物，当血液浓缩时使用，应与解痉剂同时使用，并严密观察脉搏、血压、呼吸和尿量，防止肺水肿和心力衰竭的发生。常用的扩容剂有白蛋白、血浆、全血、平衡液和低分子右旋糖酐等。

3. 子痫

子痫的治疗原则为控制抽搐、防止受伤、减少刺激、严密监护、终止妊娠。

【可能的护理诊断】

1. 焦虑

与母体及胎儿健康受威胁有关。

2. 知识缺乏

与不了解妊高征处理的相关知识（如饮食、卧床休息、治疗等）有关。

3. 孕妇受伤的危险

与子痫发作时病人意识丧失、抽搐等有关。

4. 组织灌流改变

与子痫及其合并症（痉挛、肺水肿、DIC等）有关。

【预期目标】

（1）孕妇和家属应能够陈述妊高征的相关知识。

（2）孕妇能够有效配合治疗和护理。

（3）孕妇不因护理不当而发生抽搐、坠床、咬伤舌头、药物毒性反应。

（4）新生儿出生时状态良好。

【护理措施】

（一）加强产前护理

1. 休息

护士还应与孕妇及家属讨论妊娠期间自我照顾的方法。首先应强调卧床休息的重要性，卧床期间以左侧卧位为宜，在必要时也可换成右侧卧位，但要避免平卧位。使孕妇了解左侧卧位可以减轻子宫对下腔静脉的压迫，使静脉回流增加，从而改善全身血循环、子宫胎盘及肾脏的血循环。鼓励孕妇进行一些轻松、有趣的活动，如经常按摩四肢、背部肌肉等，以促进四肢血液循环、防止肌肉萎缩和血栓性静脉炎的发生；阅读优美的文学作品、听轻音乐，从事一些力所能及的手工艺等活动，可帮助孕妇放松，减少因单调的生活而产生的厌烦感。

2. 饮食

与孕妇一起设计适宜的食谱，保证足够的蛋白质、水分、纤维素和适量盐的摄入，既可有效地防止因卧床休息、活动减少而造成的便秘；同时，足够的蛋白质摄入则可以补充尿中蛋白的流失；除非全身水肿，否则，不限制盐的摄入。

3. 病情观察

需每天监测尿蛋白、血压、水肿状况，异常时及时与医师联系、尽快处理；注意病人的主诉，如出现头晕、头痛、目眩等自觉症状，则应提高警惕，防止子痫的发生。为孕妇提供与病情有关的信息，解释治疗及护理计划，可减轻孕妇及家属因不了解病情而产生的焦虑，并能在异常情况发生时及时得到处理。

4. 硫酸镁的用药护理

硫酸镁是一种中枢神经抑制剂，镁离子能抑制运动神经末梢对乙酰胆碱的释放、阻断神经和肌肉间的传导，从而使骨骼肌松弛，故能预防和控制子痫的发作；此外，还能使血管轻度扩张，具有降压作用，但效果不明显。硫酸镁的给药途径有两种：①肌肉注射，通常于用药2小时后，血液浓度达高峰，且体内浓度下降缓慢，作用时间长，但易致组织疼痛，注射时应使用长针头行深部臀肌注射，也可加普鲁卡因于硫酸镁溶液中，以缓解疼痛刺激，必要时可行局部按摩或热敷，促进肌肉组织对药物的吸收。②静脉用药，可行静脉滴注或推注，静脉用药后，可使血中浓度迅速达到有效水平，用药后约1小时血浓度可达高峰，停药后浓度下降较快，但可避免肌肉注射引起的不适。根据不同情况选择相应的给药途径，也可采用两种途径方式，取长补短，以维持体内有效浓度。

硫酸镁的治疗浓度和中毒浓度相近，故在进行硫酸镁治疗时应严密观察其毒性作用，并认真控制硫酸镁的入量。通常主张硫酸镁的滴注速度以1g/h为宜，最快不超过2g/h。毒性作用首先表现为膝腱反射消失，随浓度的增加进而发展为全身肌张力减退和呼吸抑制，严重时心跳停止，所以每次用药前和用药期间，均应检测以下指标：①膝腱反射必须存在；②呼吸每分钟不少于16次；③尿量每小时不少于25ml；尿少提示肾排泄功能受到抑制，镁离子易积聚中毒；④备好解毒作用的钙剂，由于钙离子可与镁离子争夺神经细胞上的同一受体、阻止镁离子的继续结合，故应随时备好10%的葡萄糖酸钙注射液，以便出现毒性作用时及时予以解毒。10%的葡萄糖酸钙10mL在静脉推注时，宜在3分钟内推完，必要时可每小时重复一次，直至呼吸、排尿和神经抑制恢复正常，但24小时内不得超过8次。

（二）对重度妊高征的妇女提供有效的照顾

护理重点在于保持病情稳定、预防子痫的发生，为分娩做好准备。具体措施有：

（1）将病人安排于安静的、光线较暗的病室；限制探视以防干扰其休息；医护活动尽量集中、动作轻柔，避免因外部刺激而诱发抽搐。

（2）准备下列物品：a. 呼叫器，并置于病人随手可及之处；b. 放好床档，防止病人坠床、受伤；c. 急救车、吸引器、氧气、开口器、急救药品（如硫酸镁、肼苯哒嗪、葡萄糖酸钙）等以备随时使用。

（三）对发生子痫的妇女提供有效的照顾

发生子痫时，使病人取头低、左侧卧位，以防粘液吸入呼吸道或舌头阻塞呼吸道，必要时，用吸引器吸出喉部粘液或呕吐物，以免窒息。立即给氧，用开口器在上、下臼齿之间放置一缠好纱布的压舌板，用舌钳固定舌头以防咬伤舌头或致舌后坠的发生。拉起床档，并放置一些枕头于病人与床档之间，以免病人受伤。在病人昏迷或未完全清醒时，禁止给予一切饮食和口服药，防止误入呼吸道而致吸入性肺炎。遵医嘱采取药物控制抽搐，首选药物为硫酸镁，必要时加用镇静剂、降压药等，注意在抽搐时切忌选用硫酸镁注射，因为注射时的疼痛刺激即可能诱发抽搐。为密切观察尿量，可留置尿管，同时记录出入量，并按医嘱及时作尿常规、血液化学检查、心电图和眼底检查等、还应随时监测血压、脉搏、呼吸、定时测量体温，另需特别注意观察瞳孔大小变化、肺部啰音、四肢运动情况、腱反射及有无宫缩出现、胎儿的状况，以期及早发现脑溢血、肺水肿和肾功能不全或衰竭的征兆，并判定是否已临产。情况允许时，病人家属应守候在床旁，便于及时沟通病情进展情况，在抽搐控制后6~12小时，应考虑终止妊娠。

（四）分娩期的护理

妊高征是孕妇所特有的疾病，终止妊娠后病情可自行好转，故适时结束妊娠对母儿均有利。其指征有：对重度病例经积极治疗24~48小时后，效果仍不满意，胎龄已超过36周者，尤其是先兆子痫者；胎龄小于36周者，检查结果提示胎儿已成熟者，或经治疗后孕妇病情继续恶化者。通常在病人发生子痫的同时，伴破膜或临产，分娩则不可避免，即使不临产，待孕妇的抽搐和血压得到控制后，也应考虑结束分娩。分娩的方式应根据母儿的具体情况而决定，若情况允许行阴道分娩；若人工破水或引产失败，则采取剖宫产来挽救母子生命。护士应认真做好接生前和母儿抢救的准备。

如决定经阴道分娩，在第一产程中，应注意病人的自觉症状、血压、脉搏、尿量、胎心及子宫收缩情况，按医嘱给药，维持孕妇安静；第二产程中，尽量缩短产程，避免产妇用力，初产妇可行会阴侧切、低位产钳或胎头吸引助产；第三产程中，注意胎盘及胎膜及时娩出、预防产后出血。胎儿娩出后继续监测血压，病情稳定者，方可送回病房。

（五）产褥期护理

产褥期仍需继续监测血压，产后48小时内应至少每4小时测量一次血压。重症患者产后应继续应用硫酸镁治疗1~2日，产后24小时至5日内仍有发生子痫的可能，即使产前未发生抽搐，产后48小时亦有发生的可能，故不可放松治疗及护理措施。使用大量硫酸镁的孕妇，产后易发生子宫收缩乏力；另一方面，妊高征患者血容量减少，即使少量出血，也使其病情严重，故应密切观察子宫复旧及恶露情况，严防产后出血的发生。

在经过漫长而辛苦的怀孕与分娩过程之后，产妇很容易产生产后忧郁症，应增加家属探视及与新生儿接触的机会，鼓励产妇说出内心的感受，护士随时提供有效的支持。如果此次妊娠失败，要协助病人及其家庭渡过哀伤期，适时与之讨论生育计划，并解释妊高征孕妇的再发生率为12%~51%，在下次妊娠时不一定再发生，但她们仍属高危人群，因此需提醒她们在下次妊娠时予以重视并随诊，尽早接受孕期保健指导。

【护理评价】
(1) 病人不因护理不当而发生子痫。
(2) 治疗中，病人未出现硫酸镁的中毒反应。
(3) 产妇及家属能发语言表达，讨论其焦虑，并能列举应对措施。
(4) 出院时，母儿健康状况良好。

第二节 妊娠合并心脏病的护理

一、疾病概述

妊娠合并心脏病是产科的严重妊娠合并症，是孕产妇死亡的主要原因之一。以风湿性心脏病常见。

1. 妊娠、分娩及产褥期对心脏病的影响

（1）妊娠期

为了适应胎儿生长发育的需要，妊娠期母体血容量增加30%~45%，于妊娠32~34周达高峰，使每搏（输出）量增加，心率加快。同时由于子宫增大，膈肌上升，心脏向左上移位，大血管扭曲，均机械性地增加了心脏负担。

（2）分娩期

整个分娩期为心脏负担最重的时期。在第一产程中，子宫收缩增加了周围血液循环阻力和回心血量，使心脏负担增加。在第二产程中，除子宫收缩外，腹肌、膈肌等骨骼肌收缩，使肺循环压力和腹压升高，促使内脏血液涌入心脏，进一步加重心脏负担。在第三产程中，胎儿胎盘娩出后，胎盘循环中断，同时子宫收缩，血液从子宫挤入体循环中，都可使心脏负担增加。

（3）产褥期

产后3天，由于子宫缩复，血液继续进入体循环，又因组织内潴留的液体亦回流入血液循环，使血容量再度增高，故心脏负担仍然很重。

综上，妊娠32~34周、分娩期和产后最初3天，是心脏病的孕妇最易发生心力衰竭的时期，故在治疗、护理中要特别引起重视。

2. 心脏病对妊娠的影响

心脏病不影响受孕。如孕妇发生心力衰竭时，可能导致胎儿缺氧而引起宫内生长迟缓、早产、胎儿宫内窘迫甚至胎死宫内。

3. 心脏代偿功能分级

略。

4. 防治要点

原则是预防心衰，缩短产程，防治并发症。防治措施可适当使用镇静剂，如哌替啶、异丙嗪等；给予氧气吸入；根据病情使用强心苷类药物，如毛花苷C（西地兰）或毒毛花苷K；原则经阴道分娩，积极缩短第二产程，可行会阴侧切和阴道助产术，以减少产妇屏气用力；产后出血多时可肌注缩宫素，常规给予抗生素。

二、护理

（一）护理评估

1. 身体状况

（1）病史

评估孕妇原有的心脏病史，及心脏病的严重程度。

（2）心脏功能

早孕期孕妇的心脏负荷不大，多无明显表现。随着孕周的增加，子宫不断增大、心脏负担逐渐加重。应重视患者的主诉，注意评估孕妇一般情况、生命体征，了解是否出现心悸、气短、容易疲劳、水肿，甚至呼吸困难、不能平卧等心功能不全或心衰的表现。

2. 心理-社会状况

以焦虑和恐惧为特征。由于对心脏病保健知识不了解，病人及家属担心孕妇的生命安全，担心此次妊娠的结局，出现焦虑和恐惧的情绪反应。应注意评估病人及其家属对妊娠合并心脏病的反应，对疾病和此次妊娠的认识程度，以及家庭及社会支持系统是否有力等。

③实验室及其他检查

（1）心电图检查

可发现心脏扩大、杂音出现和心律不齐等。

（2）X线检查

往往显示心界扩大。

（二）护理诊断及合作性问题

1. 活动无耐力

与妊娠和心脏负担加重有关。

2. 有感染的危险

与机体抵抗力下降、产道损伤有关。

3. 焦虑/恐惧

与担心自身健康、今后的生育等因素有关。

4. 知识缺乏（特定的）

缺乏妊娠及妊娠合并心脏病的相关知识。

(三) 护理目标

(1) 孕、产妇的体力逐渐恢复，日常生活需要得到满足，控制或不出现心衰。
(2) 病人体温正常，血红蛋白及白细胞数正常，无感染征象。
(3) 病人能掌握减轻焦虑/恐惧的技能，情绪逐渐稳定，积极配合医疗和护理行为。
(4) 病人能陈述妊娠及妊娠合并心脏病的相关知识。

(四) 护理措施

1. 一般护理

(1) 卧床休息

嘱病人卧床休息采取左侧卧位为宜，每天保证睡眠10小时以上，避免疲劳。

(2) 加强营养

指导病人制定科学的饮食计划，嘱少食多餐，摄取高蛋白、高热量、低盐、富含维生素容易消化的食物，并少用或禁用含钠药物。

(3) 外阴护理

指导病人养成良好的卫生习惯，加强外阴护理，注意保持外阴清洁、干燥。每日冲洗外阴2次，尤其大便后的清洗，必要时使用无菌会阴垫，防止逆行感染。

2. 心理护理

鼓励病人诉说心里痛苦；向病人解释病情，提供疾病及护理知识，讲解出现危急情况时的抢救措施，消除病人的紧张和顾虑，增强病人战胜疾病的信心；指导病人采取正确的态度和方式，帮助病人以正常的心态接受此次妊娠失败的现实，同时鼓励家属陪伴并给予爱的支持，以减少病人的顾虑和无助感。

3. 疾病护理

(1) 病情观察

①重视患者的主诉。注意病人的一般情况、生命体征，如心率、心律、体温、脉搏、呼吸等的改变。②观察病人心力衰竭的征象：轻微活动后，自觉心悸、气促、胸闷等症状；休息时，心率超过110次/min，呼吸超过20次/min；深夜休息时，常因胸闷、气憋，需坐起或到窗口呼吸新鲜空气；严重者肺出现持续性少量湿性啰音，咳嗽等先兆性心力衰竭征象。

(2) 指导生育

一般心功能3级以上者不宜妊娠；心功能1~2级者，虽可妊娠应密切监测，防止发生心力衰竭。

(3) 妊娠期护理

①终止妊娠的护理，不宜妊娠者如已受孕，应在妊娠3个月内行人工流产术，但妊娠超过3个月者，不宜通过引流终止妊娠。②继续妊娠的护理，必须适当增加产前检查的次数，密切观察心功能，预防发生心力衰竭：充分休息，避免情绪激动，预防呼吸道感染，以减轻心脏负担；妊娠4个月后，限制食盐摄入；预产期前1~2周住院待产。

(4) 分娩期护理

①取左侧卧位，上身抬高30°，以预防仰卧位低血压综合征。②采用面罩给氧。③严密观察产程进展及母儿情况。④临产开始后按医嘱使用抗生素，如需静脉输液，则应严格控制滴速。⑤第一产程，鼓励产妇多休息，在两次宫缩间隙尽量放松，运用呼吸及放松技巧缓解宫缩不适。⑥第二产程，避免过早用力屏气，宫口开全后，及时行会阴侧切术，缩短第二产程。⑦胎儿娩出后，立即在产妇腹部放置沙袋，以防腹压骤减诱发心力衰竭。⑧产后积极止痛，以免疼痛加重心

脏负担。

(5) 产褥期护理

①嘱产妇需继续卧床休息。②每天测体温、脉搏和呼吸4次。③记录24小时出入量。④观察伤口、子宫复旧、恶露、乳房等情况。⑤指导母乳喂养，心功能3~4级者不宜哺乳，心功能1~2级者可哺乳，但应避免过度疲劳和乳胀。⑥指导计划生育，病情稳定而需绝育者，一般在产后1周左右可行输卵管结扎术。

(6) 氧气吸入疗法

为预防心力衰竭，给予低流量持续吸氧。

(7) 严格掌握输液速度

为预防心力衰竭，滴速维持在20~30滴/min左右为宜。

(8) 预防上呼吸道感染

注意保暖，在分娩开始后，应预防性给抗生素直至产后7天。

4. 用药护理

遵医嘱准确及时给予洋地黄制剂、利尿剂、止痛剂、抗生素等药物，并观察其疗效及毒副反应：①使用洋地黄制剂时，注意病人有无腹泻、黄疸、心律失常等。②使用利尿剂时，应准确记录患者24小时出入量并注意有无低血钾表现，发现异常及时通知医生。

(五) 健康指导

(1) 讲述妊娠合并心脏病的相关知识，使病人及家属对妊娠合并心脏病有正确的认识。

(2) 嘱病人注意休息，在康复的前提下，参加一定的家庭照料活动，如婴儿喂养及护理，以促进家庭协调。

(3) 加强随访，2级以上心功能者，每周至少随访1次。

(4) 指导避孕，心功能3~4级者，应劝其绝育。

第三节 妊娠合并急性病毒性肝炎的护理

病毒性肝炎是妊娠并发肝脏疾病中最常见的一种。肝炎病毒有五型，分别是甲、乙、丙、丁和戊型。各型肝炎急性期临床表现均类似。急性病毒性肝炎可发展为急性或亚急性肝坏死，是妊娠期严重的合并症，对母儿威胁甚大。乙型病毒性肝炎最为常见。本节着重介绍妊娠合并急性乙型病毒性肝炎。

一、疾病概述

(一) 妊娠、分娩对肝炎的影响

妊娠会加重肝炎病情。胎儿发育需要大量蛋白质、维生素、热量（妊娠后期比非孕期增加20%），使肝内糖代谢增强，肝负荷加重；胎儿胎盘合成雌激素，高浓度的雌激素加重肝脏负担；胎儿的代谢和解毒作用，也依靠母体肝脏完成，同样增加肝脏负担；分娩期能量的消耗，疲劳、手术麻醉，产时出血过多等，更加重肝脏损害。

(二) 肝炎对妊娠、分娩的影响

肝炎病毒可通过胎盘传染给胎儿，致使流产、死胎、死产、畸胎、胎儿宫内发育迟缓、早产、新生儿死亡等的发生率增加。肝功能受损，凝血因子合成功能减退，易引起产后出血，重者

发生弥散性血管内凝血，威胁母儿生命。

（三）治疗要点

肝炎患者原则上不宜妊娠。妊娠期发现肝炎已不能终止妊娠时，须注意营养、休息并给予保肝药物以及葡萄糖、各类维生素等。肝炎孕妇应在高危隔离门诊就诊或传染病房住院。临产时注意防治出血、感染，减少体力消耗，缩短第二产程。断脐后即抽脐血查肝功能及乙肝系列检查。胎盘应焚毁。乙肝传染期或甲肝急性期均应退奶，以减少母婴传播。退奶时，勿用雌激素，以防加重肝脏损害。注意新生儿隔离。

二、护理

（一）护理评估

1. 身体状况

（1）病史

评估孕妇原有的病毒性肝炎病史，及病毒性肝炎的严重程度。

（2）肝脏损害表现

病毒性肝炎急性期孕妇的肝脏功能损害的临床表现，与其非孕期相似，会出现乏力、食欲不振、厌油腻、恶心、呕吐、腹胀及肝区疼痛等；病情较重者有低热、黄疸、全身皮肤瘙痒、肝脏肿大、肝区叩击痛等表现；妊娠晚期病情变化发展快，可表现为黄疸加深、嗜睡、烦躁、神志不清、甚至昏迷。

2. 心理-社会状况

以焦虑和恐惧为特征。由于绝大多数孕妇及家属缺乏疾病的相关知识，不了解疾病的传播途径和对母儿的危害，顾虑被传染，致对病人的关心和鼓励缺少。同时，孕妇对实施隔离措施不理解，担心疾病会致胎儿畸形、分娩时母儿生命不安全等。

3. 实验室及其他检查

（1）肝功能、乙型肝炎表面抗原检测为病毒性肝炎的常规检查，血清丙氨酸氨基转移酶（ACT）、麝香草酚浊度试验、黄疸指数、胆红素含量等指标如升高则提示肝脏损害加重。

（2）检测肝炎病毒和抗体也有助于疾病定性。

（3）必要时，还需做凝血功能检测。

（二）护理诊断及合作性问题

1. 自尊心理紊乱

与隔离护理有关。

2. 低于机体需要量

与肝炎导致食欲不振不关。

3. 焦虑/恐惧

与担心自身健康、今后的生育等因素有关。

4. 知识缺乏（特定的）

缺乏妊娠及妊娠合并病毒性肝炎的相关知识。

（三）护理目标

（1）病人能说出急性病毒性肝炎的传染和阻断的途径。

（2）病人心情舒畅，能积极配合隔离护理。

（3）病人能掌握减轻焦虑/恐惧的技能，住院期间情绪逐渐稳定，积极配合医疗和护理行为。

（4）病人能陈述妊娠及妊娠合并病毒性肝炎的相关知识。

（四）护理措施

1. 一般护理

（1）注意休息

嘱肝炎孕妇在孕期注意休息，必要时应停止工作，避免劳累而加重肝脏负担。

（2）加强营养

指导病人摄入富含蛋白质、铁、钙及微量元素的食物和新鲜的蔬菜和水果，足够的热量能保护肝脏和促进胎儿的生长发育。

2. 心理护理

建立良好的护患关系，鼓励病人倾吐；向孕妇及家属讲解肝炎与妊娠、分娩和胎儿的利害关系，讲解隔离可避免交叉感染的重要意义，以取得孕妇及家属的理解与配合；介绍医院医疗设施和治疗程序，减轻病人的紧张、害怕和无助感。引导病人正确对待疾病，增强病人战胜疾病的信心。

3. 疾病护理

（1）病情观察

重视患者的主诉，密切观察患者的一般情况、生命体征，尤应注意乏力、食欲不振、厌油腻、恶心、呕吐、腹胀及肝区疼痛，低热、黄疸、全身皮肤瘙痒、肝脏肿大、肝区叩击痛，黄疸加深、嗜睡、烦躁、神志不清、甚至昏迷等表现。

（2）预防交叉感染

①控制"病从口入"指导养成良好的卫生习惯，推行分餐制，应做到饭前便后要洗手。②加强围产期保健肝炎患者应避孕，待肝炎痊愈2年后再受孕；如已妊娠者，应反复检查抗原抗体系统，加强乙肝传染期的管理，严格消毒隔离；分娩时，应尽量减少和避免新生儿吸入羊水和接触母血及其分泌物；新生儿出生后24小时内注射乙肝疫苗，预防母婴传播。③医院内的消毒隔离措施加强门诊消毒隔离工作；凡HBsAg阳性者都应安置在隔离病房和隔离产房，凡产妇使用过的敷料、器械等都应先消毒，后灭菌；肝炎产妇的胎盘，不得用于制作血制品。

（3）防治出血

①接近预产期、临产时及产后，均按医嘱给予维生素K。②按医嘱定时取血查出凝血时间、凝血酶原时间、纤维蛋白原、血小板计数等。③备新鲜血液以待急需。④分娩中，妥善处理产程，尽量争取阴道分娩，并尽可能地避免产道损伤以减少出血量，如有伤口，应及时缝合止血。⑤胎儿娩出后，遵医嘱立即给予子宫收缩药物，并按摩子宫促其收缩，减少出血。

4. 用药护理

遵医嘱给予子宫收缩剂、维生素K等药物。

5. 健康指导

（1）讲述妊娠合并病毒性肝炎的相关知识，使病人及家属对妊娠合并病毒性肝炎有正确的认识。

（2）保持良好的卫生习惯，注意休息，加强营养，坚持体育锻炼，增强机体抵抗力。

(3) 指导肝炎孕妇及其家属掌握一般的消毒隔离技术。

第四节 妊娠合并糖尿病的护理

一、疾病概述

妊娠合并糖尿病包括糖尿病患者妊娠，以及妊娠期首次出现或发现的妊娠期糖尿病（GDM）。糖尿病合并妊娠，妊娠前糖尿病已经确诊。所以孕期中容易诊断，但妊娠期糖尿病（GDM）孕妇通常无明显自觉症状，空腹血糖可能正常，因此容易造成漏诊。GDM 的诊断标准，需符合下列任何一项：①1∶1 服糖耐量试验结果两次异常；②两次空腹血糖≥5.8mmol/L（105mg/dl）；任何一次血糖≥11.1mmol/L（200mg/dl），且再测空腹血糖≥5.8mmol/L。大多数 GDM 患者产后糖代谢能恢复正常，但将来患糖尿病的概率增加。

（一）妊娠与糖尿病的相互影响

1. 妊娠对糖尿病的影响

妊娠可使隐性糖尿病显性化，使无糖尿病患者发生 GDM，还会使糖尿病病情加重。由于妊娠期糖代谢变化复杂，可出现患者因未能及时调整胰岛素用量而容易发生低血糖，严重者导致低血糖昏迷。

早孕期常血糖较低，胰岛素用量应有所减少；随妊娠进展，抗胰岛素物质增多，胰岛素用量需不断增加；产程中体力消耗大，进食又少，若不及时减少胰岛素用量易诱发低血糖；胎盘娩出后，胎盘分泌的抗胰岛素物质会迅速下降，应立即减少胰岛素用量。

2. 糖尿病对妊娠的影响

（1）对孕妇的影响

易引起孕早期流产，流产率高达 15%~30%。多见于血糖未及时控制者；易并发妊高征，为正常的 3~5 倍。一旦并发妊高征，病情十分复杂，临床预后不好；易合并感染，以泌尿系统感染最常见；易发生糖尿病酮症酸中毒；另外还可出现羊水过多、巨大儿、前置胎盘，造成分娩异常。

（2）对胎儿的影响

易影响胎儿的发育生长。巨大儿的发生率高达 25%~40%，胎儿宫内发育迟缓约 21%。早产发生率为 10%~25%，胎儿畸形率约 6%~8%。

（3）对新生儿的影响

新生儿呼吸窘迫综合征发生率增加，还有可能出现新生儿低血糖。

（二）诊断

1. 病史及临床表现

如有糖尿病家族史、肥胖、反复念珠菌阴道炎、反复自然流产或死胎、巨大儿及畸形儿分娩史、羊水过多、妊娠期尿糖反复阳性者，应警惕患糖尿病。孕前糖尿病已经确诊或有典型的糖尿病"三多一少"症状的孕妇较易诊断，但 GDM 孕妇常无明显症状，有时空腹血糖可能正常，容易漏诊，延误治疗。

2. 实验室检查

两次或两次以上空腹血糖 5.8mmol/L 者可诊断为糖尿病；或葡萄糖耐量试验（OGTT）1 项

高于正常者为糖耐量异常；2项或2项以上高于正常，可诊断为妊娠期糖尿病。

(三) 防治

妊娠前糖尿病妇女必须接受产前咨询和详细的评估。糖化血红蛋白（HbAlC）能反映过去2~3个月中血糖的平均水平。正常值为4%~6%。如达7%，则胎儿先天畸形的概率增加。对具有患糖尿病危险因素的孕妇进行筛查能及早发现糖尿病患者。病情严重的糖尿病患者不宜妊娠，若已妊娠，应尽早人工终止；病情轻，血糖控制好，可在严密监护下继续妊娠。治疗方法主要通过饮食疗法和药物（胰岛素）治疗。

二、护理

(一) 护理评估

1. 身体状况

(1) 妊娠期

评估孕妇有无糖尿病病史；评估孕妇糖尿病的症状及其合并症；评估孕妇是否出现糖尿病的产科并发症，如低血糖、酮症酸中毒、妊高征、羊水过多、胎膜早破、感染；评估胎儿健康状况，如子宫底的高度、胎动计数等。

(2) 分娩期

评估产妇有无低血糖症状。如心悸、心动过速、盗汗、虚弱、苍白和饥饿等。

(3) 产褥期

评估是否有高血糖或低血糖的症状、产妇进食及液体的摄入量；评估宫缩、恶露情况；因胎儿过大或羊水过多，易致产后宫缩乏力引起产后出血，注意观察生命体征；糖尿病产妇较一般产妇更易感染，故需评估是否有感染的症状。

2. 心理-社会状况

以焦虑和恐惧为特征。由于糖尿病孕妇面对自己及胎儿的健康受威胁，可能无法完成"确保自己及胎儿安全通过妊娠及分娩过程"的母亲任务，担忧此次妊娠的结局，产生焦虑、害怕、低自尊的情绪。

3. 实验室及其他检查

(1) B超

监测子宫底高度、胎儿生长速度。

(2) 羊水检查

妊娠末期，羊膜腔穿刺检测羊水中卵磷脂与鞘磷脂的比值，了解胎儿是否成熟。

(3) 血糖、尿糖及糖耐量检查

对孕妇进行空腹血糖、尿糖及糖耐量的检查，有助于糖尿病的诊断。

(二) 护理诊断及合作性问题

1. 有感染的危险

与合并糖尿病机体免疫力下降有关。

2. 有受伤的危险（胎儿）

与糖尿病引起巨大儿、畸形儿、胎儿肺泡表面活性物质不足有关。

3. 焦虑/恐惧

与担心自身健康、胎儿预后等因素有关。

(4) 知识缺乏（特定的）

缺乏妊娠及妊娠合并糖尿病的相关知识。

(三) 护理目标

(1) 病人体温正常，血红蛋白及白细胞数正常，没有发生感染现象。

(2) 妊娠期糖尿病对胎儿健康的影响减轻到最低程度。

(3) 病人能掌握减轻焦虑/恐惧的技能，情绪逐渐稳定，积极配合医疗和护理行为。

(4) 病人能陈述妊娠及妊娠合并糖尿病的相关知识。

(四) 护理措施

1. 一般护理

(1) 保持良好卫生习惯

注意保持外阴清洁、干燥，防止逆行感染；非孕期注意休息，坚持体育锻炼，增强机体抵抗力。

(2) 控制饮食

孕期营养的目标是摄取足够的热量并给予胰岛素，使细胞获得充分的葡萄糖，以供胎儿生长发育。指导孕妇制订科学的饮食计划，妊娠期建议孕妇每日热量摄入125kJ/kg，每日碳水化合物150~200g，蛋白质125g，脂肪60~80g。建议一般将热量分配于三餐及三次点心：早餐及早点25%，午餐及午点30%，晚餐30%，睡前15%。

2. 心理护理

鼓励病人倾吐，真实提供疾病及护理信息，解除其思想顾虑。指导病人正确面对疾病；协助提供家庭、社会方面的支持，增强病人战胜疾病的信心。

3. 疾病护理

(1) 病情观察

重视患者的主诉，密切观察患者的一般情况、生命体征，尤应在产褥期密切观察低血糖表现，如出汗、脉搏快等。密切观察静脉输液的性质和速度如葡萄糖、胰岛素和缩宫素，以维持产程进展并及早发现异常情况，及时处理。

(2) 妊娠期

指导孕妇正确控制饮食、使用胰岛素、适当运动与休息，学会自行测试尿糖，以维持血糖的稳定，从而减少糖尿病对妊娠的影响。指导孕妇预防感染、呕吐、腹泻等，防止酮症酸中毒的发生。指导孕妇掌握自行注射胰岛素的技巧，使其了解胰岛素注射的种类、剂量、轮换注射的部位、药物作用的高峰期等，以配合饮食，减少低血糖的发生。

(3) 分娩期

剖宫产或引产当日晨的胰岛素用量一般应为平时的一半，临产及手术当天应每2小时测血糖或尿糖一次，以便随时调整胰岛素的用量。坚持注射胰岛素，鼓励孕妇正常进食，保证热量供应。注意监测胎心音，有条件者给予连续胎心音监护。分娩前协助做好阴道助产准备。第三产程遵医嘱给20U缩宫素肌注，以减少产后出血。

(4) 产褥期

糖尿病产妇娩出的新生儿抵抗力弱、无论其体重大小，均应按早产儿护理，注意观察有无低血糖、低血钙、高胆红素血症和新生儿呼吸窘迫征等症状。

4. 用药护理

遵医嘱给予胰岛素等控制血糖的药物。

5. 新生儿的护理

由于产后血糖来源断绝,而新生儿本身又有胰岛 β 细胞增生,极易发生反应性低血糖,因此,新生儿娩出后 30 分钟应定期喂服糖水。如果新生儿需要住在新生儿监护室时,护理人员需提供有关新生儿的信息,并尽可能提供母子接触、亲子互动的机会。

(五)健康指导

(1)讲述妊娠合并糖尿病的相关知识,使病人及家属对妊娠合并糖尿病有正确的认识。

(2)保持良好的卫生习惯,加强外阴护理,注意保持外阴清洁、干燥,防止逆行感染。

第五节 妊娠合并肺结核的护理

肺结核是由结核分枝杆菌在肺部引起的急、慢性感染性疾病。由于抗结核药物的发展,对孕期的肺结核患者已有良效,使妊娠合并肺结核已不再成为一个严重问题。

【病因及发制病机制】

妊娠期由于机体免疫力降低;体内内分泌及代谢紊乱;自主神经调节失调;加之卵巢激素增加,肺呈充血状态;孕期甲状腺功能亢进,代谢率增加;血液中胆固醇增高等,均有利于结核菌在肺内生长、繁殖,是肺结核病发生及恶化的基础。妊娠期肾上腺素分泌增多,毛细血管通透性增加,T淋巴活性降低,使体内结核菌易于从淋巴系统扩散至血液循环,而引起肺结核扩散。

【肺结核对妊娠的影响】

肺结核病人除非同时伴有生殖器感染,一般不影响受孕。活动性肺结核孕妇由于发热、缺氧及营养不良,使流产、早产、胎死宫内、胎儿宫内发育迟缓等发生率增加。而非活动性肺结核或病变范围不大、肺功能无改变者,对妊娠经过和胎儿发育影响不大。肺结核治疗药物可能对母儿带来不良作用。孕妇可在产前、产时及产后将结核菌传给下一代。有活动性结核未经治疗的母亲,其新生儿产后第一年内感染的可能性为 50%。所以母亲有活动性肺结核病变,新生儿产后需隔离。

【妊娠对肺结核的影响】

看法不一,近年调查了解到,妊娠与分娩对肺结核多无不利影响。妊娠一般不改变肺结核的性质,孕期、产后与同龄未孕妇女比较,预后基本相同。但对于病灶广泛、病情严重、全身情况差的患者,妊娠和分娩可使病情恶化,产生不良后果。

【病情评估】

(一)临床表现

1. 症状

全身性症状有发热、全身不适、倦怠、乏力、盗汗,病人可出现长期午后微热;病灶急剧进展扩散时,发热更显著,可出现恶寒,发热达到 39~40℃。易烦躁、心悸、食欲减退、体重减轻。呼吸系统症状有咳嗽、咳痰、咯血、胸痛。

2. 体征

病变范围小或位置深者多无异常体征。

(二) 辅助检查

1. 结核菌素试验

对肺结核的高危人群及有低热、盗汗乏力、体重下降者，应做此试验。

2. 胸部 X 射线检查

对肺结核的早期诊断，了解病变性质、部位、范围以及指导治疗起着重要作用。孕妇摄片时应遮挡腹部。

3. 痰涂片及痰培养有助于诊断。

【治疗原则】

妊娠期加强产前监护，注意休息及营养，积极配合药物或手术治疗。若孕妇纯化蛋白衍生物（PPD）皮试阳性，无活动性肺结核，需用异烟肼预防治疗，直至分娩；活动性肺结核，应早期、足量、联合用药，以加强疗效和降低细菌的耐药性。分娩时宜采取阴道分娩，尽量缩短第二产程，产后加强营养，注意休息。

【护理】

(一) 妊娠前期护理

对肺结核妇女应加强宣教，非孕期根据病情决定是否妊娠，特别在肺结核活动期避免妊娠，若已妊娠应在妊娠 6~8 周内行人工流产，并经治疗 1~2 年病情稳定后再妊娠。

(二) 妊娠期护理

1. 饮食指导

宜食高蛋白、多种维生素和富含矿物质的食物，以增加营养。

2. 一般护理

向孕妇讲解疾病知识，及早发现活动性肺结核，及早治疗。注意合适的运动和休息，以维持病情稳定。给予精神安慰和鼓励，消除思想负担。

3. 定期产前检查

加强孕妇及其胎儿的监护，教会孕妇自我监测胎动的方法，以监测胎儿在宫内的安危。

4. 用药指导

指导其严格遵守医嘱，按时吃药。应选择对胎儿无毒性和致畸作用的药物，如第一线抗结核药物，如异烟肼、利福平、维生素 B6 等，因药物有肝脏毒性，用药期间应定期检查肝功能。当转氨酶大于正常 5 倍时必须停药。

5. 住院待产

病情广泛的活动性肺结核或曾行肺叶切除的孕妇，易致胎儿缺氧，应在预产期前 1~2 周住院待产。

(三) 分娩期护理

1. 第一产程

指导其饮食和休息，给予富含热能及易消化食物，防止因热能供应不足或精神紧张而引起的宫缩乏力。严密观察产程进展，持续吸氧，连续电子胎心监护。

2. 第二产程

做好手术助产的准备，以免疲劳过度使病情加重。

3. 第三产程

正确使用缩宫素，协助胎盘娩出，仔细检查并及时缝合软产道损伤，预防产后出血和感染。

（四）产褥期护理

1. 活动性肺结核产妇

应延长休息时间，增加营养及继续抗结核治疗，并积极防治产褥感染。肺结核可在产后加重，所以产后6周和12周应复查胸部X射线摄片。

2. 产后抗结核治疗

药物在母乳中药物浓度很低，并非母乳喂养的禁忌，一般不会引起对婴儿的毒害，但其新生儿应及时接种卡介苗以预防感染，并每3个月做一次结核菌素试验。

（五）健康指导

1. 怀孕咨询

对于肺结核的妇女是否适宜怀孕及何时怀孕的问题，应咨询呼吸内科及产科医生。

2. 指导用药

要坚持早期、联合、足量、规律、全程用药。

3. 生活指导

①日常生活中注意隔离。②饮食宜清淡，加强营养，多食瘦肉、禽类、蛋、鱼、乳品、小米、大枣、百合、莲子、栗子及新鲜蔬果，禁烟酒，少吃辛辣、烟熏和干烧食品。③有结核中毒症状者应卧床休息。④轻症病人可进行正常工作，但应避免过劳和体力劳动，保证充足睡眠和休息。⑤恢复期可进行适当身体锻炼，如散步、打太极拳等。

4. 出院指导

产后应选择工具避孕和外用避孕药避孕。指导其定期内科复查。

（李凤侠）

第八章 分娩期及异常分娩护理

第一节 正常分娩护理

一、分娩先兆

正式临产前,大多数产妇感觉到一些症状,如不规律宫缩,腹轻感,见红或可能发生破水,这些是即将临产的症状,称分娩先兆。

(一) 不规律宫缩

妊娠晚期,常会出现收缩时间少于30秒,间隔时间可长可短,强度不增加的宫缩。这种不规律宫缩常发生在夜晚,清晨消失,宫缩时只感到下腹轻微胀痛,宫颈管不缩短,子宫颈口扩张不明显。因为是无效的宫缩,有人称为假阵缩。

(二) 腹轻感

约在分娩前2周左右,胎先露部进入骨盆,子宫底下降,孕妇就会感觉上腹部较前舒适,进食量增加,呼吸较轻快。与经产妇相比,初产妇的腹轻感明显一些。

(三) 见红

约在分娩前1~2天,子宫颈内口附近胎膜与该处的子宫壁分离,毛细血管破裂而经阴道排出少量血液。又由于子宫颈管逐渐扩张,子宫颈管内的粘液栓与少量血液相混而排出,称为见红。

(四) 破水

正式临产前发生胎膜破裂,羊水自阴道流出,称胎膜早破。只有一些孕妇会发生胎膜早破。此时家属应让孕妇尽量保持外阴清洁和绝对平卧姿势送医院。

二、第一产程的评估及护理

分娩全过程是从有规律宫缩至胎儿胎盘娩出为止,称总产程。临床上以不同阶段的特点分为3个产程。

第一产程(宫颈扩张期)是从有规律宫缩开始到宫口开全的过程。初产妇约需11~12小时,经产妇约需6~8小时。

(一) 护理评估

1. 病史

阅读产前检查记录中的个人史,尤其是生育年龄、生育史、分娩史、基础血压、营养状况、既往病史、过敏史、职业等,了解待产妇的一般情况,以及产科检查记录,尤其是预产期、身高、体重、血压、蛋白尿、水肿、胎方位、胎心、骨盆内外测量、血尿常规、肝肾功能、妊娠图、自觉症状和处理等数据资料,以及健康教育的程度,了解本次妊娠的经过。同时还了解目前入院的主诉。

2. 症状及体征

体温、脉搏、呼吸无明显异常，宫缩间歇时血压低于基础血压 30/15mmHg。下肢无水肿。

①宫缩：用手放在待产妇腹壁的宫底处，宫缩时触及子宫体部变硬隆起，间歇时变软松弛。产程初时，宫缩力弱，持续时较短（约 30 秒），间歇时较长（约 5~6 分钟）。以后宫缩力不断加强。持续时不断延长（约 40~50 秒），间歇时不断缩短（约 2~3 分钟）。当宫口近开全时，宫缩持续时可长达 1 分钟以上，间歇时仅 1 分钟或稍长。总之，随着产程的进展，宫缩力渐强，持续时渐长，间歇时渐短。

②四步触诊法：确定胎方位，并与产前检查记录核对。测量宫高和腹围，估计胎儿大小，听胎心音。

③宫颈扩张和胎头下降：用肛门检查可了解子宫颈管长度和子宫颈口扩张，胎头下降的水平；坐骨棘间径，盆底韧带的柔软性，尾骶关节活动度。方法：指导产妇取仰卧屈膝位，暴露会阴，检查者，右手带手套，润滑食指，轻轻按摩肛门，同时让产妇做屏气大便动作，见肛门扩张，食指轻轻滑入肛门。探查子宫颈口，摸清四周边缘，估计宫颈口扩张的直径。直径以 cm 为单位，每指宽约 1~1.5cm，探查胎头与坐骨棘之间距离，以坐骨棘平面为"0"，胎先露部最低点在坐骨棘上一横指为"+1"，在坐骨棘下一横指为"-1"，以此类推。检查骨盆底组织和测量坐骨棘间径。

在第一产程，宫颈扩张可分为潜伏期和活跃期。潜伏期是指开始有规律宫缩至宫颈扩张 3cm。此期宫颈扩张速度较慢。平均每 2~3 小时开大 1cm，约需 8~16 小时，超过 16 小时称潜伏期延长。活跃期是指从宫颈扩张 3cm 至宫口开全。此期宫颈扩张速度较快，约需 4~8 小时，超过 8 小时称活跃期延长，应考虑有难产因素。活跃期又分 3 个阶段，先是加速阶段，从宫颈扩张 3cm 至 4cm，约需 1.5~2 小时；接着最大倾斜阶段，从宫颈扩张 4cm 至 9cm，约需 2 小时；最后减缓阶段，从宫颈扩张 9cm 至 10cm，约需半小时，然后进入第二产程。

胎先露部下降也可分为潜伏期和活跃期。潜伏期胎先露部下降不明显，活跃期平均每小时下降 0.86cm。活跃期又可分加速和最大倾斜 2 个阶段。活跃期初始，胎先露部下降相当缓慢，稍后变得相当快速，呈陡坡样变化。胎先露部下降可作为估计分娩难易的有效指标之一。一般宫颈扩张进入最大倾斜阶段，而下降的活跃期才慢慢出现。当宫颈扩张进入减速阶段，则下降的最大倾斜阶段出现。就在宫颈扩张接近 10cm 时，胎先露部开始快而渐进地下降。结合以上说明可看到分娩的减速期同时包含了子宫颈管渐进性扩张及胎先露部快速下降。

④胎膜：宫缩增强致羊膜腔内压力增高，到一定压力时羊腔膜破裂，称为破膜。大多数的破膜发生在第一产程时，也有发生在正式临产前。肛查时，在宫颈口能触到水囊，提示胎膜未破；不能触到水囊，向上推动胎先露部，有不透明的液体自阴道流出，并用 pH 试纸检测，呈 7~7.5 的碱性反应，提示胎膜已破。应记录破膜时间，羊水量和颜色，正常羊水为无色、无味、略显混浊的不透明液体。

⑤胎心：在宫缩间歇期，用胎心听诊器或多普勒仪能听到胎心率，正常范围为 120~160 次/分，平均为 140 次/分左右。

3. 心理反应

第一产程的待产妇，尤其是初产妇刚入院时，由于对正式临产的状况感到生疏，对宫缩痛特别敏感，对待产室环境陌生，以及不知结局如何，又与家人分开而感到孤独、无助，经常表现为四肢发抖，面部僵硬、声音颤抖、自我关注和对胎儿的关注加强。随着产程的进展，原先的心理反应逐渐缓和，而由于宫缩加强，宫颈扩张又处于潜伏期，此时的待产妇往往会对自然分娩缺乏信心，认为自己再也坚持不了，甚至不听从医护人员的指导，但又抓住医护人员，希望多陪伴她。也有少数产妇迁怒丈夫或胎儿而呻吟,甚至喊叫,呼吸、心跳频率加快等。

4. 辅助检查

①胎心监护:有外电子监护和内电子监护的方法。描记宫缩曲线,可看到宫缩强度、频率和持续时间。描记胎心曲线,可看出胎心率,以及胎心率与子宫收缩的关系,从而判断胎儿在宫内的状态。

②胎儿头皮血检查:在第一产程,胎儿头皮血 pH 值为 7.25~7.35,7.20~7.24 为轻度酸中毒,<7.20 为明显酸中毒。

(二) 可能的护理诊断

1. 焦虑(四肢、声音颤抖、面部僵硬、自我关注加强)

与环境改变和刚临产的情境有关。

2. 无能为力(诉说无法自然分娩,不听从指导,害怕医护人员走开)

与产程进展慢,宫缩加强有关。

3. 精神困扰(愤怒、偏见、焦虑)

与宫缩痛加剧,其信仰的价值观念紊乱有关。

4. 疼痛(面部扭曲的痛苦表情,呻吟,心跳,呼吸加快)

与宫缩和心理因素有关。

(三) 预期目标

(1) 待产妇的肌紧张缓解,神情恢复常态。

(2) 待产妇能听从指导,接受喂水、喂食。

(3) 待产妇接受支持系统帮助,停止吵闹。

(4) 宫缩时待产妇能作放松动作。

(四) 护理措施

1. 入院护理

(1) 填写病史:记录入院主诉,产前检查记录中的异常情况,处理方法及效果。

(2) 记录身心状况数据:如体温、脉搏、呼吸、血压等,水肿程度;产科检查的各项数据,并描记产程图。

(3) 皮肤准备:清洁外阴,剃去阴毛,药敏皮试,更换衣裤。

(4) 环境介绍:让待产妇认识物品储存柜,带领到盥洗室,教会使用卫生器具,将待产室、产房医护人员介绍给待产妇,送到床边,教会使用呼叫器,学会躺着饮水等。

(5) 灌肠:初产妇宫颈扩张小于4cm,经产妇小于2cm,给予0.2%温皂水500~1000mL灌肠。禁用生理盐水,以防水肿加重。目的是通过灌肠后大肠收缩,反射引起宫缩,加速产程进展,同时还能清除粪便和积气,避免分娩时粪便排出污染消毒区。但是①胎膜已破;②胎头未入盆或胎位异常;③异常阴道流血;④胎心异常;⑤估计短时内分娩者;⑥先兆早产;⑦有剖宫产史;⑧中度或以上妊高征者;⑨内科并发症或病理妊娠者禁止灌肠。注意点:灌肠后立即听胎心,观察宫缩,作好记录,如有异常,立即通知医生处理。

(6) 与待产妇和家属重温分娩过程和可能遇到的不适,带领待产妇练习应对不适的方法,让她(他)们对漫长而不适的分娩过程有充分的心理准备,有信心顺利分娩。

2. 产程观察

(1) 胎心监测：潜伏期每 1~2 小时监测一次；活跃期每 30 分钟监测一次。有异常变化时，如宫缩频、强、妊高征、过期产、胎儿宫内生长迟缓、病理产等增加监测次数，且每次监测 1 分钟，注意心律、心音强弱，一旦发现胎心异常，即让待产妇左侧卧和吸氧，并报告医生，执行进一步处理。记录胎心监测数据及时间、异常情况、通知医生的时刻、处理措施及效果。

(2) 子宫收缩：用触诊或胎儿监护仪都能观察宫缩。一般需连续观察 3 次宫缩。记录宫缩强度、持续时间和间歇时间。若宫缩时待产妇喊叫烦躁，精神过度紧张，应在宫缩时带领产妇作深呼吸动作，或用双手轻按摩下腹部，或轻叩腰骶部；间歇时带领产妇作四肢肌肉放松动作。必要时可给予镇静止痛药物。如有异常及时报告医生。

(3) 肛查：宫口<3cm 时，每 2~4 小时肛查一次；>3cm 时，每 1~2 小时肛查一次，了解宫口扩张和胎先露部下降。每次肛查不能超过 2 人，作文字记录和描记产程图。有阴道流血或疑有前置胎盘者禁止肛查。

(4) 破膜：确诊破膜立即听胎心，观察是否有脐带脱垂症状，观察羊水的色、质、量，记录破膜时间、胎心率及观察项目。如头先露者，羊水颜色呈黄绿色，提示胎儿窘迫，立即处理。破膜后，外阴垫上消毒中，让待产妇卧床，并让其懂得起床走动有脐带脱垂的危险。

(5) 排空膀胱：临产后，一般每 2~3 小时排尿一次。因膀胱过胀影响胎头下降，既延长产程，也损伤膀胱，故无法自主排尿时，则给待产妇导尿。但由于摄入水分少，出汗多，而尿量不多时，应让产妇懂得失水的危害性，并耐心地喂水，喂流质。

因第一产程时间最长，耐受的痛苦最大，而待产妇和家属都无法直接观察到产程的进展及母婴的生命安全，因此这阶段是她（他）们最担心害怕的阶段。护士应在观察前说明观察项目及目的，观察后告之观察的数据及意义，可能的预后发展，让待产妇和家属成为分娩过程中的主体，分享获得信息后的轻松感。

3. 生活护理

(1) 饮食：潜伏期后半阶段的待产妇，往往因较长时间的宫缩痛、疲劳及胃胀气，有呕吐现象而不愿进食，护士应及时清除呕吐物和更换衣被，并让待产妇懂得避免胃胀气的动作，以及进食后增加能量，促进产程的好处，带领其作深呼吸动作。在征得同意进食后，准备少量的清淡咸味流质，于宫缩间歇时，边喂食边按摩止吐穴位，让待产妇重塑进食的信心。

(2) 卧位：鼓励侧卧，尽量保持较长时间的左侧卧位。

(3) 活动：宫缩不强，胎膜未破的待产妇，安排其晚上睡觉，日间起床走动让待产妇和家属懂得保持体力，消除疲劳和利用重力作用促进胎先露部下降的好处。但是阴道流血、胎膜已破和服用镇静剂者不应起床活动。

(4) 清洁卫生：分娩过程中待产妇出汗特别多，阴道分泌物和羊水溢出等使皮肤受潮而不适。因此，除每天早、晚给予漱洗护理之外，交班前更换潮湿衣被，必要时增加更换次数，以免外阴受潮污染。

4. 配合治疗

(1) 对于产程长无进展的待产妇，或其他原因需注射杜冷丁的产妇，应及时准确给药。给药后，尽量创造促进睡眠的环境，让待产妇能得到充分的休息。

(2) 合并内科疾病的待产妇，仍需按时执行医嘱。

(3) 不明原因的阴道流血和前置胎盘的待产妇，都需作好开放静脉输液及输血的准备。

(4) 因产程进展异常，需作阴道检查时，在检查前，护士应向待产妇及家属讲解目的：简要操作过程,可能存在的不适,并教会待产妇应对不适的方法,征得同意后,才进行检查前准备。协助取膀胱截石位,外阴消毒,铺消毒中,备好导尿管,检查用物。检查前后各听一次胎心音,并记录之。

(5)破膜后12小时仍未分娩,至少每8小时更换外阴消毒中,每24小时外阴消毒一次,以防感染。

5. 结果评价

(1)入院护理后,待产妇表情自如。
(2)待产妇及家属能概要陈述分娩过程。
(3)待产妇没发生水电解质紊乱。
(4)待产妇能运用应对不适的方法。

三、第二产程的评估及护理

第二产程(胎儿娩出期)是从子宫颈口开全到胎儿娩出的过程。初产妇约需1~2小时,经产妇仅需几分钟,少数者可长达1小时。

(一)护理评估

1. 病史

阅读产前检查记录,重点详细了解第一产程的记录和产程图,以及处理和效果。

2. 症状及体征

(1)一般检查:宫缩间歇时测血压,脉搏,检查膀胱是否排空等。

(2)产科检查:①监测胎心:每5~10分钟听一次胎心。有条件时,用胎儿监护仪连续观察胎心及基线变化。若判断确有变化,尽快结束分娩。②观察宫缩:宫缩力度可达中强度,持续时间50秒以上,间歇时间仅60秒或稍长。宫缩时有排便感。③观察外阴:初始的第二产程,宫缩时会阴部饱满,会阴体变薄,肛门松弛。随胎先露部的不断下降,宫缩时阴唇分开,见到胎儿头发,但间歇时胎头回缩,此现象称胎头拨露。随后每次宫缩,能见到更多的胎头面积。当胎头双顶径越过骨盆出口平面,间歇时胎头也不回缩了,此现象称着冠。此后会阴极度扩张,胎头仰伸,枕、额、面及全部头颅相继娩出。④胎头外旋转后,前肩、后肩、躯体随之娩出,并伴有后羊水排出。⑤观察胎膜:进入第二产程,胎膜仍未破裂,常影响胎先露部下降,在宫缩间歇时,行人工破膜术,使前羊水流出,胎先露部紧贴会阴,加速胎先露部下降。

3. 心理反应

虽经历了艰苦的第一产程,体力消耗极大,但一旦获知胎儿即将诞生,待产妇的精神大振,信心倍增,希望知道怎样才能配合护士将胎儿顺利娩出。更希望在胎儿娩出的关键时刻有护士陪伴,也急切地想了解,即刻胎儿是否正常、健康等。总之,她很愿意得到护士的指导和帮助。但也有少数产妇因体力衰竭,唯恐自己无力娩出胎儿而烦躁不安。甚至害怕生出畸形的胎儿,而极度恐惧,表现为呼吸加快,四肢肌紧张,极力声称不想再生孩子了,不配合护士的指导作屏气动作等。

4. 辅助检查

胎儿监护仪连续观察。必要时,可作胎儿头皮血检查。

（二）可能的护理诊断

1. 自尊紊乱（认为自己无力娩出胎儿）

与本人或家庭对胎儿的期望值太高有关。

2. 疲乏（情绪不稳定，易怒）

与心理上、情感上对胎儿性别要求过高有关。

3. 知识缺乏（焦虑不安、歇斯底里不配合）

与面对的情境感到生疏有关。

4. 恐惧（对即将娩出的胎儿感到惧怕，呼吸加快，肌紧张）

与极度衰竭，无力应付新的情境有关。

5. 有受伤的危险（会阴体过紧）

与分娩时会阴切开有关。

（三）预期目标

（1）待产妇对分娩恢复自信和自尊。

（2）待产妇情绪不安有所改善，呼吸频率小于16次/分，宫缩间歇时肌肉放松。

（3）待产妇懂得胎儿娩出过程中，至少有二名护士参加接生，不再害怕。

（4）宫缩时，待产妇会作屏气动作。

（5）会阴切开后，其他组织不再受损。

（四）护理措施

1. 心理支持

一名护士不能离开产妇，让产妇握住护士的手，使产妇有安全感。及时告之胎头下降的进展，并以鼓励性语言支持产妇的信心，间歇时喂水，擦汗以缓解紧张情绪。

2. 指导屏气

根据宫缩起始，用口令指导产妇屏气，用加强词帮助产妇延长屏气时间。对无效屏气的产妇，再次讲解正确的屏气方法：双腿弯曲，双足蹬床，两手握把，宫缩开始，大口深吸气后，向肛门处用力屏气，如解大便的动作，尽量延长时间，直至宫缩结束，再用嘴吐气，但不能张口喘气，以免胃肠道吸入过多气体。讲解后示范大口深吸气，和用嘴吐气的动作。

3. 观察胎心

每10~15分钟听胎心一次，有异常变化，给氧气吸入的同时，会阴切开，助产分娩。

4. 观察宫缩

连续观察宫缩，有宫缩乏力趋势时，即给予小剂量催产素静脉滴注。

5. 保持清洁

更换被大便污染的会阴垫。

（五）准备接生

1. 物品准备

产包，会阴消毒器具，消毒液等；新生儿衣被、睡床加温处理，填写新生儿手带二根，和新生儿出生记录单；为早产儿、病理产儿备好暖箱。

2. 皮肤准备

初产妇宫口开全，经产妇宫口扩张至4cm，给予会阴清洁消毒；取膀胱截石位，臀下垫橡胶单和便盆，先用清水清洁外阴部的血迹和粘液，肛周粪便，然后用消毒皂球清洁外阴，顺序是：自上而下，小阴唇、大阴唇；左右来回，阴阜；由内向外，大腿根部和内上1/3范围；环形，肛门四周。接着用温水冲净皂液，擦干，再用消毒液（1∶1000苯扎溴铵或碘伏）消毒皮肤，顺序、范围同上。冲洗时，用消毒纱球盖住阴道口，以防冲洗液流入阴道。取出便盆和湿巾，臀下再铺上消毒巾。

3. 打开产包

按需添加物品。

4. 接生者准备

按手术要求刷洗消毒双手，穿无菌接生衣，戴无菌手套。取二层无菌巾垫于臀下，肛门处用二层无菌巾遮挡。

5. 接生要领

保护会阴，协助胎头俯屈，让胎头以最小径线（枕下前囟径）在宫缩间歇时，缓慢通过阴道口娩出，挤净胎儿鼻口腔内的羊水，继续保护会阴，分别协助前、后肩娩出。

6. 会阴切开指征

会阴过紧、会阴体过长、胎儿过大、手术助产等，当确认宫口边缘已完全消失，估计切开后立即能娩出胎儿时，行会阴切开术。

7. 脐带绕颈处理

胎头娩出后，见脐带绕颈，如较宽松的，则将脐带顺颈肩推下，或从头部滑出，如较紧扣或缠绕多圈的，则用2把止血钳将脐带夹住，左手保护胎颈部，右手持剪，从中剪断，松解脐带，再助肩娩出。

8. 脐带处理

胎体娩出1~2分钟后在距脐带根部15~20cm处，用2把止血钳夹住脐带，从中剪断。母体端脐带放入弯盘内，胎儿端脐带先用碘伏，后用70%酒精擦脐根周围，距脐根0.5cm处，用粗丝线结扎第一道，再在距脐根1~1.5cm处同法结扎第二道，既要达到结扎止血的目的，又不能将脐带扎断。在第二道线上方0.5cm处剪除多余的脐带，用消毒干纱布包裹脐带断面。也有用其他止血方法替代的结扎法。

9. 新生儿护理

用消毒油剂擦净胎脂，擦干胎儿，由接生者抱住新生儿，让产妇认清性别，交给助手，给新生儿作体格检查，戴上新生儿手带，包裹好新生儿放于母亲身边。

10. 新生儿娩出后

常规肌注催产素10~20U。

（六）结果评价

(1) 产妇能按分娩步骤的要求，做配合动作。

(2) 产妇和新生儿没有发生意外损伤。

(3) 产妇对分娩过程中得到的指导和帮助感到满意。

四、第三产程的评估和护理

第三产程（胎盘娩出期）是从胎儿娩出到胎盘娩出的过程。约需 5~15 分钟，不超过 30 分钟。

（一）护理评估

1. 病史

阅读产前检查记录，了解是否有刮宫史、出血史。重点了解第一产程的时间，是否有异常变化及处理。

2. 症状及体征

（1）一般情况：腹部检查，胎盘未剥离时，子宫底降至脐平；胎盘剥离，但未娩出前，子宫底升至脐上偏向右侧；胎盘娩出后，子宫底降至脐下二指。测量血压、脉搏。

（2）胎盘剥离征象：①子宫体变硬呈球形，且宫底略有上升，因胎盘剥离后降至子宫下段，下段扩张而子宫被推向上方，呈狭长形，胎盘娩出后，子宫体收缩呈硬球形；②阴道口外露的脐带自行延长；③伴阴道少量流血；④用手掌尺侧在耻骨联合上方轻压子宫下段，见外露的脐带不再回缩，而宫体上升。这些征象提示胎盘已剥离，需及时娩出。

胎盘剥离和娩出的方式有两种：①胎儿面先娩出：即胎盘由中央开始剥离，而后向四周剥离。其特点是胎盘先娩出，后见少量阴道流血，这种方式多见；②母体面先娩出：即胎盘从边缘开始剥离，血液沿剥离面流出。其特点是先有较多阴道流血，然后胎盘排出。这种方式少见。

（3）胎盘评估：检查胎盘母体面，有无胎盘小叶缺损；提起胎盘，检查胎膜是否完整，再检查胎盘胎儿面边缘有无血管断裂，如有血管断裂，提示有副胎盘遗漏在宫腔内。其次，检查胎盘、胎膜有无异常。

（4）软产道检查：胎盘检查后，再仔细检查子宫颈、阴道、会阴切口、会阴体、小阴唇内面、尿道口周围组织等有无裂伤。会阴裂伤按损伤程度分为3度：Ⅰ度：会阴皮肤粘膜裂伤；Ⅱ度：会阴皮肤、粘膜、肌肉裂伤，但肛门括约肌完整；Ⅲ度：会阴粘膜、会阴体、肛门括约肌完全裂伤，甚至直肠裂伤。

（5）Apgar评分：用于判断新生儿有无窒息及窒息的程度。共评估五个项目：每分钟心率、呼吸、肌张力、喉反射、皮肤颜色。每项0~2分。出生后即刻，出生后1分钟和2分钟各评估一次。满分10分属正常，7分以上尚属正常，4~7分属中度缺氧，4分以下属严重缺氧。缺氧者应在出生后5分钟再次评估。

（6）新生儿评估：测体重、身长和头径，评估新生儿是否成熟；胎头有无产瘤及颅内出血；四肢活动度及有无明显的外表畸形，如唇裂、腭裂、无肛门、多指（趾）、脊柱裂等。

3. 心理状态

胎儿娩出，产妇有如释重负的轻松感，情绪稳定。但对新生儿的性别不如意的产妇，则会表现出对新生儿感情淡漠，甚至憎恨而不愿接近新生儿。如新生儿有病理变化或畸形，甚至生命危险，产妇会表现出过度紧张，反复问及新生儿的情况等。

（二）可能的护理诊断

1. 父母不称职（不愿新生儿接近母亲）

与不满意新生儿的性别有关。

2. 精神困扰（有过度紧张，反复提问等焦虑行为）

与新生儿生命危险有关。

3. 有受伤的可能

与会阴裂伤或会阴切开有关。

（三）预期结果

（1）母亲接纳新生儿，愿意照顾和喂养新生儿。
（2）母亲能面对新生儿有疾病或畸形的现实，情绪趋于平稳。
（3）母亲没有发生产道损伤。
（4）产妇皮肤清洁干燥，无口渴，舒适感增加。

（四）护理措施

1. 协助胎盘娩出

及时掌握胎盘剥离征象，在宫缩时，左手按压宫底，右手轻拉脐带，当胎盘娩至阴道口时，用双手捧住胎盘，向同一方向旋转，使胎膜缓慢向外滑出。如末端胎膜断裂，则用血管钳夹住末端胎膜，继续向同方向旋转至完全排出。立即检查胎盘，胎膜是否完整，有异常及时报告医生。胎盘娩出后，宫底下降，约脐下二指。

2. 预防产后出血

胎儿娩出即肌注麦角新碱 0.2mg。如滞产，双胎，羊水过多，经产妇等有产后出血倾向者，在胎头或胎肩娩出时静脉注射麦角新碱 0.2mg 或催产素 10U 加生理盐水 20mL，见出血而胎盘仍未剥离时，应作徒手剥离胎盘术。若妊高征、妊娠合并心脏病等产妇，禁用麦角新碱宫缩剂，用催产素肌注。若胎儿娩出 30 分钟，胎盘仍未剥离，阴道流血又不多，则静脉注射宫缩剂，再轻按压子宫底部，仍无效，则行徒手剥离胎盘术。若胎盘娩出，仍有较大量的阴道流血，可在宫体肌壁内注射麦角新碱 0.2~0.4mg，再将催产素 20U 加入 5% 葡萄糖液 500mL 静脉滴注，并腹置砂袋。

3. 第四产程观察

胎儿娩出 2 小时内，也有人称第四产程。此阶段最易发生产后出血，故需严密观察，每半小时测量血压、脉搏；测宫底高度，观察宫缩强度；叩诊膀胱区域，及时排空膀胱；观察会阴口流血和弯盘内积血的色、量。如宫底上升，宫底变软，提示宫缩乏力，即按摩宫底，挤压宫腔内积血，再给予宫缩剂，延长观察时间。产后任何时候，产妇主诉肛门处坠胀感，都应考虑可能阴道血肿，立即作肛门检查，能触及局部较硬的肿块，即为阴道血肿，立即通知医生，急诊处理。

4. 生活护理

第三产程结束时，给产妇擦身，更换干燥清洁衣、被；会阴处放置弯盘，保留阴道流血，便于计量观察；保暖；每次产后观察同时，喂给营养价值高的饮料和流质，以补充能量。产后 2 小时，扶起解尿，解尿后宫缩正常，阴道流血不多，则垫上消毒卫生中，送休养室休息。

5. 新生儿护理

新生儿擦干净，包裹保暖，擦净足底胎脂，在新生儿记录单上盖新生儿足印和产妇指印。手带上标明产妇姓名、床号、住院号、新生儿性别。将新生儿抱到产妇身边，半小时后让新生儿第一次吸吮。

（五）结果评价

（1）母亲愿意照顾新生儿，第一次吸吮成功。
（2）产妇未发生软产道血肿。
（3）产妇表述能自我控制，舒适感增加。
（4）产妇皮肤清洁，外貌整洁，无口渴。

第二节 异常分娩护理

产力、产道、胎儿是决定分娩是否顺利的三大因素。其中一个或一个以上因素不正常，常可发生产程停滞，分娩受阻，造成异常分娩或难产。三个因素之间关系密切，相互转换。外在因素处理不当，顺产可变难产，难产处理及时又可变为顺产。因此产程严密观察是非常重要的。异常分娩分为产力、产道、胎位及胎儿异常。

一、产力异常

子宫收缩异常就是产力异常，子宫收缩贯穿子宫产程。常见异常分为子宫收缩乏力，子宫收缩过强二种。

（一）子宫收缩乏力

【护理评估】

1. 病史

孕期胎儿生长速度，胎儿先露部下降程度，及产妇对分娩的认识等。

2. 临床表现

根据发生时间可分为以下两种类型。

（1）原发子宫收缩乏力：产程开始就宫缩无力，规律不强，宫口不能进行性扩张，胎头不下降，产程延长。

（2）继发子宫收缩乏力：产程已发动，开始进展好，转而进展缓慢或停滞，往往人为造成或由胎位异常造成子宫收缩乏力的临床表现。

潜伏期：延长宫口开大3cm以前为潜伏期，规律宫缩开始>16小时未达到3cm为潜伏期延长，正常初产妇需8小时。

活跃期：延长宫口大3cm到10cm为活跃期，>8小时为活跃期延长，正常初产妇需4小时。

产程停滞：持续2小时以上宫口不开大，先露不下降，无效宫缩。如第二产程>2小时为第二产程延长。总产程超过24小时为滞产。

原发宫缩乏力产妇多无大痛苦，继发宫缩乏力产妇有时极度疲乏无力，常有尿潴留，肠胀气，脉快，脱水等。

【可能的护理诊断】

1. 疼痛

与产程过长有关。

2. 疲乏

与产程延长过度消耗，进食困难有关。

3. 有胎儿受伤的危险

与产程过长宫内缺氧时间过长有关。

4. 焦虑

与担心自身及胎儿/新生儿健康有关。

【预期目标】

尽快结束分娩,保证产妇及胎儿/新生儿健康。

【预防及临床处理措施】

确定为原发乏力还是继发乏力,并选择处理措施。

原发乏力:产程不进展,宫口不扩张,先露不下降,宫缩无力。经用催产素点滴加强,仍无进展,只能剖宫产结束分娩。

继发乏力:先找原因,针对原因及时处理才能使产程进展。第一产程加强饮食,休息,给予精神安慰,如产程较长,产妇乏力可先给予杜冷丁100mg肌肉注射,休息约4小时再刺激,宫口开大4cm以上可行人工破水,无头盆不称及胎位异常情况时,可给予催产素点滴加强宫缩。宫口开全先露+2以下,可用吸引器或产钳助产。第三产程后仍要点滴催产素,加强宫缩,预防产后出血。尿潴留产妇产后置尿管,24小时拔除。

(二) 子宫收缩过强

【协调性子宫收缩过强】

子宫收缩的节律性、对称性和极性均正常,强度过强,间隔短,60分或2~3小时。如无头盆不称情况,有时产程很快,宫口迅速开大,造成急产。总产程不超过3小时。

1. 临床表现

产妇往往痛苦面容,大声喊叫,由于宫缩过强,可出现胎儿宫内窘迫,胎头迅速下降出现颅内出血。产程短,产道未扩张,可伴有产道损伤,产后子宫收缩反而无力,容易发生产后出血。生产过程迅速,有时来不及消毒接生,容易发生感染。

2. 临床处理原则及措施

(1) 减弱宫缩,常用25%$MgSO_4$ 16ml+5%GS 20mL静推,然后再用25%$MgSO_4$ 20mL+5% GS 500mL静点。每小时1g。

(2) 吸氧以减少胎儿宫内缺氧,做好新生儿抢救准备。

(3) 注意观察,预防产后出血,给予催产素10U+5%GS500mL静滴。

(4) 如生产迅速,未消毒接生,产后给予抗生素预防感染。

【不协调子宫收缩过强】

往往由于子宫畸形造成,失去了正常的节律性、对称性和极性,宫缩不能很好地传导至下段使宫口扩张,下段肌肉变薄,拉长,子宫上段肌肉变厚,常常出现子宫痉挛性狭窄环,此环出现在子宫上下段交界处胎体的较细部位,胎儿颈部或腹部。处理:给予镇静,杜冷丁100mg解除痉挛,或用静推25%$MgSO_4$,及乙醚吸入,使痉挛环松解,经治疗不缓解,胎儿出现宫内窘迫,可考虑及时剖宫产。

二、产道异常

产道分为骨产道和软产道。软产道包括子宫下段、子宫颈和阴道。产道异常以骨产道为多见。

（一）骨产道异常

骨盆的大小及形态直接影响胎儿是否能通过产道，顺利分娩。它的异常可引起产程延长，先露不下降，甚至不能经阴道分娩。胎头的大小决定了能否通过一定大小的骨盆，骨盆与胎儿大小的相对关系也是决定能否阴道分娩的重要因素。骨盆异常通常分为入口、中骨盆及出口的狭窄。有时同时存在。胎头通过异常骨盆时可被卡在任何一个平面上。下面分述各个平面异常。

【骨盆入口狭窄】

由于骶骨岬向前下突出，使骨盆入口前后径缩短，横径正常，在做骨盆测量时，发现对角径<11.5cm，诊断为扁平骨盆，进行X光测量时，入口前后径<11cm，前后径与横径之和<21.5cm，出现以上情况，中等大小胎儿通过困难。

临床表现胎头浮，于临产后不能入盆或胎头骑跨在耻骨联合上方（即：跨耻征阳性）。

处理如骨盆入口为边缘性狭窄，胎儿不大。可短期试产，有可能发生胎头矢状缝衔接于入口横径上，使双顶径先后入盆，矢状缝偏后，造成前倾不均。相反为后倾不均。有可能进一步发展造成入盆困难。如双顶径能通过入口平面，基本可经阴道分娩。由于佝偻病造成扁平骨盆，使骨盆入口前后径明显缩短，骶骨岬明显突出，髂骨外翻，坐骨结节间径宽大，阴道分娩困难，应选择剖宫产。

【中骨盆狭窄】

中骨盆二条重要径线为坐骨棘间径和后矢状径。骨盆测量，双侧坐骨棘明显突出，侧壁内聚，X光测量，坐骨棘间径<10cm（中腔横径），后矢状径<4cm。二者之和<13.5cm。中骨盆狭窄通常表现产程延长，胎头内旋转困难，造成持续性枕横位，后位。如果轻度中骨盆狭窄，胎儿不大，常能通过中骨盆平面，可经阴道分娩。

【骨盆出口狭窄】

骨盆出口横径（坐骨结节间径）<7.5cm为出口狭窄，入口正常，中骨盆狭窄，中骨盆以下呈漏斗状，耻骨弓<90度诊断为漏斗骨盆。出口狭窄可测量骨盆出口后矢状径，骨盆出口横径与骨盆出口后矢状径二者之和<15cm，中等以上胎儿通过有困难，一般出口狭窄不宜试产，所以应充分估计胎儿，如胎儿>3500g，阴道分娩可能困难，密切观察产程进展，放宽剖宫产指征。

【均小骨盆】

各径线均小于正常值，做X光骨盆测量，各径线小于正常低值2cm以上，如胎儿小，产力正常，胎位正常，有可能经阴道分娩，3500g以上经阴道分娩有困难。

【骨产道的特殊情况】

各种畸形骨盆、倾斜骨盆、骨软化骨盆、髋关节病变造成的骨盆畸形，尾骨与骨盆骨折后使骨盆变形，常需剖宫产。

（二）软产道异常

在产科初诊时，应仔细检查外阴、阴道、宫颈及盆腔内软组织。有时因软产道异常也会影响阴道分娩。

【外阴】

外阴病变造成弹性差，外阴硬化性萎缩性苔藓，外阴水肿，严重外阴静脉曲张，外阴手术后狭窄，均不宜经阴道分娩。

【阴道】

阴道横隔多数于妊娠前已切开，如未切开，视横隔位置高低，隔的厚度而定能否阴道分娩。纵隔多数在宫口开大、胎头下降受阻时发现切开。外伤造成的阴道疤痕，失去弹性，少见阴道囊肿，阻碍产道，有时抽空后阴道分娩。

【宫颈】

宫颈椎切后，宫颈疤痕，产程中出现宫颈水肿，均可造成难产，少见宫颈癌及宫颈肌瘤，需行剖宫产。

【合并子宫肌瘤】

阻碍产道，多需剖宫产。卵巢肿瘤一旦发现应在 14~18 周手术。

三、胎儿异常

分为胎儿的胎位异常和胎儿发育异常。除了枕前位为正常胎位外，其余各种胎位均为异常胎位。临产常见异常胎位有：持续性枕后位，枕横位。由于胎头旋转受阻所致，胎头俯屈不良呈仰伸者，有面先露，额先露。胎先露异常有臀先露，复合先露。胎儿发育异常有巨大儿及胎儿畸形。

（一）持续性枕后位，枕横位

【原因】

1. 骨盆狭窄

多见于中骨盆狭窄，漏斗骨盆。因为横径较小的骨盆易发生。

2. 胎头俯屈不良

胎背与母体脊柱接近，影响胎头俯屈，大囟门是胎头的最低点，当宫缩时，遇到宫底阻力而转向骨盆的后方或侧方，造成持续性枕后位。

3. 子宫收缩乏力

胎儿过大，发育异常，前壁子宫肌瘤，前置胎盘，产程中尿潴留均可影响胎头俯屈及内旋转，而成持续性枕后位或枕横位。

【临产表现】

往往易发生胎膜早破，产程中过早有大便感，由于胎儿枕部压直肠所致，先露部下降不满意，胎心不易听到，胎背在孕妇侧腹壁，腹部检查能摸到胎儿肢体，肛门检查宫口开全或近全，感到盆腔后部空虚，胎头明显塑形。

【预防及处理措施】

（1）产程中及时发现产妇过早有排便感的主诉，宫口开大5cm，手转胎头后包腹，固定，有时可见奏效，指导孕妇不要过早屏气以免宫颈水肿。

（2）产妇朝胎背的对侧方向侧卧，以利胎头向前转。

（3）严密观察产程，看宫口扩张及胎头下降的情况。

（4）关心产妇及时进食，注意休息，避免膀胱充盈，影响宫缩。

（5）宫口开全1小时未分娩者，做好阴道助产的准备，胎头在坐骨棘以下2cm方可助产，如先露不下降，仅宫口开全，则需剖宫产，以免助产困难，造成胎儿损伤。

（6）第三产程注意产后出血，检查阴道有否裂伤。给予抗生素预防感染。

（二）巨大胎儿

胎儿出生体重≥4000g为巨大胎儿，占分娩总数5%左右，近年有逐渐上升趋势，主要因产妇营养过剩。国外巨大儿标准为4200g。

（1）原因

母亲糖尿病，父母身材高大，过期产，多产妇，产前可根据宫高、腹围或B超胎儿BPD与腹围，计算胎儿体重，做出巨大胎儿的诊断。

（2）如产前诊断胎儿为 4000g 左右，产妇骨盆宽大可考虑阴道试产，一旦产程停滞或宫口开全后胎头不降，尽早剖宫产结束分娩，阴道分娩巨大胎儿常发生头盆不称，产程延长，发生持续性枕后、枕横位，分娩常需阴道助产。易发生肩难产，造成胎儿损伤、窒息，产后易发生低血糖，红细胞增多症。产后需密切观察新生儿，如产前诊断巨大儿，骨盆偏小，应考虑剖宫产分娩相对安全。

（李凤侠）

第九章　分娩期并发症护理

第一节　胎膜早破

在临产前胎膜破裂,称为胎膜早破。它是常见的分娩并发症,发生率占分娩总数的2.7%~17%,可致早产、胎儿宫内窘迫、新生儿肺炎、围生儿死亡率增加。

一、评估要点

(一) 病因

创伤、宫颈内口松弛、妊娠后期性交、下生殖道感染、羊膜腔内压力升高、胎儿先露部与骨盆入口未能很好衔接及胎膜发育不良。

(二) 症状与体征

自感液体自阴道流出,继而少量间断性排出;肛诊时,触不到羊膜囊,若上推胎头,则有一阵羊水流出。

(三) 实验室检查

阴道液酸碱度检查时 pH≥7.0,阴道液涂片检查有羊齿状结晶,羊膜镜检查见不到前羊膜囊。

二、护理要点

(一) 护理问题

有感染的危险,有受伤的危险,恐惧。

(二) 护理措施

1. 一般护理

(1) 卧床休息:胎先露部未衔接者应绝对平卧,以左侧卧位为宜,防止脐带脱垂。

(2) 保持外阴清洁:每天用碘伏棉球擦洗会阴部2次。

(3) 避免感染:用消毒会阴垫置于外阴,保持外阴干燥;避免不必要的肛门和阴道检查。

2. 病情观察

(1) 密切观察胎心率变化,必要时做 NST 了解胎儿储备能力。

(2) 根据胎心率变化,必要时给予氧气吸入。

(3) 定时观察羊水的量、性状、颜色、气味等,了解是否有宫内感染。如羊水混有胎粪,则提示胎儿宫内窘迫,应及时给予处理。

(4) 严密观察产妇的生命体征,尤其是体温变化、白细胞分类等,了解有无感染征象。

3. 用药护理

(1) 一般胎膜破裂 12h 后,遵医嘱给予抗生素治疗,预防感染。

(2) 对于保胎的孕妇应遵医嘱给予抑制宫缩药,如硫酸镁静脉滴注或沙丁胺醇口服,同时观察疗效及药物的不良反应。

（3）对早产不可避免者，应遵医嘱给予地塞米松 5~10mg 静脉或肌肉注射，每日 1~2 次，连用 2~3d，促进胎儿肺成熟。

三、健康教育

做好心理护理及健康教育指导，使孕妇重视妊娠期卫生保健；妊娠后期禁止性交；避免负重及腹部受撞击；宫颈内口松弛者，应卧床休息，并于妊娠 14 周左右行宫颈环扎术。

第二节 产后出血

胎儿娩出后产妇 24h 内阴道流血量超过 500mL 者，称为产后出血。产后出血按时期分为 3 类，即胎儿娩出后至胎盘娩出前、胎盘娩出至产后 2h、产后 2~24h。产后出血的发生常在前两期。

一、评估要点

（一）病因

宫缩乏力，软产道裂伤，胎盘因素，凝血功能障碍。

（二）症状与体征

1. 宫缩乏力

在分娩过程中已有宫缩乏力表现。其出血特点是胎盘剥离延缓，流出的血液呈暗红色能凝固；检查腹部时往往感到子宫轮廓不清，摸不到宫底。

2. 软产道损伤

出血特点是出血发生在胎儿娩出后，血液鲜红能自凝；宫颈裂伤多在两侧，个别可裂至子宫下段；阴道裂伤多在阴道侧壁、后壁和会阴部，多呈不规则裂伤。

3. 胎盘因素

胎盘剥离缓慢、未剥离或剥离不全，30min 内胎盘仍未娩出，伴有阴道大量出血；检查时若胎盘嵌顿可见子宫下段出现狭窄环，剥离困难。

4. 凝血功能障碍

孕前或妊娠期已有全身性出血倾向；胎盘剥离或产道有损伤时，出现凝血功能障碍，血不凝，不易止血。

二、护理要点

（一）护理问题

有组织灌注量改变的危险，有感染的危险，疲乏，恐惧，潜在并发症如出血性休克。

（二）护理措施

1. 预防产后出血

（1）做好孕期保健工作，孕早期即开始产前检查监护，对不宜妊娠者早期即终止妊娠。

（2）对高危孕产妇及早做好预防产后出血的准备，保持静脉通道，做好输血和急救准备。

（3）第一产程密切观察产程进展情况，防止产程延长，必要时给予镇静药保证产妇休息；第二产程重视处理过程，胎肩娩出后立即注射缩宫素，加强子宫收缩；第三产程正确处理胎盘娩出和测出血量，仔细检查胎盘胎膜是否完整。

（4）胎盘娩出后2h内，密切观察一般情况、阴道流血和宫缩情况，定时测量血压、脉搏、体温、呼吸、注意保暖；失血过多有休克征象者，及早补充血容量。

（5）督促产妇及时排空膀胱，以免影响宫缩致产后出血。

（6）早期哺乳，可刺激子宫收缩，减少阴道流血量。

2. 迅速止血，纠正失血性休克及控制感染。

（1）产后宫缩乏力者

①应迅速止血，防止休克与感染。②按摩子宫。③应用宫缩剂。肌肉注射或静脉推注缩宫素或麦角新碱，以促进宫缩减少出血。④填塞宫腔。经按摩及宫缩药等治疗仍无效者，用无菌纱布条填塞宫腔，适用于子宫全部⑤松弛无力，注意24h取出纱布条，取出前应先注射宫缩药。⑥结扎盆腔血管。主要用于子宫收缩乏力、前置胎盘等所致的严重产后出血的产妇。必要时切除子宫，遵医嘱输血及给予抗生素。

（2）软产道裂伤者，应及时准确修补缝合，同时注意补充血容量。

（3）胎盘因素造成者，可采取取、挤、刮、切的方法。

（4）凝血功能障碍者针对不同疾病种类、病因进行护理。

（5）失血性休克的护理及预防感染：

①提供安静、舒适的环境以缓解患者的紧张情绪。②保持中凹卧位，给予氧气吸入，并注意保暖。③建立静脉通道，遵医嘱输液、输血，并注意无菌操作以防感染。④严密观察病情变化，如体温、血压、脉搏、呼吸、尿量、皮肤颜色、神志等。⑤密切观察阴道出血量及子宫收缩情况。⑥遵医嘱使用抗生素，并观察子宫有无压痛、恶露等情况。⑦产后24h后，仍应注意观察出血与感染情况，如有异常应及时处理。

3. 心理护理

（1）做好产妇及家属的安慰、解释工作，保持产妇安静，使其积极与医护人员配合。

（2）给予产妇关爱及关心，增加安全感。鼓励产妇说出自己的感受，为家属及产妇提供心理安慰和帮助。

三、健康教育

鼓励产妇多进营养丰富、易消化及富含铁质的食物，如瘦肉、动物内脏等，少量多餐。注意产褥期卫生，保持外阴清洁，禁止盆浴，禁止性生活。

第三节 子宫破裂

子宫体部或子宫下段在妊娠期或分娩期发生破裂称为子宫破裂。子宫破裂后未能及时诊断和治疗，常可引起母儿死亡。此病多发生于经产妇，特别是多产妇。

一、评估要点

（一）病因

多见胎儿先露部下降受阻、瘢痕子宫、妊娠子宫的损伤、分娩时的手术损伤。

（二）症状与体征

子宫破裂多发生于分娩期，分为先兆破裂和破裂两个阶段。

1. 先兆子宫破裂

产妇可有烦躁不安、呼叫。自诉下腹疼痛，胎动频繁，排尿困难，血尿。腹部检查时，子宫上下段交界处可见环状凹陷，可形成病理性缩复环，可有子宫压痛、胎心改变或听不清。

2. 子宫破裂

（1）不完全性子宫破裂：产妇自诉下腹疼痛难忍，腹部检查时，在子宫不完全破裂处有压痛，宫体一侧可触及逐渐增大且有压痛的包块，胎心音多不规则。

（2）完全子宫破裂：产妇突然感撕裂状剧烈腹痛，子宫收缩消失，腹痛可暂时缓解，但很快又感到全腹疼痛。检查时全腹压痛及反跳痛，在下腹可清楚扪及胎体，子宫缩小位于胎儿侧方，胎心消失。

（三）辅助检查

腹腔穿刺或后穹隆穿刺，可明确有无内出血，一般仅用于产后怀疑子宫破裂者。B超检查，也可协助诊断子宫破裂，但多不采用此项检查。

二、护理要点

（一）护理问题

疼痛，组织灌注量改变，预感性悲哀，潜在并发症失血性休克。

（二）护理措施

1. 预防子宫破裂

（1）宣传孕妇保健知识，加强产前检查。对有子宫手术史者，应在预产期前两周住院待产。

（2）严格掌握缩宫素的适应证和使用方法，避免滥用。

2. 先兆子宫破裂

（1）密切观察产程进展，及时发现导致难产的诱因，并注意胎心率的变化。

（2）由于宫缩过强，产妇下腹部压痛或出现病理性缩复环时，应立即报告医师停用缩宫素。

（3）密切观察生命体征，给予抑制宫缩、吸氧等处理，并做好术前准备。

3. 子宫破裂

（1）建立静脉输液通道，给予输液、输血，短时间内补足血容量。

（2）给予氧气吸入。

（3）在抢救休克的同时迅速做好术前准备。

（4）严密观察生命体征变化，并记录出入量。

（5）注意保暖，并于术中、术后应用大剂量抗生素控制感染。

4. 提供心理支持

对产妇及其家属的心理反应和需求表示理解，告诉家属手术进行状况及胎儿和产妇的情况，如胎儿死亡。护理人员应提供机会让产妇表达其感受。

三、健康教育

（1）嘱产妇若有剖宫产史或子宫切开手术史者，应提前住院待产。

(2) 宣传孕期保健知识，加强产前检查，密切观察产程。

第四节 羊水栓塞

羊水栓塞是指在分娩过程中羊水进入母体血循环引起肺栓塞、休克和弥散性血管内凝血等一系列严重症状的综合征。

一、评估要点

（一）病因

宫缩过强或强直性收缩，子宫存在开放性血管，死胎不下，滞产，过期妊娠，多产妇，巨大儿等。

（二）症状与体征

首先表现为呛咳、气急、烦躁不安等前驱症状，继之则有呼吸困难、发绀、抽搐、昏迷；甚至仅尖叫一声后，呼吸、心跳骤停。检查时心率快，肺部听诊有湿啰音。严重时可表现有宫腔出血和休克，出血量和休克程度不符，常伴有少尿或无尿。

（三）实验室检查

X线床边摄片、心电图、血涂片及血凝障碍检查。痰液涂片可查到羊水中的有形物质。

二、护理要点

（一）护理问题

组织灌注量改变，气体交换受损，有胎儿窘迫的危险。

（二）护理措施

1. 预防措施

（1）人工破膜应在宫缩间歇期进行，不得兼行胎膜剥离。

（2）预防子宫颈裂伤及子宫破裂。

（3）合理使用宫缩药，在分娩或引产时应加强宫缩，但避免宫缩过强。

（4）正确处理前置胎盘、胎盘早剥、死胎等妊娠并发症。

（5）钳刮术时应尽量在羊水流尽后再进行宫腔操作。

2. 积极配合治疗

纠正呼吸、循环衰竭和凝血功能障碍。

（1）正压给氧：取半卧位或抬高头肩部，加压给氧，流速为5~10L/min。必要时行气管插管或气管切开，减轻肺水肿，改善脑缺氧。

（2）抗过敏：出现先兆症状时，立即静脉推注地塞米松20~40mg，也可用氢化可的松。

（3）解除肺动脉高压：根据医嘱选用盐酸罂粟碱、氨茶碱、阿托品、东莨菪碱等药物。盐酸罂粟碱每次30~90mg稀释于10%~25%葡萄糖溶液20mL中，缓慢静脉推注，可间隔1~2h重复1次，每天用量不超过300mg。心率慢时可静注阿托品0.5~1mg或东莨菪碱20mg静脉注射，每10~15min 1次，直至面部潮红或呼吸困难好转为止。心率快时用氨茶碱0.25g缓慢静注。

（4）抗休克：扩充血容量用低分子右旋糖酐每24h 500~1000mL；血压仍不回升者可用多巴胺20mg加入5%葡萄糖250mL中静脉滴注，以20滴/min开始，根据病情调节滴速。用5%碳酸氢钠纠正酸中毒。

（5）纠正心衰、消除肺水肿：毛花苷 C 0.4mg 加入 50% 葡萄糖液 20mL 中静脉推注，必要时 1~2h 后重复应用，一般于 6h 后再重复 1 次以达到饱和量；呋塞米 20~40mg 静推，有利于消除肺水肿，防治急性肾衰。

（6）防治凝血功能障碍（DIC）：早期应用肝素抗凝，补充凝血因子，晚期抗纤溶的同时也要补充凝血因子。

3. 产程与生命体征的监测

（1）监测产程进展、宫缩强度及胎儿情况。

（2）观察出血量及血凝情况。

（3）严密观察患者生命体征，定时测量并记录。

（4）做好心理护理，理解家属情绪反应，解释病因、病情，并给予关怀和安慰。

第五节　胎儿窘迫

胎儿窘迫是指胎儿在宫内有缺氧征象并危及胎儿健康和生命者。胎儿窘迫主要发生在临产过程，也可发生于妊娠后期。

一、评估要点

（一）病因

母体因素如母亲患高血压、慢性肾炎、妊高征、重度贫血、心脏病心力衰竭、肺心病等；胎儿因素有胎儿心血管系统功能障碍、胎儿畸形；脐带、胎盘因素如脐带血运受阻、胎盘功能低下。

（二）症状与体征

胎儿窘迫时，孕妇自感胎动增加或停止，在窘迫的早期可表现有胎动过频，进而消失；检查时可有胎心率改变及羊水污染。

（三）实验室检查

可做胎盘功能检查、胎心监测及胎儿头皮血血气分析。

二、护理要点

（一）护理问题

（1）气体交换受损（胎儿）。

（2）焦虑。

（二）护理措施

（1）嘱孕妇左侧卧位，间断吸氧。

（2）严密监测胎心变化，一般每 15min 听 1 次胎心或进行胎心监护，注意胎心变化形态。

（3）向产妇提供相关信息，使其配合治疗；必要时让家属陪伴产妇，以减轻其焦虑程度。

（4）做好心理护理，对于胎儿不幸死亡的父母亲，应安排其单人房间，让家属陪伴他们。

（5）鼓励他们诉说悲伤，接纳其哭泣及抑郁的情绪，帮助他们使用应对压力的技巧。

（李凤侠）

第十章 产褥期及异常产褥期护理

第一节 产褥期护理

一、可能的护理诊断

1. 疼痛

与会阴侧切伤口、乳房胀痛、产后宫缩痛等因素有关。

2. 活动无耐力

与产后贫血,产程延长,产后虚弱有关。

3. 尿潴留

与会阴伤口疼痛、不习惯床上小便、膀胱肌麻痹等因素有关。

4. 便秘

与产后活动少、饮食不合理、肠蠕动减少、腹压降低等因素有关。

5. 睡眠形态紊乱

与婴儿哭闹,哺乳及照料婴儿有关。

6. 知识缺乏

与缺乏产后自我保健及婴儿护理技能知识有关。

7. 母乳喂养无效

与缺乏母乳喂养知识,母亲产后疲劳及缺乏自信心有关。

8. 焦虑

与担心婴儿健康有关。

9. 有感染的危险

与产道的损伤、贫血、营养不良等因素有关。

10. 有产后出血的危险

与子宫收缩不全、胎盘和胎膜残留、软产道损伤等有

二、预期目标

(1) 维持身心的舒适。
(2) 保持适当的休息与劳动。
(3) 获得合理的营养。
(4) 学习正常的心理、生理变化。
(5) 获得正确的产褥期健康生活指导。

三、护理措施

(一) 一般护理

1. 环境

产后应有一温度和湿度适宜、安静舒适的修养环境。室温保持18~20℃左右,湿度为55%~60%为宜,空气新鲜,经常通风换气,保证室内有充足的光线。通风时避免对流风直吹产妇,夏季要注意防暑。

2. 个人卫生

产褥期应每天梳头刷牙,保持整洁及口腔卫生。产褥期早期,皮肤排泄功能旺盛,排出大量汗液,尤以睡眠和初醒时最明显,这是正常生理现象,称为产褥期汗。一般产后1周左右自行好转。因此,产后衣着薄厚要适当,要勤用热水擦身或淋浴,可以洗发,但须注意保暖勿受凉,勤换衣裤及床单等。

3. 生命体征

产后24小时内应密切观察血压、脉搏、体温、呼吸的变化,以便及时发现产后出血及其他变化。由于分娩的疲劳可使体温在产后24小时内略有升高,如≥38℃应及时通知医生。产后应每日测量体温、脉搏、血压及呼吸两次。

4. 活动

产后24小时内以卧床休息为主,以后逐渐增加活动量。第一次下床活动要在床边适应片刻再活动,且身边必须有护士陪伴,以防发生意外。产后要鼓励产妇早期下床活动,以增强血液循环,促进子宫收缩,恶露排出,会阴伤口愈合,促进大小便排泄通畅,并可预防盆腔或下肢静脉血栓形成。产后睡眠要充足,2周后可从事少量家务活动。避免蹲或站立太久,预防子宫脱垂。

5. 营养

正常分娩后稍事休息,孕产妇可进食易消化的半流质饮食,以后可根据产妇具体情况进普食。产后的饮食应营养丰富,易于消化,少时多餐,汤汁类可促进乳汁分泌。

乳母较正常妇女每日增加热能0.8kcal (33kJ),增加蛋白25g,注意多食优质蛋白,如蛋、奶、鱼、瘦肉及大豆制品,脂肪量略高于正常人,但过高会使乳汁中高脂肪而导致婴儿腹泻。每日保证供给钙2000mg,铁18mg,维生素A 400mg,维生素C 100mg,维生素B1与维生素B2各为1.8mg,尼克酸18mg,维生素D的供给与正常妇女相同。乳母应限制辛辣、刺激食品及酒类。乳母不可随意用药,需经医生准许方可使用,因药物可通过乳汁在婴儿体内发挥反作用。

(二) 生殖器官的观察与护理

1. 子宫收缩

胎盘娩出后,子宫收缩呈硬球形,宫底约低于脐部居中或偏右侧。回休养室后,严密观察宫缩及恶露情况,每30分钟至1小时检查一次,共4次。如宫底上升,宫体变软,可能有宫腔积血,应按摩子宫排除血块,促使收缩。每日应在同一时间测量子宫底高度,观察子宫复旧情况。检查前先排空膀胱,仰卧床上,测量由耻骨联合上缘至宫底的距离(或测脐部至宫底的距离),称耻上几公分或脐下几公分,并记录。产后第一天,宫底平脐和脐下1cm,以后每日下降1~2cm,产后1周缩小为如孕12周大小,仅在耻骨联合上方触及,产后10天左右经腹部检查已触不到子宫底,检查宫底高度的同时注意子宫及双侧附件有无压痛。

2. 恶露

恶露是分娩后经阴道排出的子宫内液体,其中含有血液,坏死蜕膜组织及粘液,共分三个阶段。

(1) 红色恶露:含有大量血液。量多,有时有小血块,脱落的蜕膜组织,有血腥味,持续3~7天。

(2) 浆性恶露:色淡红似浆液。内含少量血液,有较多的坏死蜕膜组织,宫颈粘液,且有细菌。一般持续2周。

(3) 白色恶露:粘稠、色泽较白。内含大量白细胞,坏死退化蜕膜组织,表皮细胞及细菌。一般持续约2~3周。

若产后子宫复旧欠佳,血性恶露可增多,持续时间长,若有臭味,可能有残留胎盘、胎膜或感染,应仔细观察及时处理。阴道有组织物掉出时,应保留送病理检查。疑有感染时,应查白细胞及中性分类计数,做阴道拭子、细菌培养及药物敏感试验,同时应注意体温和脉搏的变化。

3. 会阴护理

外阴是生殖道的门户,肠道细菌可经肛门感染阴道。分娩后,外阴及阴道可能有伤口,加之宫颈尚未闭合,子宫腔内有较大创面,均可因细菌逆行而造成感染,因此必须作好外阴的清洁卫生。

每日用温水(45℃)或1:40络合碘溶液冲洗外阴两次,大便后亦应冲洗,掌握由上至下的清洗原则,最后洗到肛门的镊子和海绵块不可再用,勿使冲洗水流进阴道。产妇能自理或会阴无伤口者,护士应指导自我护理会阴部。冲洗会阴时,应观察伤口愈合情况,水肿严重者局部可用红外线照射,或用50%硫酸镁湿热敷,95%酒精湿敷,每日2~3次,每次20分钟,可退肿消炎促进伤口愈合。伤口疼痛时可适当服止痛剂,若疼痛剧烈或肛门坠胀感应通知医生检查,以便发现外阴及阴道壁深部血肿并及时处理。平时应尽量保持会阴部清洁干燥。如有侧切伤口,应嘱产妇健侧卧位,勤换会阴垫,以减少恶露流进会阴伤口。一般于产后3~4天拆线,拆线后一周内避免下蹲,以防伤口裂开。若伤口感染,应提前拆线引流或行扩创处理。伤口局部有硬结或分泌物,于分娩后7~10天可温水坐浴。

每次会阴护理时,应观察恶露的量、性质和气味。

(三) 尿潴留和便秘的处理

产后产妇尿量增多,充盈的膀胱可影响子宫收缩。护士应于产后4~6小时内主动送便器并协助排尿,但产妇常因产后会阴伤口疼痛,卧床小便不习惯,产后疲乏,以及分娩过程中膀胱受压肌张力减低等原因影响顺利排尿,此时护士应讲明排尿的意义,解除思想顾虑并采取以下方法协助排尿,如协助产妇坐起或下床小便;用温开水冲洗外阴;听流水声音诱导排尿反射。若有尿潴留发生时,可按摩膀胱或针刺三阴交、关元、气海等穴位刺激膀胱肌收缩排尿。肌注新斯的明0.5mg可使平滑肌收缩有助排尿,但效果不显著。用上述方法无效时,应在严格无菌操作下留置导尿管,开放引流24~48小时,使膀胱肌休息并逐渐恢复其张力。

产后产妇因卧床时间长,减少运动,肠蠕动减弱,腹肌松弛等因素均易发生便秘。产后应鼓励产妇多饮水,多食蔬菜类及水果,尽早下床运动,以防便秘发生。必要时给缓泻剂。因痔疮痛影响排便时,可用安钠素栓置肛门内起到止痛作用。肛门洗净后可涂20%鞣酸软膏,有收敛止痛作用。

(四) 乳房护理

产妇应穿大小适宜的胸罩,以支持增大的乳房,减轻不适感,每次哺乳前,产妇应洗净双手，用湿毛巾擦净乳房。哺乳时护士应进行喂养方面知识和技能的指导，预防乳房肿胀或乳头皲裂。哺乳后，应将婴儿竖直抱起，轻拍背1~2分钟排出胃内空气以防溢奶。

产妇因病或其他原因不能哺乳者，应及时退奶。分娩第二天肌注己烯雌酚4mg，每日2次，共3天。已泌乳者可外敷皮硝，将皮硝碾碎放薄布袋中敷于乳房，每乳200g，用乳罩托住，皮硝结块时应更换，直至无乳汁分泌。焦麦芽60g水煎当茶饮效果亦好。

（五）产后锻炼

产后第二天开始可进行产后锻炼，以恢复腹肌及盆底肌肉张力，保持健美体型。产后运动量应逐渐加强。

（1）腹式深呼吸，每日2次，每次20分钟。

（2）缩肛动作，每日数次，每次10下。

（3）抬腿动作，平卧，举一腿与身体垂直，然后慢慢放下，再举另一腿，再放下，如此交换举腿5次，每日锻炼1~2次。

（4）膝胸卧位，每日2次，每次10分钟。

（5）抬臀动作，平卧，臂放两侧，屈腿，有规律地抬高臀部离开床面，然后放下，每日2次，每次连续动作10次左右。

（六）母乳喂养的护理

纯母乳喂养指婴儿从出生至产后4~6个月，除给母乳外不给婴儿其他食品及饮料，包括水（除药品、维生素、矿物质滴剂外），称为纯母乳喂养。

1. 乳母的心理准备

（1）产后清除紧张心理。因为婴儿是伴着水、葡萄糖和脂肪储存而诞生的，头几天少量初乳完全能满足婴儿需要。只要让婴儿勤吸吮，注意饮食及休息，母乳会分泌很快。

（2）出生最初几天婴儿体重呈生理性下降的趋势，只要坚持频繁吸吮，婴儿体重会很快恢复。但婴儿体重下降不应超过出生体重的10%。

（3）坚持按需哺乳，早期频繁吸吮，有助于尽早下奶，并让婴儿吸吮到营养和免疫价值极高的初乳，以促进胎粪排泄。

（4）注意休息，母婴同室打乱了产妇以往的睡眠习惯，常感到疲劳，产妇应与婴儿同步休息，以保证充足的体力和精力。

2. 母乳喂养的技巧

（1）母亲的体位：母亲可采取坐位或卧位，全身肌肉放松抱好婴儿。母亲的手指贴靠在乳房下的胸壁上，拇指轻压乳房上部，这可改善乳房形态，使婴儿容易含接。注意托乳房的手不要太靠近乳头处，示指支撑着乳房基底部。婴儿的头与身体呈一直线，脸对着乳房，鼻子对着乳头，婴儿身体紧贴母亲，若是新生儿，应托着臀部。

（2）婴儿含接姿势：婴儿的下颌接触到乳房，嘴张得够大，下唇外翻，婴儿嘴下方露的乳晕比上方少。

3. 乳头皲裂的护理

由于婴儿含接姿势不良可造成乳头皲裂，母亲常感到乳头疼痛。发生皲裂后，若症状较轻，可先喂健侧乳房，再喂患侧。如果母亲因疼痛拒绝哺乳时，应将乳汁挤出在一消毒容器内，用小勺喂哺婴儿，每3小时一次，直至好转。每次哺乳后，再挤出数滴后奶涂于皲裂的乳头、乳晕上，并将乳房暴露在新鲜的空气中，有利于伤口愈合。

4. 乳房肿胀的护理

（1）原因：开奶晚，婴儿含接不良，限定喂奶时间，不能经常排空乳房。

（2）预防：首先于分娩后马上开奶，确保正确的含接姿势，做到充分有效的吸吮，鼓励按需哺乳（只要婴儿想吃或母亲乳胀时）。

（3）处理：如果婴儿能吸吮应采取正确的含接姿势频繁喂养，若因乳房过度肿胀，婴儿无法吸吮时应将乳汁挤出喂哺婴儿，挤奶前先刺激射乳反射。可采用热敷、按摩、拍打等方法，母亲应精神放松，然后再用手或吸奶器将乳汁挤出，每次挤奶时间一般为20~30分钟。

（4）手工挤奶方法：护士要教会母亲自己做。让母亲把双手彻底洗净，将已消毒的挤奶容器靠近乳房。拇指及示指放在乳晕上，二指相对，其他手指托着乳房。用拇指及示指向胸壁方向轻轻下压，不可压得太深，否则将引起乳导管阻塞。压力应作用于乳晕下方的乳窦上，反复一压一放。第一次挤压可能无奶水滴出，如果射乳反射活跃，奶水还会流出甚至喷出。挤压乳晕的头手指不能滑动或摩擦动作，应依各个方向挤压乳晕，使每个乳窦的乳汁都被挤出。一侧乳房至少挤压3~5分钟，待乳汁少了，就可挤另一侧乳房，如此反复数次持续20~30分钟。

（七）性生活指导

产褥期生殖器官尚未完全复原，不宜性生活，以免引起感染。排卵可在月经未复潮前即先恢复，故应采取避孕措施，如哺乳母亲不宜口服避孕药。正常分娩者产后3个月，剖宫产者产后6个月可放宫内节育环，此前应选用其他方法避孕。

（八）产后复查

分娩后6周进行产后复查，以了解产妇全身及生殖器官恢复的情况，乳房情况，对婴儿进行全身检查，了解喂养及发育状况，进行保健咨询。对有并发症的产妇应及时给予治疗处理，有合并内外科疾患者，督促去内外科随诊，继续治疗。

（九）产后健康指导

产妇住院期间，护理人员应根据产后母体生理、心理变化，适时地在日常护理工作中随时进行健康指导，以使产妇能顺利地渡过产褥期并适应角色的转变，承担起母亲的重任。产后健康教育的形式应多样化，如个体指导、小组指导等。组织产妇讲课、看录像、听录音、阅读书刊等方式进行讲解及示范。健康教育的内容包括：母乳喂养指导，新生儿护理知识及技能，新生儿常见症状及处理，预防接种，产褥期护理的注意事项等，指导产妇要讲科学，摒弃陋习，以保障母婴的健康。

第二节 异常产褥期护理

一、产褥感染护理

【护理评估】

（一）病史

妊娠期的一般状况，营养及卫生状况；产妇分娩的过程，有无胎膜早破及过多的阴道操作。

（二）临床表现

潜伏期，感染症状一般出现在产后3~7天，栓塞性静脉炎症状出现迟，在7~14天左右，外阴宫颈发炎表现为局部红肿，疼痛，触痛明显，体温<38℃。如会阴伤口化脓未切开者，出现高

热、寒战。子宫内膜炎，可有轻腹痛，体温不高，恶露增加，子宫复旧慢；炎症侵入肌层，体温较高，在38℃以上，下腹疼痛明显，压痛重。恶露多而臭，多由于厌氧菌感染。溶血性链球菌感染时，恶露少而无臭味，白细胞上升。一般子宫内膜感染或浅肌层感染，经治疗7～10天后基本可痊愈。而肌壁深层感染，中毒症状严重，子宫不缩小，经充分治疗1～2周有时仍不能转为正常。

（三）治疗原则

有感染迹象。常规做阴道拭子培养+药物敏感试验，根据药敏选择合适抗生素。通常炎症由厌氧菌和亲氧菌引起的混合感染，厌氧者可用灭滴灵及林可霉素、氯洁霉素，也可选用广谱青霉素及头孢类抗生素。如用灭滴灵注意暂不母乳喂养，停药方可哺乳。外阴局部感染，可热敷或拆线引流。腹膜炎应注意适当补充体液和电解质。贫血及抵抗力差者，还应多次少量输新鲜血。腹膜炎在用抗生素的同时，做剖腹探查及引流。盆腔脓肿也应根据部位经腹或经阴道引流。栓塞性静脉炎，不仅静脉内有栓子，且周围组织也有炎症，故不宜用肝素治疗。但疑有肺栓塞时，则应在内科血液组指导下，适当用肝素，以免栓子继续形成进入肺部。

【可能的护理诊断】

1. 体温过高

与产褥感染有关。

2. 舒适的改变疼痛

与产褥感染、高热有关。

3. 营养失调低于肌体需要量

与发热消耗增多，摄入量降低有关。

4. 体液不足

与发热消耗，摄入降低有关。

5. 焦虑

与担心自身健康和婴儿喂养有关。

【预期目标】

（1）体温及各项生命体征恢复至正常水平。

（2）增进孕妇身心的舒适。

（3）维持体液容量平衡。

（4）营养摄入量保持正常水平。

（5）复述有关疾病和自我护理的知识。

【护理措施】

（1）医疗护理过程中严格无菌操作，注意经常洗手，减少不必要的阴道操作，以免感染的播散。对有感染的高危人群注意预防。

（2）指导产妇采取自我护理措施预防感染，如注意保持会阴清洁，使用消毒会阴垫，勤更换会阴垫，便后清洁会阴等。注意观察子宫收缩及伤口情况。

（3）对已发生感染的产妇，应提供舒适的环境，促使产妇休息和睡眠。抬高床头，促进恶露排出。密切观察血压、脉搏、呼吸、体温，发现异常及时通知医生。

（4）饮食应易消化，高营养。注意水分的补充，每天不应低于2 000mL。注意保持水电解质平衡。

（5）协助医生采取措施，遵医嘱使用抗生素，注意定期检查血常规及白细胞总数、分类，了解治疗效果。

（6）观察了解产妇及其家人的精神状态并给予精神安慰，讲解有关的知识及自我监护和自我护理的方法。加强婴儿护理，促进母婴情感交流。主动为产妇提供生活护理，避免病人劳累和精神紧张。

【评价】

产妇感染症状被及时纠正，心理状况稳定。

(二) 晚期产后出血妇女的护理

【护理评估】

1. 病史

分娩过程中胎盘、胎膜娩出情况，产后早期子宫复旧及恶露状况，产妇的心理状态。

2. 临床表现

胎膜残留者，产后即有持续性血性恶露多，伴有子宫复旧差，宫底压痛，低热等感染迹象。出血多发生在分娩数日、十余日。剖宫产之后出血者，发生更晚，可发生于产后20多日至产褥末期，表现为急性大出血，且可反复出现，出血过多可发生休克。胎盘附着面复旧不全常于产后十余日发生阴道出血，胎盘息肉，绒毛膜上皮细胞癌，粘膜下肌瘤可为不规则出血。

3. 处理原则

首先要查血HCG，做盆腔超声，确定有无宫腔胎盘、胎膜残留；用抗生素及宫缩剂，加止血药物。如有宫腔胎盘、胎膜残留，阴道分娩者多能自行排出。若出血多，可在输液下刮宫。刮出物不论是胎盘组织、坏死蜕膜，均应送病理检查。刮宫后仍有多量出血，尤其反复出血者，刮不到胎盘组织更应考虑剖宫产伤口裂开，应迅速在病人情况许可下剖腹探查，做子宫切除。术后仔细检查子宫出血原因。也有报道伤口感染裂开保守治疗痊愈者。

【可能的护理诊断】

1. 体液不足

与产后出血有关。

2. 感染的危险

与侵入性临床操作，贫血易造成感染有关。

3. 营养失调低于机体需要量的危险

与出血及摄入量降低有关。

4. 焦虑

与担心自身健康和婴儿喂养有关。

5. 特定的知识缺乏

与自身因素有关。

【预期目标】

（1）维持体液容量平衡。

（2）增进孕妇身心的舒适。

（3）无感染发生。

（4）复述有关疾病和自我护理的知识。

【护理措施】

（1）注意卧床休息，密切观察血压、脉搏、呼吸、体温，发现异常及时通知医生，作好抢救准备。

（2）密切观察阴道出血情况，有阴道排出物应保留并送病理检查。

（3）加强会阴护理，保持外阴清洁，用消毒会阴垫。注意观察子宫收缩及伤口情况。

（4）协助医生采取止血措施，如按摩子宫，使用宫缩剂，缝合产道损伤处等。遵医嘱使用抗生素，预防感染发生。注意定期检查血色素及白细胞总数、分类，了解治疗效果。

（5）饮食应易消化，富含营养。

（6）观察了解产妇及其家人的精神状态并给予精神安慰，讲解有关的知识及自我监护和自我护理的方法。加强婴儿护理，促进母婴情感交流。主动为产妇提供生活护理，避免病人劳累和精神紧张。

【评价】

产妇出血症状被及时纠正，心理状况稳定。

（李凤侠）

参考文献

[1] 程蔚蔚,黄勇. 妇科炎症[M]. 北京:中国医药科学技术出版社,2020.
[2] 刘静,赵佩汝,刘迪. 妇科常见病诊治[M]. 济南:山东科学技术出版社,2018.
[3] 肖国仕,高积慧 妇科病诊疗手册[M]. 郑州:河南科学技术出版社,2019.
[4] 陈文彦. 实用妇科疾病诊疗[M]. 长春:吉林科学技术出版社,2019.
[5] 马俊旗,赵骏达,肖金宝. 妇科内分泌疾病[M]. 汕头:汕头大学出版社,2019.
[6] 王泽华,丁依玲. 妇产科学[M]. 北京:中国医药科技出版社,2019.
[7] 郎景和. 妇产科学新进展 2021 版[M]. 北京:中华医学电子音像出版社,2021.